Textbook
of
Neonatology

新生児医学

著
河井 昌彦
京都大学医学部附属病院 病院教授

金芳堂

序　文

　新生児医療の進歩によって，在胎22週・出生体重300グラム台の小さな児も救命可能な時代となった．しかし，そのような超低出生体重児・超早産児のことが全て解明できたかと言えば，決してそんなことは無い．こんな小さな児における「生理」は，まだ何もわかっていないのが現実である．現在，新生児医療に携わる我々に課せられた使命は，この子たちの「生理」をそして「病理」を解明し，この子たちがより良い発達を遂げることができるよう，更なる努力を重ねることである．

　そのためには，新生児科医であっても，臨床医学の経験に立ってものを考えるだけでは不十分ではなかろうか？「発生学」「遺伝学」「生理学」「生化学」など，大学時代に学んだ知識を再度，総動員して考え直すことが大切なのではないだろうか？そんな思いから，本書の執筆を始めた．これだけの専門分野を一人の臨床医が記すことの無謀さは，書いてみて実感した．しかし，自分自身，専門書を読み始めては挫折した経験から「新生児科医目線でみた発生学」「新生児科医目線でみた遺伝学」…を記した教科書の必要性を痛感してきた．そして，それを形にしたのが本書である．

　最新の知識を記載する様に努めたが，分野によってはより新たな知見が明らかになっている分野があるかもしれない．また，未熟な筆者ゆえ，足りない部分もあるかもしれないが，現場で奮闘している新生児科医の方々に，少しでも新たなものの見方を与えることができればと切に願っている．

　最後に，このような無謀な教科書を1人の臨床医に託し，支えていただいた「金芳堂」の皆様に心から感謝いたします．

平成27年4月

京都大学医学部附属病院　小児科・新生児集中治療部
病院教授　河井昌彦

目　次

I　発生学 ……… 1

第1章　発生学 概説 ……… 3
1　受精から誕生まで ……… 3
2　胎児の発達 ……… 4

第2章　原始生殖細胞〜卵子・精子の形成 ……… 6
1　原始生殖細胞 ……… 6
2　卵子形成 ……… 6
3　精子形成 ……… 8

第3章　排卵から着床まで ……… 10
1　卵巣周期 ……… 10
2　排卵から受精まで ……… 11

第4章　二層性胚盤（発生第2週） ……… 13
1　外細胞塊（栄養膜） ……… 13
2　内細胞塊（胚結節） ……… 13

第5章　三層性胚盤（発生第3週） ……… 15
1　中胚葉の出現 ……… 15
2　脊索の形成 ……… 16

第6章　胚子期（発生第3週〜第8週） ……… 17
1　外胚葉由来の器官形成 ……… 17
2　中胚葉由来の器官形成 ……… 18
3　内胚葉由来の器官形成 ……… 19

第7章　胎児期（器官充実期）（発生第9週〜出生まで） ……… 22
1　胎生9〜12週 ……… 22
2　胎生4〜5ヵ月 ……… 22
3　胎生6ヵ月以降 ……… 22
4　胎児発育を推進する因子 ……… 22

第8章　胎膜と胎盤 ……… 25
1　胎盤の形成と変遷 ……… 25
2　胎盤の機能 ……… 26
3　胎膜の形成と変遷 ……… 27
4　羊水 ……… 27

第9章　運動器系 ……… 29
1　骨の発生 ……… 29
2　体肢の発生 ……… 29

第10章　中枢神経系 ……… 30
1　脳の形成 ……… 30
2　脊髄の形成 ……… 32

第11章　心臓血管系 ……… 33
1　心臓の原基 ……… 33
2　心臓ループの形成 ……… 33
3　動脈幹での中隔形成（大動脈・肺動脈の形成） ……… 34
4　心室・心房中隔の形成 ……… 35
5　動脈系の発生 ……… 36
6　静脈系の発生 ……… 36
7　胎児期の血管系と出生後の血管系（胎盤循環から肺循環への移行） ……… 36

第12章　頭頸部の発生 ……… 38
1　咽頭弓 ……… 38
2　咽頭嚢 ……… 39
3　咽頭溝 ……… 39
4　舌の形成 ……… 39
5　甲状腺 ……… 40
6　顔面の形成 ……… 40

第13章　呼吸器系 ……… 42

第14章　消化器系 ……… 44
1　食道 ……… 44
2　胃 ……… 44
3　十二指腸 ……… 45
4　肝胆膵 ……… 45
5　中腸 ……… 45
6　後腸由来の器官 ……… 47

第15章　泌尿器系 ……… 48
1　前腎 ……… 48
2　中腎 ……… 48
3　後腎 ……… 49
4　膀胱・尿道 ……… 49

第16章　生殖器系 ……… 50
1　性腺（生殖巣）の形成 ……… 50
2　生殖管の分化 ……… 50
3　外性器の発生 ……… 51

4　精巣・卵巣の下降 …………………… 53
第17章　副腎の発生 ……………………………… 55

Ⅱ　遺伝学 …………………………………… 57

第1章　ヒトのゲノムと染色体 ……………………… 59
　　1　ヒトの染色体 …………………………… 59
　　2　DNAの構造 …………………………… 59
　　3　ヒトゲノムの構造 ……………………… 60
　　4　細胞分裂 ………………………………… 61
　　5　体細胞分裂 ……………………………… 61
　　6　減数分裂 ………………………………… 62
第2章　遺伝子診断 ……………………………… 65
　　1　ヒトハプロイドゲノムの遺伝的距離 … 65
　　2　遺伝的距離と物理的距離の関係 ……… 66
　　3　オンラインデータベース ……………… 69
第3章　出生前診断 ……………………………… 70
　　1　流産 ……………………………………… 71
　　2　反復流産・習慣流産 …………………… 71
　　3　非侵襲的な出生前診断 ………………… 72
　　4　羊水穿刺 ………………………………… 73
　　5　絨毛採取 ………………………………… 73
　　6　着床前診断 ……………………………… 74
　　7　母体血を用いた胎児DNA診断 ……… 75
第4章　遺伝性疾患—染色体の異常 ……………… 76
　　1　染色体異常症 …………………………… 76
第5章　遺伝性疾患—単一遺伝子疾患 …………… 85
　　1　単一遺伝子疾患 ………………………… 85
　　2　メンデル遺伝 …………………………… 85
　　3　家系図 …………………………………… 86
　　4　近親性 …………………………………… 86
　　5　優性遺伝と劣性遺伝 …………………… 87
　　6　ゲノムインプリンティング（遺伝子刷り込み現象） …………………………… 94
　　7　不安定反復配列の伸長 ………………… 96
　　8　ミトコンドリア異常症 ………………… 97
　　9　エピジェネティクス（epigenetics） … 99
第6章　遺伝性疾患—多因子遺伝疾患 …………… 100
　　1　多因子遺伝疾患 ………………………… 100
　　2　多因子が関与する先天奇形 …………… 100

第7章　発生遺伝学 ……………………………… 103
　　1　奇形・変形・破壊 ……………………… 103
　　2　症候群とシークエンス ………………… 103

Ⅲ　生化学 …………………………………… 105

第1章　エネルギー代謝 総論 ……………………… 107
　　1　三大栄養素 ……………………………… 107
　　2　糖質代謝の概略 ………………………… 107
　　3　グルコースの行方（エネルギー産生が不要な場合） ……………………………… 107
　　4　グルコースの行方（エネルギー産生が必要な場合） ……………………………… 107
　　5　蛋白質・アミノ酸代謝の概略 ………… 109
　　6　脂質代謝の概略 ………………………… 110
　　7　糖代謝・アミノ酸代謝・脂質代謝の関わり（空腹時） ………………………… 110
　　8　糖代謝・アミノ酸代謝・脂質代謝の関わり（飽食時） ………………………… 111
　　9　新生児の栄養所要量 …………………… 113
第2章　糖質 ……………………………………… 114
　　1　糖質の構造（単糖類・二糖類・多糖類） … 114
　　2　糖代謝 …………………………………… 116
　　3　肝臓における糖代謝 …………………… 117
　　4　脂肪細胞における糖代謝 ……………… 118
　　5　筋肉における糖代謝 …………………… 119
　　6　全身諸臓器における糖代謝 …………… 119
　　7　インスリン分泌異常時の代謝 ………… 120
第3章　糖代謝異常症 …………………………… 122
　　1　糖原病 …………………………………… 122
　　2　高ガラクトース血症 …………………… 126
　　3　ガラクトース代謝酵素異常症 ………… 128
　　4　フルクトース代謝異常症 ……………… 130
　　5　ムコ多糖症 ……………………………… 132
第4章　蛋白質・アミノ酸 ……………………… 133
　　1　アミノ酸の構造と代謝 ………………… 133
　　2　必須アミノ酸 …………………………… 134
　　3　糖原性アミノ酸とケト原性アミノ酸 … 135
　　4　分枝鎖アミノ酸 ………………………… 136
　　5　芳香族アミノ酸 ………………………… 136
　　6　アミノ酸における窒素の変換過程 …… 137

7	全身諸臓器におけるアンモニア代謝	139
8	尿素回路	140
9	アミノ酸代謝のまとめ	141

第5章 アミノ酸・有機酸代謝異常症 … 142

1	アミノ酸代謝異常症・有機酸代謝異常症	143
2	従来からの新生児マス・スクリーニング対象疾患	145
3	タンデムマス法による新たなアミノ酸・有機酸代謝異常症の診断	150
4	尿素サイクル異常症	151

第6章 脂質 … 155

1	脂質の特徴	155
2	単純脂質	156
3	遊離脂肪酸とトリグリセリド	156
4	脂肪酸β酸化	157
5	中鎖脂肪酸と長鎖脂肪酸	159
6	ケトン体	159
7	飽和脂肪酸と不飽和脂肪酸	160
8	コレステロール代謝	160
9	カイロミクロン	161
10	VLDL・IDL・LDL	161
11	HDL	161

第7章 脂質代謝異常症 … 163

1	脂肪酸β酸化	163
2	カルニチンの重要性	164
3	タンデムマス法による脂肪酸代謝異常症の診断	165
4	中鎖アシルCoA脱水素酵素欠損症（MCAD欠損症）	166

IV 生理学 … 171

第1章 循環 … 173

1	胎児・新生児の循環の特徴	173
	スターリングの式（Starling equation）	183

第2章 呼吸 … 184

1	換気のメカニズム	184
2	ガス交換	189
3	血液中での酸素の運搬	192
4	血液中での二酸化炭素の運搬	194
5	呼吸の調節	194

第3章 酸塩基平衡 … 195

1	酸塩基平衡の基本概念	195

第4章 水電解質代謝 … 201

1	はじめに	201
2	水の調節	202
3	Naなど電解質の調節	203
4	酸塩基平衡の調節	208
5	電解質異常症	210
	脳性塩類喪失症（CSWS）	215
6	尿細管の異常	222
	RTA2を呈する疾患	223

第5章 胎児期の内分泌機能の発達生理 … 228

1	内分泌機能調節器官としての胎盤	228
2	脳下垂体および，その標的器官	229
3	成長ホルモンとプロラクチン	230
4	副腎皮質	230
5	甲状腺	233
6	性腺	235
7	出生前後の内分泌機能の変遷	241
8	体温調節機構	243

第6章 消化器系 … 245

1	消化管運動の発達	245
2	消化吸収機能の発達	246

第7章 神経系 … 247

1	解剖学的視点からみた神経障害	247
2	病態生理からみた神経障害	249

V 臨床新生児学 … 251

第1章 新生児診断学 … 253

1	新生児の診察	253
2	新生児の主要な症候（新生児症候診断学）	258

第2章 呼吸 … 264

1	呼吸窮迫症候群（RDS）	264
	人工呼吸管理	266
	機械的人工換気療法	267
2	無呼吸発作	273
3	新生児一過性多呼吸（TTN）	275
4	胎便吸引症候群（MAS）	277
5	肺出血・出血性肺浮腫	279

- 6 エア・リーク 280
- 7 新生児慢性肺疾患（CLD）........... 282

第3章　循環器 286
- 1 先天性心疾患 286
- 2 未熟児動脈管開存症 290
- 3 新生児遷延性肺高血圧症（PPHN）... 292
- 4 双胎間輸血症候群（TTTS）........... 295

第4章　神経 298
- 1 新生児低酸素性虚血性脳症
    （neonatal HIE）..................... 298
    新生児蘇生法（NCPR）............... 302
- 2 新生児痙攣・新生児発作 304
- 3 脳室内出血（IVH）.................... 309
- 4 脳室周囲白質軟化症（PVL）......... 311

第5章　感染・免疫 313
- 1 胎児〜新生児の免疫能 313
- 2 細菌感染症 315
- 3 真菌感染症 318
- 4 寄生虫・ウイルス感染症 320

第6章　血液 328
- 1 貧血 328
- 2 多血症 330
- 3 出血性疾患 331

第7章　黄疸 337
- 1 生理的黄疸 337
- 2 母児間血液型不適合 338
- 3 母乳性黄疸 341
- 4 直接型高ビリルビン血症 342

第8章　消化器 348
- 1 食道閉鎖症 348
- 2 十二指腸閉鎖症 349
- 3 小腸閉鎖症 350
- 4 鎖肛（直腸肛門奇形）................. 351
- 5 ヒルシュスプルング病 352
- 6 先天性横隔膜ヘルニア（CDH）...... 353
- 7 腸回転異常症 354
- 8 胎便栓症候群 355
- 9 壊死性腸炎（NEC）................... 356

第9章　腎・泌尿器 360
- 1 急性腎不全 360
- 2 尿路系の先天奇形 361
- 3 多嚢胞性異形成腎（MCDK）......... 361
- 4 腎盂尿管移行部狭窄症 362
- 5 膀胱尿管逆流症 363
- 6 後部尿道弁 364
- 7 尿道下裂 365
- 8 停留精巣 365
- 9 陰囊水腫 366
- 10 性分化疾患（☞ I 発生学を参照）... 366

第10章　内分泌代謝 367
- A. 血糖の異常 367
  - 1 低血糖症 367
  - 2 新生児糖尿病 374
- B. 副腎機能の異常 377
  - 1 先天性副腎過形成（CAH）......... 377
    先天性副腎過形成における尿道口の位置 ... 379
  - 2 早産児晩期循環不全症 383
- C. 甲状腺機能異常 385
  - 1 先天性甲状腺機能低下症（クレチン症）... 385
  - 2 早産児一過性低サイロキシン血症
      （THOP）........................... 386
  - 3 遅発性高 TSH 血症 387
  - 4 Basedow 病母体児 387
- D. カルシウム代謝の異常 388
  - 1 低カルシウム血症 388
  - 2 早産児骨減少症（未熟児くる病）... 390
  - 3 SGA 児の有する内分泌学的問題点 ... 392
  - 4 先天代謝異常症（IEM）............. 395

第11章　その他の新生児の代表的疾患 ... 401
- 1 極低出生体重児 401
- 2 〔眼科〕未熟児網膜症 405
- 3 難聴 407
- 4 四肢短縮症 408

索引 412

I 発生学

第1章 発生学 概説

新生児を理解するためには，発生学の理解が必須である．本稿では，受精から誕生までを概説し，その流れを整理する．

1 受精から誕生まで

ヒトでは，受精から誕生までに38週間（266日）を必要とする．発生学においては，胎児の発育段階を受精齢（胎齢）で表すが，臨床医学（産科学）においては，いつ受精したか？は分かりにくいため，月経齢を用いる．月経齢では，最終月経の初日から数え始めることになる．

最終月経の開始日から排卵までは2週間であり，排卵された卵子は排卵後1日以内に受精するため，排卵日と受精日を同日と考えると，月経齢は受精齢（真の胎齢）に2週間加えたものということになる**（図1）**．なお，月経齢と受精齢（胎齢）の違いで，もう1つ重要な点は，月経齢は「満」で数えるが，受精齢は「かぞえ」で数える点が異なることである．このため，月経齢の2週0～6日が，受精齢の受精後1週目の初め～末に相当する．本書でも「発生学」の記載は，受精齢（胎齢）で表記する．

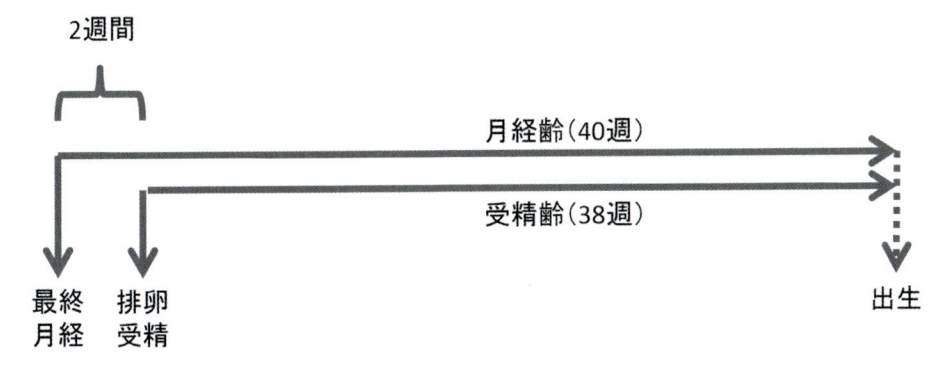

図1 月経齢と受精齢（胎齢）の関係

2 胎児の発達

1. 排卵から着床まで

ヒトの胎児がどのようなペースで身体の各部位を作り上げるのかを概観する．

排卵された卵子は，排卵後1日以内に卵管膨大部において，精子と合体（受精）する．受精卵は，直ちに細胞分裂（卵割）を開始しつつ，約4日間かけて子宮に達する．子宮に達する頃には，細胞数は16〜32個程度になっており，桑実胚と呼ばれる．

受精後5日目ごろになり，より卵割が進むと細胞間隙に隙間が生じ始め，これらの隙間が融合すると胚盤胞となる．受精卵はこの状態で子宮内膜に着床することとなる（**図2**）．

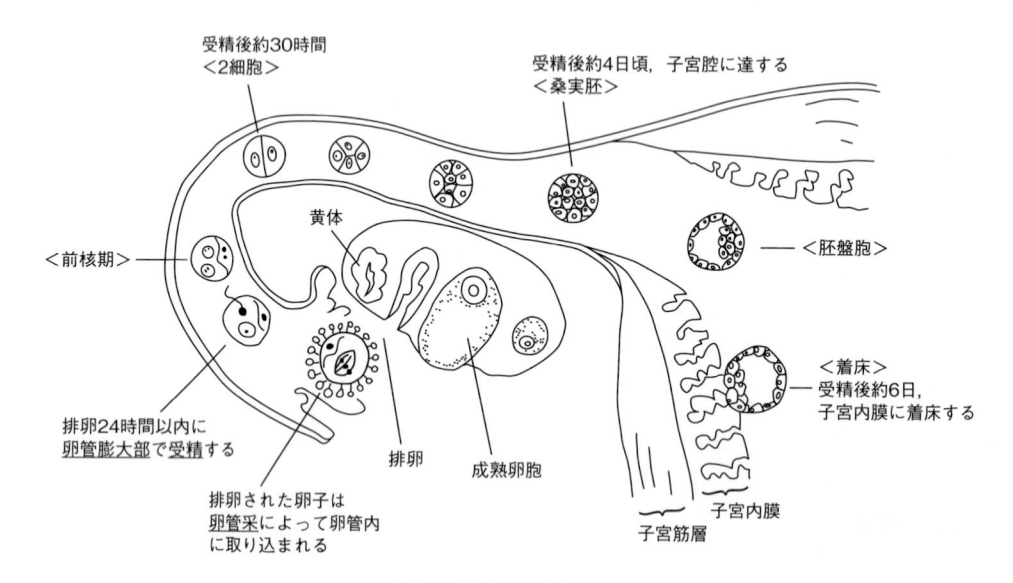

図2 排卵〜受精まで

2. 胎児の発達

胚盤胞では，胚盤胞腔を取り囲む細胞層を栄養膜（trophoblast），内部の細胞群を内細胞塊（inner cell mass）と呼ぶ．内細胞塊が後の胎児成分となり，栄養膜は羊膜・絨毛・胎盤の形成にあたることとなる（**図3**）．

受精後第3週目頃から，胚盤胞の内細胞塊由来の細胞は各器官の基になる組織を形成し始め，8週末までには，多くの器官の基ができあがる．このため，受精からの8週間を胚子期あるいは器官形成期と呼ぶ．

受精後9週以降は，組織の分化が進み，各器官の発育・充実が進むため，胎児期あるいは器官充実期と呼ばれる．

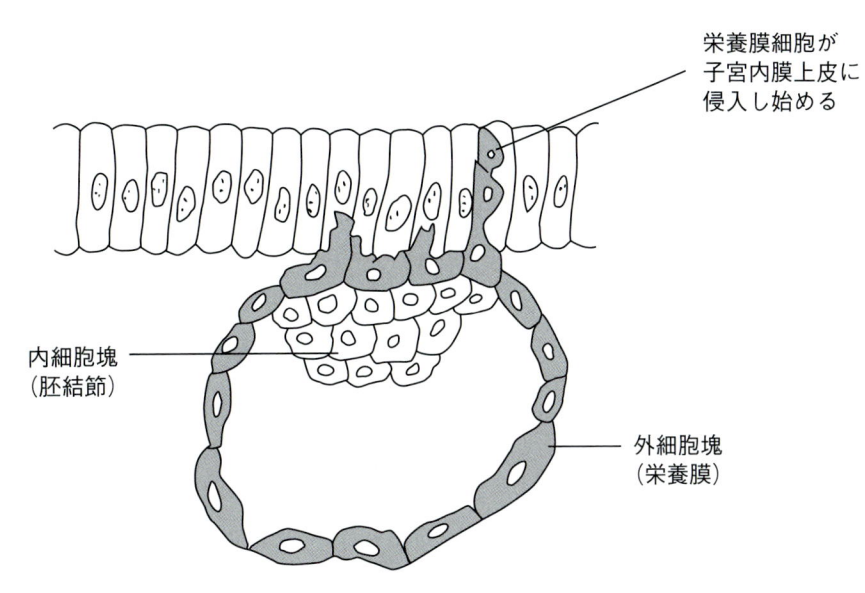

図3 **着床初期**．受精後5日目頃．胚盤胞の状態で着床する．

> **MEMO　胚子（embryo）と胎児（fetus）**
>
> 　受精後8週間を胚子，受精後9週目以降を胎児と呼び，区別する．
> 　胚子とは言え，受精後8週の末頃には手足指は完全に分離しており，外形はヒトらしくなっている．また，頂殿長は30mmとなっている（**図4**）．

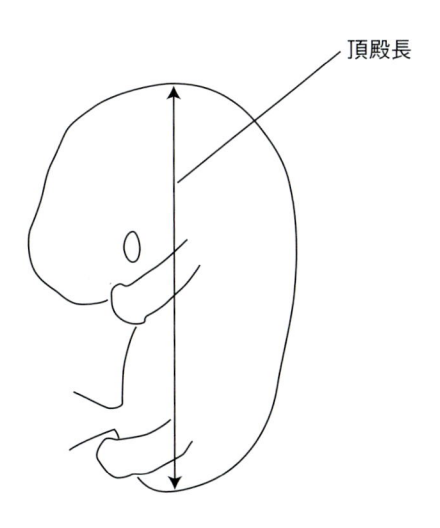

図4 **頂殿長**．計測部位を示す．

第2章 原始生殖細胞〜卵子・精子の形成

　発生は男性の生殖子（gamete）である精子（sperm）と，女性の生殖子である卵子（ovum）が結合し，接合子（zygote）となることで開始される．そこで，卵子・精子の形成過程から解説する．

1 原始生殖細胞

　原始生殖細胞（primordial germ cell: PGC）は胎生3週の頃，卵黄嚢から出現し，胎生5週までに後腸・腸間膜を経て，後に生殖腺原基となる生殖隆起の所定の位置（生殖巣）に到達する．

> **MEMO**
> 　奇形腫（teratoma）は，骨・毛髪・筋・消化管上皮など種々の系統の組織を含むことで知られているが，正常な移動経路からはずれてしまった原始生殖細胞は，少なくとも一部の奇形腫の発生母体になっていると考えられている．

　原始生殖細胞は，遊走中・生殖巣到達後も，体細胞分裂を繰り返しながら，その数を増していく．原始生殖細胞が生殖巣（未分化性腺）に到達すると，未分化性腺はSRYを有する男性では精巣に，SRYを有さない女性では卵巣へと分化する．

2 卵子形成

　原始生殖細胞は，遺伝的な女性の生殖巣（＝卵巣）に到達すると，卵祖細胞（oogonium）に分化する．卵祖細胞は胎生3〜5ヵ月まで約20回の体細胞分裂を繰り返し，一次卵母細胞（primary oocyte）を形成する．胎生5ヵ月には卵巣に存在する生殖細胞は約700万個に達するが，その後，多くの卵祖細胞と一次卵母細胞は閉鎖卵胞となり退化する．

　生き残った一次卵母細胞はすべて第一減数分裂前期に入る．このように，一次卵母細胞は早々に第一減数分裂を開始するが，中期へと進むのは思春期以降を待たねばならない．すなわち，一次卵母細胞は原始卵胞を形成し（**図1a**），長い休止期に入り，排卵直前までこの状態でとどまるのである（**図2**）．

　なお，胎生5ヵ月には約700万個存在した生殖細胞は，出生時には約70〜200万個，思春期開始時には約40万個まで減少する．すなわち，一次卵母細胞の多くは閉鎖卵胞となり，死滅してしまう．

思春期になると，卵胞刺激ホルモン（FSH）の働きによって，毎月 10 〜 20 個の一次卵母細胞が成熟し始める．一次卵母細胞が発育し始めると，それを取り囲む扁平上皮細胞は立方化し，増殖して顆粒膜細胞（granulosa cell）という重層上皮を形成する．このように，重層化した顆粒膜細胞層に囲まれた卵胞を一次卵胞（primary follicle）と呼ぶ．またこの頃から，透明帯（zona pellucida）と呼ばれる糖蛋白高分子の莢膜が卵母細胞の周囲に形成され，周囲の顆粒層細胞と分離されるようになる．透明体は排卵後も卵母細胞の周囲に残り，含まれている酵素により精子の進入を触媒する．卵胞の成熟が進むと，卵胞細胞の間に腔が生じ，これらが合体して卵胞腔が形成されて，グラーフ卵胞となる**（図 1b）**．

通常は，1 つの周期に同時に 10 〜 20 個の卵胞が発育を開始するが，このうちの 1 個の卵胞のみが成熟を遂げ，二次卵胞となる．

二次卵胞が成熟すると，黄体化ホルモン（luteinizing hormone; LH）の分泌が亢進し，排卵への誘導が始まる．排卵直前には，第一減数分裂が完了するが，娘細胞の 1 つがほとんどすべての細胞質を受け継ぎ二次卵母細胞となる．もう一方の娘細胞は細胞質をほとんど受け継がず第一極体（first polar body）となる．

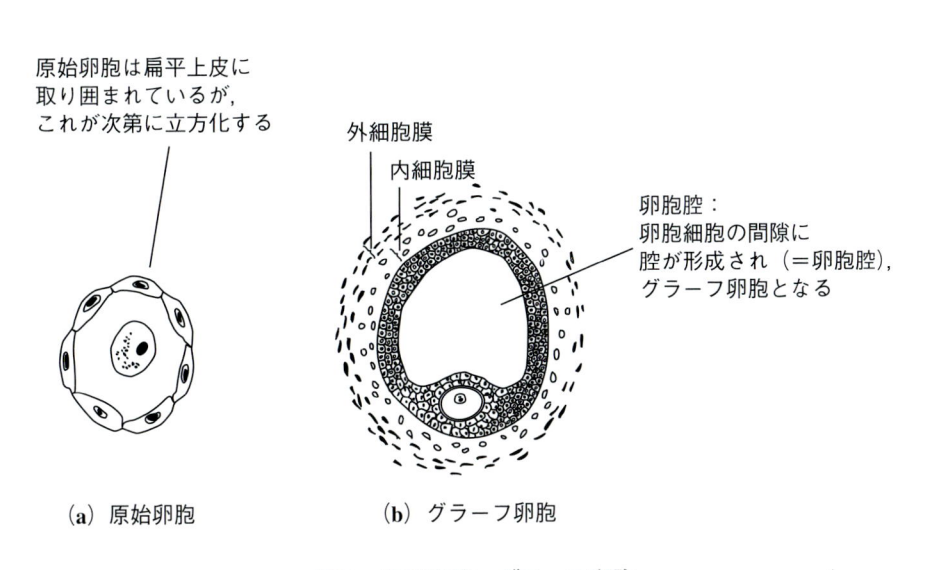

(a) 原始卵胞 (b) グラーフ卵胞

図 1　原始卵胞・グラーフ卵胞

> **MEMO**
>
> 一次卵母細胞は胎生 5 ヵ月から数十年間にわたって，第一減数分裂前期で休止する．排卵直前に第一減数分裂を完了するが，休止期間が長いと染色体の分離が上手くいきにくくなる．これが，妊婦高齢出産において，21 トリソミー・18 トリソミーといった染色体異常症の発症率が増加する原因である．

その後，卵母細胞は第二減数分裂に入ったのちに排卵され，排卵後約3時間に第二減数分裂中期で休止する．卵子が受精すると，第二減数分裂は完了するが，受精しない場合は排卵約24時間後には退化してしまう **(図2)**．

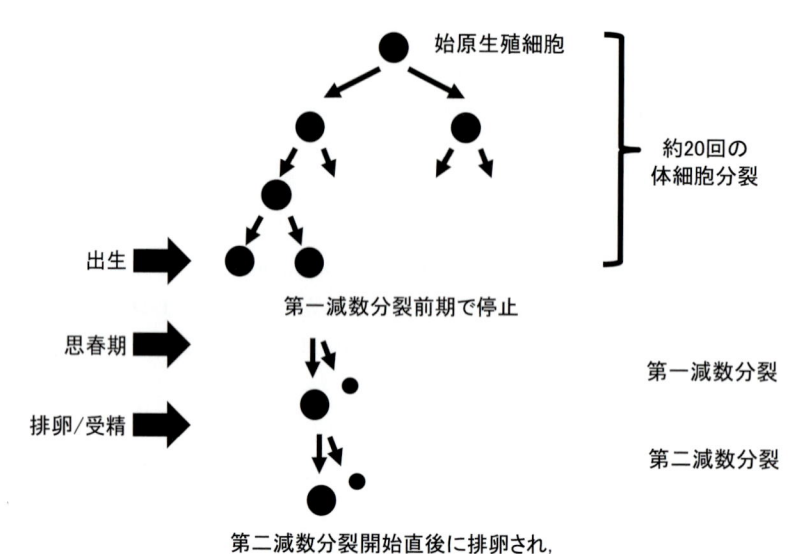

図2 卵子形成． 卵子は約20回の体細胞分裂の後，減数分裂に入る．第一減数分裂前期が長期間にわたることが特徴である．

3 精子形成

原始生殖細胞は，遺伝的な男性の生殖巣（＝精巣）に到達し，精原細胞となった後，思春期までに約30回体細胞分裂を繰り返し，細胞数を増やし続け，幹細胞となる．

なお，思春期開始以降は，幹細胞の一部が精原細胞となり，数回の体細胞分裂を繰り返した後に，一次精母細胞（primary spermatocyte）となる．一次精母細胞は第一減数分裂を経て，2個の二次精母細胞（secondary spermatocyte）となる．二次精母細胞は速やかに第二減数分裂に入り，精子細胞となる．1個の二次精母細胞から2個の精子が形成されるため，1個の一次精母細胞から4個の精子が形成されることとなる **(図3)**．ヒトでは，精子形成の開始から完了までに約64日を要する．

卵子とは異なり，幹細胞は思春期開始以降も，16日に1回の割で体細胞分裂を繰り返し続ける．すなわち，年間約20〜25回の体細胞分裂を延々繰り返し，幹細胞数を増やし続けることとなる．このため，25歳には約300回，50歳には約600回の体細胞分裂を経て形成された精祖幹細胞が精子形成を開始することになるのである．

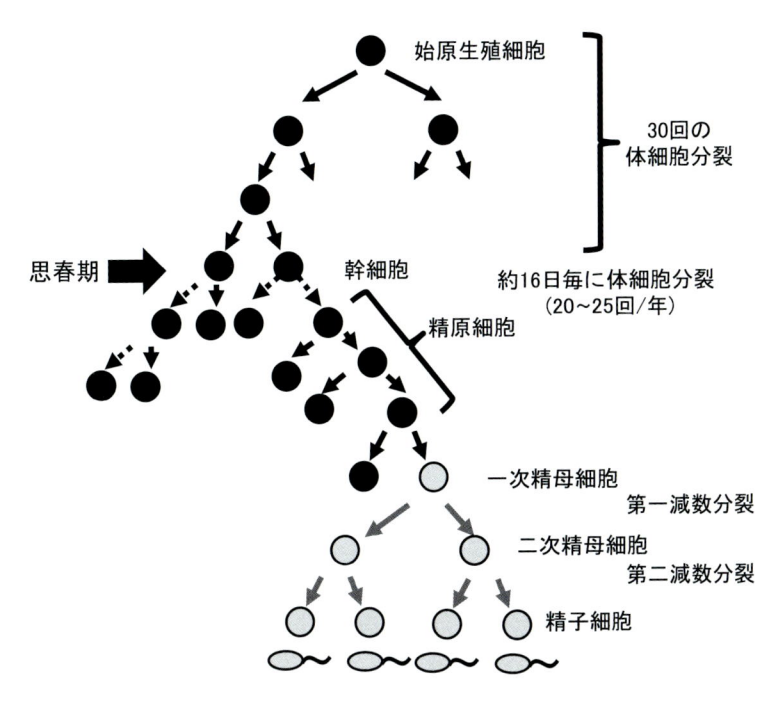

図3 精子形成. 精子は，成人後も体細胞分裂を繰り返すことが特徴である．

> **MEMO**
>
> 女性の卵祖細胞の体細胞分裂回数が約20回と少なかったのに対して，精祖細胞は数百回の体細胞分裂を繰り返した後に精子になるといった違いがある．細胞分裂の際には，正確な遺伝情報の複製が必要だが，分裂の回数が多くなると当然ミスが生じるリスクは高くなってしまう．そこで，突然変異による遺伝性疾患は圧倒的に精子に原因があることが多いのである．

【参考文献】
1) 安田　峯訳：ラングマン人体発生学．第10版（2010年）．メディカルサイエンスインターナショナル
2) 福嶋義光監訳：トンプソン＆トンプソン．遺伝医学（2009年）．メディカルサイエンスインターナショナル
3) 大江瑞恵，倉橋浩樹：生殖細胞系列の細胞分裂－体細胞分裂と減数分裂の違い．福嶋義光編集：遺伝カウンセリングハンドブック（2011年）．メディカルドゥ

第3章 排卵から着床まで

1 卵巣周期（図1）

　脳下垂体から放出される，卵胞刺激ホルモン（FSH）・黄体化ホルモン（LH）の2種類の性腺刺激ホルモン（gonadotropin）が女性の卵巣周期を制御している．

　一次卵母細胞は，胎生5ヵ月までに深い眠りに入ってしまうが，思春期に入るとFSHの刺激を受けて，永い眠りから目覚めることとなる．思春期以降は，各卵巣周期の初めに，10〜20個ずつの一次卵母細胞が発育を始めるが，これらの卵胞が全て発育していくのではなく，通常はこのうちの1個のみが十分に発育し，他は閉鎖卵胞となってしまう．FSHは卵子を取り囲んでいる卵胞細胞の成熟を刺激し，これらの細胞からのエストロゲン分泌を促進する．

　エストロゲンなどのホルモンは子宮内膜を増殖期（proliferative phase）へと移行させ，着床のための準備を開始する．月経中期の中ごろにはLHサージがあり，これは，卵子の第一減数分裂を終わらせ，第二減数分裂を開始するとともに，排卵を誘発する．

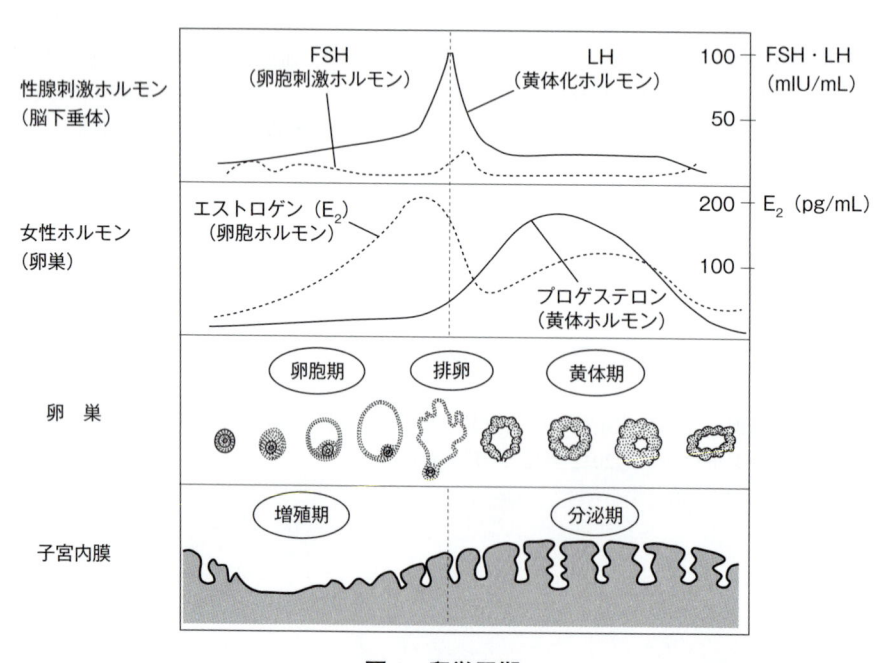

図1　卵巣周期

排卵後に残った組織は，LHの影響を受けて，黄体（corpus luteum）を形成し，プロゲステロンを分泌する．プロゲステロンはエストロゲンとともに，子宮内膜を分泌期（secretory phase）へと導き，着床に備える．

2 排卵から受精まで

排卵された卵子は，卵管采の働きで卵管内に取り込まれる．一旦排卵された卵子は24時間以内に受精しないと退化してしまうため，排卵後24時間以内に精子と結合しなければならない．

一方，精子は膣内に射精された精子の1%のみが，子宮頸部に入り，その後，数時間かけて卵管に到達する．射精された直後の精子は未だ卵子を受精させる能力はなく，女性生殖器の中で数時間かけて，受精能獲得（capacitation）・先体反応（acrosome reaction）の過程を経て，受精能を獲得する．

> **MEMO　精子の寿命**
>
> 卵子は通常，排卵後12時間以内に受精する．一方，排卵の6日前までに射精され，女性生殖器内に入った精子は，排卵まで生き続けて，受精するチャンスを有している．すなわち，一般に，排卵前6日以内に性行が行われた場合に，受精する可能性がある．

> **MEMO　下手な鉄砲も数撃ちゃ当たる方式の精子と少数精鋭主義の卵子**
>
> 女性生殖器内に送り込まれる精子数は一般に2〜3億個だが，そのうちの1%（200〜300万個）のみが子宮頸部に入る．そのうち，卵管まで到達し，受精の場に到るのは300個程度で，実際に受精するのは1個だけである．精子とは対照的に，1回の卵巣周期で活性化される一次卵胞は10〜20個だが，通常はこのうち，排卵まで至るのはたった1個のみである．

受精によって，精子が侵入した卵子は第二減数分裂を終了する．2個の娘細胞のうち一方はほとんど細胞質を受け継がず（極体），もう一方の娘細胞がほとんどすべての細胞質を受け継ぎ，最終的卵子（definitive oocyte）となる．受精完了とともに，卵子由来の染色体（女性前核）と精

> **MEMO　高度生殖補助医療（assisted reproductive technology; ART）**
>
> **体外受精（in vitro fertilization; IVF）**：卵巣穿刺によって採取した卵子に，シャーレの上で，10〜20万個の精子を媒精する方法である．
> **顕微授精（intracytoplasmic sperm injection; ICSI）**：卵巣穿刺によって採取した卵子に，マイクロマニピュレーターを用いて，直接，1個の精子を注入する方法である．
>
> また，近年広がり始めた**着床前診断（preimplantation genetic diagnosis; PGD）**は4〜8細胞期の胚から1〜2個の細胞を取り出し，染色体異常の有無を検査し，異常がないことを確認した後に胚移植を行う方法である．

子由来の染色体（男性前核）が合わさり，46本の染色体が揃うこととなる．46本の染色体が揃った受精卵は，直ちに細胞分裂（卵割）を開始し，約4日間かけて，桑実胚となった頃に子宮に達し，胚盤胞となった頃に子宮内膜に着床することとなる **(図2)**．

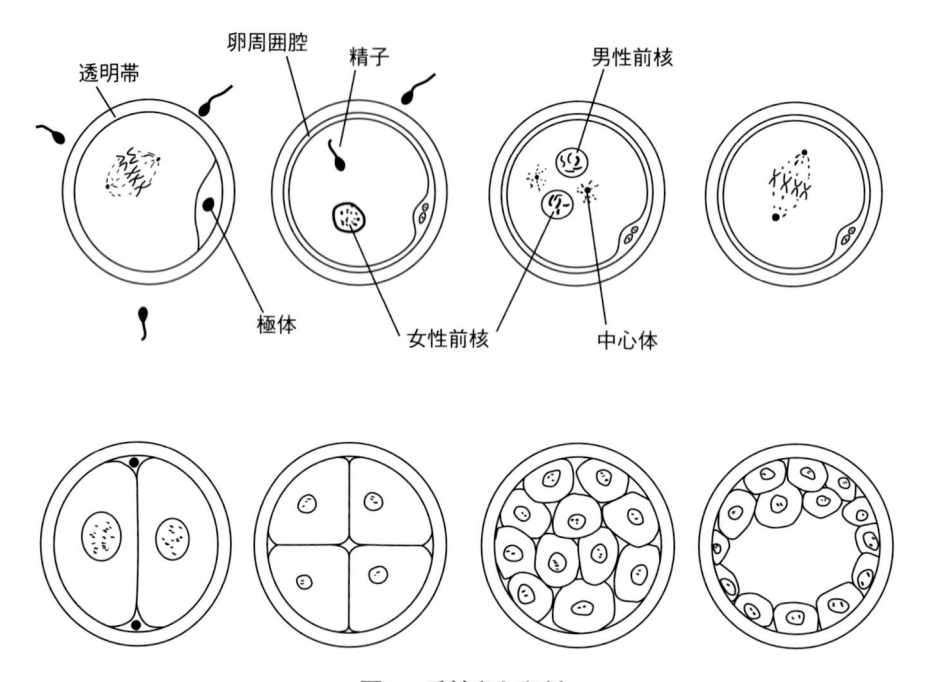

図2　受精卵と卵割

MEMO　生殖補助医療は胎児の先天異常の頻度を増やすか？

南オーストラリアにおいて，在胎20週以降・体重400g以上の出生児の先天異常・脳性麻痺など発達予後に関して大規模コホート調査を行った論文を紹介する．

Davies MJ, et al. Reproductive technologies and the risk of birth defects. N Engl J Med 2012;366:1803-1813

結果

不妊既往のない夫婦から出生した児の先天異常発症率は5.8%（17,380人/300,662出生）であり，この場合の先天異常の出生リスクを1.0とすると，不妊症の既往はあるが生殖補助医療なしで妊娠・出産した場合の先天異常の発症リスクは1.29（95% CI 0.99-1.68），IVF（in vitro fertilization）の先天異常発生リスクは1.07（95% CI 0.90-1.26），ICSI（Intracytoplasmic sperm injection）の先天異常発生リスクは1.57（95% CI 1.30-1.90）との結果であった．この結果は，先天異常児を出産するリスクの高い夫婦が生殖補助医療を実施して，生児を得るのが不妊治療であり，その点を差し引くと，IVFは技術的な問題から先天異常を増加させることはないと解釈される．ただし，ICSIに関しては，軽度ではあるが，先天異常の児の発症頻度を増やすということになる．

第4章 二層性胚盤（発生第2週）

　子宮内膜に着床した胚盤胞は子宮・胎盤との関係を樹立させつつ，成長を遂げる．胚盤・胎盤・子宮との関わりに注目して，その発生過程を概説する．
　胚盤胞は内細胞塊（＝胚結節）と外細胞塊（栄養膜）からなり，栄養膜が子宮内膜に侵入することで発生第1週の末までに着床を開始し，発生第2週には子宮内膜に埋没していく．

1 外細胞塊（栄養膜）

　栄養膜は内側の栄養膜細胞層（cytotrophoblast）と外側の栄養膜合胞体層（syncytiotrophoblast）の二層に分かれる．栄養膜細胞は体細胞分裂を行う個別の細胞の集合体だが，産生された栄養膜細胞は外側へ遊走し，細胞膜を失い合胞体を形成する．栄養膜合胞体は子宮内に深く侵入し，母体側の血管内皮細胞を侵蝕し，母体の血液が流れ込むようになる．その結果，胎児組織である栄養膜合胞体層と母体血が接するようになり，子宮胎盤循環が確立する（**図1**）．

2 内細胞塊（胚結節）

　内細胞塊の胚盤胞腔に面した側に，一層の細胞が区別されるようになるが，これが内胚葉（endoderm）である．また，内胚葉に対面して一層に並ぶ細胞が外胚葉（ectoderm）である（**図1**）．内胚葉側が将来腹側に，外胚葉が将来背側になる．
　外胚葉に接するように羊膜腔が，内胚葉に接するように卵黄嚢が形成される．羊膜腔は後に羊水が含まれてきて，胚子・胎児が育まれていく場となる．一方，卵黄嚢は後に，一部が原腸として胚体内に取り込まれ，消化管などの組織へと分化していくのである．
　卵黄嚢と栄養膜細胞層の間に胚外中胚葉が出現し，胚外中胚葉の中に大きな腔が生じ，これらが融合して胚外体腔（＝絨毛膜腔）を形成するようになる（**図2**）．胚外体腔はごく一部を残して胚子全体を取り囲むが，この残った一部の胚外中胚葉が，胚子と栄養膜側とを結びつける唯一の組織（＝付着茎）となる．付着茎は，この時点では胚子の尾部に位置しているが，これは後に腹側に位置を変え，臍帯となる．

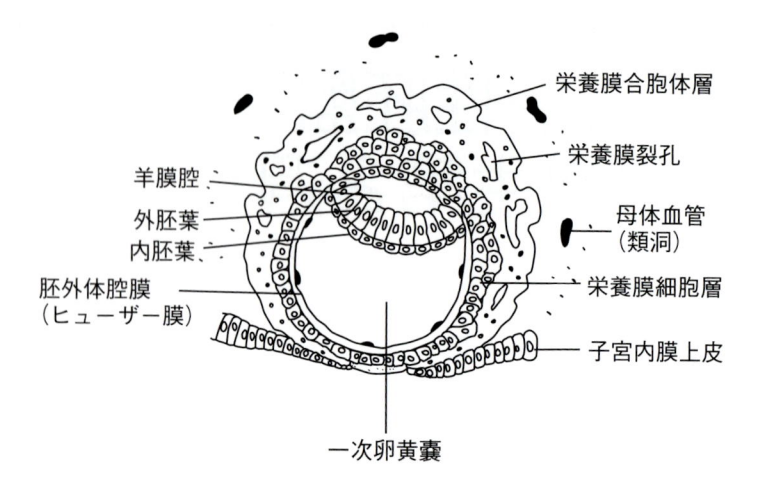

図1　内胚葉と外胚葉

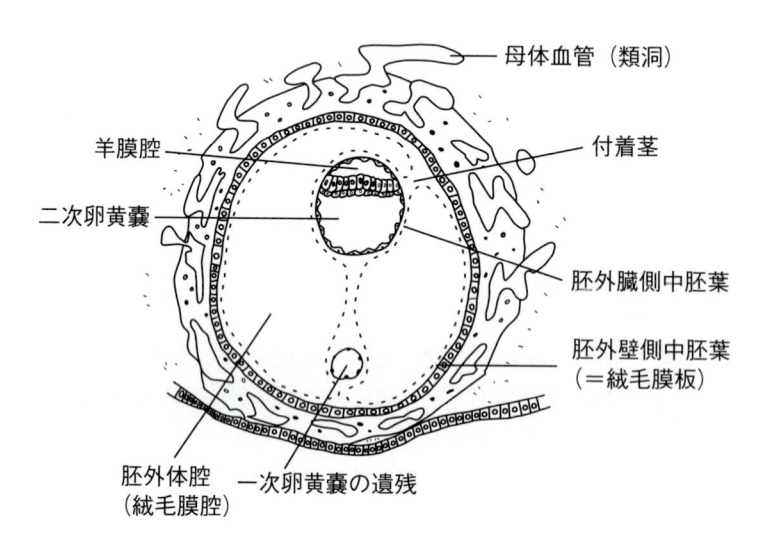

図2　胚外体腔の出現

> **MEMO　発生第2週のイベント**
>
> 子宮胎盤循環・絨毛膜腔・臍帯といった重要な構造物ができるのが，発生第2週の出来事である．しかし，この時点ではまだ，最終月経開始から1ヵ月も経っておらず，妊娠に気づかれることはない．

第5章 三層性胚盤（発生第3週）

発生第3週には，中胚葉が出現し，胚子内に外胚葉・中胚葉・内胚葉のすべてが揃う．

1 中胚葉の出現

発生第3週の初めには，胚盤の上方に原始線条（primitive streak），その前方端に原子窩（primitive pit），原始結節（primitive node）が出現する（**図1**）．原始線条・原始窩から外胚葉細胞が内部に潜り込み（陥入；invagination），外胚葉と内胚葉の間に広がっていき，中胚葉（mesoderm）を作る（**図2**）．上層の外胚葉・中層の中胚葉，下層の内胚葉の三層構造が形成されるため，これを三層性胚盤と呼ぶ．

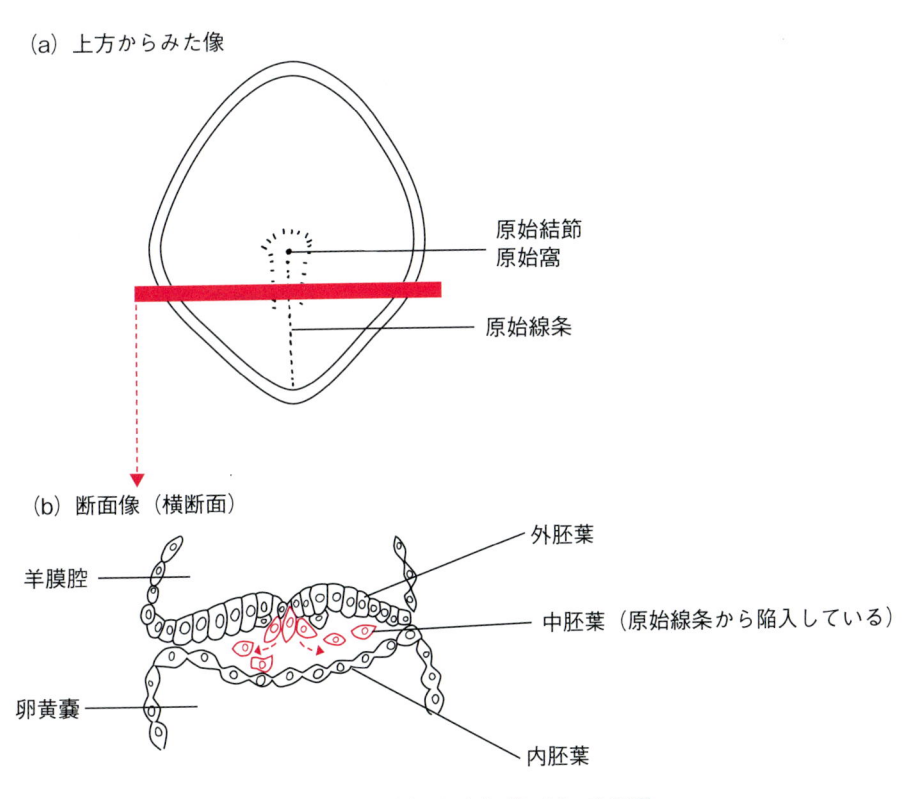

図1 原始線条（a）と中胚葉（b）の出現

2 脊索の形成

原子窩から前方に向かって，脊索突起（notochordal process）という中胚葉組織が形成される（図3）．これが後に最終的脊索（definitive notochord）となり，神経管の下に位置して，中軸骨格の基礎となる．脊索の前方には脊索前板が，脊索の後方には脊索後板が現れ，これらは後に，口咽頭膜・排泄腔膜となり，形成されてくる消化管の前方端と後方端をそれぞれ塞ぐこととなる．口咽頭膜は将来の口腔の開口部となる．

中胚葉を形成する原子窩からの細胞の移動は前方・前側方に著しいため，当初は円形に近かった胚盤は次第に洋ナシ型になっていく（図3）．

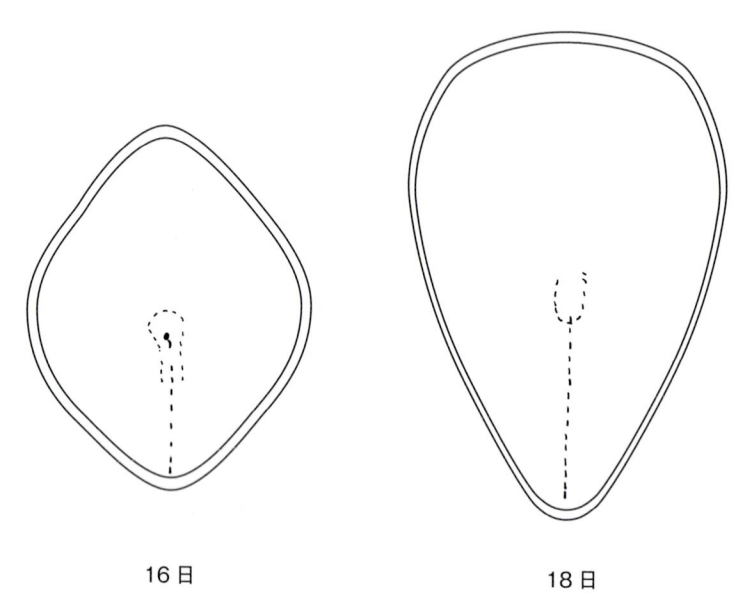

16日　　　　　　　　　18日

図3　中胚葉の広がり．胚子を背側から見た形．最初は円形に近いが，次第に洋ナシ型になっていく．

MEMO　発生第3週のイベント

発生第3週の初めは，すべての組織の基となる3つの胚葉がすべてそろう重要な時期である．このことは，催奇形性障害に極めて感受性が高い時期であることを意味する．この時期に胚子が大量のアルコールに暴露されてしまうと，頭蓋顔面正中部の欠損・全前脳症を発症するが，この時期は，まだ最終月経から4～5週間しか経ておらず，妊娠の自覚が未だないことも多い．よって，妊娠可能年齢の女性では，この時期の大量の飲酒は慎まなければならない．

第6章 胚子期（発生第3週～第8週）

発生第3～8週は，3つの胚葉から，多くの組織や器官が形成される時期であり，胚子期（embryonic period）あるいは器官形成期（organogenic period）と呼ばれる．

1 外胚葉由来の器官形成

発生第3週の初めに脊索が出現すると，脊索を覆う外胚葉は肥厚して神経板（neural plate）となる（図1）．神経板の縁は次第に隆起してヒダ状になり，発生約19日には，神経ヒダ（neural fold）が明瞭に確認されるようになる（図2）．神経板の正中部が陥凹し，ヒダは次第に正中線に向かって近づき，前後に伸びる神経溝（neural groove）が形成される．その後も神経ヒダの正中部での接近が続き，互いに癒着し始め，神経管（neural tube）が形成される．神経管の癒着は将来，頸部になる部位から始まり，頭尾部両方向に進んでいく．頭部の端（前神経孔）が完全に閉じるのが発生25日，尾部の端（後神経孔）が完全に閉じるのが発生27日である．これをもって，神経管形成は完了し，中枢神経系は閉鎖した管状構造を有するに至る．

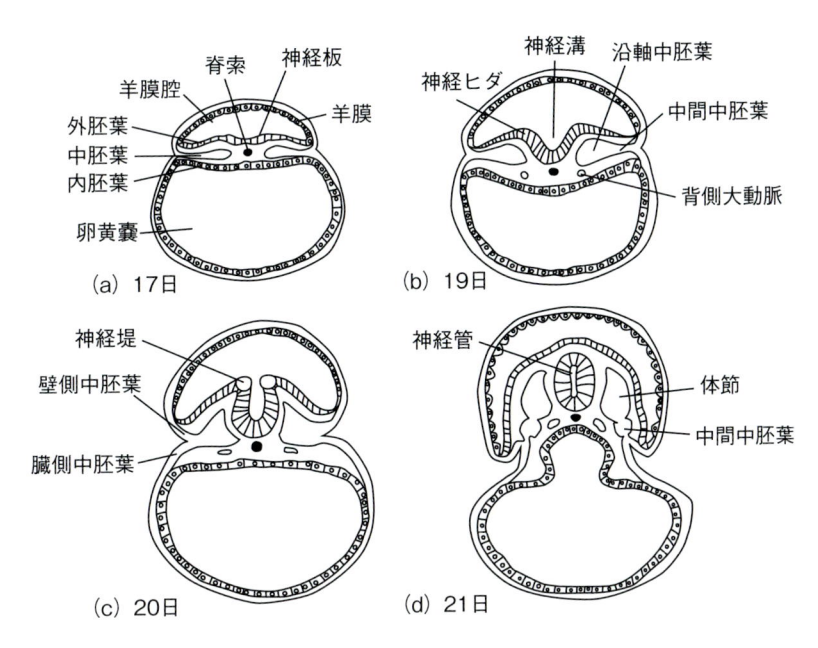

図1 神経管の形成

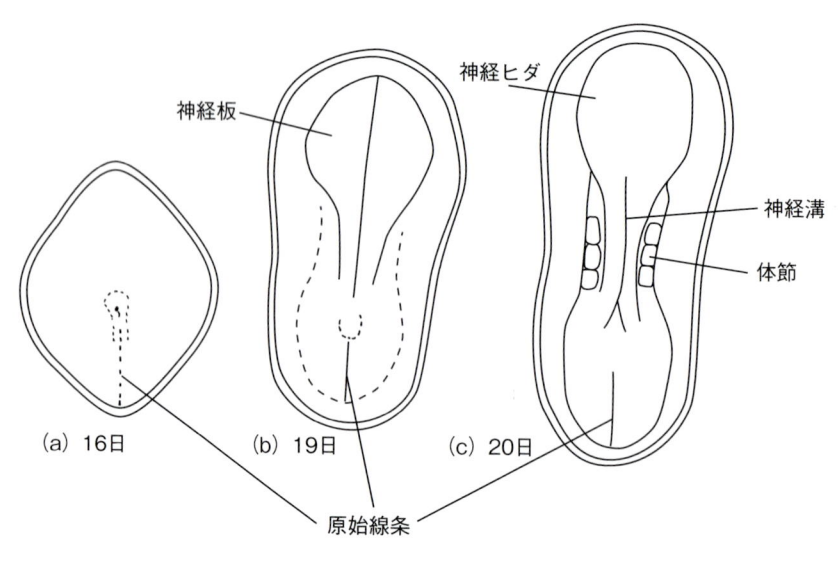

図2 神経ヒダの形成

なお，神経ヒダが上昇し，癒合を始めるころから，神経ヒダを構成する外胚葉細胞の一部が離脱し，独立した細胞集塊を作る（神経堤；neural crest）**（図1）**．神経堤細胞はその後，胚子全体に広がり，メラニン細胞・交感神経・副交感神経・脊髄神経節・シュワン細胞・髄膜・副腎髄質など様々な組織へと分化していく．

なお，外胚葉は，神経系のほかに，耳・眼・鼻の感覚上皮，毛・爪を含む表皮，皮膚腺，乳腺，下垂体，歯のエナメル質などを生じる．

> **MEMO　神経管の閉鎖と葉酸**
>
> 　神経管の閉鎖が受精後27日までで完了するということは，神経管閉鎖不全のリスクは，最終月経から6週間以内の問題だということを意味する．すなわち，妊婦は神経管閉鎖不全予防のために，葉酸を摂取することが推奨されているが，これは，妊娠ごく初期にこそ重要だということを忘れてはならない．妊婦だけではなく，妊娠可能年齢の女性は葉酸を摂取するよう，指導しなければならないのである．

2　中胚葉由来の器官形成

中胚葉は，脊索・沿軸中胚葉・中間中胚葉・側板中胚葉に区分される．それぞれについて，概説する**（図1）**．
①脊索：脊索は正中線に位置し，体軸を決定する働きがある．しかし，後に脊柱の形成に伴って，椎骨に置き換えられてしまい，ヒトでは椎間円板の髄核としてのみ遺残する．
②沿軸中胚葉：脊索の両側に位置し，分節的配列をとるようになり，体節と呼ばれる．体節は3週末から出現し，5週末までに42～44対形成される．体節は骨格系・筋肉・神経分布な

どを規定する．体節は発達するにつれて，背外側の皮筋板と腹内側の椎板に分かれる．椎板の細胞は放散し，間葉（mesenchyme）と呼ばれる疎性組織を形成する．間葉細胞は，各種の結合組織・骨・軟骨・筋などに分化する．一方，皮筋板の細胞は体幹の骨格筋・真皮・皮下組織を形成する．

③中間中胚葉：沿軸中胚葉と側板の間に位置する組織で，泌尿器系の構造に分化する．

④側板中胚葉：壁側および臓側中胚葉は，胚内体腔と器官とを取り囲む組織で，腹腔膜・胸腔膜・心膜などの漿膜となる．一方，3週の初めごろに，卵黄嚢の中胚葉組織内に血島（blood island）と呼ばれる幼弱な血球・血管芽細胞からなる細胞集団が出現する．卵黄嚢の中には，このような血島が無数に点在し，発達とともに順次連続するようになり，小血管網と血球を形成する．それより数日遅れて，胚体内でも側板内の中胚葉から同様の血管網が形成される．

3 内胚葉由来の器官形成

第4章の図1（p.14）で示したように，内胚葉細胞は卵黄嚢の内腔面を覆う形で広がっている．卵黄嚢が胚内に取り込まれて原始腸管（primitive gut）となるが，原始腸管は前から順に，前腸（foregut）・中腸（midgut）・後腸（hindgut）と呼ばれる **(図3)**．前腸と後腸の間に位置する中腸は当初，体外の卵黄嚢に直接つながっており，この連結部が卵黄茎（yolk stalk）である．卵黄茎

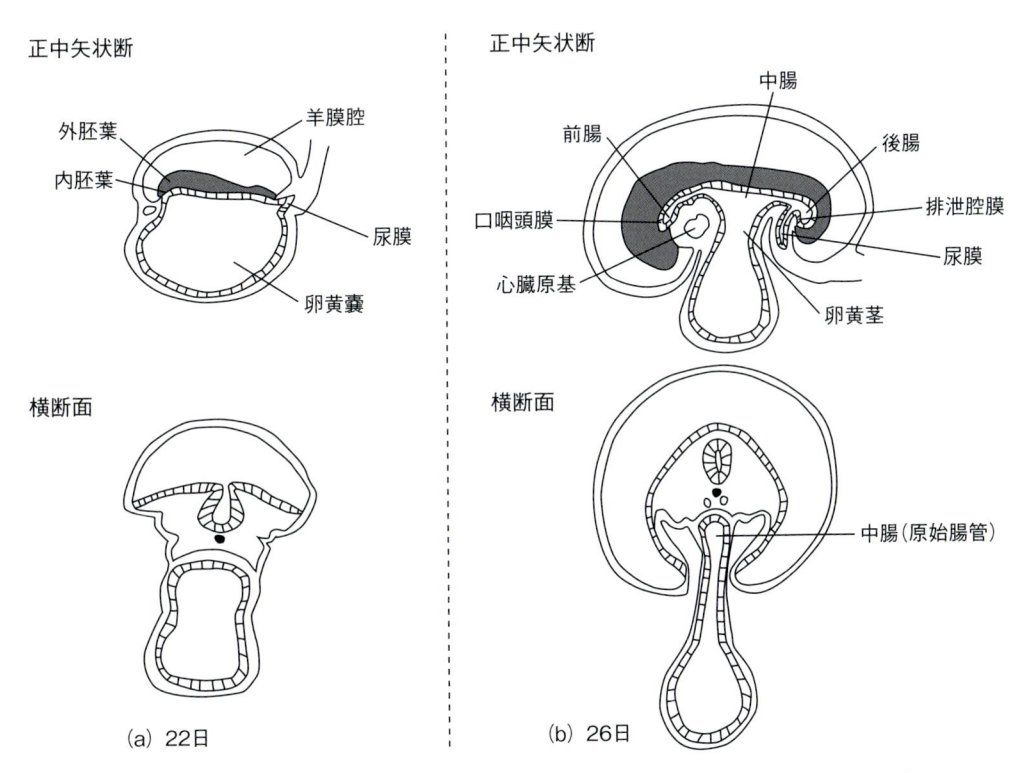

図3 内胚葉． 頭尾方向に折りたたまれるため，内胚葉で覆われた部分（卵黄嚢）の多くが体内に取り込まれる．

は次第に狭くなり，閉鎖していく．

　前腸の前端は口咽頭膜（**図3**）で，3週末には破れて，原始腸管は羊膜腔と開通する．一方，後腸の後端は排泄腔膜（**図3**）だが，排泄腔膜は後（6週末）に，尿生殖膜と肛門膜に分かれた後，尿生殖膜は7週末，肛門膜は8週末にそれぞれ開口する．

　すなわち，内胚葉は口腔から直腸にいたる消化管（これには十二指腸に付随して発生する肝臓・膵臓も含む）の上皮成分に分化していくのである．また，呼吸器系（器官・気管支・肺）も前腸から派生するため，これらも内胚葉由来である．加えて，後腸尾端部は膀胱・尿道などの泌尿器系にも分化する．

　但し，内胚葉に由来するのは，あくまで，上皮・腺などの上皮成分のみであり，その器官を構成する筋・血管・結合組織などは中胚葉由来である．

　これまで解説してきたように，内・外・中の3つの胚葉が揃うのは，発生3週での出来事である．そして，3〜8週の間に，重要組織の器官の大枠が形成されるのである．**表1**に器官形成初期までの概略を示す．また，**表2**には，内・外・中それぞれの胚葉から分化する組織をまとめて示す．

表1　受精齢

1日	卵管采で受精
2〜3日	卵管内で卵割
4日	桑実胚の頃に子宮に到達
5日	胚盤胞（内細胞塊と栄養膜）となり，着床
2週目	胚盤胞の内細胞塊から内胚葉・外胚葉が出現する また，内胚葉側に卵黄嚢，外胚葉側に羊膜腔が出現する 一方，栄養膜は内側の細胞層と外側の合胞体層に分かれ，合胞体層は子宮内に深く侵入し，子宮胎盤循環が確立する
3週目	3週に入ると，内胚葉と外胚葉の間に中胚葉が出現し，三層構造をとるようになる．正中部分に脊索という中胚葉組織が形成される
4週目	3週の終わり頃から神経管が形成され，心拍も開始する 咽頭弓，上肢芽が出現する
5週目	下肢芽が出現する

表2　3つの胚葉から発生する主な組織

外胚葉	神経系 感覚器 内分泌系 皮膚など	脳・脊髄・末梢神経・シュワン細胞・メラノサイト 角膜・水晶体・外耳／内耳 下垂体前葉／後葉・副腎髄質・甲状腺C細胞 表皮・毛・爪・汗腺・脂腺・乳腺
中胚葉	骨・筋・結合組織 血管系・血球 泌尿器系 生殖器系	真皮・骨・軟骨・筋肉・腱・靭帯・結合組織 心臓・血管・リンパ管・血球・脾臓 腎・尿管・副腎皮質 卵巣・卵管・子宮，精巣・精管
内胚葉	消化器系 呼吸器系 泌尿器系 生殖器系 頭頸部	消化管粘膜上皮・肝臓・膵臓 気管／気管支の上皮・肺胞 膀胱 腟上皮，前立腺 耳管・甲状腺・上皮小体・胸腺・顎下腺・舌下腺

第7章 胎児期（器官充実期）（発生第9週〜出生まで）

　胎生第9週の初めから出生までの約30週間を胎児期（fetal period）と呼ぶ．この期間は，胚子期に形成されたそれぞれの器官が充実していく時期であり，器官充実期とも呼ばれる．

1 胎生9〜12週

　胎生12週は大きなメルクマールの一つである．すなわち，胎生12週末までに以下の事象が生じる．
①顔面がヒトらしくなる．当初，顔の側面についていた両眼が，前面に位置するようになる．
②一次骨化中心が，長骨・頭蓋に出現する．
③外性器が発達し，超音波で性別が診断できるようになる．
④臍帯から脱出していた中腸が，腹腔内におさまる．
　しかし，この時期の胎児は未だ．頂殿長が5〜8cm，体重も10〜45gに過ぎない．

2 胎生4〜5ヵ月

　胎生4ヵ月以降，胎児の頂殿長・体重は急速に大きくなっていき，胎生5ヵ月末には500グラム近くに達する．胎生5ヵ月ごろには胎児の運動（胎動）が，母親に認識される時期でもある．このあたりまでが胎生期前半ということになる．

3 胎生6ヵ月以降

　この頃になるといくつかの器官は十分な機能を有するようになっており，体重も500〜800g程度となる．ただし，呼吸器系・中枢神経系などはまだ十分に発達しておらず，この頃，出生する児が「成育限界児」ということになる．
　外見上は，胎生6ヵ月には，皮下結合組織の発達が不十分なため，皮膚は赤みを帯びている．皮下脂肪の蓄積は最後の2ヵ月間に急速に進むため，満期で出生する頃には，皮膚の赤味は薄くなり，また胎脂に覆われる．

4 胎児発育を推進する因子（図1）

　出生前の成長を促進する主たる因子は，インスリン・インスリン様増殖因子（insulin-like

growth factors; IGFs），アディポサイトカインであり，そのなかでも，とりわけその意義がはっきりしているのが，IGF-1, IGF-2, インスリンである．

IGF-1 は胎生 20 週以降，出生直前まで急速に分泌が亢進し，胎児発育を促す最も重要な因子である．注目すべきは，IGF-1 の分泌を刺激する因子は，出生後は成長ホルモン（growth hormone; GH）だが，胎生期の IGF-1 産生を刺激するのは，GH ではなく栄養である点である．このことは，GH 欠損症の児において胎児発育が抑制されないこと，IGF-1 欠損症では胎児発育が著しく阻害されることから明らかとなっている．

IGF-2 は IGF-1 より少し遅れて，胎生 30 週頃から出生直前まで急速に分泌が亢進する．IGF-2 は，胎盤の発育・胎盤を介する母体からの栄養移行の促進を介して，胎児発育を促すと考えられている．

インスリンも胎児成長促進因子として重要である．このことは，糖尿病母体児では巨大児となることや，胎児期発症の新生児糖尿病に罹患した児が胎児発育不全を呈することからも理解できる．

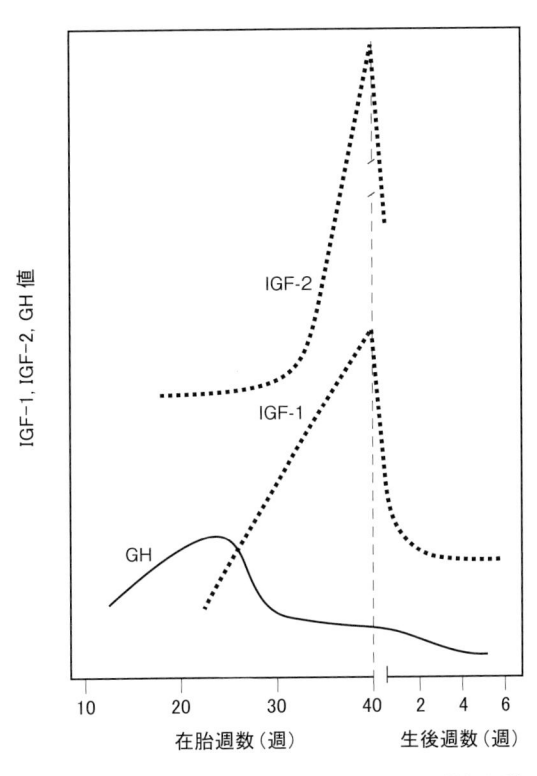

図1　胎生期の IGFs. GH の分泌動態を示す．GH と IGFs の動きが逆であることに注目してほしい．

> **MEMO　IGFs の意義**
>
> 　IGF-2 は，出生後はほとんど問題とされることのない成長因子だが，胎児発育には重要である．正常発育においての重要性は本文に記したが，一部の病態にも関与している．すなわち，IGF-2 の発現が少ない例が Silver-Russell 症候群．IGF-2 が過剰発現する例が Beckwith-Wiedemann 症候群である．
>
> **① Silver-Russell 症候群（SRS）**
> - SRS は遺伝的異質性（genetic heterogeneity）を示す一群の症候群であり，第 7, 8, 15, 17, 18 染色体など，多数の候補座位の報告がある．
> - 発症頻度は 1 人/500 〜 1000 人
> - SRS に関連するインプリンティング異常は 2 つ報告があり，1 つは 7 番染色体インプリント領域（7 〜 10%）の異常が推測されている．もう 1 つは 11 番染色体 H19 遺伝子の低メチル化，IGF2 遺伝子の発現の抑制が SRS 発症に関与すると推定されている．
> - 主な症状は，子宮内発育遅延（IUGR），身体左右非対称，低身長，性発育不全，相対的大頭を伴う逆三角形の顔貌など．その他の症状としては，消化器障害・嚥下障害・低血糖・発達遅延・心合併症（肥大型心筋症，心奇形，不整脈）などが挙げられる．
>
> **② Beckwith-Wiedemann 症候群（BWS）**
> - BWS は，臍帯ヘルニア（exomphalos）・巨舌（macroglossia）・巨体（giantism）を 3 主徴とする．3 主徴の他に，新生児期の低血糖・内臓腫大・片側肥大などを伴う．約 10% の症例で Wilms 腫瘍，肝芽腫，横紋筋肉腫など胎児性腫瘍が発生する．
> - わが国で 500 〜 1000 人程度の患者数の報告がある．生殖補助医療との関連性についての報告もある．BWS の大部分は孤発例であり，家族例は 15% である．BWS の原因遺伝子座は 11 番染色体短腕 15.5 領域（11p15.5）で，この領域には多くの刷り込み遺伝子がクラスターを形成して存在する．BWS の原因の約 2/3 は，11p15.5 の刷り込み異常によって生じる．

第8章 胎膜と胎盤

　胎盤は，母体と胎児を繋ぎ，栄養／排泄物およびガスの交換という重要な働きをするとともに，妊娠の継続・胎児発育などに重要な影響をもたらすホルモン産生装置としても機能する．

1 胎盤の形成と変遷

　第4章の図1（p.14）に示したように，受精卵は分泌期にある子宮内膜に着床すると，内膜内に深く埋没していく．受精卵の外栄養膜は二層に分かれ，外側の栄養膜合胞体層が子宮粘膜を侵蝕して，母体の血液が流れ込むようになる．一方，内側の栄養膜細胞層は合胞体層より少し遅れて発達し，合胞体層に枝を伸ばすように侵入し，絨毛を形成する．絨毛は次第に成長し，やがて合胞体層を突き破り，子宮脱落膜にも侵入していく．子宮脱落膜とは，着床後の子宮内膜にグリコーゲン・脂質の蓄積が進んだ状態を指す．すなわち，胎生2ヵ月末までには，**図1**に示すように，受精卵はすっぽりと子宮脱落膜に周囲を覆われ，絨毛（絨毛膜毛有部）が基底脱落膜に侵入した状態となる．すなわち，胎盤は，胎児由来の絨毛膜有毛部（胎児部）と母体由来の胎盤は基底脱落膜（母体部）から成り立つが，胎生4〜5ヵ月頃までに胎盤は完成する．

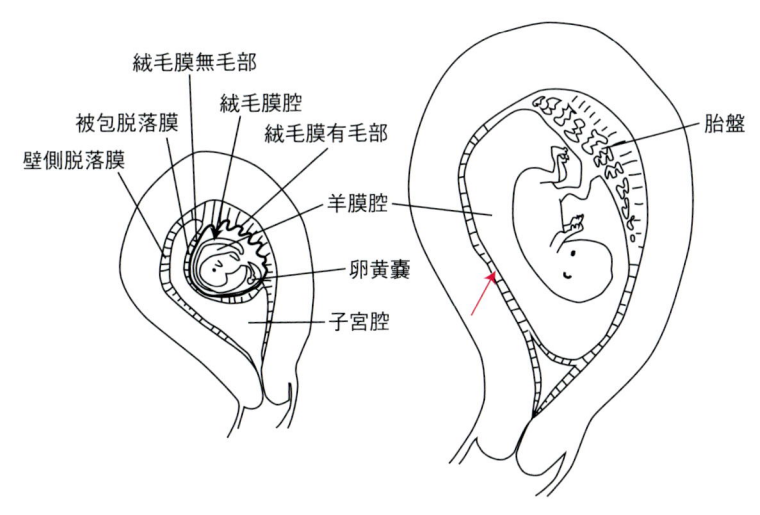

図1　胎盤の形成．羊膜腔が大きくなるにつれ，絨毛膜腔が消失し，羊膜・絨毛膜無毛部・被包脱落膜・壁側脱落膜が癒合する（→）．

胎盤は，妊娠末期には直径 15 〜 2cm，重量 500 〜 600g まで成長するが，十分発育した胎盤の絨毛間腔には約 150mL の血液が含まれている．なお，絨毛間腔の血液は約 3 〜 4 回 / 分で，入れ替わる．

2 胎盤の機能

胎盤の重要な機能に，①物質の透過，②ホルモン産生がある．

1．物質の透過

①ガス交換：母児間のガス交換は，絨毛組織・胎児毛細血管内皮細胞を介して，血中濃度勾配に基づく単純拡散で行われる．二酸化炭素は拡散能力が高いため，容易に通過するが，酸素が絨毛組織・胎児毛細血管内皮細胞を通過するのはやや困難であり，胎盤での酸素の透過は，肺に比べて効率が悪い．このため，胎児は低酸素下にあることになる．

②栄養輸送：最も重要なエネルギー源であるグルコースは母児間の濃度勾配に従って，ブドウ糖輸送体（glucose transporter; GLUT）を介した促進拡散によって行われる．なお，この輸送にはエネルギーは要さない．アミノ酸・水溶性ビタミン・カルシウムイオン・鉄イオンなどは能動輸送により胎盤を透過する．一方，遊離脂肪酸は単純拡散で胎盤を透過する．

③免疫関連物質の透過：免疫グロブリンのうち IgG のみが選択的かつ能動的に胎盤を透過する．IgG は胎生 12 〜 14 週頃から胎盤の透過を開始し，満期頃には，胎児血中 IgG 濃度は母体血中濃度より高値となる．

④胎児老廃物の排泄：胎盤は児の肺・消化管・腎・肝臓としての機能を果たしている．

2．ホルモン産生

胎盤が産生するすべてのホルモンは，栄養膜合胞体層すなわち胎児由来組織で合成される．胎盤が産生する主なホルモンとその主な機能を以下に記すが，詳細は別に記載する．

①プロゲステロン：妊娠を維持する
②エストロゲン（主として，エストリオール）：子宮と乳腺の発達を刺激する

> **MEMO　機能的 Barrier としての胎盤**
>
> 　胎盤は，母児間の物質を移行させる働きを有するが，一方で，機能的な Barrier としても重要な働きを有している．以下にいくつか例を挙げる．
> ①母体のコルチゾールは胎盤に存在する 11β ヒドロキシステロイドデヒドロゲナーゼ（11β HSD）2 で不活型のコルチゾンに変換され，胎児が母体のコルチゾールに暴露されるのを防いでいる．
> ②甲状腺ホルモンのサイロキシン（T4）は deiodinase type3（D3）で不活型の rT3 へと変換され，胎児が高濃度の T4 に暴露されることを防いでいる．
> ③活性型ビタミンである 1,25(OH)$_2$D は胎盤を通過できない．一方，貯蔵型のビタミンである 25(OH)D は胎盤で，24,25(OH)$_2$D に不活化された後，胎児に移送される．

③ヒト絨毛性ゴナドトロピン：黄体を維持する
④ソモトマンモトロピン（somatomammotropin）＝胎盤性ラクトゲン（placental lactogen）：母体の血糖を胎児に優先的に利用させる，乳腺発育を刺激する

3 胎膜の形成と変遷

第4章の図1（p.14）に示したように，三層性胚盤期は胚盤を挟む形で羊膜腔と卵黄嚢が位置していたが，第6章の図3（p.19）のように，卵黄嚢は一部の遺残組織を残して，腸管などの器官として胚子内に取り込まれていく．一方，当初，胚盤の一方にのみ位置していた羊膜腔がすっぽりと胚子を取り囲むようになる（図1）．その後，羊膜腔が次第に大きくなり，子宮腔を完全に満たすようになると絨毛間腔は消失する．

> **MEMO　卵黄嚢とメッケル憩室（Meckel diverticulum）**
>
> 卵黄嚢は胚体内に取り込まれて腸の一部となるが，残部は胚外にとどまり5〜9週は小さな袋状の物質として胚外体腔に有り，細い卵黄茎で中腸とつながっている．通常9週以降，次第に消退し消滅するが，稀に卵黄嚢と中腸の接合部が遺残することがあり，これがメッケル憩室となる．

4 羊　水

羊膜腔を満たす液体が羊水（amniotic fluid）である．妊娠10週では約30mLであった羊水は，妊娠7〜8ヵ月には最大量（700〜800mL）に達する．その後，羊水量は妊娠後期になると減少し，妊娠42週頃には約400mL程度になる．

羊水は弱アルカリ性（pH7.2）の液体であり，構成成分の99％以上が水分である．他には，細胞成分・電解質・蛋白質・アミノ酸・脂質・糖質・糖質・塩類などが含まれている．初期は母体・胎児の血清に近い組成だが，後期には胎児尿に近い組成となる．

また，羊水は約3時間ごとに入れ替わる．胎児は胎生5ヵ月頃から羊水の嚥下を開始するとともに，胎児由来の尿も羊水の構成成分となる．ただし，胎児が5ヵ月頃から排尿すると言っても水分の排泄を行っているのみで，老廃物の交換は胎盤に頼っている段階である．

1．羊水の産生機構

①臍帯・絨毛膜板・胎児皮膚などを介した胎児血管からの漏出
②胎児尿
③肺胞液
④羊膜上皮による分泌
⑤脱落膜・絨毛膜を介した母体血漿成分の漏出

2）羊水の機能

①振動の吸収（胎児を保護するクッションとしての機能）
②胚子と羊膜の癒着を妨げる
③胎児の運動を可能にする
④感染防御作用

> **MEMO　羊水から得られる臨床情報**
>
> ①胎児細胞：染色体分析・DNA 診断
> ②ビリルビン吸光度差（ΔOD450）：胎児溶血の評価
> ③αフェトプロテイン（AFP）：高値で無脳症・水頭症・消化管閉鎖・多嚢胞腎，
> 　　　　　　　　　　　　　　低値で 21 トリソミー
> ④フィブロネクチン，IGFBP-1，AFP：腟分泌物による破水の診断
> 　　　　　　　　　　　　　　　　　　　　　　　　　　　　　　　　　　　　など…

第9章 運動器系

1 骨の発生

骨格系は体節（**第6章の図1**, p.17）由来の椎板から発生し，椎板を構成する細胞塊は，やがて間葉細胞となって体節から分離し，身体の各所に遊走する．これらの間葉細胞が遊走先で組織塊を形成し，骨を形成するが，その方法には2種類ある．

1) **軟骨内骨化（endochondral ossification）**：初めに間葉細胞が塊りを形成し，その細胞間隙にコラーゲンなどの基質が蓄積して軟骨が形成される．軟骨はそれぞれの骨のひな形として作られ，後に間葉由来の骨芽細胞が出現し，骨細胞に置き変わっていく．大部分の骨はこの方法で形成される．

2) **膜内骨化（intramembranous ossification）**：頭蓋冠・一部の顔面骨などでは軟骨の形成は起こらず，間葉から直接骨芽細胞が出現し，骨が形成される．

> **MEMO　軟骨無形成症の病態**：軟骨内骨化と膜内骨化の違いが，軟骨無形成症（achondroplasia）の病変を示している．すなわち，軟骨無形成症では，軟骨の形成が障害されているため，長管骨の形成が阻害され，四肢短縮型の低身長となる．一方，膜内骨化で生じる頭蓋冠の形成は障害されていないため，頭部が不釣り合いに大きくなる．なお，後頭骨・側頭骨・蝶形骨・篩骨は軟骨内骨化するため，これらの骨の一部で構成される頭蓋底の骨は形成が悪い．その結果，大後頭孔が狭小化しやすい．

2 体肢の発生

体肢は胎生4週末に体壁の隆起として出現する．初めはヒレの様なものだが，次第にヘラ状となり，次いで5本の指が現れる．胎生6週頃までには5本指の軟骨型が形成され，12週までには手根骨以外の手指のすべての長管骨に一次骨化点が現れる．

> **MEMO　四肢異常について**：肢の異常は3.4人/10,000出生に生じる奇形であり，上肢：下肢＝3：1の頻度生じる．多くは遺伝性であるが，催奇形性因子による報告もある．代表的なものがサリドマイド児で，母親が睡眠剤・つわり止めとしてサリドマイドの内服を行っていた．

第10章 中枢神経系

中枢神経系は発生第3週に形成された神経管から分化する．第6章の図1（p.17）に示したように神経管は発生27日に完成し，閉鎖した管状構造となる．神経管にはいくつかのくびれが生じて，脳の区分が進んでいく．なお，神経管の内腔は側脳室・第3脳室・中脳水道・第4脳室・脊髄中心管となる．

1 脳の形成

神経管の菱脳・中脳・前脳が「脳」を形成する．菱脳から延髄・橋・小脳，中脳から上丘・下丘，前脳から大脳・間脳（視床・視床下部・下垂体下葉）が発生する．なお，下垂体は2つの異なる原基（間脳・ラトケ嚢）から発生する．

ラトケ嚢（Rathke pouch）は原始口腔の外胚葉性上皮からなる憩室が脳の方向に伸長していったもので，これが間脳由来の突起構造（漏斗）と合わさって，下垂体が形成される．ラトケ嚢から腺性下垂体（下垂体前・中葉）が，間脳から神経性下垂体（後葉・漏斗茎）ができる（図1）．

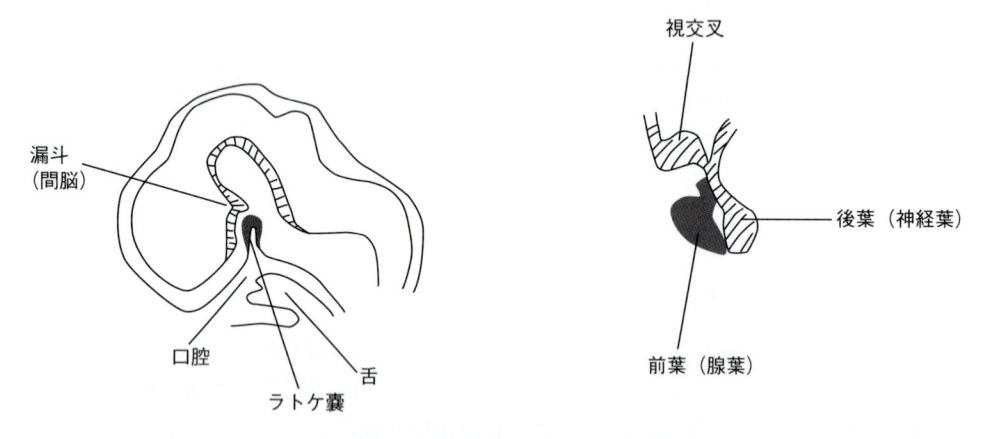

図1 下垂体の形成． 下垂体前葉は，口咽頭膜の直前にある口窩の膨隆（＝ラトケ嚢）から発生する．一方，後葉は間脳が下方へ伸長した漏斗から発生する．

> **MEMO　ラトケ嚢とラトケ嚢胞・頭蓋咽頭腫**
>
> 　ラトケ嚢は発生8〜9週には口腔粘膜とは分離し，その後，細胞成分（腺組織）の増殖とともに，嚢胞は消失してゆく．しかし，これが遺残したものがラトケ嚢胞である．小さなラトケ嚢胞は症状を呈することはないが，大きなものは周辺組織を圧迫することによって，下垂体機能低下症・視力／視野障害を引き起こすこともある．
> 　一方，ラトケ嚢遺残が腫瘍化したものが頭蓋咽頭腫（craniopharyngioma）である．

　なお，大脳皮質は胎生末期に急速に発育し，脳表面には多数の脳回（gyrus）が現れる（**図2**）．

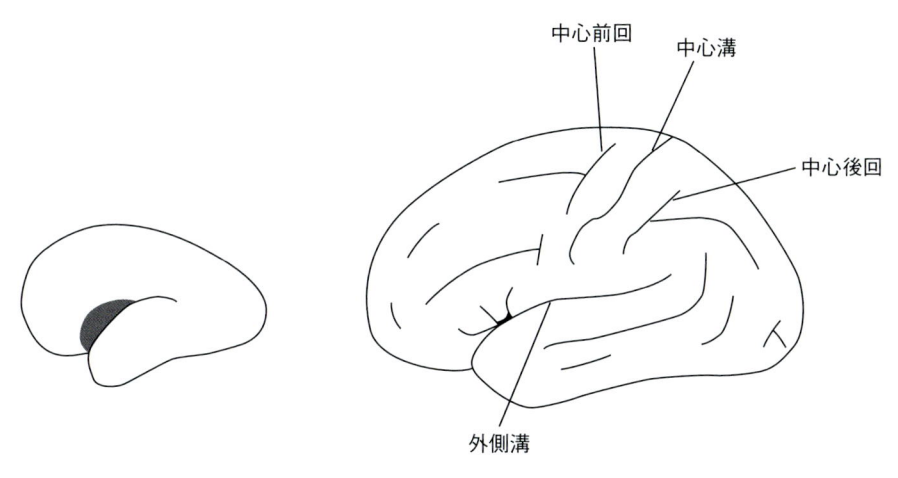

(a) 超早産児の脳　　　　(b) 正期産児の脳

図2　大脳皮質． 超早産児の脳は「コーヒー豆」に，正期産児の脳は「くるみ」に例えられる．それは，超早産児の脳には「しわ」はなく，正期産児の頃になると「しわ」が多数出現してくる，という意味である．

> **MEMO　超早産児の脳**
>
> 　超早産児の脳表面にはまだほとんど脳回は存在しない．いかに未熟な段階で出生するか，そして，発達障害のリスクが高いかがわかる．

2 脊髄の形成

発生初期の脊髄は脊柱管の全体にわたって存在し，各々の脊髄神経は，ほぼ同じ高さにある椎間孔を通って出ていく．しかし，胎生期・生後を通して，脊柱の発達（伸長）速度が脊髄の伸長を上回るため，次第に脊髄長は脊柱管長に比べて短くなっていく（図3）．

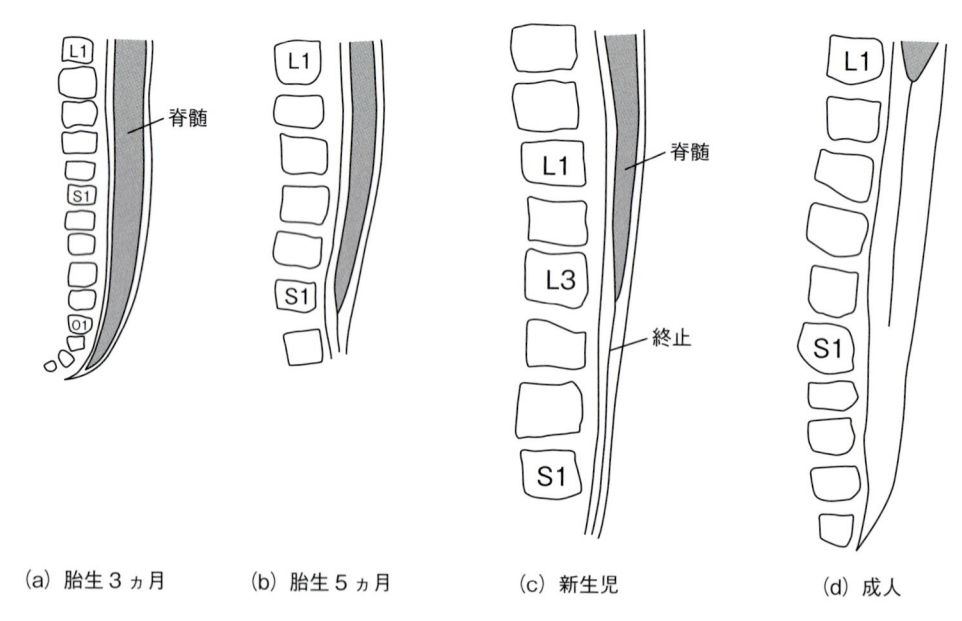

(a) 胎生3ヵ月　　(b) 胎生5ヵ月　　(c) 新生児　　(d) 成人

図3　脊髄・脊柱管の位置の変遷．脊髄に比して脊椎の伸長が著しいため，脊髄末端部の位置は成熟とともに上方へ移動する．

MEMO　脊髄下端位置の加齢による変化

脊髄の発生の臨床的に重要な点は，満期出生の新生児では，出生時の脊髄下端（脊髄円錐）は第3腰椎の高さにある．その後，成長とともに上昇し，17〜18歳以降は第1腰椎の高さとなる．腰椎穿刺を行う際には，このことを念頭に穿刺位置を定める必要がある．

第11章 心臓血管系

1 心臓の原基

　血球および血管系は発生3週に中胚葉から分化した血島から形成される（第6章参照）．一方，心臓は発生3週の末ごろに，口咽頭膜の前方に現れる．これが左右一対の管状構造（心内膜筒）となる．これが心臓の原基であり，当初頭の前方に位置するが，その後，胚体内に取り込まれて顔面・頸部を下降し，最終的には胸部に位置するようになる．

> **MEMO　発生が示す，心臓と顔面・頸部との関わり**
>
> 　先天性心疾患を有する児の多くが，特異的な顔貌を呈していたり，甲状腺機能の異常を呈したりすることがある．これは，心臓の原基が頭・頸部に位置していたこと深く関連しているのである．

2 心臓ループの形成

　当初，左右2本の管が合わさっただけの構造であった心内膜筒は，拡張部・くびれが生じることによって，動脈幹・心球・心室・心房・静脈洞となる．心内膜筒は発生23日には弯曲をはじめ，28日までに右向きの心臓ループを形成する（図1）．

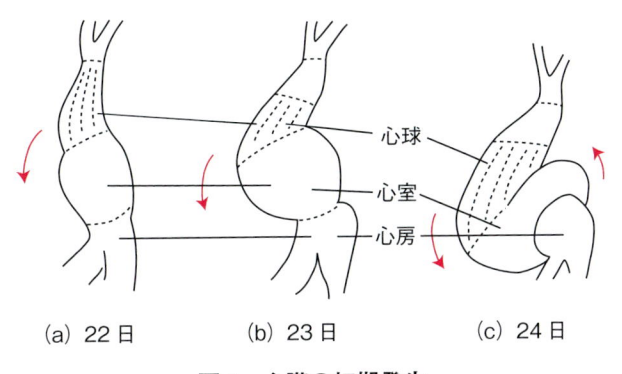

(a) 22日　(b) 23日　(c) 24日

図1　心臓の初期発生

MEMO　心臓ループの異常

　本文に記したように，心臓ループは通常右向きである．しかし，稀に心臓ループが左向きに形成されることがあり，その結果生じるのが右心症（dextrocardia）である．完全な内臓逆位（situs inversus）に伴う場合は，生理的には正常であることが多い．一方，ある臓器は逆位，他の臓器は正常位をとる場合があり，部分内臓逆位（heterotaxy）・側性シークエンス（laterality sequence）という．左側の特徴を両側に有する場合は多脾に，右側の特徴を両側に有する場合は無脾となる．側性シークエンスの場合，心奇形の頻度が著しく高い．

3　動脈幹での中隔形成（大動脈・肺動脈の形成）

　図に示したように，動脈幹〜心房は最初左右に区切られておらず，1つの大きな管腔構造となっているが，この心内膜筒の内部に縦方向に仕切りができることによって，左右に分離されていく．動脈幹から心球にかけての中隔は螺旋状に形成されるため，大動脈〜左室流出路と肺動脈〜右室流出路は互いに螺旋状の配置をとるようになる（図2）．

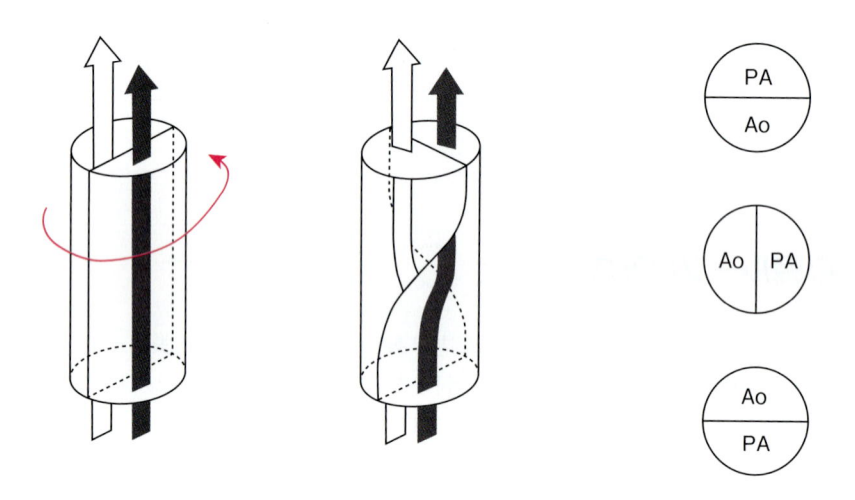

図2　動脈幹での中隔形成．動脈幹に中隔が形成され，肺動脈（PA）と大動脈（Ao）ができるが，中隔は螺旋状に形成されるため，これがPAとAoの位置関係を決定する．

MEMO　動脈幹レベルでの中隔形成の異常

　本文に示したように，動脈幹レベルで中隔が形成され，大動脈と肺動脈が形成されるが，これには神経ヒダの縁から遊走してきた神経堤細胞が重要な働きを担っている．そして，これらの細胞の異常による中隔形成の異常がファロー四徴症・大血管転位・動脈幹遺残・肺動脈狭窄症などを引き起こす．

4 心室・心房中隔の形成

　動脈幹から心球に中隔ができるのと同様，心室・心房の間（房室管）にも左右を隔てる構造物（心内膜床；endocardial cushion）が出現する（**図3**）．その後（発生5〜8週に），心室および心房それぞれに発生する中隔と心内膜床が融合して心室・心房はそれぞれ左右2つの腔に隔てられることとなる．なお，二分された心球の左部分（大動脈）が左心室と，右部分（肺動脈）が右心室と連続することとなる．

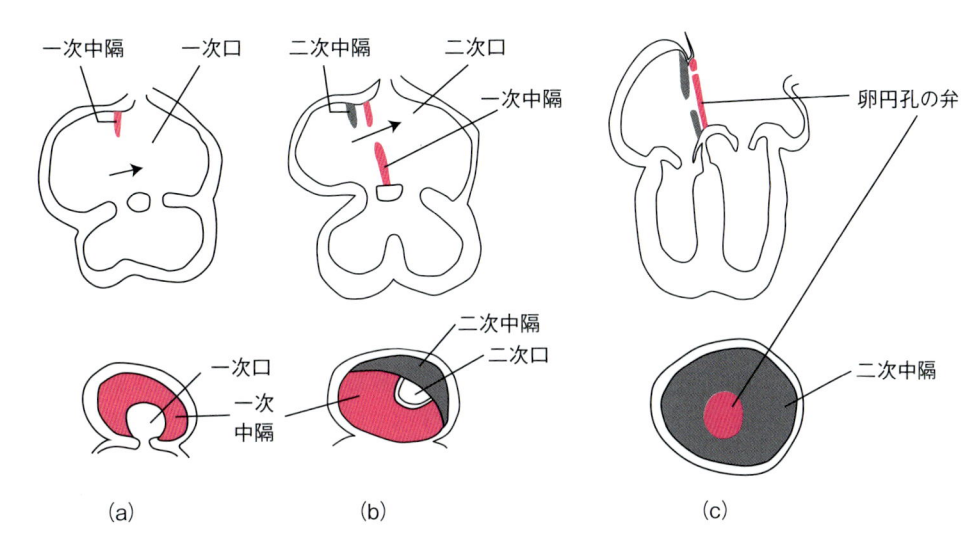

図3　心内膜床・中隔の形成． 下段は心房を右側から見た図である．卵円孔の弁が一次中隔から成ることがよくわかる．

MEMO　心室中隔欠損症（ventricular septal defect; VSD）

　VSDは最も頻度の高い先天性心疾患である．単独で生じることもあるが，しばしば，動脈幹の血管の分割異常（ファロー四徴症・動脈幹遺残・大血管転位など）を伴う．このことは，発生学的に，動脈幹の中隔形成と心室の中隔形成が並行して生じることを考えれば，理解しやすい．

5 動脈系の発生

　発生4〜5週には咽頭弓（鰓弓）が形成され，各咽頭弓はそれぞれ独自の脳神経・動脈を受け入れる．これらの動脈は咽頭弓動脈と呼ばれる．心臓から流出する腹側大動脈（後の大動脈・肺動脈）が咽頭動脈弓を還流する．咽頭弓動脈の多くは発生途中で退化してしまうが，一部の血管系は成人型動脈系を形作って行く．

胎生期の血管	生後の血管
左右の第3咽頭弓動脈	総頸動脈・内頸動脈近位部
左　第4咽頭弓動脈	大動脈弓
右　第4咽頭弓動脈	右鎖骨下動脈起始部
第6咽頭弓動脈	肺動脈，（左）動脈管

6 静脈系の発生

　発生早期に重要な静脈系は卵黄静脈・臍静脈・主静脈の3系統である．このうち，主静脈が後の上下大静脈となる．一方，卵黄静脈は後の門脈・上腸間膜静脈となる．臍静脈は胎盤から肝臓へ血液を送る唯一の血管となるが，胎盤からの血液をすべて肝臓に還流させず，直接，右心房へ送るためのバイパスとして静脈管（ductus venosus）を形成する．なお，出生後，臍静脈・静脈管は閉塞し，それぞれ，肝円索（ligamentum teres hepatis）・静脈管索（ligamentum venosum）となる．

7 胎児期の血管系と出生後の血管系（胎盤循環から肺循環への移行）（図4）

1．胎盤循環

　胎児期には胎盤で酸素化され心臓へ帰ってきた血液（酸素飽和度の高い血液）は，主として卵円孔を介して左心房・左心室へと流れ，大動脈から全身へと流れる．一方，上半身から心臓へ戻ってきた血液（酸素飽和度の低い血液）は，主として右心室・肺動脈へと流れるが，肺の血管抵抗が高いために，動脈管を介して下行大動脈へと流れていく．すなわち，動脈管からの血液が合流した後の血液はそれまでの血液より酸素飽和度が低くなることになる．これは，「酸素交換をしない肺への血流を制限する」，「中枢神経系に酸素飽和度の高い血液を選択的に流す」という胎児にとっては非常に合理的なシステムである．

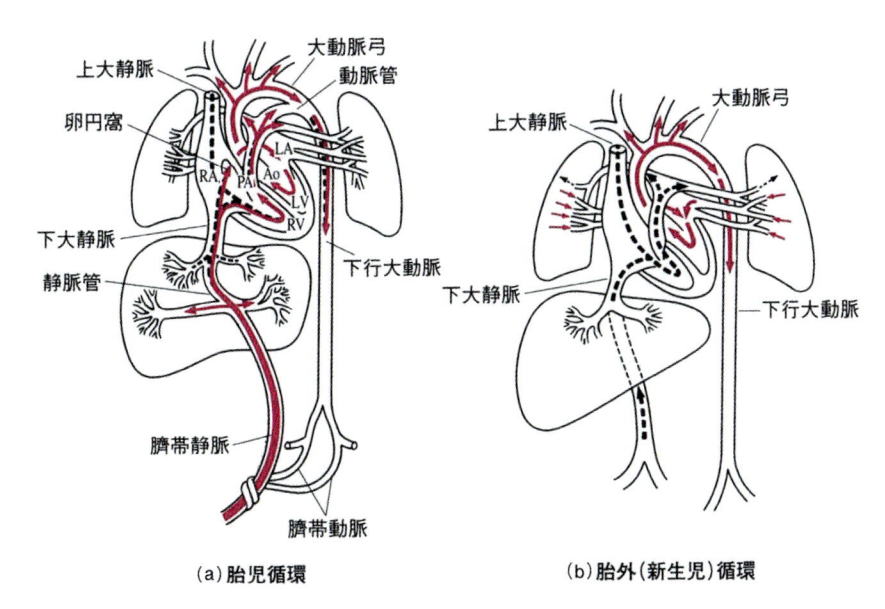

図4 胎盤循環と新生児循環

2. 新生児循環

しかし出生後,様相は一転する.出生後「おぎゃー」といった瞬間に,今までの「胎盤循環」から「肺循環」へと切り替わらなければならない.すなわち,右心室から駆出される血液は全て肺へ行かねばならなくなる.たとえ動脈管が開存していても,血液の流れは"左から右へ"という方向に切り替わるのである.

第12章 頭頸部の発生

1 咽頭弓

　胎生第4週末に胚子の頸部に咽頭弓（pharyngeal arch）が出現する（**図1**）．6対が存在するはずだが，実際には第5，6咽頭弓はほとんど認められず，第1〜4咽頭弓が重要である．咽頭弓を構成する中心部分は間葉組織だが，外面は外胚葉，内面は内胚葉由来の上皮で覆われている．それぞれの咽頭弓に由来する重要な構造物には以下のものがある．

咽頭弓	神経支配	筋	骨格
第1咽頭弓 （＝顎弓）	三叉神経	咀嚼筋など	顎前骨・上顎骨・頬骨・側頭骨の一部・下顎骨 ツチ骨・キヌタ骨
第2咽頭弓 （＝舌弓）	顔面神経	顔面表情筋 頸部の筋	アブミ骨 舌骨小体 舌骨体の上部
第3咽頭弓	舌咽神経	茎突咽頭筋	舌骨体の下部 舌骨大角
第4咽頭弓	迷走神経	咽頭・喉頭の筋	喉頭軟骨

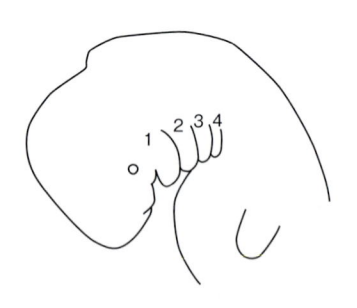

(a) 頭頸部側面（4週末）

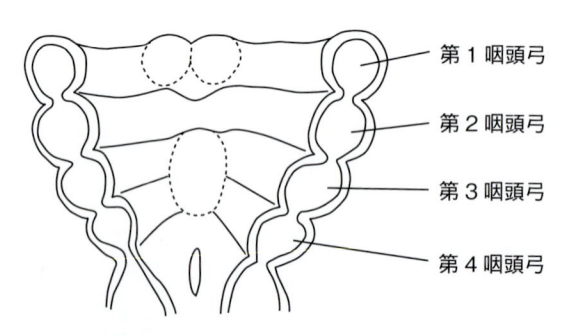

(b) 咽頭弓模式図
（図aを矢印で切断したところ）

図1　咽頭弓

2 咽頭嚢

前腸の上部に位置する，各咽頭弓の間の内胚葉性上皮部分を咽頭嚢（pharyngeal pouch）と呼ぶ**(図2)**．この部分からも重要な構造が数多く発生する．

咽頭嚢	発生する器官
第1咽頭嚢	耳管・中耳腔
第2咽頭嚢	口蓋扁桃
第3咽頭嚢	胸腺・下上皮小体
第4咽頭嚢	上上皮小体・傍濾胞細胞（C細胞）

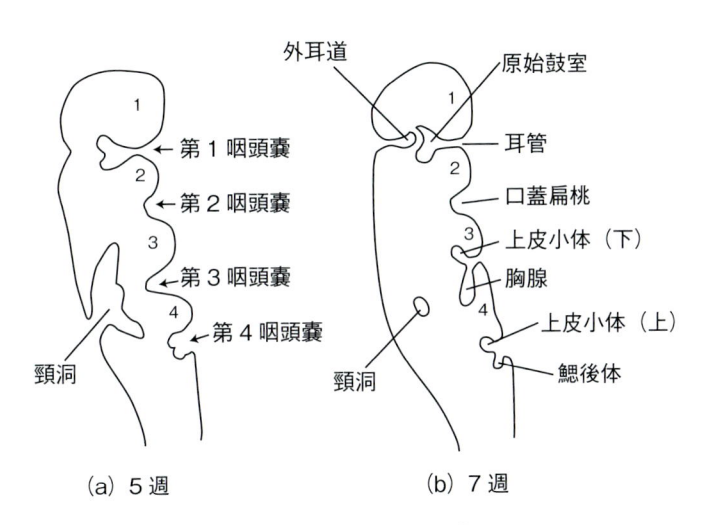

図2 咽頭嚢と咽頭溝

3 咽頭溝

各咽頭弓の外側の間に位置する溝を咽頭溝（pharyngeal cleft）と呼ぶ．第1咽頭溝は外耳道を形成し，鼓膜の形成にも加わる．第2～4咽頭溝の遺残は頸洞を形成するが，正常発生の場合，頸洞は退化して消失する．

4 舌の形成

舌は胎生4週に始まるが，舌体は第1咽頭弓，舌根は第2～4咽頭弓からなる．このため，舌体の知覚は三叉神経に，舌根の知覚は舌咽神経に支配されることとなる．なお，舌体と舌根の境界部分に舌盲孔（foramen cecum linguae）が存在し**(図2)**，ここから甲状腺が発生する．

5 甲状腺

　甲状腺は舌盲孔からの上皮性憩室として出現する．甲状腺と舌は甲状舌管（thyroglossal duct）で結ばれるが，発育に伴って，甲状腺は舌骨・喉頭軟骨前方の正中部を下降し，発生7週に気管前方の最終位置に到達する．なお，甲状舌管は移動の間は存在するが，その後，消失する．甲状腺は胎生3ヵ月末に機能し始めるが，詳細は別に記載する．

> **MEMO　発生に伴う病態**
> 　甲状舌管の遺残が正中頸囊胞で，咽頭弓溝の遺残が側頸囊胞である．また，甲状腺は正常では気管前方に位置するが，舌根部からの移動の途中でとどまることがあり（異所性甲状腺），先天性甲状腺機能低下症を生じることがある．

6 顔面の形成

　顔面を構成する原基は4週の初めに出現する5つの隆起（前頭隆起，左右の上顎隆起，左右の下顎隆起）からなる（**図3**）．これらに囲まれた窪みが口窩（stomodeum）で，後の口腔となる（原始口腔）．原始口腔は口蓋の出現によって，口腔と鼻腔に分けられる．

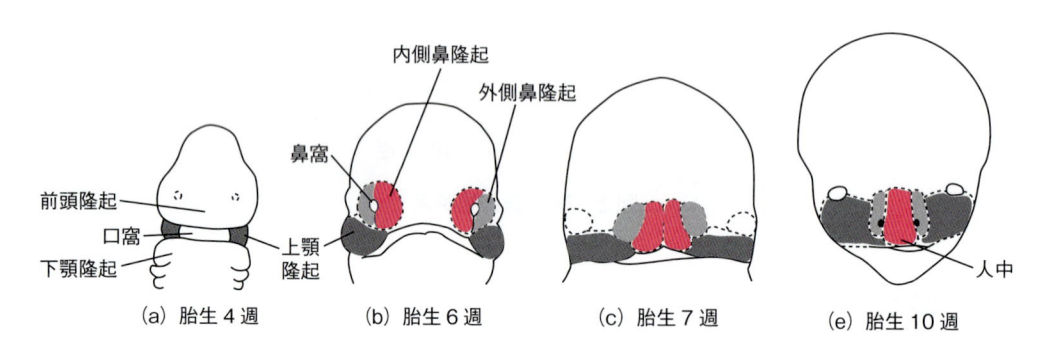

図3　顔面の形成

　前頭隆起の両側に鼻窩（nasal pit）が出現し，その周囲に内側/外側鼻隆起が出現する．6〜7週頃に内側鼻隆起と上顎隆起が融合して上顎および一次口蓋（正中口蓋突起）が形成される．一方，二次口蓋は左右の上顎隆起の口腔面から出現する口蓋突起が正中で癒合することによって完成する．

> **MEMO　唇裂・口蓋裂**
>
> 　内側鼻隆起と上顎隆起の癒合が上手くいかないのが口唇裂である．唇裂は左右の内側鼻隆起と上顎隆起の癒合部で生じるため，正中部ではなく，少し外側にずれた位置で生じるのが一般的だが，稀に正中部に生じることがある（正中唇裂）．正中唇裂では，全前脳胞症（正中部の欠損により，両側脳室が癒合する）など重篤な中枢神経系の形成障害を合併することがある．一方，口蓋裂は一次口蓋・二次口蓋の癒合不全によって生じる．

第13章 呼吸器系

　呼吸器の原基は発生第3週末に前腸から生じた憩室から始まる（**図1**）．すなわち，喉頭・気管・気管支・肺を覆う上皮は全て内胚葉由来である．憩室の伸展とともに先端が膨らんで肺芽（lung bud）となる．最初，憩室は前腸と広く交通しているが，気管食道中隔が形成され，前腸の背側に位置する食道と前腸の腹側に位置する肺芽・気管に分割される．その後，肺芽・気管は分枝しながら成長していく．

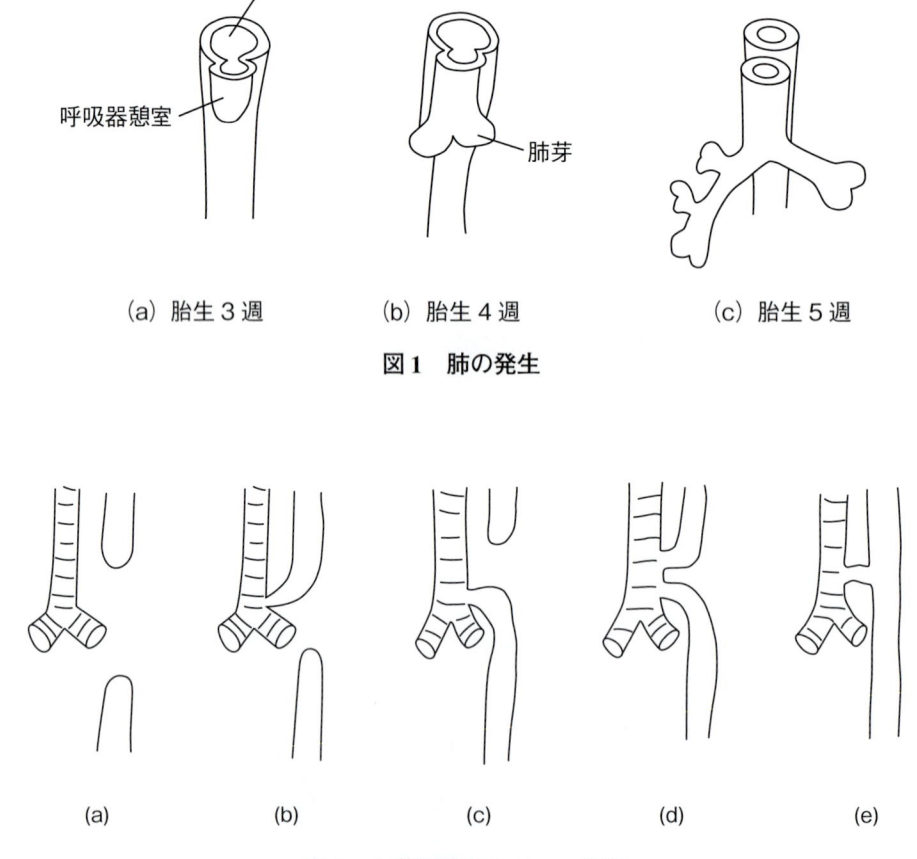

(a) 胎生3週　　(b) 胎生4週　　(c) 胎生5週

図1　肺の発生

(a)　(b)　(c)　(d)　(e)

図2　食道閉鎖症の Gross 分類

> **MEMO　食道閉鎖症**
>
> 　呼吸器系の発生異常で重要なものが食道閉鎖症である．前腸と肺芽の分割の際に異常が生じた場合に，種々の程度の気管支と食道の形態異常が生じる．このため，多様な食道気管異形成が生じうる（図2）．

　肺の成熟は以下のように進むが，肺の成熟は成育限界を規定する最も重要な因子の一つである．

発生5～16週	腺様期	終末細気管支まで形成されているが，未だ呼吸細気管支・肺胞は存在しない
発生16～26週	管状期	呼吸細気管支が形成されているが，Ⅰ型肺胞上皮細胞は立方上皮で，ガス交換は不能
発生26週～出生	終末嚢期	終末嚢（原始肺胞）が形成され，Ⅰ型肺胞上皮細胞が扁平化し，ガス交換が可能となる
出生後～小児期	肺胞期	肺胞の成熟が続く

　なお，発生6ヵ月末にはⅠ型肺胞上皮細胞が出現し，界面活性物質（サーファクタント）の産生を開始する．サーファクタントは空気-肺胞（血液）二相間の表面張力を低下させるリン脂質に富んだ物質である．

> **MEMO　呼吸窮迫症候群（respiratory distress syndrome; RDS）**
>
> 　Ⅱ型肺胞上皮細胞によるサーファクタント産生の未熟性がRDSを生じる．このため，RDSに対する人工肺サーファクタント補充療法が広く行われているが，この治療が，早産児の成育限界を大きく広げた．

第14章 消化器系

　消化器系は前腸すなわち内胚葉から発生する．咽頭弓・呼吸器系なども前腸から発生する重要気管であり，これらについてはすでに述べた（第12章，第13章）．ここでは，食道から腸までの消化器系器官の発生について述べる．

1 食　道

　食道は発生の過程で，上皮細胞の増殖によって，一次内腔が閉塞されるが，その後再び内腔が形成され管状構造に戻る．このため，再開通の不全によって食道狭窄/閉鎖が生じることがある．なお，食道狭窄/閉鎖は，血管系の異常・血流障害などによって生じることもある．

2 胃

　発生第4週に前腸の拡張部として出現する．胃における前腸の成長は後方部の方が早いため，後方が大彎，前方が小彎となる．縦軸の周りを時計方向に90度回転し，右に小彎，左に大彎が位置するようになる（図1）．

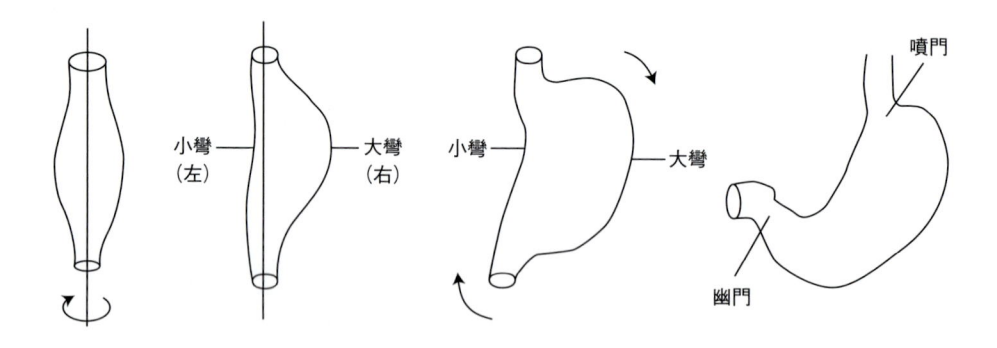

図1　胃の回転．胃は縦軸の周りを90°時計方向に回転するため，小弯が左に，大弯が右に位置するようになる．その後，胃は正面から見て時計方向に少し回転するため幽門が右上方へ，噴門が左下方へと移動する．

3 十二指腸

　十二指腸は前腸下端部と中腸上端部の両者から形成されるため，腹腔動脈・上腸間膜動脈の両者の血液還流を受ける．十二指腸は急速に伸展してC型のループを作り，胃の回転に伴って右方に偏移する．十二指腸は移動の際に，後腹壁に押し付けられるために背側腸間膜は後腹壁に癒着してしまい，十二指腸は後腹壁に固定されることとなる．

4 肝胆膵

　肝臓は前腸最下端に，内胚葉性の上皮の芽（肝芽）として出現する．肝芽は上下に分枝し，上芽が肝臓に，下芽が胆嚢になる．肝臓は急速に成長するため，6週頃には肝臓が腹腔内の大部分を満たすようになる．膵臓も肝臓とほぼ同じ高さに内胚葉性の上皮の芽（膵芽）として出現する．

　なお，脾臓は肝胆膵の近傍に発生するが，これは間葉系細胞の集塊から生じるもので，発生の由来が異なる．

5 中　腸

　中腸由来の器官は十二指腸遠位部から横行結腸近位部までの粘膜上皮，およびそれに付随する腺である．

　中腸は広く卵黄嚢に開いているが，発生が進むにつれて，開口部は狭くなり，卵黄茎という細い管状の連絡路を残すのみとなる．中腸は急速に伸長するため，腹腔内に収まらなくなり，発生6週には臍帯から胚外体腔の中へ脱出する．その後，脱出した腸ループは，卵黄茎を頂点とし，上腸間膜動脈を軸として反時計方向に270度回転する**(図2)**．胎生10週には脱出していた腸ループが腹腔内に戻り始める．その結果，腹腔内に収まった際には，横行結腸が十二指腸の前方を通過し盲腸は肝臓の下方に位置するようになる．なお，上行結腸は後腹膜に固定されるが，横行結腸は背側腸間膜を有し，固定されない．

　ちなみに後腸由来の下行結腸も後腹膜に固定されるが，S状結腸は固定されない．

> **MEMO　腸回転異常と中腸軸捻転**
>
> 　脱出した腸管をうまく腹腔内に収納するには反時計方向270度の腸回転が重要である．回転が不十分な場合（腸回転異常），先進腸管（すなわち結腸）が腹腔の左側に集まり，あとから入ってくる腸管は右へ右へと位置するようになり，上行結腸後腹膜固定がなされず移動盲腸の状態となる．
> 　その結果，上行結腸と右側腹壁の間に形成されるLadd靱帯によって十二指腸が圧迫されることがある．また，腸管膜が後腹膜に固定されていないと，上腸間膜動脈を軸とした中腸軸捻転（volvulus）を生じ，絞扼性イレウスを発症するリスクが高くなる．

側面から見た図

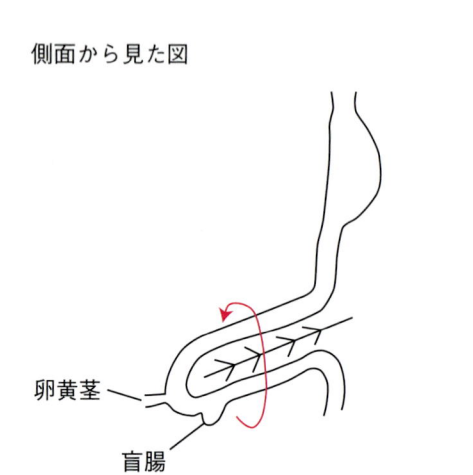

卵黄茎 ─
盲腸 ─

(a) 回転前　　　　　　　　(b) 180°回転

正面から見た図

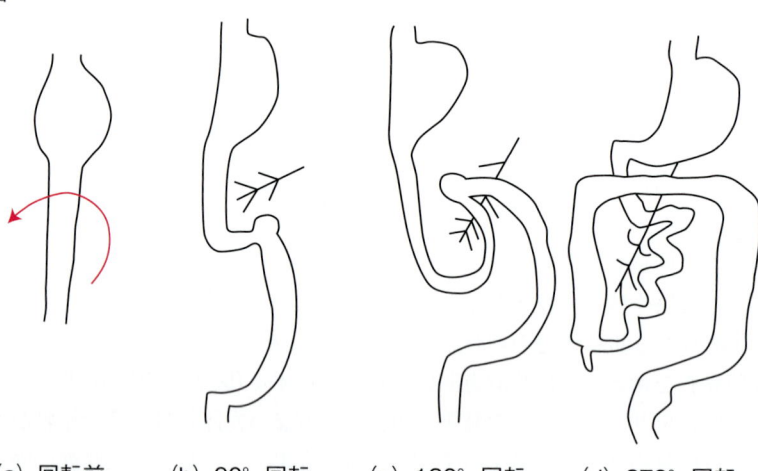

(a) 回転前　(b) 90°回転　(c) 180°回転　(d) 270°回転

図2　中腸ループの回転

MEMO　卵黄茎とメッケル憩室

　中腸ループ回転の中心となる卵黄茎だが，卵黄嚢の退縮とともに消滅する運命にある．しかし，時に腸との接合部が遺残することがある．これをメッケル憩室（Meckel diverticulum）と呼ぶ．**図2**に盲腸との位置関係を示したが，回盲部から約50cm近位部の回腸に位置する．

> **MEMO　腹壁異常**
>
> 　腹壁の異常には臍帯ヘルニアと腹壁破裂の2つが存在する．腹壁は中胚葉由来の頭側・尾側・左右両側の鄒壁が胎生3～4週頃に癒合し，5週頃に臍輪を形成する．この頃はまだ腸ループは腹壁外に脱出しており，胎生10週頃までに腹腔内に還納される．この過程で臍輪の形成不全が生じるのが臍帯ヘルニアである．臍上部型臍帯ヘルニアは，頭側腹壁の形成異常に起因し，胸骨・横隔膜・心臓などの形成異常を合併することが多い．また，臍下部型臍帯ヘルニアは，尾側腹壁の形成異常に起因し，膀胱外反・膀胱上裂などを合併することがあるなど，臍帯ヘルニアは50～60％の症例で合併奇形を有する．一方，腹壁破裂は，正常な臍帯の右側に腹壁欠損が生じたもので，合併奇形は少ない．

> **MEMO　腸管の神経支配とヒルシュスプルング病（Hirschsprung disease）**
>
> 　腸管の上皮細胞は内胚葉から発生するが，その神経支配は神経堤由来の細胞が消化管に遊走したものである．すなわち，胎生5～12週の間に，神経堤由来の細胞は食道から直腸まで，尾側へと順次分布範囲を広げてゆく．この，神経堤由来の細胞の下降性分布が途中で停止してしまい，停止部より肛側の腸管の神経節細胞が存在しない状態がヒルシュスプルング病（Hirschsprung disease）である．当初，巨大結腸症と名づけられた病態であるが，本態は拡張部の肛側の無神経節腸管にある．

6　後腸由来の器官

　後腸由来の器官は横行結腸遠位部から肛門管までの粘膜上皮と付属腺，および泌尿器系の膀胱・尿道の上皮である．当初，後腸の下端部は排泄腔として泌尿器系と消化器系の両者が合わさっている．しかし，その後，尿直腸中隔が排泄腔を前後に2分するようになる．その結果，6週末には，前方の泌尿器系，後方の肛門に分かれることとなる．尿生殖膜は発生7週末に，肛門膜は発生8週末にそれぞれ開口する．

第15章 泌尿器系

　腎臓の原基は，頭側から尾側に向かって，前腎・中腎・後腎と順に発生する．これらの腎原基は体節と側板との間に位置する中間中胚葉から形成される（**第6章参照**）．以下それぞれの特徴を記す．

1 前　腎

　前腎は，胎生4週頃に発生するが，その後ほとんど発達することなく退化してしまい，後の腎形成に及ぼす影響は少ない．

2 中　腎

　中腎は胚子の後腹壁，腸間膜の両側に細長い膨らみとして現れる（**図1**）．中腎の排泄管として，中腎管（別名ウォルフ管；Wolffian duct）が形成され尾方に伸び，排泄腔に開口する．ヒトでは中腎は後腎の発生とともに退化してしまい，腎としてその後機能することはない．女性においては中腎管も退化してしまうが，男性の場合は，中腎管（ウォルフ管）は精管として機能するようになる．

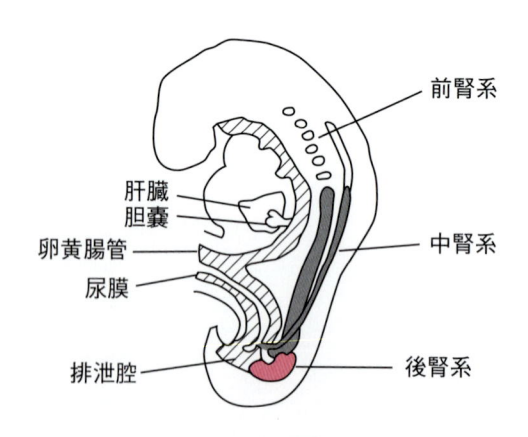

図1　前・中・後腎の発生

3 後腎

発生 5 週には，永久腎となる後腎が発生する．後腎は排泄腔近傍に左右 1 対の芽生（尿管芽；ureteric bud）として発生し，その後，上後方に伸びて，中間中胚葉性の造後腎組織塊に侵入して拡張し，腎盂・腎杯を形成していく．集合管の各先端は，造後腎組織に作用して，ボウマン嚢・糸球体の形成を誘導する．

4 膀胱・尿道

膀胱・尿道は後腸から形成される（**第 14 章参照**）ため，内胚葉由来であり，腎臓（中胚葉由来）とはその由来が異なる．

後腎の排泄管（尿管）は最初，中腎管と合流した後に排泄腔に開口している（**図 2**）．しかし，その後，両者は独立し，中腎管の開口部が尿管より下方に開口するようになる．一方，尿生殖洞の上部は拡張して膀胱を形成し，下部は細くなって尿道を形成するようになり，尿管は膀胱に，中腎管は尿道に開口するようになる．なお，以上の説明は，中腎管が精管として残る男性に関するものであり，女性では中腎管は退化してしまう．

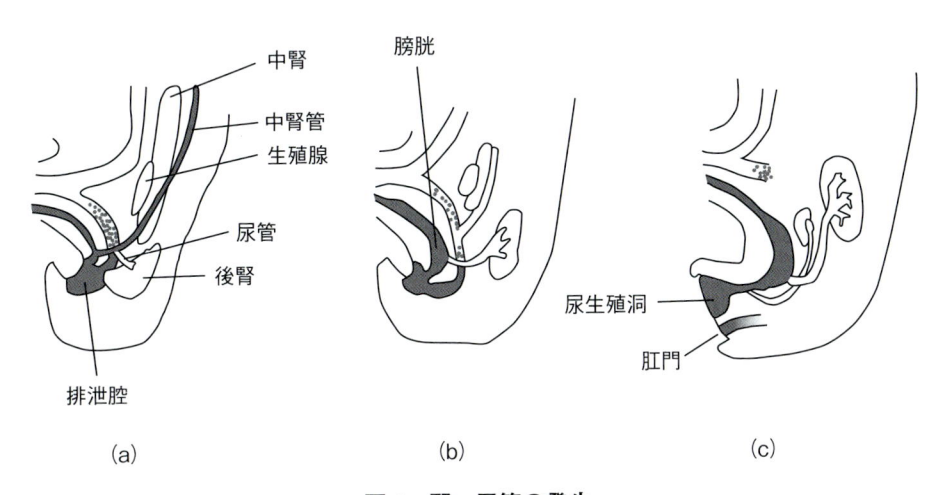

図 2 腎・尿管の発生

第16章 生殖器系

生殖器系の発生については第2章で既に記載したため，一部重複する箇所があることをご容赦いただきたい．

1 性腺（生殖巣）の形成

1）未分化性腺

原始生殖細胞（primordial germ cell: PGC）は胎生3週の頃，卵黄嚢後上壁から出現し，胎生5週までに後腸・腸間膜を経て，後の生殖腺原基となる部位である生殖隆起の所定の位置（生殖ヒダ，生殖堤；gonadal ridge）に到達する．生殖ヒダは中腎と腸間膜の間に位置している（**第15章 図1，図2**）．性腺の上皮は増殖しながら，生殖細胞を取り込んでいき，一次生殖索を形成する．このころ，性腺はまだ未分化であり，男女において形態的な差はない．

2）精巣への分化

Y染色体を有する男性の場合，発生7～8週には，性腺内の索状構造がより明瞭となり，性索（sex cord），精巣索（testis cord）と呼ばれるようになる．性索を構成する上皮細胞はセルトリ細胞（Sertoli cell）に分化し，各精細管の間隙を埋める間葉からライディッヒ細胞（Leydig cell）が生じる．また，精巣上皮と髄質の間に線維性組織の層（白膜；tunica albuginea）が形成されることも精巣の形態学的特徴の一つである．

3）卵巣への分化

Y染色体をもたない女性では，発生11週頃から卵巣としての構造がはっきりしてくる．この頃は卵巣内においても皮質が生殖細胞を包み込んで伸長するため，皮質索を形成するが，16週頃になると皮質索は消失し，卵胞が卵巣内に分散して存在するようになる．

2 生殖管の分化

1）未分化期

性が未だ分化していない発生6週の時点では，男女ともに，2対の中胚葉性の管を有している．1つが中腎管（ウォルフ管）で，もう1つがミュラー管（傍中腎管）である．ウォルフ管は中腎

の排泄管であり，その由来は既に記載した．一方，ミュラー管は中腎の体腔上皮が陥入して生じたもので，この管の上方端は漏斗状に腹腔に開いている．

2）男性生殖管の分化

男性においては，未分化性腺は精巣へと分化する．精巣において生じたライディッヒ細胞はテストステロンを分泌し，中腎管（ウォルフ管）を発達させ，精巣輸出管を形成する．一方，セルトリ細胞から分泌されるミュラー管抑制ホルモン（anti-müllerian hormone; AMH）がミュラー管を退縮させる．

3）女性生殖管の分化（図 2）

女性においては，中腎管（ウォルフ管）は退化するが，代わりにミュラー管が発達して，女性生殖管が分化する．左右のミュラー管が正中部で癒合して，腟・子宮・卵管となる．

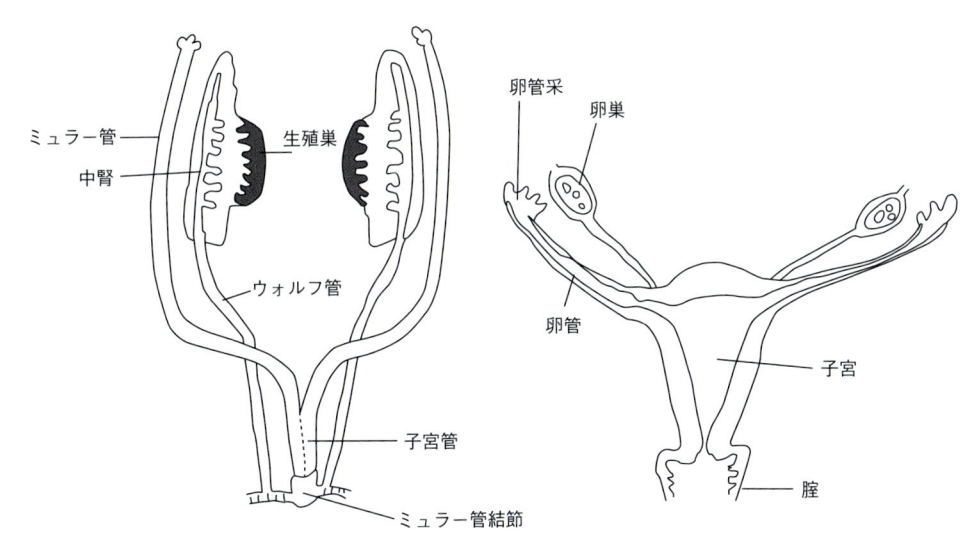

図 2　ミュラー管から子宮へ

3　外性器の発生

1）未分化期（図 3）

男女の外性器は同じ原基（生殖結節・生殖隆起・尿生殖ヒダ）から形成される．外性器の形態は発生 9 週までは男女差はないが，その後，精巣からの男性ホルモンの有無によって性差が出現する．

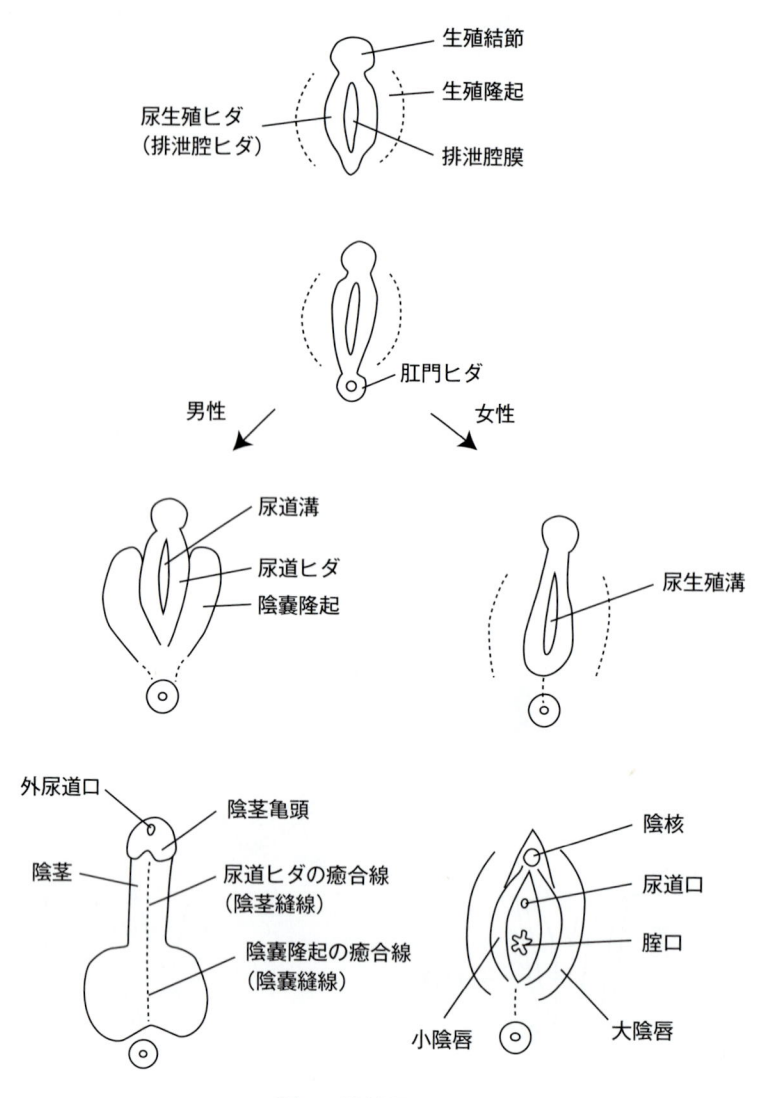

図3 外性器の分化

MEMO 尿道下裂

尿道下裂（hypospadias）は，左右の尿生殖ヒダの癒合が不完全なために尿道が陰茎下面のいずれかの部位に異常に開口してしまう病態である．一般には1人/250～300出生（0.3～0.4%）と報告されているが，出生体重が小さい児ほどその頻度は高く，極低出生体重児では約10倍（3～4%），超低出生体重児ではその約5倍（15%）と報告されている．
【Nelson CP, et al. J Urol 2005; Hussain N, et al. Pediatrics 2002; Fujimoto T, et al. J Pediatr Surg 2008】

> **MEMO**
>
> **46,XY 性分化疾患**
>
> 　かつて，男性仮性半陰陽と呼ばれた病態である．46,XY の染色体・性腺は精巣のみを有する個体だが，男性ホルモン作用が弱く，外性器が完全な男性化を示さない場合を指す．不完全な男性化とは，矮小陰茎・尿道下裂・二分陰嚢・停留精巣など種々の表現型の異常を指す．
>
> 　遺伝的な疾患も多数存在するが，胎盤機能不全による胎児発育不全男児においても，胎盤からの hCG 分泌不全のために，胎児精巣からのテストステロンの分泌が障害されて，外性器異常を呈することがある．
>
> **46,XX 性分化疾患**
>
> 　こちらは，かつて女性仮性半陰陽と呼ばれた病態である．46,XX の染色体・性腺は卵巣のみを有する個体だが，過剰な男性ホルモンの暴露を受けて，外性器が種々の程度の男性化を呈する．先天性副腎過形成の 21 水酸化酵素欠損症がその代表で，陰核肥大に加えて，共通尿生殖洞となり，腟開口部が尿道と合流し，外観上は腟口を欠くこともある．

2）男性外性器

　ライディッヒ細胞から分泌されたテストステロンは，5αリダクターゼによって，より活性の高いジヒドロテストステロンに変換され，その男性ホルモン作用を発揮する．その結果，生殖結節（生殖茎）は発達・伸長して陰茎となる．生殖茎の伸長に伴って，尿生殖ヒダも生殖茎の溝面に沿って伸長し，左右の尿生殖ヒダ（尿道ヒダ）が癒合して，尿道陰茎部を形成する．伸長した生殖茎の先端は陰茎亀頭という充実性の組織であり最初から亀頭先端部に尿道口が開口しているわけではない．しかし，やがて亀頭の中央部から外胚葉が索状となって内部に伸びていき，陰茎体の尿道口と連続し，亀頭先端部に尿道口が開口することとなる．一方，生殖隆起は，発達しつつ左右が癒合して陰嚢を形成する．

3）女性外性器

　男性ホルモンの影響を受けない女性では，外性器の男性化は生じず，生殖結節（生殖茎）は陰核に，尿生殖ヒダは小陰唇に，生殖隆起は大陰唇となる．

4　精巣・卵巣の下降

1）精巣下降

　未分化性腺が精巣へ分化を始める発生 6 週頃には，精巣導帯（gubernaculum）は性腺隆起から将来陰嚢になる生殖隆起まで伸びており，精巣下降に重要な役割を果たしている．在胎 10 〜 20 週にかけて精巣導帯は肥厚し内鼠径輪のすぐ内側まで精巣が下降して，そこに留まるが，28 週頃に精巣は鼠径管に入り，32 週までに陰嚢内に下降する．なお，精巣の下降にはライディッヒ細胞から分泌される insulin-like 3（INSL3）が重要である．

2）卵巣下降

卵巣の下降には，卵巣導帯が重要である．卵巣導帯は鼠径管を通って大陰唇に達している．この導帯に導かれて，胎生 12 週には卵巣は骨盤まで下降するが，卵巣は子宮の近傍で，移動を止めてしまう．なぜなら，卵巣導帯はその途中で子宮に付着して二分され，卵巣～子宮が卵巣靭帯に，子宮～大陰唇が子宮円索となるため，卵巣は卵巣靭帯で子宮の近くに固定されるからである．

> **MEMO　卵精巣性性分化疾患**
>
> 　46,XY 性分化疾患および 46,XX 性分化疾患は精巣あるいは卵巣のいずれか一方しか持たないため，性別の診断は比較的容易である．しかし，卵巣・精巣がともに存在するような場合，その性別診断は容易ではない．このような病態を卵精巣性性分化疾患と呼ぶ．

第17章 副腎の発生

　副腎は中胚葉から発生する皮質（cortex）と外胚葉から発生する髄質（medulla）の2つの要素からなる．発生第5～6週に，腸間膜根部と発生中の生殖腺との間に位置する中皮細胞が増殖をはじめ，副腎の胎生皮質（fetal cortex）を形成する．7週に入ると神経堤由来の交感神経細胞が遊走してきて，胎生皮質の内側に集塊（＝髄質）をつくる．その後8週末には，中皮からの遊走細胞の第2波が胎生皮質を取り囲み，永久皮質（definitive cortex）を形成する．図1に示すように，発生7～8週以降，副腎皮質は成長し肥大化していくが，その多くは移行層・胎児層の発育であり，出生時においても永久層の形成はわずかである．新生児期には，球状帯・束状帯のみが形成されている状態で，網状帯の出現は3歳頃になってからである．

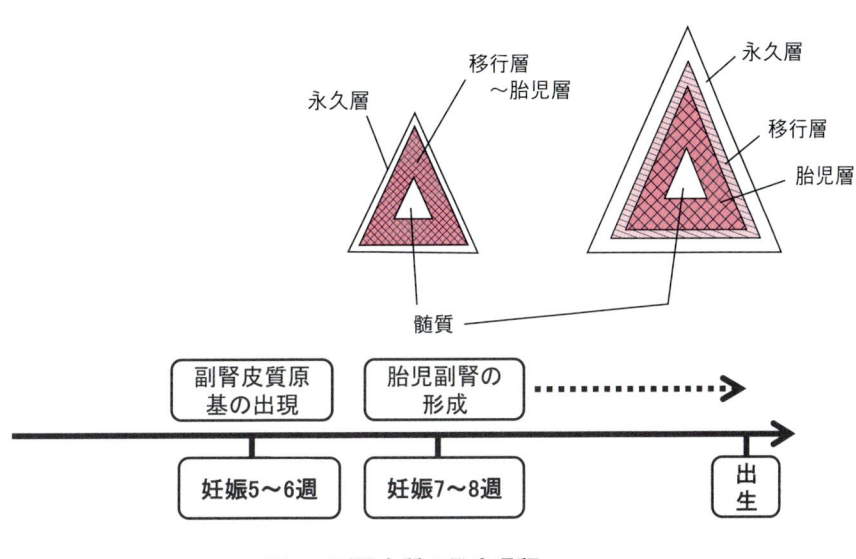

図1　副腎皮質の発生過程

II 遺伝学

第1章 ヒトのゲノムと染色体

ヒトゲノムはデオキシリボ核酸（DNA）から成り立っている．そのDNAは，発生・成長・代謝・生殖などヒトが営むあらゆる機能の遺伝情報を有している．体内に存在するすべての有核細胞は，1組のヒトゲノムを有しており，ヒトゲノムには約25,000の遺伝子（gene）が存在すると推定されている．このような膨大な量の遺伝子情報がランダムに存在していたとしたら，その情報を必要時に利用し，また正確に次世代に伝えることは不可能である．このため，遺伝情報は核内に存在する染色体（chromosome）において組織化された形で保管されている．

1 ヒトの染色体

身体の細胞は配偶子を形成する生殖細胞系列（germline）と体細胞（somatic cell）の2つに分けられる．ヒト体細胞の核は，23対（46本）の染色体からなる．このうち，22対（44本）が常染色体（autosome）で，残りの1対が性染色体（sex chromosome）である．常染色体は男女差なく共通で，性染色体として2本のX染色体を持つ場合が女性，X染色体とY染色体を1本ずつ持つ場合が男性となる．

2 DNAの構造

DNAは核酸が重合した高分子で，3種類の構成単位（デオキシリボース・塩基・リン酸）からなる．デオキシリボースは5炭糖で，塩基にはプリン塩基のアデニン（adenine; A），グアニン（guanine; G）とピリミジン塩基のチミン（thymine; T）とシトシン（cytosine; C）の4種類が存在する（図1）．

4種類の塩基のいずれかとデオキシリボース・リン酸各1個が結合したものがヌクレオチドで，隣接したデオキシリボースとリン酸が5'-3'ホスホジエステル結合することによって，ヌクレオチドが重合し，ポリヌクレオチド鎖を形成する（図2）．なお，最も小さい21番染色体でも5千万塩基対から成り立っており，最も大きい1番染色体は2億5千万塩基対という膨大な量のヌクレオチドで構成されている．

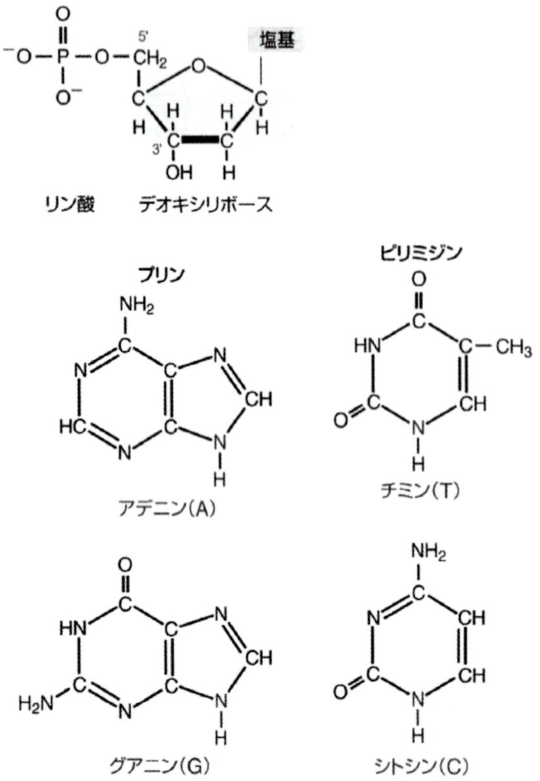

図1　ヌクレオチドの構造

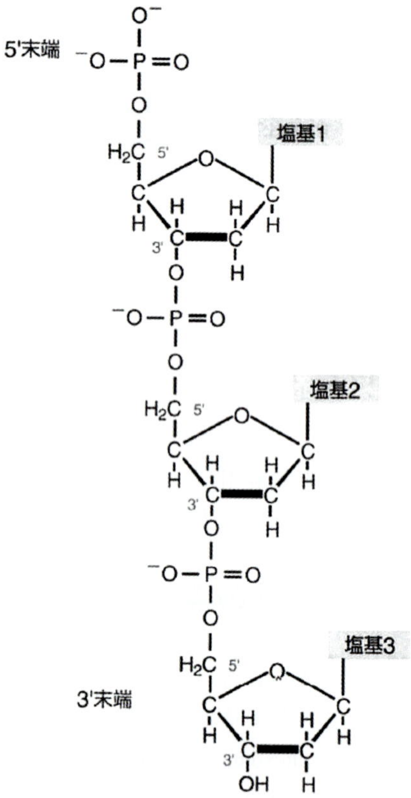

図2　DNAポリヌクレオチド鎖

3　ヒトゲノムの構造

　ヒトDNAはAとT，GとCの塩基が対をなすことによって相補鎖を形成し，二重らせん構造をとっている．WatsonとCrickが提唱したこのDNA二重らせん構造が，DNAの複製を可能にする鍵である．ただし，DNAはむき出しの二重らせん構造の状態で常に存在しているわけではなく，極めて規則正しく収納された形で，存在している．すなわち，DNAはヒストン蛋白に巻きつきヌクレオソームとなり，ヌクレオソームが再び折りたたまれ，ソレノイドを形成し，ソレノイドが更に高次のループ構造をとっている．

　なお，多くのDNAは核内に存在するが，わずかではあるが重要なDNAが細胞質にも存在する．これがミトコンドリアDNAである．ミトコンドリアDNAはわずか37の遺伝子をコードしているに過ぎないが，母性遺伝する重要ないくつかの疾患の原因遺伝子でもあり，臨床上重要である．

【参考文献】　Watson JD, et al. Molecular structure of nucleic acids; a structure for deoxyribose nucleic acid. Nature 1953; 171: 737-738.

4 細胞分裂

　細胞分裂には体細胞分裂と減数分裂の2種類が存在する．体細胞分裂（mitosis）では，1つの親細胞から2つの娘細胞が生じ，各々の娘細胞の遺伝情報は親細胞と同一である．一方，減数分裂（meiosis）は生殖細胞系列においてのみ生じるもので，生殖機能を持つ配偶子（gamete）を形成する．

　体細胞は二倍体（diploid）であり，46本の染色体（2nの染色体）を有しているが，ヒト配偶子は一倍体（haploid）であり，23本の染色体（22本の常染色体とXあるいはY染色体のいずれか1つ；nの染色体）のみを有している．

5 体細胞分裂

　体胞分裂で最も重要なことは，親細胞の遺伝情報が，2つの娘細胞にそれぞれ完全な状態で伝えられることである．
　細胞はG1期・S期・G2期・M期の4つのサイクルを繰り返して体細胞分裂を行う．
　①G1期：DNAの合成が行われない時期．細胞によってG1期の長さは大きく異なり，分裂の旺盛な細胞ではG1期は短く，分裂頻度の低い細胞ではG1期が長い．
　②S期：DNAの複製が生じる時期．2本の姉妹染色体からなる染色体対となる．
　③G2期：DNAの複製が完了してから細胞分裂が始まるまでの短い期間．
　④M期：体細胞分裂期

体細胞分裂（M期）は以下の5つのステップで進行する．
　①前期（prophase）：体細胞分裂の開始期．染色体凝集が始まる．
　②前中期（prometaphase）：核膜が破れ，染色体は細胞質全体に広がる．染色体は凝集を続けながら，紡錘体中心点に向かって移動を開始する．
　③中期（metaphase）：染色体の凝集は最大となる．また，染色体は細胞の赤道面に並ぶ．
　④後期（anaphase）：染色体がセントロメアにおいて分離し，姉妹染色体はそれぞれ，互いに反対極に向かって移動する．
　⑤終期（telophase）染色体の凝集が解除され始める．

その後，細胞質の分裂が生じ，2つの娘細胞となる．

MEMO　染色体の凝集と染色体分析

　染色体分析では，DNAを凝集し特有のバンドを染色によって可視化する必要がある．このため，通常のGバンド分析は細胞分裂中期の細胞で行われる．一方，高度分染法では，より解像度を上げるため，濃縮度の低い細胞分裂前～前中期の細胞で検査を行っている．

> **MEMO** 体細胞分裂中期の染色体数は？
>
> 　先ほどGバンド分析は細胞分裂中期の細胞で行われると書いた．しかし，染色体はS期に既に倍化されており，体細胞分裂中期には，染色体4nになっているはず．にもかかわらず，我々が報告を受ける結果（写真）の染色体数は2n（46本）である．これは何故？
> 　実は各染色体は2つの姉妹染色体から構成されているのだが，姉妹染色体は強く結合しているために，別々の構造物として同定できることはないのだそうだ．

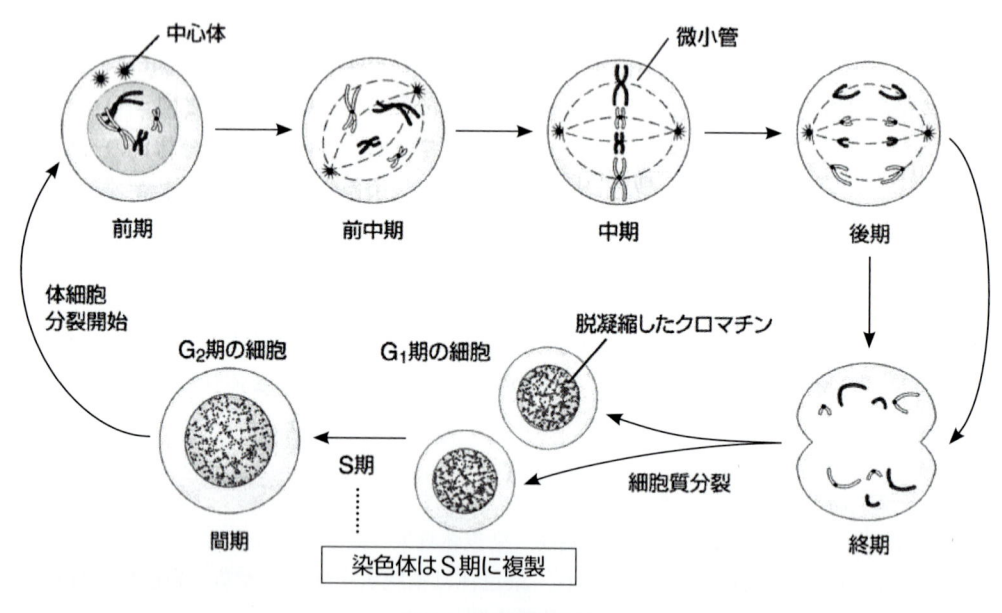

図3　体細胞分裂

6　減数分裂

　減数分裂は2倍体細胞が1倍体の配偶子を形成する過程で，1回のDNA合成と2回の細胞分裂からなる．連続する2回の分裂は，第一減数分裂（meiosis I），第二減数分裂（meiosis II）と呼ばれる．

1. 第一減数分裂

　第一減数分裂において最も特徴的なことは，相同染色体上の遺伝情報の組み換えが生じることである．すなわち，DNAの相同領域が1対の相同染色体の非姉妹染色体間で交換される．このため，減数分裂によって生じる配偶子は，いずれも互いに同じではない．なお，X染色体とY染色体は厳密には相同ではないが，短腕・長腕の末端部分に相同領域があり，組み換えが生じる．
　第一減数分裂の過程を順に解説する．

①第一減数分裂前期（prophase I）：相同染色体は対合し，キアズマ（交叉部）で結びつく．
②第一減数分裂前中期（prometaphase I）：核膜が破れ，染色体は細胞質に広がる．
③第一減数分裂後期（anaphase I）：各々の染色体はそれぞれ細胞の両極に移動し始める．この際，キアズマでの結合が外れ，染色体の分離が生じる．
④第一減数分裂終期（telophase I）：終期までに，染色体の2つの1倍体のセットは細胞の反対極に分配される．

2．第二減数分裂

第二減数分裂では，染色体数 2n の細胞が2つに分かれ，それぞれが n の染色体を有するようになる．すなわち，第一・二減数分裂を続けて行うことによって，2倍体（2n）の細胞から4つの1倍体（n）染色体を有する配偶子が形成されるのである．

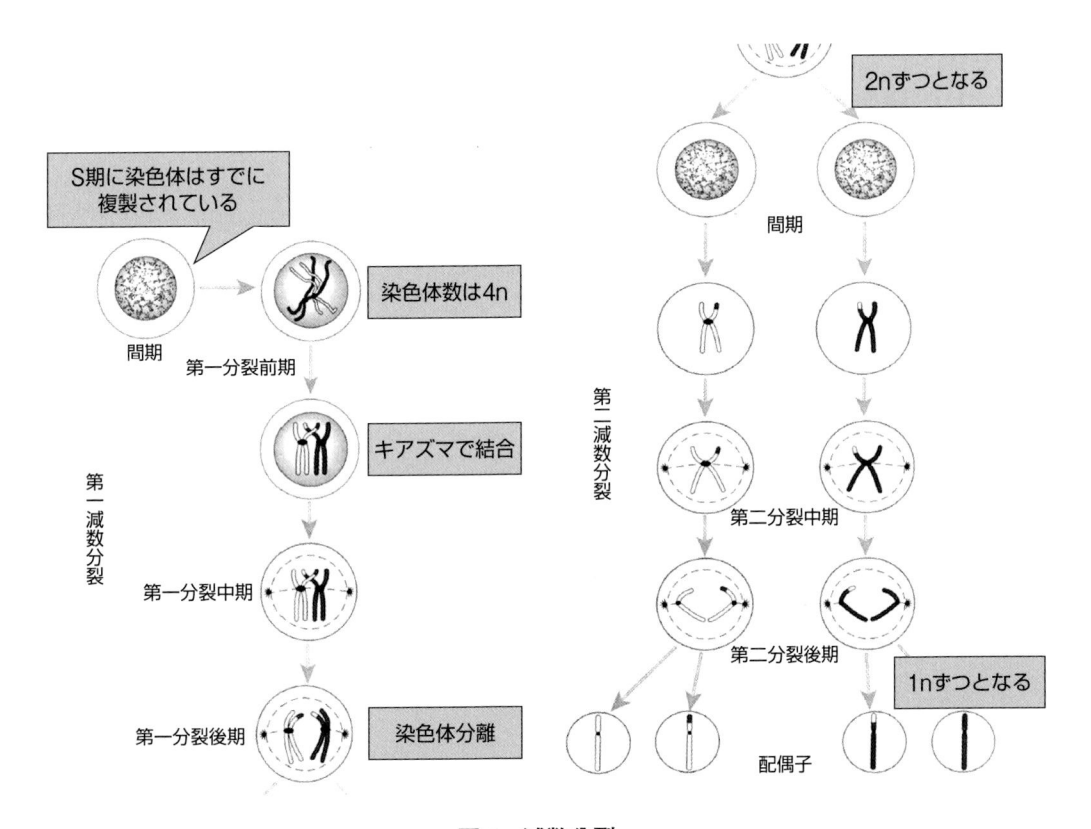

図4　減数分裂

> **MEMO　減数分裂で得られる配偶子の数**
>
> 　男性配偶子すなわち精子の場合は，前述の説明に偽りはなく，1つの一次精母細胞から4個の精子が生み出される．
>
> 　しかし，女性配偶子すなわち卵子の場合は少し状況が異なる．卵子の場合，第一減数分裂で生じるのは1個の二次卵母細胞と1個の第1極体であり，第二減数分裂で生じるのは1個の卵子と1個の第2極体である．すなわち，一次卵母細胞が2回の減数分裂を経て生み出す卵子は1個のみで，残り3個は極体にすぎないのである．

第2章 遺伝子診断

2003年，ヒトゲノムの全DNA配列が決定された．とは言え，すべての遺伝性疾患の遺伝子異常が解明されたという訳ではない．しかし，遺伝子診断のツールは日進月歩，急速な勢いで拡大している．本項では，遺伝子の構造の基礎知識を整理したうえで，代表的な遺伝子診断のツールについて解説する．

1 ヒトハプロイドゲノムの遺伝的距離

ヒトゲノムの大きさを表す指標の1つは，塩基の数であり，これを物理的距離というが，もう1つ遺伝的距離（map distance）という概念がある．遺伝的距離として，減数分裂の1%に1回の交差が起こる遺伝的長さを1cM（1センチモルガン）と呼ぶ．なお，100cMが1Mである．

ヒトハプロイドゲノムの遺伝的距離は約3300cMあり，常染色体が90%を占める．また，遺伝的距離には性差があり，女性のゲノムの遺伝的距離は4460cMと男性（2590cM）よりはるかに長いことが知られている．

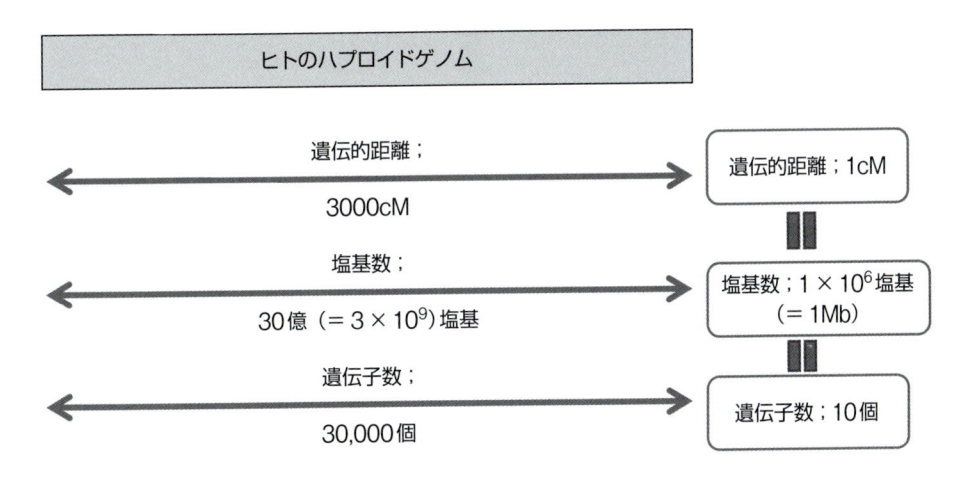

図1 遺伝子の大きさ ～物理的距離と遺伝的距離～

2 遺伝的距離と物理的距離の関係（図1）

ヒトハプロイドゲノムは30億（＝$3×10^9$）塩基なので，以下の関係式が成り立つ．

　　約 3000cM ≒ $3×10^9$ 塩基

　　よって，$\boxed{1cM}$ ＝ 10^6 塩基 ＝ $\boxed{1Mb（メガ塩基；メガベース）}$

また，ヒトハプロイドゲノムあたりの遺伝子数は約2〜3万個と推定されている．

そこで，ヒトハプロイドゲノムあたりの遺伝子数を3万として計算すると，

　　遺伝子数3万個 ≒ 3000cM（＝3000Mb）

　　よって，$\boxed{1cM}$ ＝ $\boxed{1Mb}$ ＝ $\boxed{10個の遺伝子}$

という関係が成り立つ．

以下，各種遺伝子異常の検査のそれぞれが，どの程度の大きさの遺伝子の異常（正確にいうと，どの程度の遺伝的距離の異常）を検出しうるのか？を解説する．

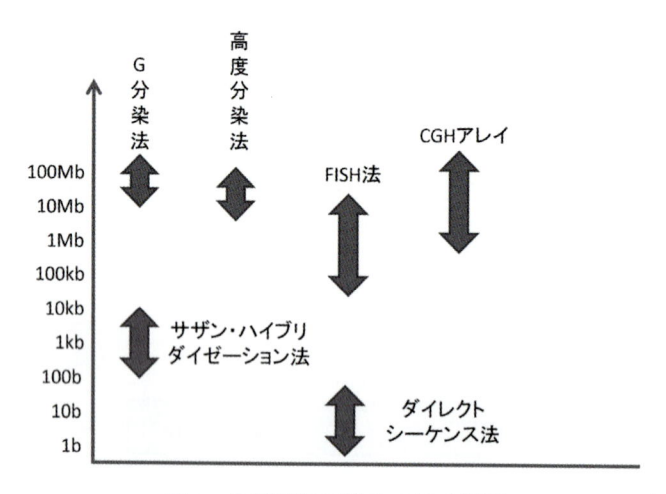

図2　各種遺伝子検査の検出範囲

1．染色体分析（G分染法）

染色体分析で最も常用されているのはG分染法（G banding）である．これは，体細胞分裂中期の染色体をギムザ染色して観察するもので，通常の解像度はヒトハプロイドゲノムあたり550バンド程度である．便宜上，ハプロイドあたり300バンドの解像度だと仮定して計算すると，

　　300バンド ≒ 約3000cM ≒ $3×10^3$ Mb ≒ $3×10^4$ 個の遺伝子 となり，

　　$\boxed{1バンド}$は，およそ$\boxed{10Mb}$に相当し，$\boxed{約100個の遺伝子}$が含まれることとなる．

つまり，Gバンドで検出できる異常というのは，約100個の遺伝子が欠けたり，重複したりするくらいの大きな変異のみなのである．

> **MEMO　染色体分析の実際**
>
> 　通常，染色体検査は無菌的に採取された末梢血リンパ球を用いる．まず，採取したリンパ球に，細胞の幼若化物質であるphytohemagglutinin（PHA）を加え培養液中で72時間培養する．培養終了の1時間前にコルセミドを添加して，細胞分裂周期を中期で停止させる．その後，分裂細胞を低張液で処理して，染色体を膨化させる．これを固定した後，スライドグラスの上に展開し乾燥させる．これをギムザ染色するのがG分染法（G banding）である．
> 　観察する染色体数は，20細胞程度であり，低頻度のモザイクは検出できないし，また，リンパ球の核型が他の組織の核型と異なるモザイクも検出できない．このため，末梢血ではなく，皮膚線維芽細胞・口腔粘膜などを検体として使用することもある．

2. 高度分染法（high resolution banding）

　G分染法では染色体の凝集が最も高度な体細胞分裂中期に観察するのに対して，高度分染法は体細胞分裂前期あるいは前中期の細胞を用いて解析するため，約550〜800バンドに染め分けることが可能である．このため，1バンドが3〜5Mbに相当し，G分染法では検出できない異常が一部診断できるようになる可能性がある．

3. FISH法（fluorescence in situ hybridization）

　FISH法は顕微鏡用のスライドに固定された染色体に含まれるDNAを変性させて，DNAの2本鎖を露出させ，それに蛍光色素で標識されたプローブをハイブリダイズして，目的とする遺伝子を可視化する方法である．
　FISH法では，100万塩基対（1Mb，1cM）レベルの異常の検出が可能となり，遺伝子の重複・染色体転座の切断点・隣接遺伝子症候群の検出に威力を発揮する．

4. SKY FISH法（spectral karyotyping FISH）

　ヒトの各染色体に対応する24種類のプローブを用いて，FISHを行う方法をSKY FISH法と呼ぶ．各染色体に対するプローブは，それぞれ異なる色調を呈するため，転座・重複などの異常染色体の由来の同定が容易になる．

> **MEMO　アレイCGH**
>
> 　マイクロアレイチップ（ヒトゲノム上の，数十万個の異なる固有のDNA配列に対応するオリゴヌクレオチドを貼り付けた基盤）を用いて，CGHを行う「アレイCGH法」が開発され，ゲノムの全領域の解析が一気に行えるようになった．このため，臨床現場においても，複数の奇形を有する，原因不明の精神運動発達遅滞を認めるなど，特定の疾患が想定されるわけではないが，何らかの遺伝子が疑われるといった症例に対して，アレイCGHが試みられるようになってきた．アレイCGHの出現によって，従来の方法では診断に至らなかった児の約10％が診断されるようになるといわれている．

5. 比較ゲノムハイブリダイゼーション法（comparative genomic hybridization; CGH）

　CGH解析は，ゲノムのある特定DNA領域のコピー数の増減を検出する方法である．FISH法のように，特定の目的とするDNA領域について調べるのではなく，全DNAを網羅的に検索できるため，原因不明の奇形・精神運動発達遅滞などの児の診断に威力を発揮する．ただし，均衡型相互転座は，原則ゲノムコピー数の変化がないため診断することはできない．

6. サザン・ハイブリダイゼーション法（southern hybridization）

　サザン・ハイブリダイゼーション法では，生体から抽出したDNAを制限酵素で切断し断片化した後，電気泳動によってDNAサイズに応じて分画する．これを1本鎖DNAに変性させた後に，ニトロセルロースなどのフィルターに転写して固定化し，これに目的の遺伝子と結合する標識したプローブをハイブリダイズすることによって，目的とする遺伝子の量・サイズの異常の有無を検出する方法である．

　すなわち，標識したプローブによって検出できるバンドの大きさに大幅な変化（数百塩基以上のDNAの欠失・挿入など）が生じた場合には，検出できるが，1塩基の置換・少数の塩基の挿入や欠失など微小な変異を検出することはできない．

> **MEMO　アリル特異的オリゴヌクレオチド（ASO）プローブによる解析**
>
> 　サザン・ハイブリダイゼーション法の進化形に，ASOを標識プローブとして用いる方法が開発されている．この方法では，1塩基置換など微小な変異が生じても結合することのできない特異的なオリゴヌクレオチドのプローブを用いることによって，変異の検出感度を著しく上昇させた方法である．

7. ダイレクト・シーケンス法（direct sequence）

　原理はSangerが開発した塩基配列決定法と同様だが，技術の進歩により，短時間にDNAの塩基配列が決定できるようになっている．このため，特定の遺伝子領域の異常が疑われる場合には，関連領域の遺伝子の塩基配列をすべて決定し，塩基配列の異常を同定するといったことも行われる．

8. エクソーム解析

　遺伝子にはエクソン領域とイントロン領域が存在する．エクソンが最終的な蛋白質の塩基配列を決定する部分で，イントロンはエクソンの間に介在する領域である．イントロンの異常が蛋白質の産生に影響を及ぼす事例も報告されているが，現実にはエクソン領域に異常が存在するほうが圧倒的に多いので，全領域のDNA配列を解析するよりは，エクソン領域のみを解析する方が，効率が良い．そこで，エクソーム解析はエクソン領域のみを濃縮して解析することにより，効率的にエクソン上の変異を検出する手法である．既知の変異だけではなく，未知の変異についても同定することができ，稀少疾患の原因遺伝子同定に威力を発揮すると期待されている．

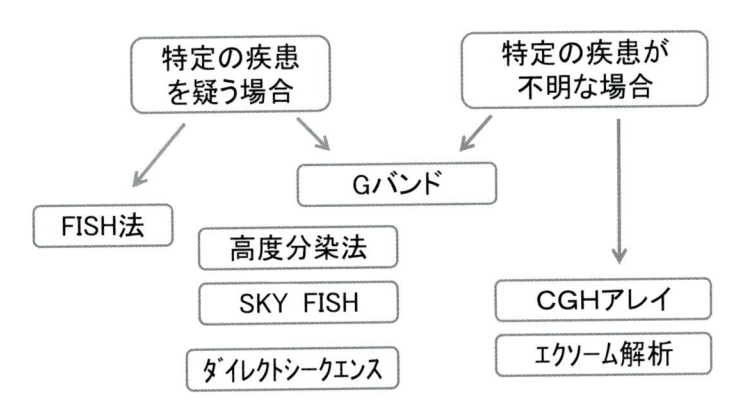

図3 遺伝子検査の進め方

3 オンラインデータベース

　遺伝性疾患に関する情報は日に日に拡大しており，成書から得る情報だけでは追いつかないことも多い．そこで重要なのが，インターネットから得られる情報である．以下，その一部を紹介する．

① **OMIM**（http://www.omim.org/）：遺伝子疾患に関する情報が得られる．McKusickの名著「Mendelian Inheritance in Man」のonline版である．現在，約20,000疾患が登録されている．

② **Chromosome variation in Man**（http://www.wiley.com/legacy/products/subject/life/borgaonkar/）：稀な核形の染色体異常症でも文献検索ができる．

③ **いでんネット**（http://idennet.jp/）：紹介のための国内の遺伝カウンセリング実施施設の検索ができる．

第3章 出生前診断

わが国の年間総出生数は，1970年代は200万人を超えていたが，その後減少の一途をたどり，2006年には110万人/年を下回るようになっている（**図1**）．一方，わが国における人工妊娠中絶件数は30〜40万件/年との統計があり，出生数の1/3以上が人工的に妊娠中絶されているというのが現実である．

（厚生労働省統計平成22年人口動態統計より作図）

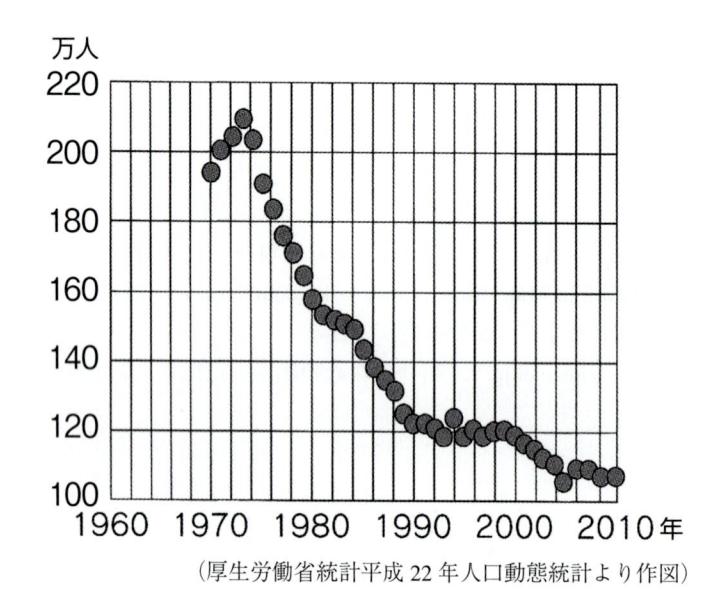

図1 日本の年間総出生数

わが国における死産率は世界的にも低値であり，出産（出生＋死産）1000に対して23.9である（平成23年）．死産率の減少は近年の医療システムの充実によるところが大きく，1990年代以降40/1000を下回っている．

一方，出生後の死亡に目を向けると，0歳での死因の第1位は「先天奇形，変形および染色体異常」であり（**表1**），遺伝性疾患を含め先天異常の重要性が浮かび上がってくる．このため，出生前に胎児の病態を診断しようとする流れがあり，近年，急速に進歩しつつある分野である．その現状を解説する．

表1　わが国の年齢別死因

	第1位	第2位	第3位	第4位	第5位
0歳	先天奇形等	呼吸障害等	乳幼児突然死症候群	不慮の事故	出血性障害等
1〜4歳	先天奇形等	不慮の事故	悪性新生物	肺炎	心疾患
5〜9歳	不慮の事故	悪性新生物	心疾患	先天奇形等	その他の新生物

(厚生労働省平成22年人口動態統計より)

1　流産

　一般に妊娠は超音波検査による胎嚢の確認によって，臨床診断される．診断後，出生に至らず妊娠が中断されることを流産と呼ぶ．流産は全妊娠の約10〜15%に認められる．

　流産には，胎児の染色体異常・妊婦の自己免疫疾患などいくつかの原因が明らかとなっているが，その中で最も頻度が高いのが，胎児の染色体異常であり，妊娠初期の自然流産児の約半数を占める．胎児染色体異常では，常染色体トリソミーが過半数を占め，続いて45, X・三倍体の順で続き，これら3つの異常で全体の約95%を占める．

> **MEMO　常染色体トリソミー**
>
> 　初期流産の過半数は常染色体トリソミーだが，トリソミー型の染色体のうち，最も頻度の高いものは16トリソミーである．トリソミーの多くは卵子の第1減数分裂の異常によるものであり，母体の高齢化に伴って頻度が増える．よって，わが国の出産年齢の高齢化は流産率の上昇をもたらしている．

　胎児の染色体に異常が認められた場合，両親のいずれかがその構造異常の保因者である可能性がある．実際，反復流産を経験したカップルの約5%で均衡型染色体構造異常が認められる．

2　反復流産・習慣流産

　流産が2回続いた場合を反復流産，3回以上続いた場合を習慣流産と呼ぶが，このようなカップルの染色体異常では，相互転座やロバートソン転座が多い．

　なお，カップルのいずれかが習慣流産をもたらす均衡転座を有する場合，染色体異常を有する出生児の得られるリスクが問題になりそうだが，受精卵が不均衡転座になると流産になってしまうため，不均衡転座の児が生まれる可能性は極めて低い．

　原因不明の習慣流産患者で次回妊娠が無治療で継続できる可能性は，平均すると60〜70%であり，30〜40%は再度流産してしまう．このため，流産の反復による身体的・精神的苦痛の回避を強く望む心情に配慮して，転座型染色体異常を保因する習慣流産に対する着床前診断が平成18年度から適応可否の審査対象となった（着床前診断に関しては後述する）．

> **MEMO　不妊症**
>
> 　日本では避妊をせずに，2年以上の性生活を営んでも妊娠に至らない場合を「不妊症」と呼ぶのが一般的である．排卵期に性交をもった場合，約20％の確率で妊娠が成立するといわれており，この割合でいくと，2年後には約90％のカップルで妊娠が成立する．つまり，残りの10％が不妊症ということになる．

3　非侵襲的な出生前診断

　出生前診断には非侵襲的な方法と侵襲的な方法がある．非侵襲的な方法とは母体の血液・超音波検査から診断する方法で，侵襲的な方法とは羊水穿刺・絨毛採取によって得た検体を用いた方法である．非侵襲的なスクリーニング検査の代表例として，神経管閉鎖不全とダウン症候群について解説する．

1．神経管閉鎖不全の出生前診断

　妊娠16週に母体血清αフェトプロテイン（AFP; alpha fetoprotein）高値と妊娠18週の超音波精密検査を受けることで，神経管閉鎖不全症のスクリーニングがなされる．
　ただし，母体血清AFPを上昇させる要因は神経管閉鎖不全症のみではなく，以下のような多種の病態が存在する．

母体血清AFPを上昇させる要因
・妊娠週数の間違い（妊娠週数によってAFP値は変動する） ・神経管閉鎖不全症（二分脊椎・無脳症） ・腹壁欠損・消化管奇形・腎奇形 ・骨形成不全症 ・多胎妊娠・低出生体重・羊水過少　など

2．ダウン症候群の出生前診断

　海外では，母体血清マーカーと胎児超音波検査の所見を合わせたスクリーニング検査が広く行われているが，わが国では倫理的な側面からあまり行われていない．以下に，スクリーニングの時期および検査項目について記す．

1）妊娠初期スクリーニング（first-trimester screening）妊娠15〜16週（表2）

　母体血清マーカー2種と胎児超音波検査で判断する方法で，21トリソミーでの感度は84％，偽陽性率は5％である．
　①胎児後頸部透亮像（nuchal translucency）；21, 13, 18トリソミー，45, X胎児で認められる．
　②妊娠関連血漿蛋白A（pregnancy-associated plasma protein A; PAPP-A）
　③ヒト絨毛性ゴナドトロピン（human chorionic gonadotropin; hCG）

表2　妊娠初期スクリーニングの検査結果と疾患の関わり

	胎児後頸部透亮像	PAPP-A	hCG（あるいはβHCG）
21トリソミー	↑	↓	↑
18トリソミー	↑	↓	↓
13トリソミー	↑	↓	↓
神経管閉鎖不全症	-	-	-

2）妊娠中期スクリーニング（second-trimester screening）妊娠11〜13週（表3）

　母体血清マーカーとして以下の（①〜③）を用いる場合をトリプルスクリーニング，（①〜④）を用いる場合をクアトロスクリーニングと称する．21トリソミーでの感度・偽陽性率は，トリプルスクリーニングでは72%・5%，クアトロスクリーニングでは81%・5%である．
　①血清αフェトプロテイン（AFP; alpha fetoprotein）
　②遊離βヒト絨毛性ゴナドトロピン（βhCG）
　③非結合型エストリオール（unconjugated estriol）
　④インヒビンA（inhibin A）

表3　妊娠中期スクリーニングの検査結果と疾患の関わり

	AFP	βhCG	Estriol	Inhibin A
21トリソミー	↓	↑	↓	↑
18トリソミー	↓	↓	↓	-
13トリソミー	↓	↓	↓	-
神経管閉鎖不全症	↑	-	-	-

　これらのスクリーニング検査が広く行われている地域では，スクリーニングで，21トリソミーなどの染色体異常が疑われる場合に，侵襲的検査に進むこととなる．

4　羊水穿刺

　羊水穿刺は通常，妊娠15〜18週の妊娠中期に行われる．侵襲性のある検査ではあるが，その安全性は比較的高く，妊娠中いかなる時期にも生じる約1〜2%の流産のリスクを考慮に入れると，羊水穿刺が胎児に対する影響はほとんど無視できる．このため，わが国でも広く行われており，日本での羊水検査施行例は約1万件/年である．

5　絨毛採取

　絨毛採取による出生前診断は妊娠10〜12週で可能となる．羊水穿刺に比して，母体細胞混入の可能性が高い，流産のリスクが高いなどのリスクがある．絨毛穿刺は，妊娠7〜12週に生じる約2〜5%の流産のリスクを約1%引き上げる．

6 着床前診断

着床前診断（preimplantation genetic diagnosis; PGD）は，日本産科婦人科学会倫理委員会の審査承認のもとに，実施される診断法であり，以下の症例に限られる．

①夫婦が特定の重篤な遺伝性疾患の素因を有し，一定の確率で児が罹患すると推定される場合
②夫婦のいずれかが染色体の均衡型転座の保因者で，妊娠しても高率に流産する場合（習慣性流産や反復性流産）

診断にあたっては，体外受精が前提となる．すなわち，受精後2～3日を経過し，4～8細胞胚となった時点で1個の細胞を取り出し検査を実施し，染色体・遺伝子に異常がないことが確認できた場合にのみ，胚移植を行う（図2）．これまでの検討から，4～8細胞胚から1個の細胞を取り出すことが，その後の児の発育に異常を及ぼすことはないことが確認されている．診断後に胚移植まで至る例は約25％であり，胚移植後着床して妊娠が継続できる例が20～40％なので，着床前診断を受けて生児が得られる確率は約10％とあまり高くないが，妊娠成立前に変異のない胚を選択できるため，人工妊娠中絶を回避できるというメリットがある．

当初は，Duchenne型筋ジストロフィーなどの遺伝子疾患の診断が主体であったが，最近は，習慣性流産に対する診断の件数が増えている．

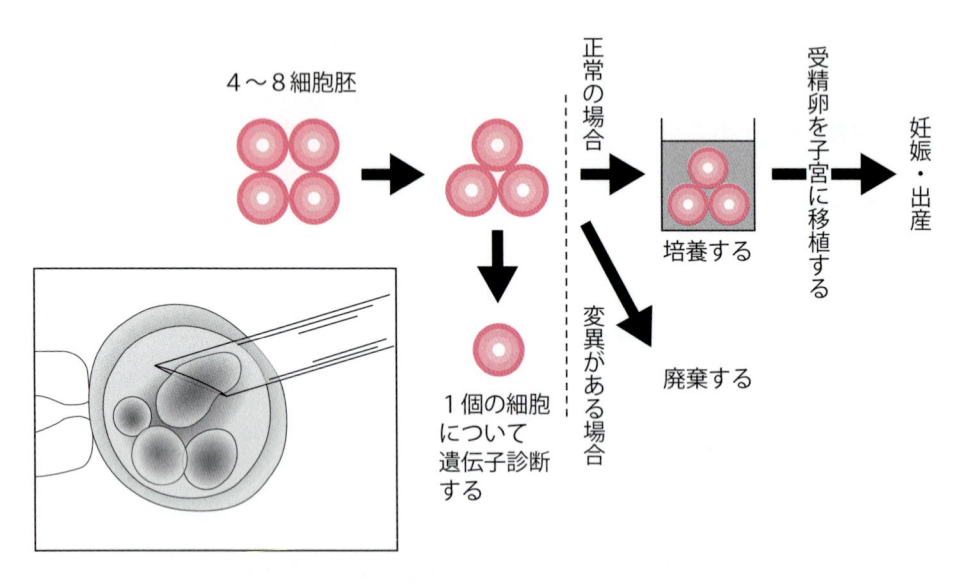

図2　着床前診断． 受精卵診断の手順を示す．

7 母体血を用いた胎児 DNA 診断

　近年，母体血漿／血清を用いて cell-free DNA をシーケンスする出生前診断が考案された．母体から血液を採取するだけで，胎児の DNA 異常を直接診断するという画期的なものである．21，18，13 トリソミーの診断については，99％近い検出率が期待されると報告されている．多胎では検査できない，モザイクの感度は劣るなど，羊水検査や絨毛膜検査に完全にとって代わることはできないが，スクリーニングとして有力な武器になることは間違いない．しかし，あまりに簡便に検査ができるようになるため，倫理的な問題の解決が優先されるべきである．

> **MEMO　母体血中に存在する胎児細胞・胎児 DNA**
>
> 　母体血中に胎児細胞が存在することは古くから報告があった．しかし，その数は少なく，臨床応用への道は閉ざされていた．しかし，1997 年 Lo らが，母体血漿／血清中に胎児 DNA が高濃度に存在することを報告し，これを用いた診断が注目されるようになった．
> Lo YM, et al. Presence of fetal DNA in maternal plasma and serum. Lancet 1997 ; 350 : 485-487

【参考文献】

1　Palomaki GE, et al. DNA sequencing of maternal plasma reliably identifies trisomy 18 and trisomy 13 as well as Down syndrome: an international collaborative study. Genetics in Medicine 2012; 14:296-305.
2　Canick JA, et al. The impact of maternal plasma DNA fetal fraction on next generation sequencing tests for common fetal aneuploidies. Prenatal Diagnosis 2013;33:667-674.

第4章 遺伝性疾患 —染色体の異常

これまで遺伝子異常の基本的な考え方，診断法について概略を述べてきた．本章では，新生児科医が知っておくべき代表的な遺伝性疾患について解説する．

1 染色体異常症

臨床的に重要な染色体の数の異常をきたす病態は，常染色体でも性染色体ででも生じる．まずは，常染色体異常症から話を進めることとする．

1. 常染色体異常症

常染色体1本全部が欠けるとヒトは生存できない．一方，モザイクを除くと常染色体が完全に1本余分にある場合に，ヒトが生存可能なのは，第13・18・21番染色体の3種類のみである．部分欠損としては，22q.11.2欠失症候群・5p-症候群など多数が知られている．

1) 21トリソミー

ダウン症候群は，1986年にLangdon Downが初めて臨床報告した．当初その原因は不明であったが，母親の高齢化に伴って頻度が増えることが知られていた．1959年にダウン症候群の児が47本の染色体を有することが報告され，その後ついに過剰な染色体が21番染色体であることが判明した．

わが国の一般出生頻度は1人/1,000出生である．ダウン症候群の児を出産した母親の次子が再びダウン症となる確率（＝再発率）は，35歳以下の女性の場合は約0.5％，35歳以上の女性の場合は年齢に応じた一般頻度と同じである．

【母親の年齢と21トリソミーの確率】

20歳	…	1/1530	約1/1,500	40歳	…	1/112	約1/100
30歳	…	1/930	約1/1,000	45歳	…	1/28	約1/30
35歳	…	1/385	約1/400				

【臨床症状】

知的障害，先天性心疾患（40〜50％；最も多いのはVSD），低身長，肥満，筋力の弱さ，頸椎の不安定性，眼科的問題（先天性白内障，眼振，斜視，屈折異常），難聴があるが，必ず合併するわけではない．新生児期に哺乳不良やフロッピーインファントのような症状を示し，特異的顔貌，翼状頸，よく伸展するやわらかい皮膚などから疑われることもある．青年

期以降にはストレスから来るうつ症状・早期退行を示す者もいる．

　男性の場合，モザイク型を除き全て不妊となる．一方，女性の場合，多くは妊娠が可能であるが，胎児のダウン症候群発症率は 50％である（ただし多くは自然流産となる）．陽気な性格でありながら，病的な気分屋・頑固な性質である．

　また，ダウン症候群では高率に内臓の奇形を伴っている．とりわけ，鎖肛／先天性心疾患／先天性食道閉鎖症，白血病，円錐角膜，斜視，甲状腺機能亢進症，甲状腺機能低下症などの頻度が高い．乳児期以降には，発達遅滞・低身長が明らかとなる．発達指数は，乳幼児期は 50～70 程度だが，年長になると 30～50 程度となる．

【生存率】

　受胎した 21 トリソミーの 75～80％は生産には至らず，流産してしまうものと考えられる．また，妊娠中期の羊水検査で診断された 21 トリソミー胎児の死亡率は約 30％に上る．出生した児の平均寿命は 50 歳を超えるが，先天性心疾患・白血病などの合併が生存率を下げる大きな原因となる．

【ダウン症候群の児の核型】

- **トリソミー型**：ダウン症候群の児の 95％は 21 トリソミーの核型を有している．原因は減数分裂時の不分離であり，21 トリソミーとなるリスクは母体の年齢に依存している．とりわけ 30 歳以降に増加する．トリソミーの原因となる 21 番染色体の不分離の 90％が母由来であるが，10％程度は父親由来である．なお，母親の不分離は主として第一減数分裂時に，父親の不分離は第二減数分裂時に生じることが多い．

- **転座型**：ダウン症候群の 3～4％は転座によるものである．転座型の約半数は均衡型転座保因者の両親のいずれかから伝わったもので，残りの半数は新生の異常である．再発率は，母親が保因者の場合は 10％，父親が保因者の場合は 2.5％，両親が正常の場合は 1％とされている．ただし，極めて稀だが，親が t（21q21q）転座保因者の時は 100％となる．

① Robertson 型転座：転座型の代表例が Robertson 型転座である．これは，21 番染色体の短腕と端部着糸型染色体（通常，14 番あるいは 22 番染色体）の長腕との間で転座を生じたものである（図1）．

　　転座型の場合，母親の年齢と発症率に関連はなく，両親のいずれかが保因者である場合に家族内の発症率が高くなる傾向がある．両親のいずれかが保因者である場合，ダウン症候群の児となる確率は理論上 1/3 だが（図2），実際は 21 番染色体の転座保因者が母親の場合に子供が 21 トリソミーとなる確率は 10～15％，保因者が父親の場合では数％に過ぎない．

> **MEMO　Robertson 転座**
>
> 　図1に示したのが，Robertson 転座保因者の染色体である．14，21 番染色体の短腕が欠損し，それぞれの長腕が結合している．すなわち，両染色体の短腕が欠損した不均衡転座である．ではなぜ，保因者に染色体の欠損症状が出ないのか？それが，14，21 番染色体が端部着糸型染色体と呼ばれる理由で，これらの染色体の短腕（p）部分にはほとんど意味のある遺伝子が存在しないため，欠損しても問題は生じないのである．

78　Ⅱ　遺伝学

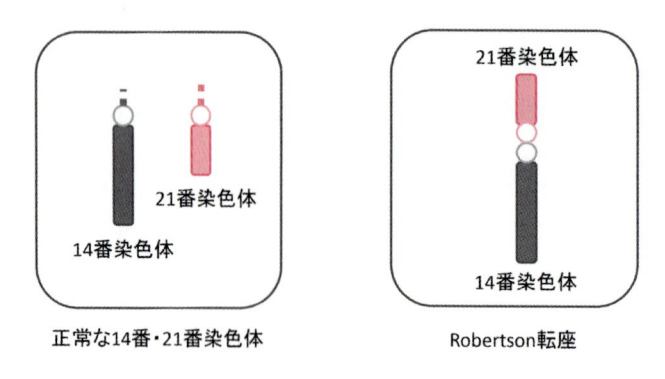

図1　Robertson転座の保因者

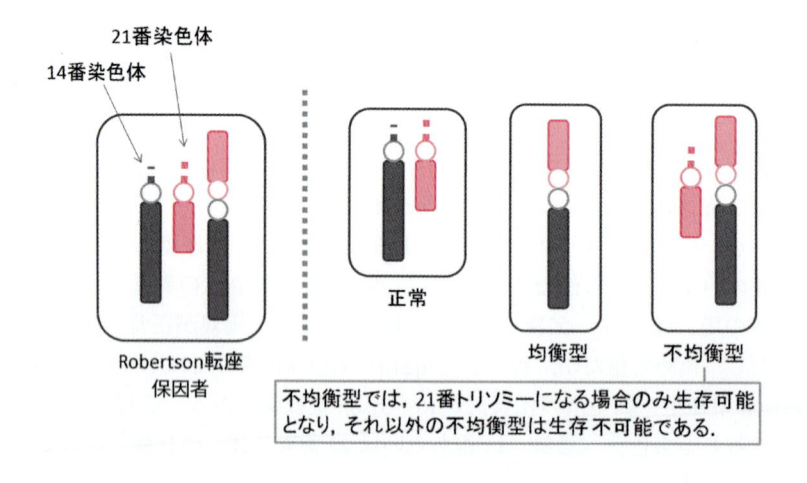

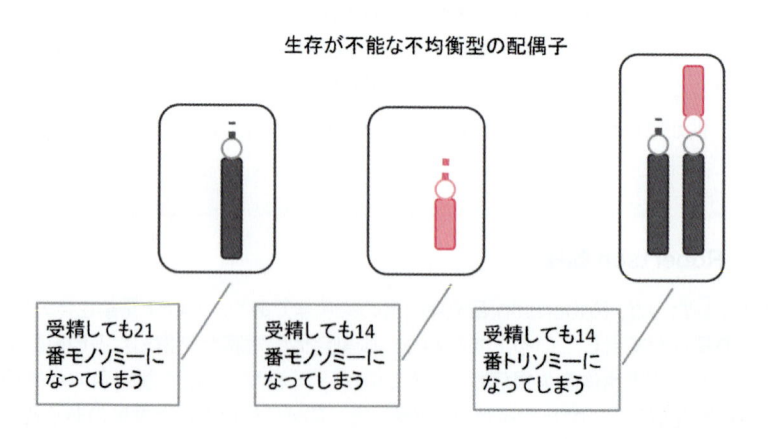

不均衡型では，21番トリソミーになる場合のみ生存可能となり，それ以外の不均衡型は生存不可能である．

生存が不能な不均衡型の配偶子

受精しても21番モノソミーになってしまう

受精しても14番モノソミーになってしまう

受精しても14番トリソミーになってしまう

図2　Robertson転座保因者の染色体と保因者からできる配偶子の染色体

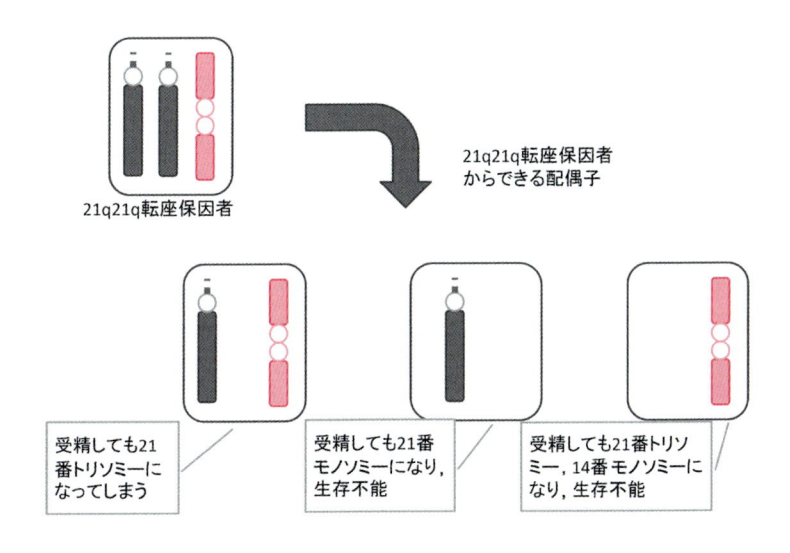

② 21q21q 転座：21q21q 転座染色体は，2 つの 21 番染色体の長腕から構成される 1 つの染色体である．このような症例の多くは，受精後に生じる変異によるため，再発率は必ずしも高くない．しかし，両親が保因者である場合は，再発率が著しく高い（生児が得られるとしたら 21 トリソミー以外にはありえない）ため遺伝カウンセリングが重要である（**図 3**）．

- **モザイク型**：モザイク型はトリソミー細胞と正常細胞が交じり合っている状態で，体細胞分裂時の染色体の不分離に起因すると考えられる．種々の程度の臨床症状を呈する．再発率は，トリソミー型とほぼ同じ．

2) 18 トリソミー

【臨床症状】

18 トリソミーは，精神遅滞・成長障害・重度の心疾患を有する疾患で，筋緊張亢進・後頭部の突出・下顎の後退・耳介低位・握り手（第 2・5 指が第 3・4 指に重なる）・揺り椅子状の足底（踵骨が突出）などが特徴である．

生産児の発症頻度は 1 人 /7,500 出生であるが，母親の高齢化が原因の 1 つである．

【生存率】

受胎した 18 トリソミーの約 95％は生産には至らず，流産してしまう．出生した児の生存率も低く，数ヵ月以上の生存は稀だとされてきた．しかし，わが国では，NICU における一般的な治療を行えば，1 歳以上の生存例も少なくないと報告されている．

図 3　21q21q 転座

3) 13トリソミー

【臨床症状】

13トリソミーは，成長障害・重度の精神遅滞を呈する疾患で，無嗅脳や全前脳胞症などの重度の中枢神経系の奇形を合併することがある．頭部では，小頭症・広く開いた頭蓋骨縫合・小眼球症・虹彩欠損・口唇口蓋裂などを伴うことが多い．手足には多指（趾）症，18トリソミー同様の握り手・揺り椅子状の足底がみられる．また，心疾患（心房中隔欠損症と動脈管開存症）や多発性腎嚢胞などの内臓合併症を有することも多い．

【生存率】

13トリソミーの発症率は1人/15,000～25,000出生である．出生後の重症度も高く，生産児の約半数は1ヵ月以内に死亡する．13トリソミーも母親の高齢化が原因の1つである．なお，症例の約20％は不均衡型転座によるが，親が転座保因者の場合も再発率は低く，次子が13トリソミーとして生まれる経験的再発率は2％未満である．

4) 22q11.2欠失症候群

染色体22q11.2の微細欠失のため，30個以上の遺伝子が欠失する．80％に先天性心疾患（ファロー四徴症，肺動脈弁欠損，肺動脈閉鎖など）を合併し，胸腺発達遅延・無形成による免疫低下，特徴的顔貌，口蓋裂・軟口蓋閉鎖不全，低カルシウム血症などを主徴とする．発達遅延や統合失調症をはじめとした精神疾患なども合併する．発症頻度は1人/4,000～5,000出生．

5) 5p-症候群

5番染色体短腕の一部が欠失することによって生じる．出生時に猫のような甲高い泣き声があることから，"猫鳴き症候群"とも呼ばれる．重度の精神発達遅滞・小頭症・成長不全・筋緊張低下・両眼隔短縮などを呈する．

> **MEMO　体細胞モザイク**
>
> 配偶子に変異はないが，受精卵が体細胞分裂を繰り返して，身体の各組織を形成していくどこかの段階で，突然変異を生じ体内に2つのクローン（変異のないクローンと変異を有するクローン）に由来する細胞が混在する状態が体細胞モザイクである．13トリソミー・18トリソミーなどが体細胞モザイクによる場合，種々の程度に症状が緩和されることがある．

2. 性染色体異常症

X染色体とY染色体は性を決定する上で決定的な意味を有している．一方で，常染色体の異数性異常は致死的な効果を持つが，性染色体の異数性異常は比較的軽度であり，常染色体と性染色体では明らかに差がある．そこで，本項では，Klinefelter症候群，Turner症候群といった性染色体の異数性異常の代表例を中心に解説する．

1) X染色体とY染色体の相同性

X染色体とY染色体は全く別物と思われがちだが，Y染色体は第1減数分裂の際に，部分的にではあるがX染色体とキアズマを形成し，相同部位の遺伝子の交換を行うなど，両者は共通点も有している．この部位は偽常染色体領域と呼ばれ，短腕末端に存在する．

2) X染色体の不活化

女性（46,XX）では一方のX染色体が不活化されるが，X染色体の不活化は男女間の性染色体差異の機能的代償機構でもある（Yに比べてXは大きいので，Xを不活化して，遺伝子数の男女差を埋め合わせている）．

X染色体の不活化はXq13.2に存在するXIST（X染色体不活化センター）の働きで，妊娠初期にDNAのシトシン塩基のメチル化が生じ，不活化される．ただし，不活化されているX染色体であっても，短腕末端領域の遺伝子は不活化を免れており，X染色体が1本全て不活化されているわけではない．なお，不活化された染色体はBarr小体と呼ばれる．

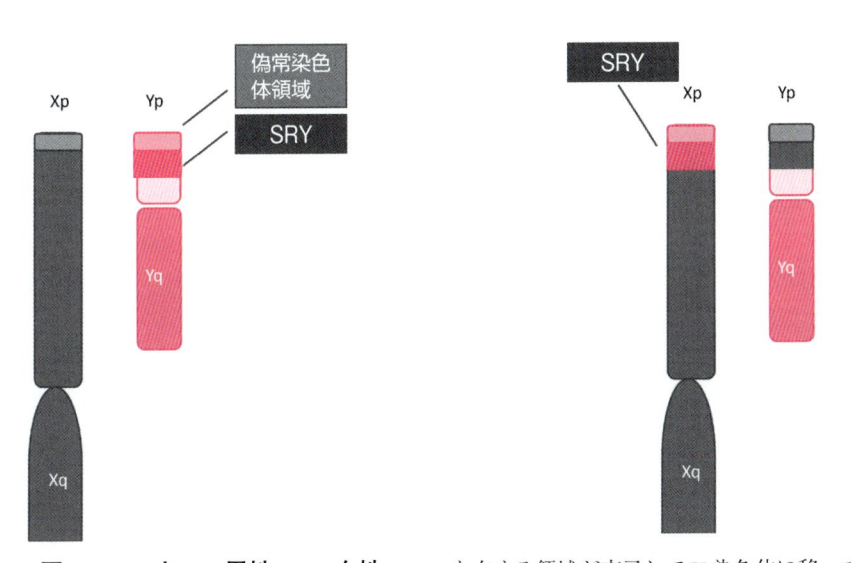

図4 SRYとXX男性，XY女性．SRYを有する領域が交叉してX染色体に移ってしまうと，SRYを失ったY染色体からはXX男性が，SRYを有するX染色体からはXY女性が生じうる．

3）精巣決定因子 SRY

SRY（sex-determining region Y）は Y 染色体短腕のセントロメア近傍に存在する（**図4**）．性腺は SRY 非存在下に卵巣となり，SRY 存在下に精巣へと分化する．この SRY は前述の偽常染色体領域の近傍に位置している．このため，稀に，SRY を有する領域が交叉して X 染色体に移ってしまうことがあり，その結果 XX 男性，XY 女性といった異常が生じうる．

4）Klinefelter 症候群

Klinefelter 症候群の代表的な核型は 47,XXY である（その他にも 48,XXYY，48,XXXY，49,XXXXY などの核型がある）．発症は 1 人／男性 600 出生と比較的頻度の高い疾患である．約半数が，父親の第 1 減数分裂の異常（偽常染色体領域での Xp/Yp の組み換えの失敗）による．また，母親由来の異常の場合も，第 1 減数分裂の異常によることが多く，高齢母体に多い．なお，配偶子形成期の染色体不分離が原因であり，再発率は低い．

【臨床症状】

高身長・やせ・比較的長い脚を呈する．思春期までは身体発育の異常は見出せないが，思春期以降，性腺機能不全の兆候が明らかとなる．女性化乳房は 15% の患者に生じる．知能指数（IQ）は一般に 80 〜 90 程度で，X の数が増えるほど知能障害が重症化する．Klinefelter 症候群に性早熟症を発症した場合，hCG 産生縦隔内腫瘍が最も多い．

【性腺機能】

精巣の大きさは 1 〜 2cc と小さいが，テストステロン値は比較的保たれることが多いため，性腺機能不全で発見されることは少なく，男性不妊を契機に診断されることが多い．

男性不妊の側から見た場合，無精子症の患者の染色体分析を行うと，約 10% が 47,XXY である．不妊治療として精巣内精子を回収した場合，回収できる可能性が約 50% と報告されている．また，このような方法で回収された精子が性染色体の数的異常を有する確率は 5% 程度と低く，実際に射精した場合も精子のほとんどは性染色体の異常を伴わないとされている．

5）Turner 症候群

Turner 症候群の代表的な核型は 45,X だがその割合は約 30 〜 50% 程度に過ぎず，Y 染色体を含むモザイクなど多数のバリアントが存在する．発症は，1 人／女性 2,500 出生である．欠失する X 染色体の約 70% が父親由来である．配偶子形成期の染色体不分離・受精後早期の体細胞分裂異常が原因であり，再発率は極めて低い．

【臨床症状】

典型的な症状は低身長・性腺異形成・翼状頸・外反肘で，腎と心血管系の合併奇形が多い．

> **MEMO　Turner 症候群の性腺機能不全**
>
> 図5 に示すように，正常女児においても，卵母細胞は在胎 20 週頃にその数は最大となり，その後，減少していく．Turner 症候群では，その卵母細胞の減少が急峻であり，多くは思春期開始年齢に達する前に卵母細胞が消失してしまうため，二次性徴が欠如する．ただし，卵母細胞の消滅が比較的遅い症例では，初経を認めることもあるが，このような症例においても，早晩卵母細胞は失われ，無月経に陥ってしまう．

Turner症候群に合併する先天性心疾患には，大動脈縮窄症が多い．また，糖尿病・甲状腺異常など内分泌系の疾患の合併も多い．外性器は完全女性型で，性腺形成異常に伴う二次性徴の欠如を伴うことが多い．

X染色体の偽常染色体領域の欠失が低身長の原因の1つだが，成長ホルモン療法が最終身長の改善に有効である．

【性腺機能】

Turner症候群における性腺機能不全は最も重要な兆候の1つである．Turner症候群では卵祖細胞はほぼ正常に存在するが，卵母細胞が極めて急速に失われる．卵母細胞が存在しなければ卵胞形成およびそれに伴うホルモン産生細胞の分化が起こらないため，卵母細胞が失われると性腺機能不全（hypergonadotropic hypogonadism）に陥り，無月経となる（図5）．

なお，Y染色体を有するモザイクの場合，性腺より性腺芽腫（gonadoblastoma）を発症するリスクがあり，注意が必要である．

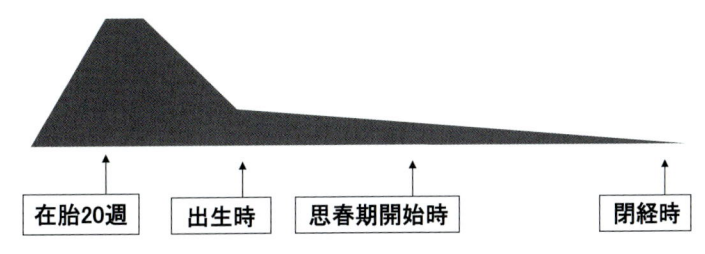

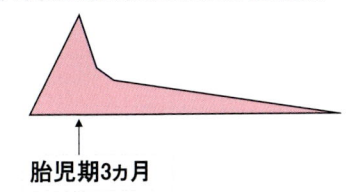

図5　Turner症候群の卵母細胞

6）X染色体微細欠失症候群

Xp21領域には多くの遺伝子が存在し，動原体から末端部方向に以下の遺伝子が並んでいる．

- OTC（オルニチントランスカルバミラーゼ）遺伝子
- 色素性網膜炎（RP3）遺伝子
- 慢性肉芽腫症（CGD）遺伝子
- Macleod症候群（XK）遺伝子
- Duchenne型筋ジストロフィー（DMD）遺伝子
- グリセロールキナーゼ（GK）遺伝子
- 副腎形成に関わる遺伝子（DAX-1）
- 非特異的精神発達障害遺伝子（IL1RAPL）

このため，X染色体のこのあたりの微細欠失が生じた場合，単一の遺伝子異常ではなく，隣接するいくつかの遺伝子の異常が同一個体に生じることとなる．

なお，本病態の遺伝はX連鎖劣性遺伝形式をとるか，あるいは新生突然変異によるX染色体短腕の部分欠失のために生じる．

第5章 遺伝性疾患 ―単一遺伝子疾患

1 単一遺伝子疾患

1つの遺伝子の変異によって引き起こされる疾患を単一遺伝子疾患と呼ぶ．単一遺伝子疾患には常染色体性・X連鎖性があり，その各々について優性・劣性の遺伝形式をとるものがある．また，特殊型として，ミトコンドリア遺伝するものや，ゲノム・インプリンティングのように，メンデル遺伝形式では説明しきれない病態もある．本項では，それぞれの遺伝形式について，代表的な例を示しながら解説する．

2 メンデル遺伝

メンデルの法則は19世紀（1865年）に発表されたが，当時は評価されず，真価が認められたのはメンデルの死後，数十年を経た後であった．

MEMO　染色体研究の流れ

1865年	Mendelの法則発表
1869年	MiescherがDNAを発見
1900年	LandsteinerがABO式血液型を発見
	De Vriesがメンデルの法則を再発見
1913年	Morganが染色体地図を作成
1941年	BeadleとTatumが1遺伝子1酵素説を提唱
1953年	WatsonとCrickがDNA二重らせん構造モデルを提唱
1956年	TjioとLevanがヒトの染色体数を解明
1958年	Lejeuneがダウン症の体細胞の染色体数が47であることを報告
1961年	CrickとBrennerがTriplet codonを提唱
1980年	DNAの配列決定法をSangerが発明
1989年	Kunkelがジストロフィン遺伝子のクローニングに成功
2003年	ヒトゲノム計画は，米国・英国・日本・フランス・ドイツ・中国などの国際協力によってすすめられ，同年，完了が宣言された．

メンデルはエンドウの交配実験から以下の遺伝の法則を明らかにした．
　①優劣の法則：対になる形質のものを交配すると，雑種第一代では優性形質が顕在して劣性形質が潜在する．
　②分離の法則：雑種第二代では優性・劣性の形質をもつものの割合が3対1に分離して現れる．
　③独立の法則：異なる形質が2つ以上あってもそれぞれ独立に遺伝する．
これら3つの法則は，優性遺伝・劣性遺伝疾患を考える上で現在も重要な原則である．

3　家系図

家系内での疾患の伝達様式を知ることは，遺伝形式を考える上で最も重要な情報である．その情報を，わかりやすく表現するためには「家系図（pedigree）」が欠かせない．**図1**に家系図作成に用いる記号を紹介する．

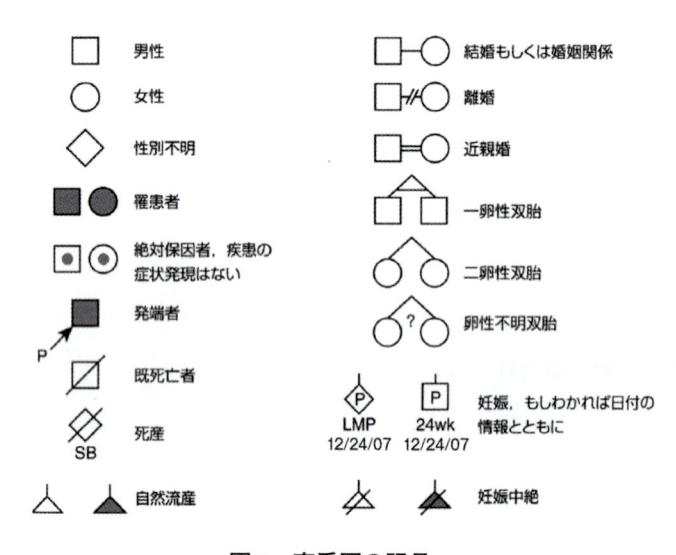

図1　家系図の記号

4　近親性

家系図から得られる情報で最も重要なものは，どの人とどの人がどれだけ遺伝子を共有しているかである．親・子・同胞（兄弟姉妹）はそれぞれ遺伝子を1/2ずつ共有しているため，第1度近親と呼ばれる．祖父母・孫・叔父・叔母・甥・姪は1/4ずつ遺伝子を共有しており，第2度近親と呼ばれる．いとこは1/8の遺伝子を共有し，第3度近親と呼ばれる．

一方，日本には1親等・2親等といった呼び方があるが，これは法律用語であって，遺伝学的な近さを示すものではない．たとえば，親子は1親等，同胞（兄弟姉妹）は2親等だが，共有す

る遺伝子はともに1/2であり，いずれも第1度近親である．

なお，わが国の法律では3親等以内の直系血族との結婚は許されておらず，いとこ婚が最も血縁の濃い近親婚である．

5 優性遺伝と劣性遺伝

1. 優性遺伝

変異アレルがホモ接合体でもヘテロ接合体でも発現する表現型は優性遺伝形式をとる．優性遺伝に関する重要事項を整理する．

1) 完全優性と不完全優性

変異アレルがホモ接合体でもヘテロ接合体でも同様の症状を呈する場合を完全優性（complete dominance），ヘテロ接合体よりホモ接合体の方が重症となる場合を不完全優性（incomplete dominance）と呼ぶが，多くの優性遺伝疾患は不完全優性である．

2) 表現型の分離比

優性遺伝形式をとる場合，いずれか一方の親が罹患していると，児の1/2が発症することが期待される．すなわち表現型の分離比は0.5となるはずである．しかし，いくつかの疾患では，表現型の分離比はしばしば0.5にならない．その理由は，浸透率・発症年齢・表現促進現象などが関与するためである．浸透率が低い，発症年齢が高いといった場合，次世代の表現型の分離比は低下し，表現促進現象（世代を経るごとに重症化する）がみられる場合には，表現型の分離比は上昇する．

3) X連鎖性優性

X連鎖優性疾患の場合，変異アレルを持っていれば，男性でも女性でも発症するが，男性の場合は元々X染色体が1本しかなく，その1本に変異アレルがある場合，2本のX染色体のうちの1本のみに変異を有する女性に比べて重症化することが多い．

4) 共優性

ABO式血液型のように，異なる2つのアレルが共に発現する場合は共優性（codominance）と呼ばれる．

5) 優性遺伝する遺伝子変異の特徴

優性遺伝する遺伝子にはいくつかの特徴がある．

①機能獲得型変異（gain of function mutation）：がん遺伝子などで，一方のアレルに生じた遺伝子変異が細胞機能を亢進させ，細胞増殖を活性化させるもので，通常優性遺伝する．

②ハプロ不全（haploinsufficiency）：遺伝子産物が正常レベルの50%では機能が維持できず，異常な表現型が出現するもので，この場合，ヘテロでは異常な表現型が出現してしまい，これも優性的に遺伝する．

③優性ネガティブ効果（dominant negative effect）：多量体構造をとる蛋白質は優性ネガティブ効果を受けやすい．正常遺伝子産物と変異遺伝子産物との間に何らかの物理的相互作用がある場合に優性ネガティブ効果が表れやすい．

6）従性優性遺伝と限性優性遺伝

　　従性優性遺伝は性別によって患者の臨床症状の表現度（症状の程度）に違いがある場合を，限性優性遺伝は性別によって発症するかしないかが決まる場合を指す．

7）優性遺伝と突然変異

　　劣性遺伝疾患は突然変異で生じることはまずないが，優性遺伝に関しては新生突然変異で生じることも少なくない．とりわけ，遺伝的致死である常染色体優性遺伝疾患はすべて新生突然変異によって発症する．なぜなら，次世代を残せないような重症疾患（遺伝的致死）は突然変異によって生じない限り，存続しないからである．

8）常染色体優性遺伝

　　常染色体優性遺伝疾患の代表例を紹介する．

①ヌーナン症候群
- 常染色体優性遺伝．
- 原因遺伝子の1つは12q24.1に局在するPTPN11（遺伝的異質性がある）．
- 散発性が多いが，加齢とともに症候が軽症化するので，親の症状が顕著でないことがある．（親が疾患に気づいていないことがあり，告知の問題がある．）
- 浸透率は50％以下と低い．低身長・特異顔貌・翼状頸・心血管系の異常（肺動脈弁狭窄など右心系の異常が主体）・胎生期のリンパ浮腫・25％に知的障害など．

②マルファン症候群
- 常染色体優性遺伝．
- 表現度に差はあるが浸透率は高い．
- 患者の約1/4は新生突然変異．I・II型2つの病型が存在する．
    - I型：結合組織蛋白であるフィブリン（fibrilin）をコードし，15q21に局在するFRN1の変異主症状は，骨格系の特異的な症状・上行大動脈の拡大/解離（βブロッカーが推奨されている，ACE阻害薬も期待されている），腰仙部の硬膜拡張症・水晶体偏位（2/3）．
    心血管・骨格筋・眼の3系統が侵されるのを原則とする．
    - II型：遺伝子はまだ単離されていない（3p24.2-p25に局在）．心血管・骨格筋の症状は1型に似るが，眼症状を呈さない．MFS2との命名に異議がある．

③グルタミン酸脱水素酵素（GDH）欠損症（glutamate dehydrogenase deficiency）
- 常染色体優性遺伝．
- 高アンモニア・高インスリン血症症候群とも呼ばれ，新生児期に高インスリン血性低血糖症に加えて高アンモニア血症を呈するのが特徴である．治療は，ジアゾキシドの内服が有効である．

④軟骨無形成症（achondroplasia）
- 常染色体優性遺伝 であるが，患者の80％は新生突然変異によって生じる．原因遺伝子は4p6.3に局在するFGFR3である．95％以上の例の変異が380番目のグリシンがアルギニンに置換した変異（Gly380Arg）である．わが国での発症率は1人/150,000〜40,000出生．

> **MEMO　性腺モザイク**
>
> 　軟骨無形成症の多くは突然変異であり，次子再発率は極めて低い．しかし，性腺モザイクによる家族内再発例が報告されている．
> **性腺モザイクとは？**
> 　生殖細胞系列が体細胞分裂を繰り返す過程で変異を起こした場合，変異を持った配偶子（多くは精子）が反復して産生されることになる．このような場合，一般の突然変異よりはるかに高い頻度で変異遺伝子が次世代に伝わる可能性が生じるのである（**図2**）．

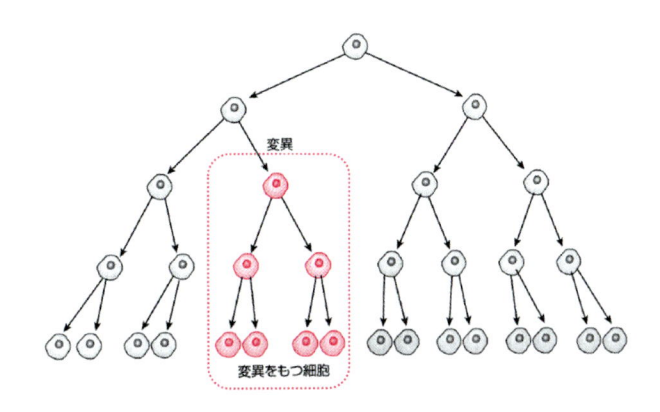

図2　生殖細胞系列のモザイク． 男性では生殖細胞系列の体細胞分裂回数が多いので，突然変異を起こしやすい．早期に突然変異を起こした場合，変異を持った1群の配偶子が繰り返し産生されることになる．

9) X連鎖優性遺伝

X連鎖優性遺伝の代表例を紹介する．

① Rett症候群

- Xq28に局在するMECP2が責任遺伝子．
- MeCP2蛋白（メチル化CpG結合蛋白質；メチル化DNAに結合する蛋白質）の機能はメチル化された遺伝子の発現抑制にある．Rett症候群では，MeCP2蛋白の以上によって，本来制御されるべき遺伝子が過剰発現することによって発症する．
- 男性致死のX連鎖優性遺伝（XLD）．
- 乳児期には無症状だが，幼児期以降に運動障害・痙攣などの症状が出現する．母親が遺伝子変異保因者の場合（X不活化の歪みのため，母親は変異遺伝子を有していても無症状のことがある）である．変異X染色体が次子に伝達される確率は50％だが，X染色体不活化パターンの歪みによって，無症状となる可能性もあり，出生前診断は難しい．

> **MEMO　男性致死となる X 連鎖優性遺伝**
>
> 　X 連鎖優性遺伝では，一般に女性患者が軽症で，男性患者は重症となる．男性はしばしば致死的なため，女性患者のみとなる場合がある．
> 　Rett 症候群のほかにも，Aicardi 症候群・色素失調症（incontinentia pigmenti; IP）などが男性致死となることが知られている．

2. 劣性遺伝

　変異アレルがホモ接合体である場合のみ，表現型が発現し，ヘテロ接合体では発現しないのが劣性遺伝である．多くの劣性遺伝疾患のヘテロ接合体では，たとえ野生型ホモ接合体の 50% しか遺伝子産物が産生されなくても，生体に必要な機能が十分賄えるため，疾患の発症が予防できている．

　このため，劣性遺伝疾患は突然変異で生じることはまずなく，両親がともに変異アレルを有し，両親から変異遺伝子を受け継いだホモ接合体の児が発症することになる．

1) X 連鎖劣性

　X 連鎖疾患の場合は，男性ヘミ接合体でのみ発症し，女性ヘテロ接合体では発症しないのが X 連鎖劣性遺伝疾患である．男性には X 染色体は 1 本しかなく，1 つの X 染色体に変異があると症状発現してしまうが，女性の場合 2 本の X 染色体があるため，一方に変異アレルがあっても，他方が正常アレルであれば，症状発現は免れる．ただし，X 不活化の問題から X 連鎖劣性疾患でも女性が症状を呈することがある（後に詳しく記載する）．

2) 遺伝的異質性

　例えば，難聴には常染色体劣性遺伝するタイプがあることが知られている．両親が，ともに常染色体劣性難聴に罹患している場合，その両親から生まれる児の難聴のリスクは著しく高くなるのだろうか？答えは，一般的に言えば「ノー」である．これは，遺伝子座異質性（locus heterogeneity）によるもので，類似する表現型の多くは，実際には異なる遺伝子座の異なる遺伝子型によって決定されている．すなわち，劣性遺伝する難聴にも多数の原因遺伝子が存在するため，それぞれの両親が，遺伝子座の異なる変異を持っている場合は，その児が発症する可能性は極めて低いのである．網膜色素変性症も，その代表例の 1 つである．

3) 常染色体劣性遺伝疾患の保因者頻度の計算

　常染色体劣性遺伝子疾患で罹患頻度 1/10,000 である場合を考える（**図 3**）．p を変異アレルの頻度，q を野生型の頻度とすると，p × p = 1/10,000 であり，p = 1/100 となる．保因者の頻度は 2pq となるが，q は限りなく 1 に近いため（この場合，正確には 99/100 だが 1/100 で計算する）2pq ≒ 2p すなわち　保因者頻度は 1/50 となる．

　また，保因者が一般人（血族関係のない人）と結婚した場合，生まれてくる子が罹患している確率は，保因者頻度 × 1/4 = 1/50 × 1/4 = 1/200 となる．

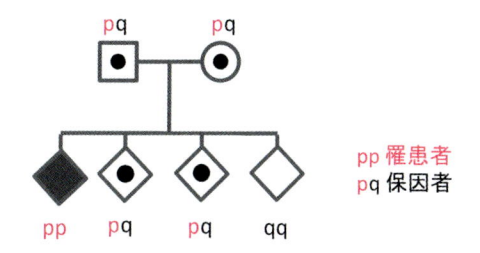

図3　AR遺伝子疾患の保因者頻度. 罹患者頻度が1人/10,000人の希少疾患 p × p = 10,000 なので，p = 1/100．保因者頻度は 2pq ≒ 1/50 である．保因者が一般の人と結婚した場合，子どもが罹患する確率は，相手が保因者である確率の1/50であり，1/50 × 1/4 = 1/200 となる．すなわち，血族結婚でない限り，その可能性は極めて低い．

4) 常染色体劣性遺伝

常染色体劣性遺伝疾患の代表例を紹介する．

①シトリン欠損症

- 常染色体劣性遺伝の疾患である．
- 責任遺伝子は 7q21.3 に局在する SLC25A13 である．
- 成人発症 II 型シトリン血症および新生児肝内胆汁うっ滞症と明らかに異なる2つの病態を呈する．
- 従来，新生児肝炎とされていた新生児期の胆汁うっ滞症の中に，本疾患が含まれていることが明らかにされた．新生児期の胆汁うっ滞症はほとんど1年以内に軽快するが，糖質過食後に消化器障害や神経症状を呈することがあり，また，成人発症 II 型シトリン血症への移行も懸念される．
- 日本での保因者頻度は1人/70人，罹患者頻度は1人/20,000人である．
- なお，CTLN2 の脳浮腫軽減にグリセオールは禁忌である．

②ウィルソン病（Wilson disease）

- 常染色体劣性遺伝の疾患である．
- 責任遺伝子は 13q14-q21 に局在する ATP7B であるが，遺伝子の異常が確認できるのは 85〜90％程度とされている．
- わが国での頻度は1人/35,000〜45,000人であり，保因者頻度は1人/90人である．
- アポセルロプラスミンへの銅の供給が障害され，肝細胞から胆汁への銅排泄が障害される病態である．銅の蓄積によって，肝障害・神経症状・精神症状が出現する．小児期から症状が出現することは少ないが，早期からの予防によって発症が防げるため，早期診断・治療開始が重要である．
- 治療は，銅キレート剤・低銅食・亜鉛による銅吸収の阻害を行う．

> **MEMO　先天代謝異常症の遺伝形式**
>
> 　先天代謝異常症の多くは常染色体劣性遺伝する．例外は，オルニチントランスカルバミラーゼ欠損症・メンケス病・ハンター病・ファブリー病・副腎皮質白質ジストロフィーなどの伴性劣性遺伝疾患である．

5）X連鎖劣性遺伝

　X連鎖劣性遺伝の代表例を紹介する．

①アルポート症候群（Alport syndrome）

- もっとも頻度が高いのはXLR（80％）だが，AR（15％），AD（10％）など遺伝子の多様性がある．また，患者の15％は新生突然変異によって生じる．
- IV型コラーゲンの異常に基づく疾患で，糸球体腎炎と神経性（＝感音性）難聴が主症状である．
- 腎炎は血尿で発症し，年齢が長ずるにつれて蛋白尿が増加し，思春期にはネフローゼ症候群となる．
- XLR患者の30〜40％に水晶体・角膜・網膜などの眼症状を伴う．

②オルニチントランスカルバミラーゼ（OTC）欠損症

- XLR疾患である．
- 責任遺伝子はXq21.1に局在するOTC遺伝子．
- 尿素回路を構成するOTCの欠損のために，高アンモニア血症を発症する．
- わが国での頻度は1人/80,000人である．
- ヘテロ接合体の女性患者も多い．また，男性でも成人発症がありうる．
- 男性患者の場合，新生突然変異の可能性は5〜30％である．
- 女性患者の場合，80％が新生突然変異とされている．

> **MEMO　X連鎖劣性疾患でなぜ女性保因者が発症するか？**
>
> 　女性はX染色体を2本持っているため，一方のアレルに変異があっても，他方のアレルが野生型であれば，酵素活性が半分残るので発症しないのが一般的なパターンである．しかし，X染色体は1本が不活化されるのを思い出していただきたい．もし，不活化が変異遺伝子・野生型に，全く偏りなく生じた場合は，酵素活性は50％残るはずだが，たまたま，変異遺伝子の20％が不活化され，野生型の80％が不活化されてしまったというように偏りが出た場合，残存酵素活性は正常機能を維持するのに不十分となってしまうことがある．よって，X連鎖劣性疾患の女性保因者が発症するという事態が生じうる．
>
> 　また，特殊な例だが，ターナー女性（45,X）の場合，元々X染色体を1本しか有していないので，男性同様に発症することとなる．
>
> 　OTC欠損症以外にも，Fabry病・Duchenne型筋ジストロフィー・脆弱X症候群・血友病A・Wiskott-Aldrich症候群などが，女性保因者の発症が多いX連鎖劣性疾患として知られている．

③副腎白質ジストロフィー（adrenoleukodystrophy; ALD）
- XLR 疾患である．
- 原因遺伝子は ABCD1（Xq28），全長 20kb，10 のエクソンがあり，200 以上の変異が見つかっているが，遺伝子変異と臨床症状の関連性は薄い．
- 新生突然変異が約 7％を占める．
- 極長鎖脂肪酸分解過程に異常があるため，各組織で極長鎖脂肪酸（C26:0，C24:0）が蓄積する．極長鎖脂肪酸の定量で保因者を診断するのは難しく，保因者診断には遺伝子検査が必要である．
- 女性保因者の約 20％は成人後に ALD 発症することがある．
- 小児大脳型に対する治療は，早期の造血幹細胞移植しかない．

④血友病
- XLR 疾患である．
- 患者の 1/3 は新生突然変異（血友病患者の母親は必ずしも保因者ではないことに注意が必要），患者の 90％以上で遺伝子変異が確認される（Hot spot あり）．

血友病 A	血友病 B
第Ⅷ因子の欠乏または異常． Xq28. 多い．	第Ⅸ因子の欠乏または異常． Xq27.1. 頻度は血友病 A の 1/5 程度と少ない．

　絨毛検査・羊水検査で性別検査を行い，男児の場合は 19 〜 20 週に超音波ガイド下に胎児肝または臍帯から採血し，第Ⅷ・Ⅸ因子活性及び抗原を測定し，血友病か否かの診断を行うことが技術的には可能となっている．

　ただし，保因者診断を凝固因子活性から行うのは困難な場合がある．

MEMO　妻の兄が血友病である時，妻から生まれる子供が血友病となる確率は？（図4）

　血友病は XLR 疾患であるが，患者の 1/3 は新生突然変異によるため，患者の母親は必ずしも保因者とは限らず，罹患男子の母親が保因者である確率は 2/3 となる．
> すなわち，妻の母親が保因者である確率が 2/3 となる．
> そこで，妻が保因者である確率は，2/3 × 1/2 ＝ 1/3 となる．
> よって，妻から生まれる子が血友病となる確率は…
> 　男児の場合 1/6，女児の場合 0％となる

妻の同胞男子が血友病の場合，罹患者の母が保因者である確率は 2/3 である．
⇩
よって，妻が保因者である事前確率は 1/3 となる．
⇩
よって，この妻から生まれる男子が血友病となる確率は 1/6 であり，女子は当然 0％（性別不明の場合は 1/12）である．

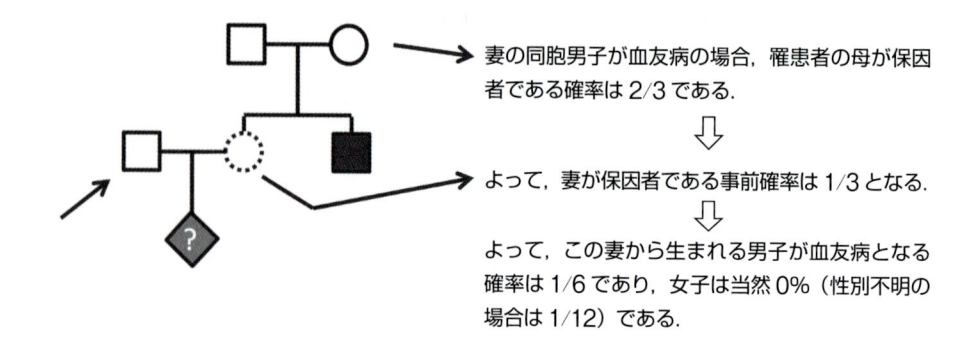

図4 血友病の家族歴のある母から出生

6 ゲノムインプリンティング（遺伝子刷り込み現象）

　通常の遺伝子は父母由来のアレルのうち，どちらもが発現する能力を持っている．ヘテロが発症しない常染色体劣性遺伝性疾患を考えるとわかりやすいが，たとえ両親のいずれかに遺伝子変異があっても，他方の遺伝子が正常であれば，病気としては発症しない．

　しかし，いくつかの遺伝子は片方の親から受け継いだ遺伝子情報のみが発現することが知られている．この現象がゲノムインプリンティング（遺伝子刷り込み現象）である．

　インプリンティングはシトシンのメチル化の有無によって遺伝子発現を制御するシステムで，両親いずれかのみが発現し，他方のゲノムが発現しない様にコントロールしている．

　なお，ゲノムインプリンティング（遺伝子刷り込み現象）された遺伝情報は，受精後，次世代の配偶子形成過程でいったん消去され，新たに世代ごとに刷り込み現象が起こる．

　このようなインプリンティング遺伝子に異常が生じることによって発症するいくつかの病態が知られている．

①片親性ダイソミー（uniparental disomy; UPD）

　細胞遺伝学的には 2 本の正常な染色体の対立遺伝子を持つが，両者の由来が片方の親に由来する場合である．遺伝子発現すべき親からの遺伝子が伝わらなかった場合に欠損症状がでることになる．

　その機序としては，問題の染色体が両親ともに第 1 あるいは第 2 減数分裂で不分離を来し，染色体が 0 本の配偶子と染色体が 2 本の配偶子が受精して，片親性ダイソミーが生じる場合と，体細胞分裂の際に片親性ダイソミーが生じる場合がある．

　なお，片親性ダイソミーには，イソダイソミー（片親に由来する 2 本の染色体が，1 本の染色体の重複により全く同じものである場合）とヘテロダイソミー（片親の相同染色体が 2 本ある場合）の 2 種類が存在する．

② **Prader-Willi 症候群と Angelman 症候群**

　両疾患は，ともに 15 番染色体近位部（15q11-q13）の微細欠失によって起こることが分かっている．両疾患で重要な点は，父親由来の遺伝子が欠失した場合には Prader-Willi 症候群とな

り，母由来の遺伝子が欠失した場合にはAngelman症候群という全く表現型の異なる疾患を発症することである．

Prader-Willi症候群	Angelman症候群
15番染色体近位部（15q11-q13）の微細欠失が70％	同左
父親由来の遺伝子の欠失	母親由来の遺伝子の欠失
通常と異なり女性型のインプリンティングを保持した精子が受精するとPWSとなる．	通常と異なり男性型のインプリンティングを保持した卵子が受精するとASとなる．
Methylation-PCRでほぼ100％診断可能	Methylation-PCRでは約80％が診断可能
UPDによるものが約25～30％	UPDによるものは5～10％
責任遺伝子は未同定	責任遺伝子としてUBA3Aが同定されている
哺乳困難・過食／肥満・筋緊張低下・認知障害	特異顔貌・低身長・重度の精神遅滞・痙攣

MEMO　胞状奇胎とゲノムインプリンティング

　胞状奇胎は受精卵の染色体異常の結果，正常な胎盤・胎児が発育せず，異常な絨毛組織が増殖する病態だが，完全奇胎と部分奇胎でその成因が異なる．

【完全奇胎】
　染色体は全て父親由来で，46,XXの核型を持つ．すなわち，1つの精子（23,X）が核のない卵子と受精して生じる．絨毛がんの約半数は胞状奇胎から発生するとされるが，完全奇胎の成因からわかるように，母親由来の組織はなく，胎児組織由来の悪性新生物である．

【部分奇胎】
　約2/3は父親由来の過剰セットを持ち，約1/3は母親由来の過剰セットを持つ3倍体で，胎盤の痕跡と小さく萎縮した胎児様構造物を認める．父親由来の過剰セットを持つ場合は，栄養膜細胞層の過剰増殖を呈し，母親由来の過剰セットを持つ場合は，胎盤組織の増殖は抑制される．

　胞状奇胎が示すように，ヒトでは片親のみの配偶子から児を得ることはできない．言い換えれば，ヒトでは単為生殖はできない．**ゲノム・インプリンティングは哺乳類に広く見られる現象で，単為発生を防ぐ役割をしている．**

7 不安定反復配列の伸長

　通常の遺伝子は親から子に安定して受け継がれるものだが，その概念を覆す1群の遺伝性疾患が存在する．それが，不安定反復配列の伸長による疾患である．特定の遺伝子は，その遺伝子内に3塩基あるいはそれ以上の反復単位（リピート）からなるDNA断片を有している．正常集団では，その反復配列数に個体差はあるもののその数は比較的少ない．しかし，その反復配列数が著しく増加すると遺伝子の発現に異常をきたし，疾患を発症することが知られている．なお，反復配列数は，体細胞分裂で受け継がれる際の不安定性が強く，同一組織の細胞間および体細胞組織間でリピート数が異なる場合がある．

1．不安定反復配列の伸長による疾患の発症機序

　①非翻訳領域の反復配列の伸長により，蛋白質の機能喪失をきたす．
　　Friedreich失調症・脆弱X症候群など
　②非翻訳領域の反復配列の伸長により，RNAが新しい機能を獲得する．
　　筋強直性ジストロフィー1型/2型・脆弱X関連振戦・運動失調症候群など
　③翻訳領域の反復配列の伸長によって引き起こされる疾患である．
　　CAG反復配列によるポリグルタミン病；疾患遺伝子から産生される蛋白が新しい機能を獲得する．ハンチントン病・脊髄小脳失調症・球脊髄性筋萎縮症など

2．不安定反復配列の伸長による代表的な疾患

1）ハンチントン病（Huntington disease）
- HD遺伝子（4p16.3）のエクソン1内のCAGリピートの過剰な伸展による．
- CAG反復配列42以上なら浸透率はほぼ100％，36〜41の中間型の場合，不完全浸透する．
- 再発率は50％（常染色体優性遺伝）である．
- 浸透率は年齢依存性だが，最終的にはほぼ100％が発症する．発症年齢は4〜80歳と広いが，90％は20〜60歳に発症する．
- **世代を経るごとに，発症年齢が早く，重症化する表現促進現象（anticipation）があり**，CAGリピート数が27〜35回の中間型アレルの無症状の個体であっても，その子供がハンチントン病を発症する可能性がある．
- 若年型ハンチントン病患者（重症）は，伸長アレルを父親から受け継ぐことがほとんどである．
- 有効な予防法・治療法はないが，欧米諸国では広く発症前診断が行われている．

2）筋緊張性ジストロフィー
- 常染色体優性遺伝の疾患である．浸透率はほぼ100％で，新生突然変異は極めて少ない．
- 19q13.3上のmyotonin protein kinase遺伝子（DMPK）の3'非翻訳領域のCTGリピートの過剰な伸展が原因である．
- 親が患者である場合は，50％の確率で遺伝子変異を受け継ぐ．表現促進現象がみられ，子どもは臨床症状が重症化する．

- 先天性の症例はほとんどが**母親由来**である．なお，先天性筋緊張性ジストロフィー患児を生んだ母親が，次の妊娠で先天性筋緊張性ジストロフィーの患児を生む経験的リスクは20〜40％であるとされる．
- 父親から遺伝子変異を受け継ぐ場合は，**CTGリピートが減少し，軽症化することもある**．
- 本疾患では，心伝導障害が高頻度に見られ，突然死の原因となりうる．

3）脆弱X症候群
- Xq27.3に位置する遺伝子FMR1内のCGGリピートの過剰進展によるFMR1蛋白の欠損を原因とするX連鎖劣性遺伝疾患であるが，特殊な培養条件でXq27.3に染色体切断が観察されることからも診断される．
- **母親からの遺伝で表現促進現象を認め，父親からは不変あるいは軽症化する．**
- 主な症状は，特徴的顔貌・関節の過伸展・筋緊張低下・精神発達遅滞であり，**男性の精神遅滞の原因として，ダウン症に次いで多い．**
- 欧米での頻度は男性1人/1,500出生，女性1人/2,500出生とされているが，わが国の頻度はそれより少ない．
- なお，女性保因者の約半数が精神遅滞を呈するが，女性保因者は振戦・卵巣機能不全といった精神遅滞以外の症状を呈することもある．

8 ミトコンドリア異常症

大多数の遺伝情報は核DNAにコードされているが，一部の重要な機能を有するものがミトコンドリアゲノム内の遺伝子にコードされている．ミトコンドリアゲノムは環状染色体で，16.5kbの大きさである．ほとんどの細胞は数百個のミトコンドリアを有し，少なくとも1,000個ミトコンドリアDNA分子を持っている．

ミトコンドリアDNAは37個の遺伝子からなり，その最終産物は13個の蛋白質，2個のリボソームRNA，22個の転移RNAである．

ミトコンドリアDNAの遺伝には以下の特徴が存在する．

①ミトコンドリア遺伝子の変異
ミトコンドリアDNAは核DNAとは異なり，イントロンを持たない．また，活性酸素に暴露されていること，DNA損傷に対する修復機構が弱いことから，ミトコンドリアDNAは核DNAより約10倍変異が起きやすい．

②母系遺伝（図5）
受精直前に精子はすべてのミトコンドリアを失う．このため，すべてのミトコンドリアDNAは母から子に伝えられる．

③複製分離（replicative segregation）
細胞分裂の際，細胞内の各ミトコンドリアDNAの多数のコピーが複製し，新しく合成したミトコンドリアにランダムに振り分けられる．

④ホモプラスミーとヘテロプラスミー
細胞分裂前に変異ミトコンドリアが存在した場合，複製分離のため，新たに生じた細胞がどの程度の割合で変異ミトコンドリアを受け継ぐかは予想できず，細胞によってばらつきが生じ

る．そこで，すべてが正常もしくは変異ミトコンドリアのみを受け継ぐ細胞（ホモプラスミー），正常ミトコンドリア・変異ミトコンドリアの両方を受け継ぐミトコンドリア（ヘテロプラスミー）の両者が存在することとなる．

> **MEMO　ミトコンドリア遺伝病の診断**
>
> 　ミトコンドリアDNA遺伝子の変異によるミトコンドリア脳筋症では，変異型と野生型のミトコンドリアが種々の割合で混在するheteroplasmy（ヘテロプラスミー）の状態が重症度に関係するため，遺伝子診断にあたっては注意が必要である．すなわち，臓器・組織・細胞・病期（年齢）によって異常ミトコンドリアの比率が異なる（臓器・組織・細胞・病期特異性がある）ため，ミトコンドリア脳筋症の遺伝子診断は羊水や白血球のミトコンドリアDNA解析のみでは困難なことがある．

⑤ボトルネック効果（図6）

　母子間で，変異ミトコンドリアDNAの比率を大きく変化させる要因としてボトルネック効果が提唱されている．

　これは，生殖細胞形成過程の一時期にミトコンドリアDNAの分子数が極端に低下する現象で，始原生殖細胞のミトコンドリア数は約10個まで減少する．しかし，その後，成熟卵母細胞はミトコンドリアDNAを10万コピー以上持つに至り，この細胞の全DNA量の約3分の1を占めるようになる．いったん減少した後に，数が増えるため，母体の体細胞での変異細胞の比率が，成熟卵母細胞では大きく異なってしまう可能性がある．

1．ミトコンドリア異常の代表的疾患

①ミトコンドリア遺伝子変異による糖尿病

- 日本人の糖尿病の約1％を占め，単一遺伝子変異による糖尿病の中では最も頻度が高い．
- 低身長でやせ形が多い．
- 難聴先行，糖尿病先行，同時発症がそれぞれ30〜40％である．
- 過度の炭水化物制限は卒中様発作の誘因となるため，厳格な炭水化物制限は不可．
- 発症から，インスリン導入までの期間は平均3年と短く，患者の90％はインスリン治療を要する．
- ミトコンドリア遺伝子A3243G変異による糖尿病では，半数以上に感音性難聴を合併する．

②ミトコンドリア脳筋症

　以下の疾患が存在する

- Kearns-Sayre syndrome
- Pearson syndrome
- Leigh syndrome
- Mitochondrial DNA depletion syndrome
- Progressive external ophthalmoplegia with mitochondrial DNA deletions
- Leber hereditary optic neuropathy（LHON）
- MELAS　など

9 エピジェネティクス（epigenetics）

　これまで述べてきたDNAに刻まれた遺伝情報は生涯変化せず，子孫に伝わり血縁者で共有するものであった．一方，エピジェネティクスは環境など外的因子の影響を受けて，生涯のうちで変化しうる遺伝子修飾情報である．配偶子形成過程でいったん消去されるため，子孫には直接伝わらないという意味でも，一般の遺伝子情報とは異なる．

　ヒトは多数の遺伝子を有しているが，すべての細胞においてすべての遺伝子が発現しているわけではない．このためには，必要な遺伝子を発現させ，不要な遺伝子はその発現を抑制するといった機構が必要であり，これを可能にするのがエピジェネティクスである．

　具体的には，遺伝子が転写・翻訳された後に蛋白質が産生されるが，この過程の第一歩は，転写因子が遺伝子DNAに結合することから始まる．一方，転写因子が結合するDNA領域がメチル化されると，メチル化DNA結合蛋白などの修飾蛋白が結合し，この部位に転写因子が結合できなくなる．すなわち，DNAがメチル化されると遺伝子発現が抑制されるが，このような遺伝子発現の調節機構がエピジェネティクスである．

　近年，エピジェネティクスが関与する遺伝子異常が種々報告されており，注目を集めている分野である．

- Barker仮説・DOHaD：胎生期の低栄養が遺伝子にエピジェネティックな変化をきたし，将来のメタボリックシンドロームの発症につながると考えられている．
- Prader-Willi症候群：本来，父親由来遺伝子が発現し，母親由来の遺伝子は抑制されているべきところを，エピジェネティックな変化の結果，父親由来遺伝子が抑制されている例がある．
- 先天異常
- 腫瘍性疾患
- 体外受精：体外受精によって，エピジェネティクスの異常による疾患が増加するという意見がある．

第6章 遺伝性疾患 ―多因子遺伝疾患

1 多因子遺伝疾患

　これまで，染色体の数の異常や単一遺伝子の異常症について話を進めてきたが，多くの疾患はこのような単一の機序によって生じるのではなく，複数の遺伝的要因・環境要因が絡み合って発症している．そこで，このような疾患を多因子遺伝疾患と呼ぶ．多因子遺伝疾患の多くが家族集積性を示し，遺伝の関与が疑われるが，①家族では環境が一致している，②確認バイアス（家族内にある疾患の罹患者が存在する場合，他の家族のメンバーもその疾患に関する注意が強く払われる傾向があるため，疾患頻度が高く見積もられやすい），③環境や生活習慣の改善によって予防が可能な場合があるなどの問題もあり，必ずしも遺伝性の関与を証明するのは容易ではない．

　一方，多因子遺伝疾患においても，患者の重症度とその近親者の発症率には関係がある．近親婚では発症率が高くなるなど遺伝性の関与を示す報告も多く，双生児研究などを通して研究が続けられている．

【発症率】
　多因子遺伝疾患の一般集団の発生頻度を p とすると，第一度近親者の発症率は $\sqrt{p}$ で表される．
　　p = 0.1（罹患率10％）の場合，$\sqrt{0.1} \fallingdotseq 0.3$（第一度近親者の罹患率は約30％）

　なお，多因子遺伝疾患の中には，先天性幽門狭窄症や先天性股関節脱臼のように罹患率に性差を認めるものがある．閾値の性差で説明される．また，罹患者に性差の見られる多因子遺伝では，発端者が頻度の低い性である場合には，その逆に比べて家系内再発率が上昇する．

2 多因子が関与する先天奇形

　先天異常の原因は，50％は多因子遺伝で，約25％が染色体不均衡であると言われている．このように，先天奇形における多因子遺伝の影響は決して少なくない．以下，代表的な例について記す．

1. 神経管欠損（neural tube defect）

神経管欠損症は以下の表のように，しばしば家族内発生を認める．

	両親が非罹患者である場合の神経管欠損児の発症率
罹患同胞がいない場合	0.3%
罹患同胞が1人いる場合	4%
罹患同胞が2人いる場合	10%

一方，神経管欠損症のリスクは，妊娠中の母体の血清葉酸レベルと逆相関することが明らかとなっている．すなわち，母親の血清葉酸値が200 μg/L未満である場合にそのリスクが有意に上昇する．

加えて，葉酸欠乏の影響は5,10-メチレンテトラヒドロ葉酸還元酵素の遺伝的バリアントによって悪化する．すなわち，この酵素のDNAの両アレルに変異があり，酵素が不安定になるとテトラヒドロ葉酸の再利用率が低下するが，その頻度は一般集団の約10%と決して少なくない．その結果，神経管欠損を有する児を持つ母親は，対照に比べて，この不安定な酵素をコードする変異アレルをホモで持つ確率が約2倍高いとの報告がある．

以上から，神経管欠損症は①葉酸欠乏，②5,10-メチレンテトラヒドロ葉酸還元酵素の遺伝的バリアントという少なくとも2つの環境および遺伝素因の影響を受けることが分かる．

このため，神経管欠損の予防として，妊娠前の1ヵ月間および妊娠成立後2ヵ月間の間，葉酸を摂取することが推奨されている．これによって，神経管欠損の発症率は75%も減少することが報告されている．

2. 口唇口蓋裂

口唇口蓋裂も家族内発症にみられる先天奇形の1つである．

	両親が非罹患者である場合の口唇口蓋裂の発症率
罹患同胞がいない場合	0.1%
罹患同胞が1人いる場合	3%
罹患同胞が2人いる場合	8%

ただし，口唇口蓋裂は不均一な疾患で，他の異常を伴う症候群の一症状である場合（症候性）と他の異常を伴わない場合（非症候性）の2つに大きく分けられる．

口唇裂と口唇口蓋裂は同一の遺伝子機序で発症し，単独の口蓋裂はそれらとは異なる遺伝子機序で発症すると考えられている．

単独の口蓋裂は症候性であることが多いが，口唇口蓋裂は非症候性であることが多い（口唇口蓋裂の約70%は非症候性である）．また，口唇口蓋裂の男女比は2：1だが単独口蓋裂の男女比は1：2である．

症候性（口唇）口蓋裂は，メンデル遺伝形式に従う場合や，13トリソミーなどの染色体異常症によって生じる場合や，催奇形性因子への暴露（先天性風疹症候群・サリドマイド・抗痙攣剤など）によって生じる場合がある．

非症候性口唇口蓋裂の多くは多因子遺伝する．環境因子としては，アルコール・タバコ・ビタミンAなどが報告されている．一方，葉酸・ビタミンB_6服用は予防効果があるとされる．

3. 先天性心疾患

先天性心疾患の一般人口頻度は約1％だが，症候群を伴わず家族性のない一般的な先天性心疾患は多因子遺伝と考えられ，その再発率は経験的に2〜6％と算定されている．

各疾患における一般集団での発症率と同胞に罹患児がいる場合の再発率を次の表に示す．

疾患名	一般集団での発症率	同胞に罹患児がいる場合の再発率
心室中隔欠損症	0.17％	4.3％
心房中隔欠損症	0.066％	3.2％
動脈管開存症	0.083％	3.2％

また，他の異常を伴う症候群の1症状として先天性心疾患を認める場合，それぞれの症候群に好発する心疾患がある．以下に代表的なものを記す．

・22q.11.2欠失症候群………ファロー四徴症
・Williams症候群………大動脈弁上部狭窄・末梢性肺動脈狭窄
・Turner症候群………大動脈縮窄症

4. 先天性難聴

先天性難聴の発症頻度は1人/1,000出生であり，最も頻度の高い先天異常である．その原因は感染・周産期異常など非遺伝因子によるものが約40〜70％，遺伝性因子によるものが30〜60％とされている．また，遺伝性難聴の70％は非症候性，30％は症候性であり，難聴以外の症候を伴わないことが多い．

1）症候性難聴

Uscher症候群・Waardenburg症候群・Alport症候群などが有名である．

2）難聴をきたすその他の因子

ミトコンドリア遺伝子の異常
・1555A/G変異を持つ児はアミノグリコシド系抗生物質による難聴の発症リスクが高い．
・A3243G変異による糖尿病の半数以上に感音性難聴を合併する．

薬剤性：アミノグリコシドなどの抗菌薬，ループ利尿薬など．
感染症：サイトメガロウイルス（CMV）感染が重要である．

先天性CMV感染の頻度は全出生の0.1〜1.2％と報告されている．90％は出生時に症状を呈さないが，そのうちの10〜15％に遅発性神経学的異常が出現する．これらの半数以上が難聴である．

第7章　発生遺伝学

　先天奇形の約50％は多因子遺伝，25％は染色体の不均衡，20％は単一遺伝子の変異，5％は環境催奇形因子によって生じると考えられている．複数の奇形を認める場合，それを頼りに診断を考えることになるが，そのためには，それぞれの奇形がどのような機序で引き起こされたかを考えることも重要である．そこで，本項では，先天奇形の成り立ちについて学ぶ．

1　奇形・変形・破壊

　先天奇形は乳児死亡の最も重要な原因の1つであり，その成因から先天奇形は以下の3つに分類される．
　①奇形（malformation）：発生にかかわる遺伝的な異常がある場合．
　　（例）　軟骨無形成症；遺伝的な原因による軟骨形成障害による四肢短縮
　②変形（deformation）：発生過程で胎児に物理的に作用する外的要因が原因となる場合．
　　（例）　先天性関節拘縮；多胎や羊水過少などによる胎児の圧迫
　③破壊（disruption）：正常組織の不可逆的な破壊が原因となる場合．
　　（例）　羊膜破綻（amnion rupture）；羊膜組織の絞扼による四肢の部分欠損
　④異形成（dysplasia）：細胞から組織化に至る構成の異常とその形態異常を指す．
　　（例）　肥厚性幽門狭窄症

2　症候群とシークエンス

　症候群（syndrome）とは，ある原因が同時に平行して，複数の異常を引き起こす場合を指す．一方，シークエンス（sequence）とは，ある原因がある時期に1つの器官に障害を起こし，その異常が二次的に他の異常を引き起こす場合を指す．
　また，複数の形態異常が1つの個体に非偶然的に出現するが，これらの合併が症候群やシークエンスでない場合，これを連合（association）と呼ぶ．
　（例）ダウン症候群：
　　　　特有の顔貌・先天性心疾患・消化管閉鎖・一過性骨髄異形成など染色体の異常が，多数の器官の異常を引き起こす．
　（例）Robinシークエンス：
　　　　胎生早期の下顎の低形成（小顎症）が舌根沈下を招く．その結果，舌は後方・高位に位置し，口蓋融合を阻害し，軟口蓋裂を生じる．

（例）　Potter シークエンス：

　　腎の無形成または低形成が引き金となり，羊水過少を生じ，その結果，肺の低形成・顔貌の異常などを生じる．

（例）　VARTER 連合：

　　VATER 症候群は，V＝椎体異常，A＝肛門奇形，TE＝気管食道瘻，R＝橈骨奇形および腎奇形という 5 徴候の頭文字の組み合わせで命名され「VATER 5 徴候の 2 徴候以上」として診断されることが多い．しかし実際には，5 徴候に替わって心奇形・中枢神経奇形などの他徴候を合併する症例が多く，上記の暫定基準は感度・特異度の観点から不十分・不適切であるとの意見がある．

　　なお，VATER 症候群において，多系統にわたる先天異常が発症する機序は不明である．

MEMO　新生児科医にとっての遺伝学

　新生児科医をしていると，染色体異常症・先天奇形・先天代謝異常症など数多くの遺伝と関連する疾患を診療することになる．21 トリソミー・18 トリソミーといった染色体異常症の患児を診る機会は決して少なくないし，先天代謝異常のスクリーニング対象疾患が，タンデムマスの導入とともに大幅に増加し，このような遺伝性疾患について，ご家族に説明する機会も増えてきた．もちろん，正式なカウンセリングは遺伝専門医あるいはカウンセラーに任せるにしても，新生児科医だから何もわかりません，で許されるわけではない．そんな思いで記したのが本章である．

　なお，以下の書物を参考とさせていただいたので，本格的に勉強しようという方は是非，トライしていただきたい．

（1）福嶋義光監訳：トンプソン＆トンプソン遺伝医学．メディカル・サイエンス・インターナショナル（東京），2009 年
（2）新川詔夫監修：遺伝カウンセリングマニュアル．改訂第 2 版．南江堂（東京），2003 年
（3）福嶋義光編集：遺伝カウンセリングハンドブック．メディカルドゥ（大阪），2011 年

III 生化学

第1章 エネルギー代謝 総論

　近年，早産児に対して生後早期からアミノ酸を含む栄養を積極的に投与する Aggressive nutrition が発達予後を改善するという概念が広がっている．その一方で，低体重で出生し出生後に過剰栄養に曝されるとメタボリックシンドロームの発症リスクを高めるという Barker 仮説も広く認知されるようになり，生後の栄養方法についての混乱は深まるばかりである．そこで，本章では，生体の維持・発達に必要なエネルギーが身体の中でどのように代謝され，利用されているかを生化学的側面から学んでいく．

1 三大栄養素

　ヒトの栄養素としてもっとも重要な3つに挙げられるのが，炭水化物・蛋白質・脂質であり，これらを3大栄養素と呼ぶ．これにビタミンとミネラルを加えて5大栄養素と呼ぶこともあるが，先に挙げた3大栄養素はエネルギー源として重要である点が他の2つとは決定的に異なっている．以下，3大栄養素のエネルギー代謝の概略を記す．

2 糖質代謝の概略

　炭水化物は別名，糖質とも呼ばれる．もっとも代表的な糖質がグルコース（＝ブドウ糖）なので，ここではグルコースの代謝に限って話を進める．生体に取り込まれたグルコースは，エネルギー産生が不要な時（飽食時）には，グリコーゲン・トリグリセリドなどの蓄積型エネルギーに変換されるが，空腹時などエネルギー産生が必要な時にはエネルギー産生系へと進む．

3 グルコースの行方（エネルギー産生が不要な場合）

①肝臓・筋肉などの組織で，グリコーゲンへと変換され，蓄積型エネルギーとして貯蔵される．
②グリコーゲン合成には制限があり，ある一定量を超えたグルコースはトリグリセリドの産生に回され，脂質として脂肪細胞などに蓄積される．

4 グルコースの行方（エネルギー産生が必要な場合）

①グルコースのエネルギー産生系の第一歩が「解糖系」であり，ここで，グルコースはピルビン酸まで変換される（**図1**）．

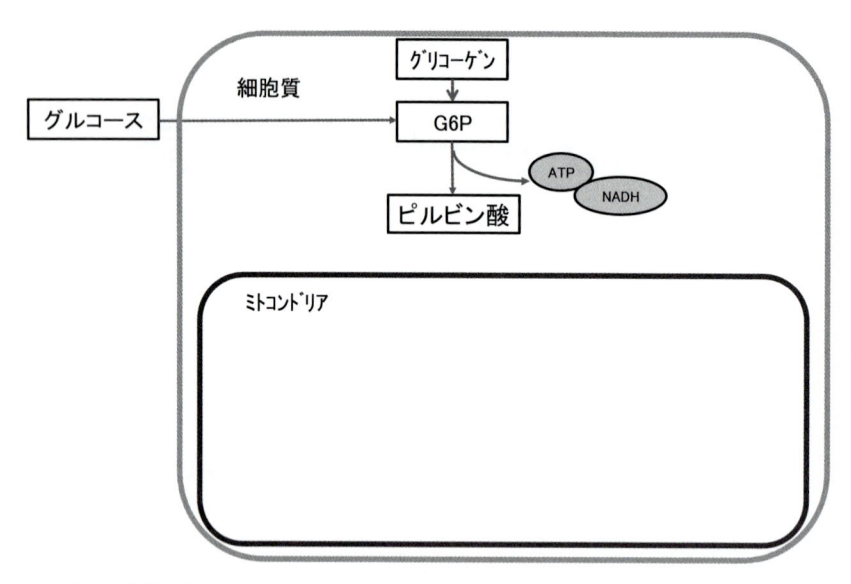

図1 解糖系. グルコースがピルビン酸まで変換される反応が解糖系である．1分子のグルコースから2分子のATP, 2分子のNADHが産生される．

②ピルビン酸は酸素が利用できる状況では，「TCA回路（＝クエン酸回路）**(図2)**」，「電子伝達系」に入り，多量のエネルギーを産生する．一方，酸素が利用できない状況では，TCA回路に入ることはできず乳酸へと変換される（＝嫌気性代謝）．

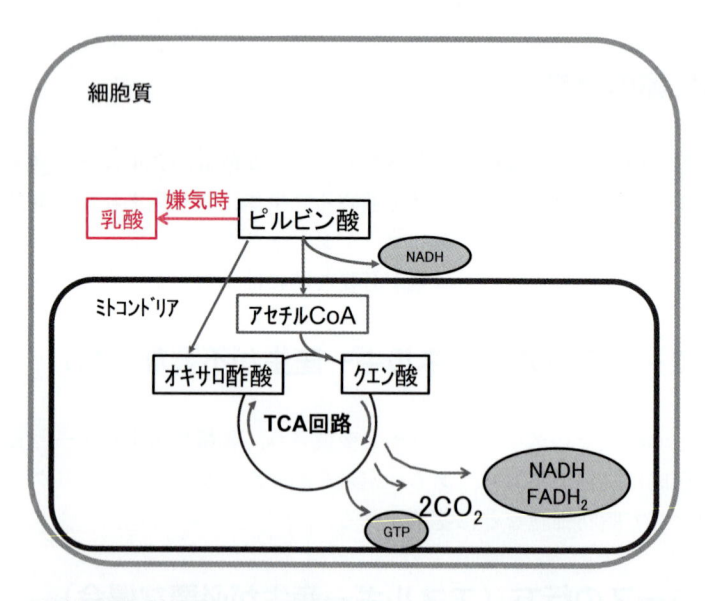

図2 TCA回路と嫌気性代謝. TCA回路はアセチルCoAが反応系に組み込まれることで反応が始まる．反応で生じるNADHなどが電子伝達系に入り，多量のエネルギー産生を可能にする．電子伝達系は酸化的リン酸化とも呼ばれるように，酸素がないと動かない系である．有酸素状態においてのみ作動することができる．

5 蛋白質・アミノ酸代謝の概略

　蛋白質・アミノ酸は，生体の構造蛋白・酵素・外敵に対抗する各種抗体などとして重要な役割を担っている．そこで，エネルギー産生が必要ない状況では，生体に取り込まれた蛋白質・アミノ酸は生体に必要な物質の合成に回される．

　しかし，生体がエネルギー産生を必要としている場合には，エネルギー源としても利用されることとなる．すなわち，摂取された蛋白質はアミノ酸に加水分解され，エネルギー源として利用される．具体的には，アミノ酸はその種類によって，ケトン体合成の基質（ピルビン酸・アセチル CoA）あるいは TCA 回路の構成物質（オキサロ酢酸・スクシニル CoA・αケトグルタル酸）に変換され，エネルギー産生に回される（図3）．また，グルコースが欠乏し低血糖に陥ると，糖新生系に入りグルコースを産生する．

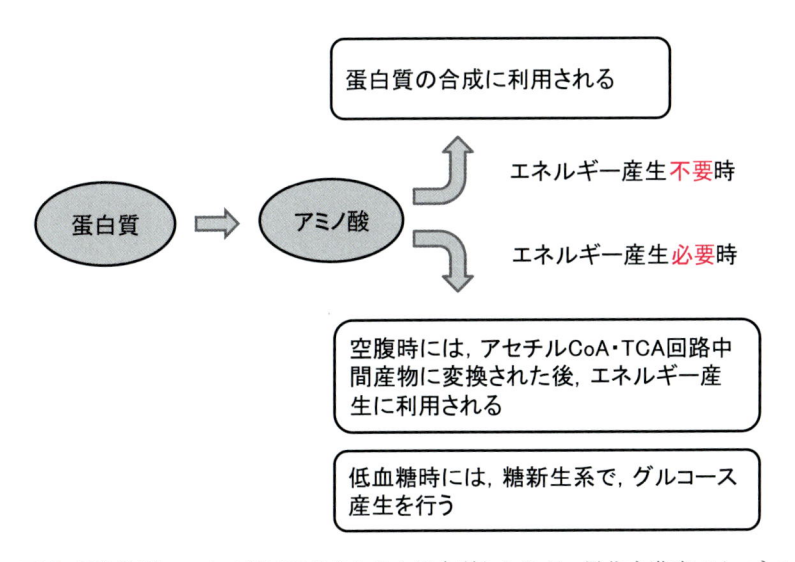

図3　アミノ酸代謝．アミノ酸は同化されると蛋白質となるが，異化亢進時にはエネルギーとして利用される．

MEMO　蛋白質の摂取は重要だが，糖質摂取も極めて重要！

　蛋白質は，筋肉をはじめとした生体の重要な構成因子を形成する最も重要な栄養素である．しかし，本文に記したように，総エネルギー摂取が不足していれば，いくら蛋白質・アミノ酸を摂取しても，これらはエネルギーとして消費されるばかりで，同化に回されることはない．すなわち，アミノ酸を同化に回すためには，効率の良いエネルギー源すなわち，糖質の摂取も極めて重要なのである．

6 脂質代謝の概略

飽和脂肪酸，不飽和脂肪酸・生体に取り込まれた脂質は，エネルギー不要時は，トリグリセリドとして脂肪細胞として蓄積されるが，エネルギー必要時はβ酸化されてエネルギー産生に回される（図4）．多くの場合，エネルギー産生の際にはケトン体を産生するため，脂質利用時には高ケトン体血症を呈することとなる．ケトン体は飢餓状態でしばしば高値をとるが，これは，飢餓状態になって糖質が不足し，エネルギー源として脂質を利用していることの表れなのである．

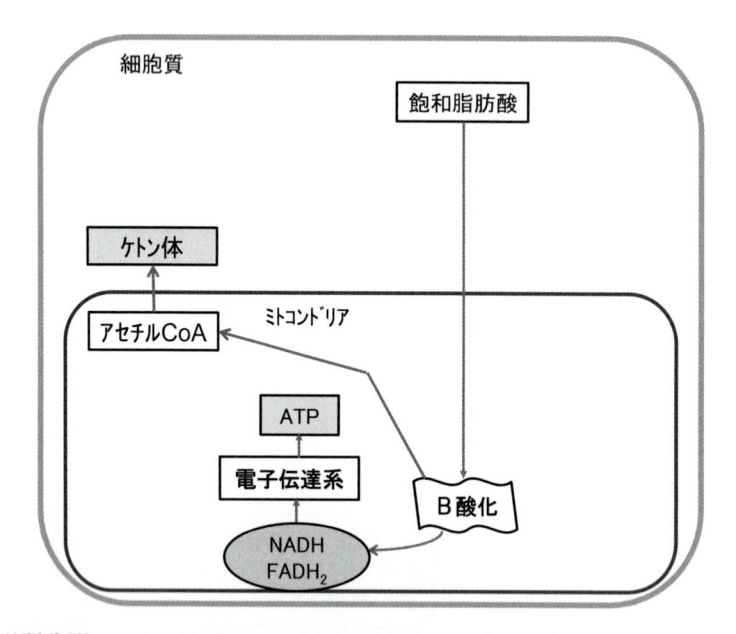

図4 脂質代謝．エネルギー源として極めて重要な脂肪酸のβ酸化はミトコンドリア内で行われる．すなわち，β酸化によって産生されるNADH，$FADH_2$は効率よく，電子伝達系へ渡され，ATP産生に寄与するのだ．

7 糖代謝・アミノ酸代謝・脂質代謝の関わり（空腹時）

これまで，糖質・アミノ酸・脂質個別に話を進めてきたが，実際の生体では，この三者が互いに関連しながら代謝されている．そこで，その全体像を示す．まず，エネルギーの産生が必要な時，すなわち，空腹時あるいは空腹時に食事をした場合の代謝が図5に示す系である．体内に蓄積された貯蔵エネルギーで最も重要なのは肝臓に蓄えられたグリコーゲンと脂肪細胞に蓄えられたトリグリセリドである．

エネルギーが必要な時には，最初にグリコーゲンが利用され，解糖系・TCA回路・電子伝達系を経てエネルギーが産生される．しかし，グリコーゲンの貯蔵量は少なく，すぐに枯渇してしまうため，次にトリグリセリドが使用されることとなる．トリグリセリドはβ酸化によってエネルギーを産生するとともに，アセチルCoAを経てケトン体を産生する．また，蛋白質はアミノ

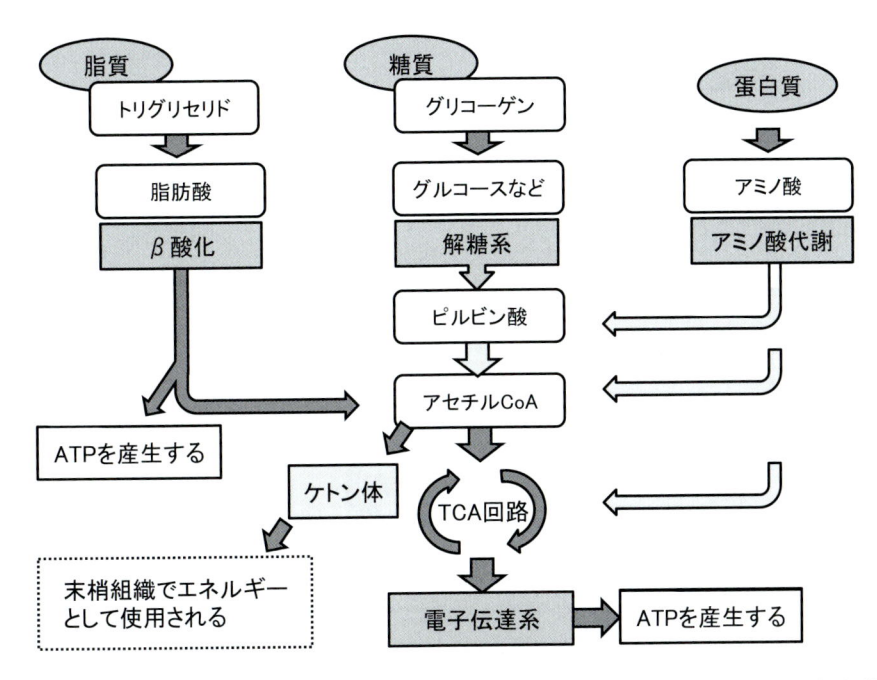

図5 エネルギー産生必要時の代謝. エネルギー産生が必要とされる状況では,糖質・脂質・蛋白質は全てエネルギー産生系へと入っていく.その多くのゴールは電子伝達系であり,酸素がないとエネルギー産生系の多くが立ち行かなくなってしまう.

酸へと分解された後,TCA回路の中間産物やピルビン酸・アセチルCoAといったケトン体の基質となり,エネルギー産生に寄与する.

　生体にとって最も重要な臓器である中枢神経系はそのエネルギー源としてグルコースに大きく依存しているため,血中グルコース濃度の低下は何としても避けねばならない.そこで,グルコースが枯渇しはじめたら,糖新生系が作動する(図6).脂質や蛋白質・アミノ酸はTCA回路の中間産物などを経てオキサロ酢酸に変換され,糖新生系でグルコースへと変換される.なお,糖新生系はエネルギーを必要とする系(すなわち,エネルギーを使用することによって,グルコースを合成する系)であるため,糖新生系が作動するためにはエネルギーが必要である.そこで,糖新生を行うためには,脂肪酸のβ酸化が極めて重要となる.

8 糖代謝・アミノ酸代謝・脂質代謝の関わり(飽食時)

　次に,飽食時,すなわち食後などで,エネルギーが豊富に存在する場合,更に食事をとったらどうなるか?を考える.蛋白質・アミノ酸は構造蛋白など種々の生体に必要な物質の産生に利用されるが,これらの物質は一度に必要量以上を産生することはできない.糖質から産生されるグリコーゲンも重要な蓄積型エネルギーだが,これも貯蔵量には限界がある.このため,過剰に摂取された蛋白質・糖質などは,総じてトリグリセリドへと変換され脂肪細胞に蓄積されていくのである(図7).

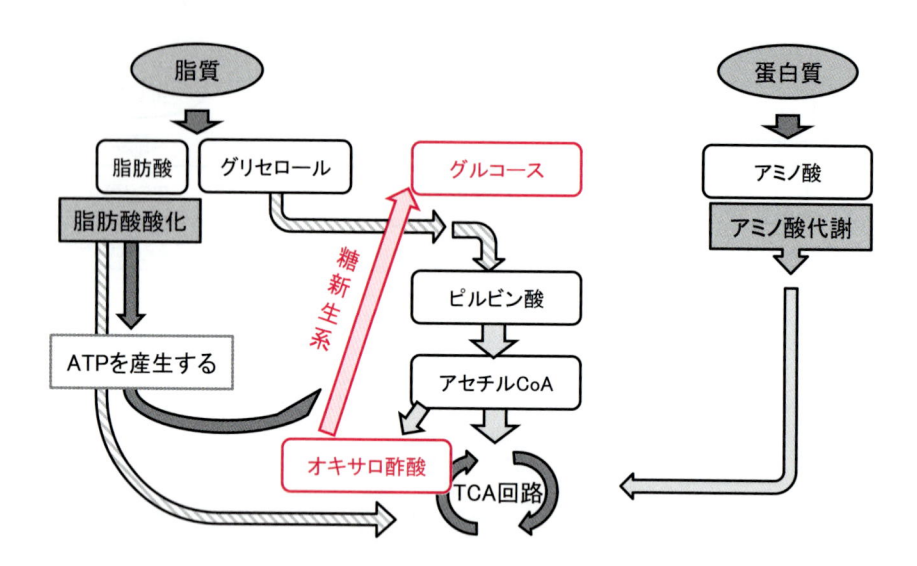

図6 糖新生系の代謝マップ．中枢神経系・赤血球などグルコースに大きく依存した細胞があるため，血糖値を維持することは極めて重要である．加えて，グリコーゲンの蓄積量は極めて少ないため，グリコーゲンが枯渇してしまうような飢餓状態には，脂質・蛋白質からのグルコース産生すなわち糖新生が重要である．

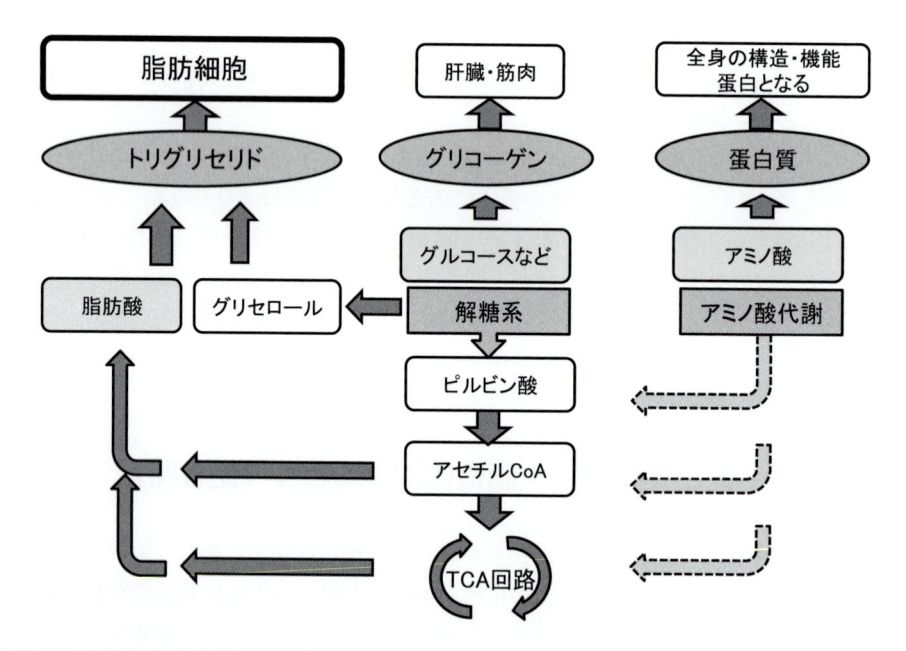

図7 同化作用の代謝マップ．同化，すなわち低分子の物質が高分子の物質へと変換される状況では，蛋白質・グリコーゲン・トリグリセリドの合成が進む．

9 新生児の栄養所要量

3大栄養素の重要性を説いてきたが，ここでは新生児の栄養所要量について記す．

エネルギー必要量は，消費されるエネルギーと成長に要するエネルギーを満たす必要がある．消費されるエネルギーには基礎代謝量・消化に要するエネルギー・便/尿の排泄に必要なエネルギーなどが含まれる．

生後1週間の新生児は，基礎代謝量60kcal/kg/日・消化に要するエネルギー10kcal/kg/日・便/尿の排泄に必要なエネルギー10kcal/kg/日で，これに成長に必要なエネルギー25kcal/kg/日を加えた105kcal/kg/日が必要とされている．

一方，出生後2週以降は，成長に要するエネルギーは15kcal/kg/日となるが，基礎代謝量が増すため，120kcal/kg/日が必要とされている．

3大栄養素それぞれについては，以下のようになる．

①**蛋白質**：種々の推奨があり，一定の見解は見られないが，2〜4g/kg/日以上を推奨するものが多い．わが国の乳児の摂取基準（2010年）では母乳栄養を基準として（母乳中の平均蛋白質濃度は約12.6g/L，乳児の哺乳量は約0.78L/日），蛋白必要量を12.6g/L×0.78L/日＝9.83g/日としている．

②**糖質【炭水化物】**：摂取エネルギーの40〜45％が炭水化物から摂取されることが望ましい．

③**脂質**：摂取エネルギーの45％が脂質から摂取されることが望ましい．なお，全脂肪摂取量の1〜4％にリノール酸が含まれるべきともされている．

（参考図書；奥山和男監修　臨床新生児栄養学，金原出版，1995年　他）

第2章 糖質

グルコースは最も一般的な糖質だが，その化学式は $C_6H_{12}O_6$ であり，かつては $C_6(H_2O)_6$ すなわち，炭素の水和物だと考えられ，このため炭水化物と呼ばれるようになった．その後，グルコースが炭素の水和物だという考えは否定されたが，現在もその名は残り，炭素骨格に，ヒドロキシル(-OH)基，アルデヒド(-CHO)基，カルボニル(-C(=O)-)基などを有する物質を炭水化物と呼んでいる．

さて，炭水化物・糖質は生体にとって，最も重要なエネルギー源である．中枢神経系が主にグルコースを利用していること，赤血球はほとんどグルコースのみに依存していることからその重要性がわかる．

1 糖質の構造（単糖類・二糖類・多糖類）

糖質の中でもっとも単純な形をしたものが単糖類で，3〜7個の炭素原子からなる．代表的な単糖類について解説する（**図1**）．

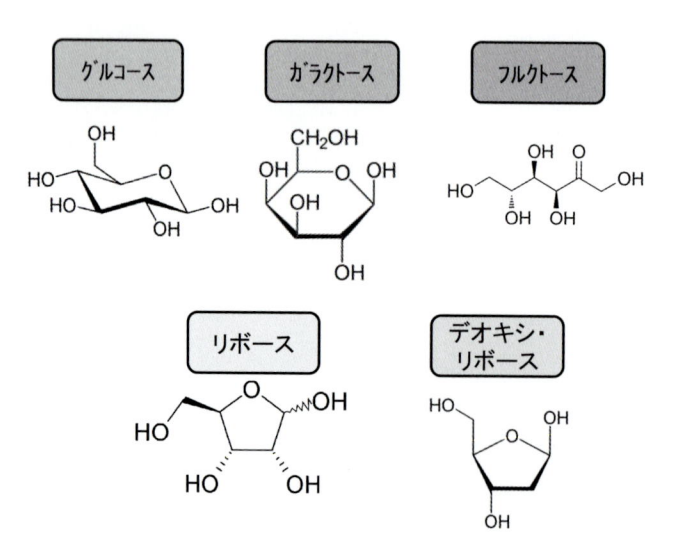

図1 代表的な単糖類の構造． グルコース・ガラクトース・フルクトースの分子式はすべて $C_6H_{12}O_6$ で同じである．一方，リボースの分子式は $C_5H_{10}O_5$，デオキシリボースの分子式は $C_5H_{10}O_4$ である．

- **グルコース**（別名：デキストロース・ブドウ糖）：ヒトのエネルギー代謝において最も重要な単糖である．炭水化物の最終産物であり，アセチルCoAとして，TCA回路にアセチル基を供給する．
- **ガラクトース**：二糖類の乳糖（ラクトース）の構成成分の1つである．体内では，グルコースに変換され，エネルギー代謝に利用されるとともに，生体に必須の糖蛋白質の構成成分としても利用される．なお，ガラクトースをグルコースに変換する酵素の欠損症がガラクトース血症である．
- **フルクトース**（別名：果糖）：二糖類のスクロースの構成成分の1つである．果物・蜂蜜などに多く含有され，甘みが強いため，甘味料・食品の材料として頻用される．
- **リボース，デオキシリボース**：リボースはCoA・ATP・cAMP等の構成成分であり，デオキシリボースはDNAの構成成分であり，生体分子の一部として極めて重要である．

単糖が2つ共有結合によって結びついたものが二糖類である．代表的な二糖類について解説する（図2）．
- **乳糖**（別名：ラクトース）：哺乳類の乳汁に多く含まれる糖質であり，新生児にとって最も重要な二糖類の1つで，グルコースとガラクトースからなる．ヒトの乳汁の約7％がラクトースである．
- **ショ糖**（別名：スクロース）：グルコースとフルクトースからなる．砂糖の主成分で，甘みが強い．テーブルシュガーとして，最も広く用いられている糖質である．
- **麦芽糖**（別名：マルトース）：グルコース2分子からなる．マルトースは体内で分解されて，グルコースに変換され利用される．グルコースとして投与される場合に比べて，分解までの時間を要するため，血糖値の上昇が緩徐で，血糖上昇が長く維持される特徴がある．

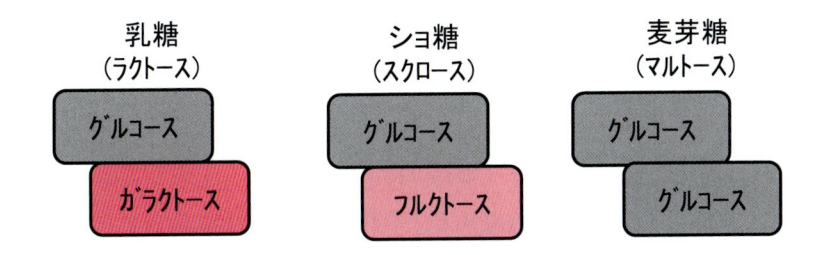

図2　代表的な二糖類の構造． 乳糖にはガラクトースが含まれているため，ガラクトース血症を疑う場合には，乳糖も除去する必要がある．近年，新生児の疼痛緩和目的にショ糖を投与することが推奨されているが，新生児へのフルクトース投与に対して懸念する声もある．

最後に，単糖類が10～数千個，グリコシド結合してポリマーを形成したものが多糖類である．最も重要な多糖類はセルロース・デンプン・グリコーゲンであり，これらについて解説する（図3）．
- **デンプン**：デンプンは，グルコースがα-1,4結合（αグリコシド結合）によって，多数結合したものである．αグリコシド結合は，小腸に存在するα-アミラーゼによって分解され，グルコースとして代謝される．なお，デンプンの20％は直鎖成分のみからなるアミロースだが，残り

80％はところどころα-1,6結合によって枝分かれしたアミロペクチンからなる．
- **グリコーゲン**：グリコーゲンは動物性デンプンとも呼ばれ，植物性デンプンの主要成分であるアミロペクチンに似るが，α-1,6結合の頻度が多く，枝分かれが非常に多い点が異なっている．グリコーゲンはヒトでは主として肝臓・筋肉に存在する重要な蓄積型のエネルギー源である．
- **セルロース**：セルロースもグルコースがβ-1,4結合（βグリコシド結合）によって，長い直鎖状に結合した多糖類である．ヒトはβグリコシド結合を分解する酵素を持たないため，セルロースを分解して，エネルギーとして利用することができない．

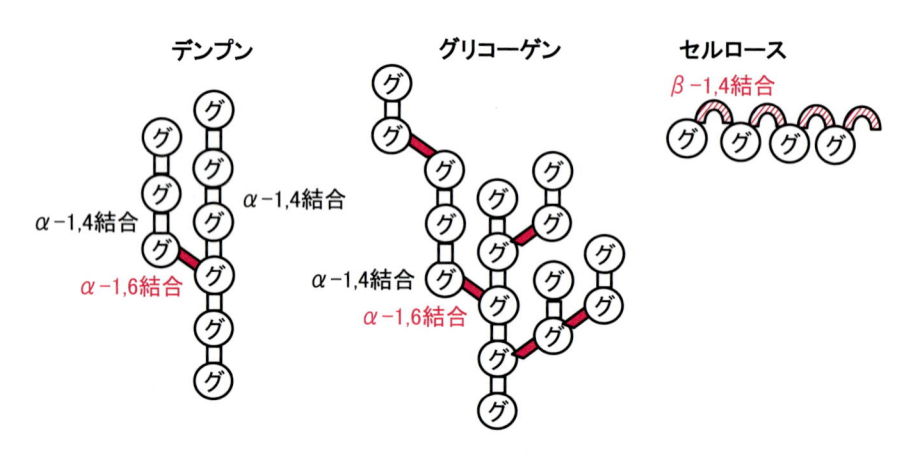

図3 代表的な多糖類の構造． グリコーゲンはデンプンに比べて枝分かれ構造が多い．このことはグリコーゲンの分解が急速に進むことを意味しており，動物の蓄積型エネルギーとして重要な要素となっている．

2 糖代謝

グルコースは血液を介して全身臓器に運ばれ，それぞれの臓器に取り込まれて，利用される．しかし，それぞれの組織に取り込まれる方法は一様ではない．すなわち，細胞内にグルコースを取り込む主な輸送体は以下の5種類が存在する．それぞれの名称と組織分布を以下に記す．

GLUT1	脳・腎臓・結腸・胎盤・赤血球
GLUT2	肝臓・膵臓β細胞・小腸・腎臓
GLUT3	脳・腎臓・胎盤
GLUT4	**心筋・骨格筋・脂肪細胞**
GLUT5	小腸

これらの担体の機能を考える場合，GLUT4がインスリンによって制御されていることが重要である．すなわち，インスリン存在下においてのみ，心筋・骨格筋・脂肪細胞へのグルコースの取り込みが促進する．通常は，血糖値が高いとインスリン分泌が促進し，これらの組織にグルコー

スが取り込まれることになる．一方，1型糖尿病のインスリン欠乏状態では，たとえ高血糖となっても，これらの組織にはグルコースは取り込まれない．

それに反して，GLUT4に依存しない肝臓・膵臓β細胞・脳などの組織は，血糖値のみに依存してグルコースを取り込むため，インスリンの多寡に関係なく低血糖でさえなければグルコースを取り込むことができるのである．

3 肝臓における糖代謝

肝臓は種々の代謝機能の中心として働くが，糖代謝も例外ではない．高血糖時には肝臓にグルコースを取り込み，低血糖時にはグルコースを産生して血中に放出する．その機序について解説する（図4）．

1．血中グルコースが十分にある場合

肝臓はGLUT2を介してグルコースを取り込む臓器である．そのため，インスリンの多寡に関わらず，血液中にグルコースが十分にある場合には，多量に肝臓内にグルコースを取り込み，血糖値を低下させることに寄与する．また，通常の場合，血中グルコースが十分ある状況ではインスリンが分泌されているため，肝臓では糖新生は抑制され，グルコースからグリコーゲンを合成する方向に反応が進む．繰り返しになるが，グリコーゲンの貯蔵量には制限があるため，それを超えると，グルコースはトリグリセリドへと変換され蓄積されることとなる．

すなわち，飽食時には，肝臓は血中のグルコースを取り込んで，グリコーゲン・トリグリセリドという蓄積型エネルギーへと変換し，蓄えるのである．

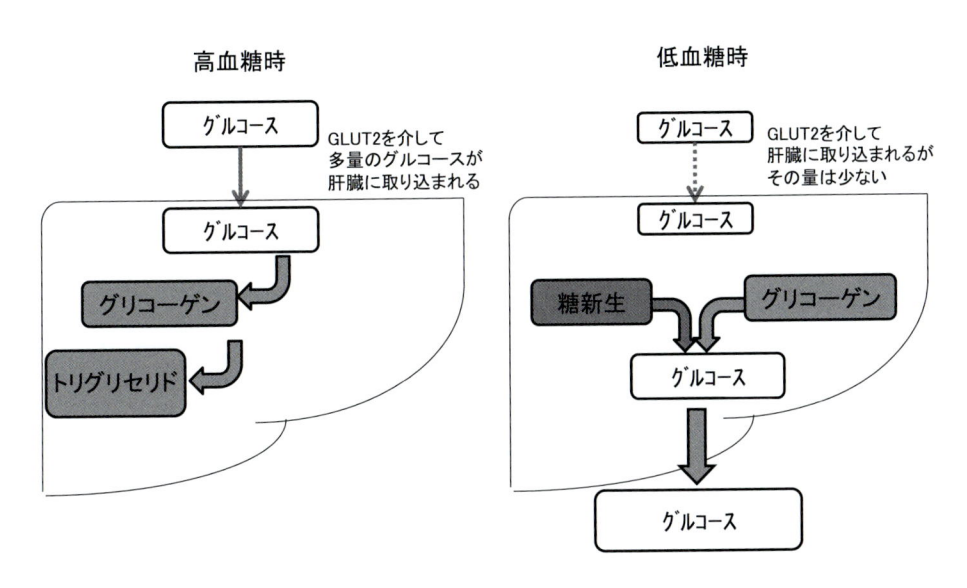

図4 肝臓におけるグルコース代謝（インスリン分泌調節が正常な場合）． 肝臓は高血糖時に血糖値を下げ，低血糖時には血糖値を上昇させる．

2. 血中グルコースが不足している場合

　血中グルコースが不足し，低血糖（傾向）にある場合，肝臓へのGLUT2を介したグルコースの取り込み量は減少する．また，この状態では，通常，インスリンの分泌は抑制されており，インスリン非存在下では，グリコーゲンの分解および，糖新生によるアミノ酸・グリセロールからのグルコース産生が生じる．その結果，産生されたグルコースは肝臓から血中に放出され，血糖値を上昇させる．

　すなわち，飢餓状態あるいは低血糖状態では，肝臓は蛋白質・脂質・グリコーゲンなどの蓄積型エネルギーを消費して，グルコースを産生することによって，血糖値の上昇をもたらす．

　このように，肝臓に存在するGLUT2はインスリン非依存性にグルコースを取り込むトランスポーターではあるが，インスリンによる代謝調節作用が肝臓におけるグルコースの移動に間接的にではあるが大きな影響を与えているのである．

4　脂肪細胞における糖代謝（図5）

　脂肪細胞はGLUT4を介してインスリン依存性に，グルコースを取り込む．すなわち，血糖値が十分高く，インスリンが分泌されている状況下に，脂肪細胞はグルコースを取り込む．そして，脂肪細胞に取り込まれたグルコースはトリグリセリドへと変換され，脂肪細胞に蓄積される．

　一方，低血糖時には，通常インスリン分泌は抑制されているため，脂肪細胞内のトリグリセリドは遊離脂肪酸へと変換され，血中に放出される．脂肪細胞から放出された遊離脂肪酸が他の組織でβ酸化されるなどして，エネルギーとして利用されることとなる．

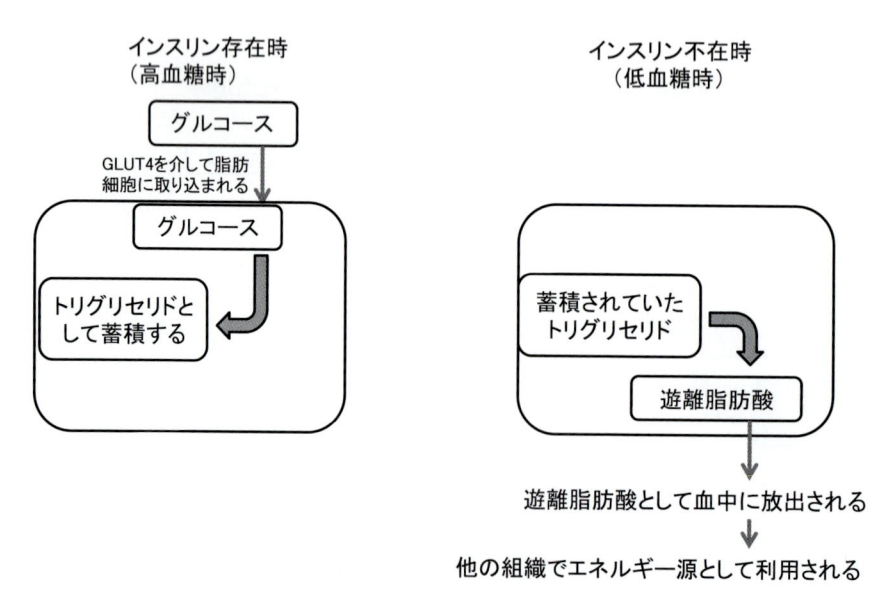

図5　脂肪細胞における糖質代謝. 脂肪細胞はトリグリセリドの貯蔵庫であり，インスリンが十分な場合には，トリグリセリドを蓄え，インスリン不在の場合には蓄えていたトリグリセリドを脂肪酸として放出する．

5 筋肉における糖代謝（図6）

　筋肉もGLUT4を介してインスリン依存性に，グルコースを取り込む．すなわち，血糖値が十分高く，インスリンが分泌されている状況下に，筋肉はグルコースを取り込む．そして，筋肉に取り込まれたグルコースはグリコーゲンへと変換され，筋肉内に蓄積される．

　一方，低血糖時，筋肉はグルコースを取り込む代わりに，筋肉内に蓄えられたグリコーゲンを分解して利用することとなる．しかし，肝臓とは違って，筋肉では，貯蔵しているグリコーゲンを直接グルコースに変換することはできない．その代わりに，筋肉に蓄えられているグリコーゲンは解糖系でピルビン酸まで分解された後，乳酸あるいはアラニンに変換されて，肝臓に運ばれる．そして，肝臓に運ばれた乳酸・アラニンは再びピルビン酸に戻された後，グルコースへと変換され，血中へと放出される．このような筋肉と肝臓の連携は，乳酸回路・グルコースアラニン回路と呼ばれている．

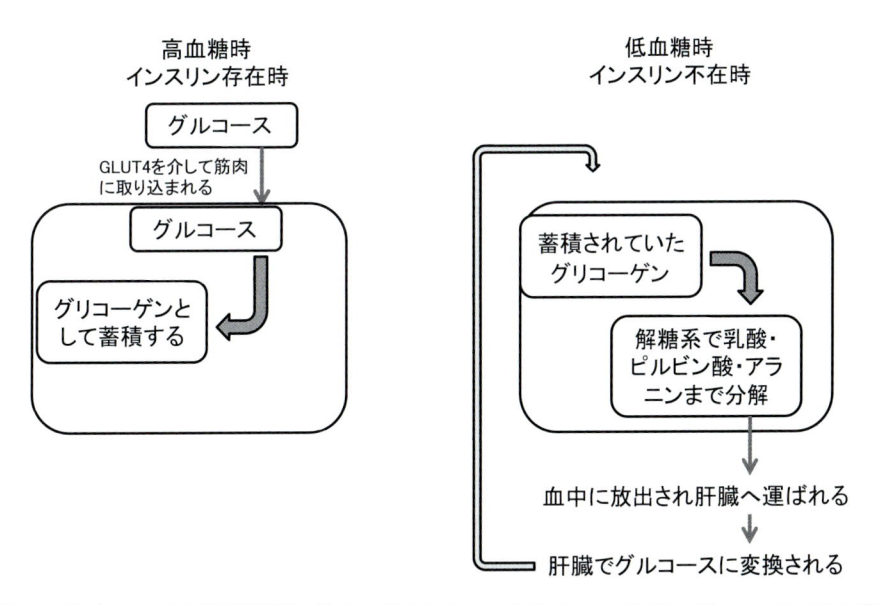

図6　筋肉における糖質代謝．筋肉に蓄えられているグリコーゲンは，グルコース6リン酸を経てピルビン酸へと分解され，直接グルコースになることはない．筋肉のグリコーゲンは，肝臓と強調することによって初めて，グルコースを産生できるのである．

6 全身諸臓器における糖代謝

　これまで，臓器別にグルコースの代謝をみてきたが，今度は少し視点を変えてみる．飽食時，すなわち，血糖が十分に高い場合，血中のグルコースは，脳・肝臓などの組織に，非インスリン依存性に取り込まれる．また，筋肉・脂肪などの組織においてはインスリン依存性に取り込まれる．これら，各組織において取り込まれたグルコースは，必要量はエネルギーの産生に利用され，

残りは，グリコーゲン・トリグリセリドの形で貯蔵される．一方，低血糖時には，血中グルコース濃度が低く，通常インスリン分泌が抑制されているため，インスリン依存性の組織（筋肉・脂肪など）も，インスリン非依存性の組織（脳・肝臓）においても，十分量のグルコースを取り込むことはできない．そこで，肝臓におけるグリコーゲン分解・糖新生によるグルコースの産生が重要となる．肝臓で産生されたグルコースが血中に放出され，全身の諸臓器に取り込まれることとなる．

なお，以上の説明は，高血糖時にインスリンが分泌され，低血糖時にはインスリン分泌が抑制されるというインスリン分泌の調節機構が整っている場合に限られる．

7 インスリン分泌異常時の代謝

高血糖時にインスリン分泌が不足している場合が 1 型糖尿病であり，低血糖にもかかわらずインスリンが過剰に分泌されているのが高インスリン性低血糖症である．それぞれの病態における糖代謝を概観する．

1. 1 型糖尿病における糖代謝

高血糖となるため，GLUT4 以外の担体を介してグルコースを取り込む組織（脳・肝臓など）にはグルコースは取り込まれる．しかし，肝臓に取り込まれたグルコースも，インスリン作用がないため，グリコーゲン・トリグリセリドといった蓄積型エネルギーに変換されることはない．このため，肝臓細胞内のグルコースも利用されず，肝細胞内のグルコース濃度は上昇し，肝臓へのグルコースの取り込み量も減少してしまう．

一方，心筋・骨格筋・脂肪細胞にはグルコースは取り込まれない．骨格筋・脂肪細胞では，インスリンが不足した状態なので，グリコーゲン・トリグリセリドを分解してエネルギーを産生する方向に反応が進む．すなわち，筋肉に蓄えられているグリコーゲンは解糖系でピルビン酸まで分解された後，乳酸あるいはアラニンに変換されて，血中に放出される．一方，脂肪細胞内のトリグリセリドは遊離脂肪酸へと変換され，血中に放出される．このようにして産生された遊離脂肪酸が心筋などのエネルギー源として利用されることとなる．

2. 高インスリン性低血糖症における糖代謝

低血糖にもかかわらず，インスリン分泌が亢進している場合，GLUT4 以外の担体を介する全ての組織においてグルコースを取り込むことができなくなってしまう．その上，GLUT4 を介する心筋・骨格筋・脂肪細胞においては，血糖値が低いにもかかわらず，なけなしの血中グルコースの取り込みが持続することとなる．この病態では，血糖値が低いため，血糖調節の要である肝臓にも，グルコースは取り込まれない．また，肝臓のグリコーゲン・脂肪のトリグリセリドといった蓄積型エネルギー源も，高インスリン状態では分解されることはなく，全く利用されない状態が続く．

すなわち，高インスリン状態では血糖値を上昇させることはできず，蓄積型のエネルギーを利用する術もないのである．

《付録》【グルココルチコイドの代謝調節作用（図7）】
　グルココルチコイドは，インスリン拮抗ホルモンの代表であり，血糖値を上昇させることが良く知られている．その上，グルココルチコイドは脂質・蛋白質など多くののエネルギー代謝に影響している．臓器別にその作用を解説する．

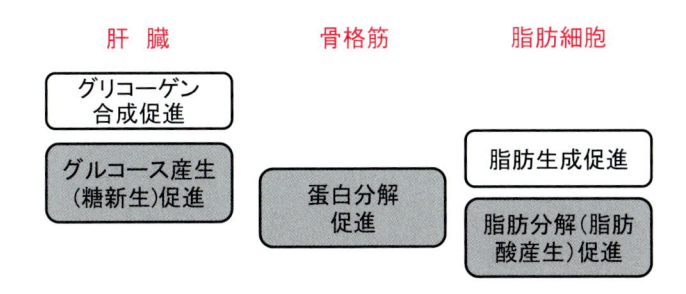

肝　臓
- グリコーゲン合成促進
- グルコース産生（糖新生）促進

骨格筋
- 蛋白分解促進

脂肪細胞
- 脂肪生成促進
- 脂肪分解（脂肪酸産生）促進

図7　グルココルチコイドの代謝調節作用． グルココルチコイドはすべての臓器において，貯蓄型エネルギーの分解を促進する（＝異化作用）．

● グルココルチコイドの肝臓における働き
　①グルコースからのグリコーゲンの合成を促進する．
　②糖新生によるグルコースの産生を促進する．
　　糖新生によるグルコースの酸性作用がグルコースの消費（＝グリコーゲンの合成）を上回るため，肝臓からのグルコース放出量が増加し，血糖値が上昇する．
● グルココルチコイドの骨格筋における働き
　①グルコース・アミノ酸の取り込みを抑制する．
　　このため，肝臓では糖新生前駆物質の取り込みが増加し，糖新生が促進される．
　②タンパク合成を抑制し，その分解を促進する（＝異化を促進する）．
　　以上の2つの働きによって，骨格筋の合成（＝同化）は阻害されてしまう．
● グルココルチコイドの脂肪細胞における働き
　①トリグリセリドの分解を促し，脂肪酸の産生を促進する．このため，血中遊離脂肪酸が増加する．また，末梢脂肪組織の萎縮をもたらす．
　②上記と相反するが，Adipogenesis（脂肪生成）を促進し，中心肥満をもたらす．

　以上を総合すると，グルココルチコイドを投与すると，筋肉量も末梢脂肪量も増えない，すなわち成長（＝体重増加）が阻害されることが分かる．

第3章 糖代謝異常症

　糖質はエネルギーとして利用されるとともに余剰分は体内で貯蔵される．一方，糖質はエネルギー源以外にも，生理活性を持つ糖蛋白質（甲状腺刺激ホルモン，卵胞刺激ホルモン，黄体化ホルモンなど），細胞膜の構成成分となる糖脂質，結合組織の重要な構成成分となるムコ多糖などの合成にも使用される．このため，糖質代謝の異常はエネルギー産生系の異常だけでなく，多彩な症状をもたらす．

　本章では，糖質のうちエネルギー源としても重要な，グルコース・ガラクトース・フルクトースの代謝異常症と，体組成の重要成分であるムコ多糖の代謝異常について解説する．

1 糖原病

　糖原病（glycogen storage disease; GSD）とはグリコーゲン代謝に関与する酵素の先天的な異常によって，組織にグリコーゲンが蓄積する病態で，糖原病全体の発症頻度は1人/20,000～43,000出生である．糖原病の病態を理解するために，最初にグリコーゲンの生成・分解の過程について概説する．

1. グリコーゲンの合成と分解

　グリコーゲンはヒトの生体内では主として筋肉と肝臓に存在し，解糖に必要なグルコースを常に供給するための重要な貯蔵型エネルギーである．

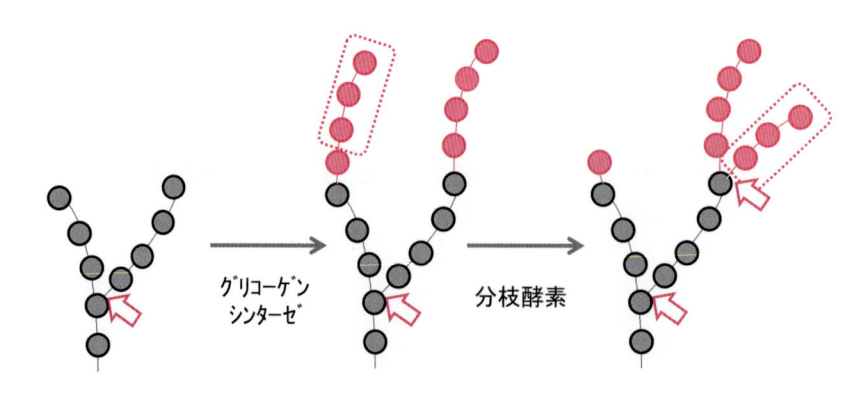

図1　グリコーゲンの生合成． α1,6グルコシド結合を⇨で示した．分枝酵素は，α1,4結合によって一旦できあがった直鎖を移動させ，分枝構造を挿入するのである．

1) グリコーゲンの合成

グリコーゲンの直鎖構造の基本となるのは，グリコーゲンシンターゼによる α1,4 グルコシド結合である．しかし，グリコーゲンは分枝鎖が多いのが特徴であり，この分枝を挿入するのに必要なのが分枝酵素による α1,6 グルコシド結合である（**図1**）．

2) グリコーゲンの分解

α1,4 グルコシド結合はグリコーゲンホスホリラーゼによって分解される．しかし，この酵素のみでは分枝部は分解できないため，グルカントランスフェラーゼが分枝部以降の直鎖部分を直鎖末端に移行させ，直鎖構造を延長させる．脱分枝酵素が α1,6 結合を分解し，分枝構造を消失させた後，再び，直鎖となったところをグリコーゲンホスホリラーゼが分解する（**図2**）．

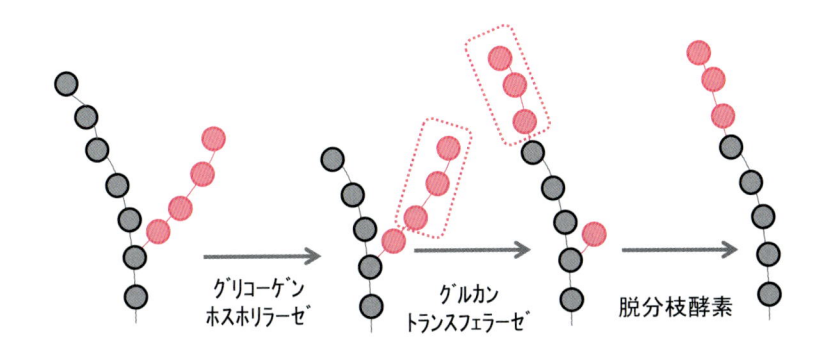

図2　グリコーゲンの分解．グリコーゲンは分枝しているために，多数の部位で分解されるという特徴を有するが，分枝部の分解を遂行するために，グルカントランスフェラーゼ，脱分枝酵素が必要となる．

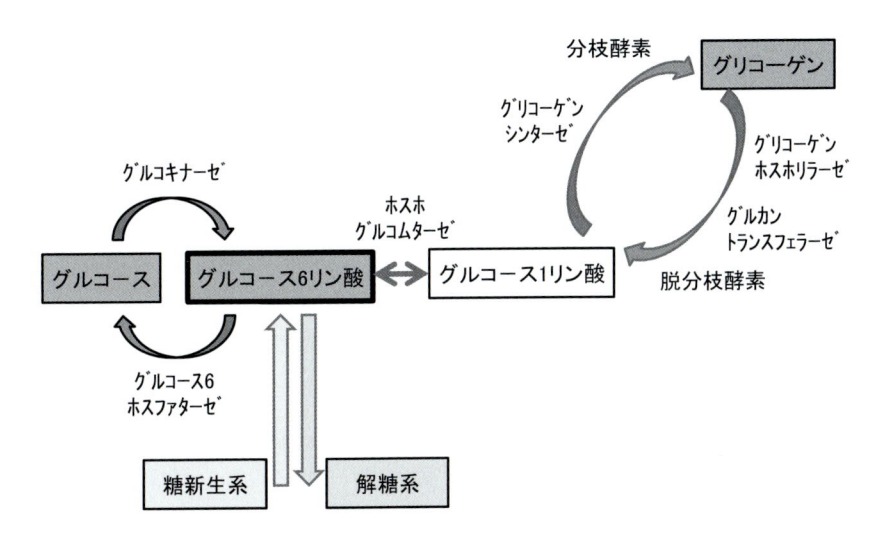

図3　グリコーゲンの生合成と解糖系・糖新生系の関わり．グリコーゲンの合成・分解，解糖系・糖新生系など糖代謝の中心に位置するのが，グルコース6リン酸である．

グリコーゲンの合成・分解と解糖系・糖新生系の関係を**図3**に示すが，グルコース・グリコーゲン代謝の要に位置するのが，グルコース6リン酸である．すなわち，グルコースはグルコース6リン酸を経て，解糖系で利用されたり，グリコーゲン合成に回されたりする．一方，糖新生系やグリコーゲン分解系で産生されたグルコース6リン酸がグルコースに変換されるのである．

2. 糖原病の各病型（図4）

グルコース⇄グルコース6リン酸⇄グルコース1リン酸⇄グリコーゲンの変換が円滑に行われることが，グリコーゲンの合成/分解によるエネルギー代謝には必要である．これらの一連の反応のいずれかに異常がある（酵素欠損がある）病態が糖原病である．

糖原病は，その酵素欠損部位の違いから多数の病型が存在するが，I，III，IV，VI，IX型は肝症状が主体であるため肝型糖原病，II，III，V型は筋症状が主体であるため筋型糖原病と呼ばれる．II型以外は全て解糖系の酵素異常であり，II型のみライソゾーム酵素の異常症である．約半数をI型（von Gierke病）が占める．肝型糖原病に共通する症状は空腹時低血糖である．とりわけ，I型は解糖系に加えて糖新生系も障害されているため，著しい低血糖症をきたす．糖新生系が正常に作動する他の病型の低血糖は比較的軽度であるが，異常グリコーゲンが蓄積するものは肝障害が重症化しやすい．一方，筋型糖原病では筋力低下が主症状となる．心筋が侵されるものは予後が悪い．代表例について解説する．

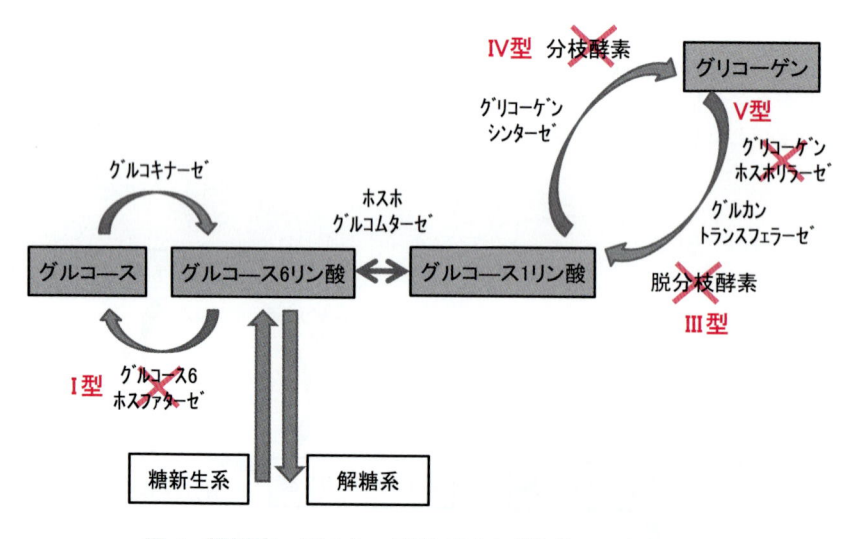

図4 糖原病．糖原病の病型と酵素欠損部位の関連を示した．

【I型糖原病（グルコース6フォスファターゼ欠損）von Gierke病】

グルコース6リン酸からグルコースの変換が障害されているため，グリコーゲン分解・糖新生，いずれの経路からもグルコースを産生することができない．このため，重度の低血糖を生じる．

【II型原病（αグルコシダーゼ欠損）Pompe病】

筋肉のライソゾーム酵素であるαグルコシダーゼ欠損のため（筋型糖原病），ライソゾーム内にグリコーゲンが蓄積する．筋力低下が主徴で，低血糖はきたさない．なお，他の糖原病は対症療法が主体となるが，II型（Pompe病）に対しては酵素補充療法が可能となっている．

【III型糖原病（脱分岐酵素欠損）Cori病】

グリコーゲンの分岐部分を分解する酵素の欠損症．直鎖部分（α1,4グルコシド結合）は分解できること，糖新生系は正常に作動することから，低血糖は軽度にとどまる．

【IV型糖原病（分岐鎖酵素欠損）Andersen病】

グリコーゲンの分岐鎖を合成する酵素の欠損症．分岐鎖の少ない異常グリコーゲンの蓄積のために，早期から肝障害をきたすのが特徴．

【V型糖原病（ホスホリラーゼ欠損）McArdle病】

筋肉のホスホリラーゼ欠損により，筋肉のグリコーゲンを分解し，グルコース1リン酸を合成することができない．このため，運動時に筋肉のATPが産生できず痙攣が生じる「筋型糖原病」である．

3. I型糖原病（von Gierke病）の病態生理

グルコース6リン酸からグルコースの変換が障害されているため，体内でグルコースを産生することができず，空腹時に低血糖が顕在化する．低血糖・肝腫大・乳酸アシドーシスが特徴的で，症状の軽減には頻回の食事摂取が有効である．

本病態の病態生理を図5に示す．

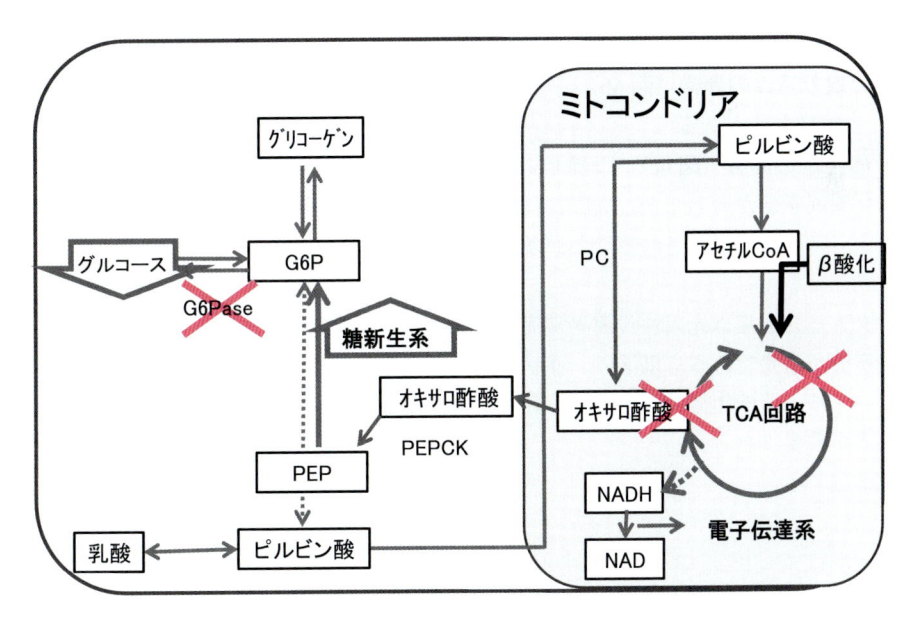

図5 GSDI型の病態生理． I型糖原病で重症低血糖症をきたす上に，糖新生系が亢進するため，オキサロ酢酸が枯渇し，TCA回路・電子伝達系も作動しなくなる．

①グルコース 6 フォスファターゼ欠損のため，G6P をグルコースに変換することができず，低血糖となる．
②低血糖となるため，糖新生系が活性化される．このため，ピルビン酸はピルビン酸カルボキシラーゼ（PC）によってオキサロ酢酸へと変換され，オキサロ酢酸は糖新生系へと入って行く．
③オキサロ酢酸が糖新生系で消費されてしまうため TCA 回路を回すためのオキサロ酢酸が不足し，TCA 回路が回らない．
④エネルギー不足を解消するため，脂肪酸は β 酸化され，アセチル CoA を産生するが同じ理由で，TCA 回路は回らない．

このように，GSDI 型では糖質代謝のみでなく，TCA 回路，ひいては電子伝達系まで作動しなくなってしまうために，著しいエネルギー不足に陥ってしまう．

2 高ガラクトース血症

乳糖は小腸でグルコースとガラクトースに分解された後に，小腸粘膜から吸収され，門脈を介して肝臓に取り込まれる．その後，ガラクトースは肝臓で代謝され，エネルギーとして利用されるとともに，糖蛋白・糖脂質として身体の重要な構成成分に変換される．この一連の過程に障害がある場合，高ガラクトース血症をきたす．具体的には以下のそれぞれの過程の異常が知られている．

- **肝臓への輸送経路の異常（図 6a）**：消化管か吸収されたガラクトースが門脈から肝臓へと入らず，直接体循環に入ってしまう病態で，血中ガラクトース濃度が上昇する．主な病態として，門脈体循環シャント・肝内血管腫などがある．
- **肝臓への取り込みの異常（図 6b）**：門脈から肝臓への移送に異常がある稀な病態で，Fanconi–Bickel 症候群などがある．
- **肝臓での処理の異常（図 6c）**：肝臓でのガラクトース代謝が障害された病態である．ガラクトース代謝異常症が有名だが，実際には，他の先天代謝異常症や新生児肝炎によって二次的にガラクトース代謝が障害されることが多い．

高ガラクトース血症は先天性代謝異常症など新生児マス・スクリーニングの対象疾患であるため，その鑑別が重要である．以下に，ガラクトース代謝異常症の病態を解説するが，実際の臨床場面においては，門脈体循環シャント・肝内血管腫などの病態が存在しないかを並行して鑑別していくことが重要である．

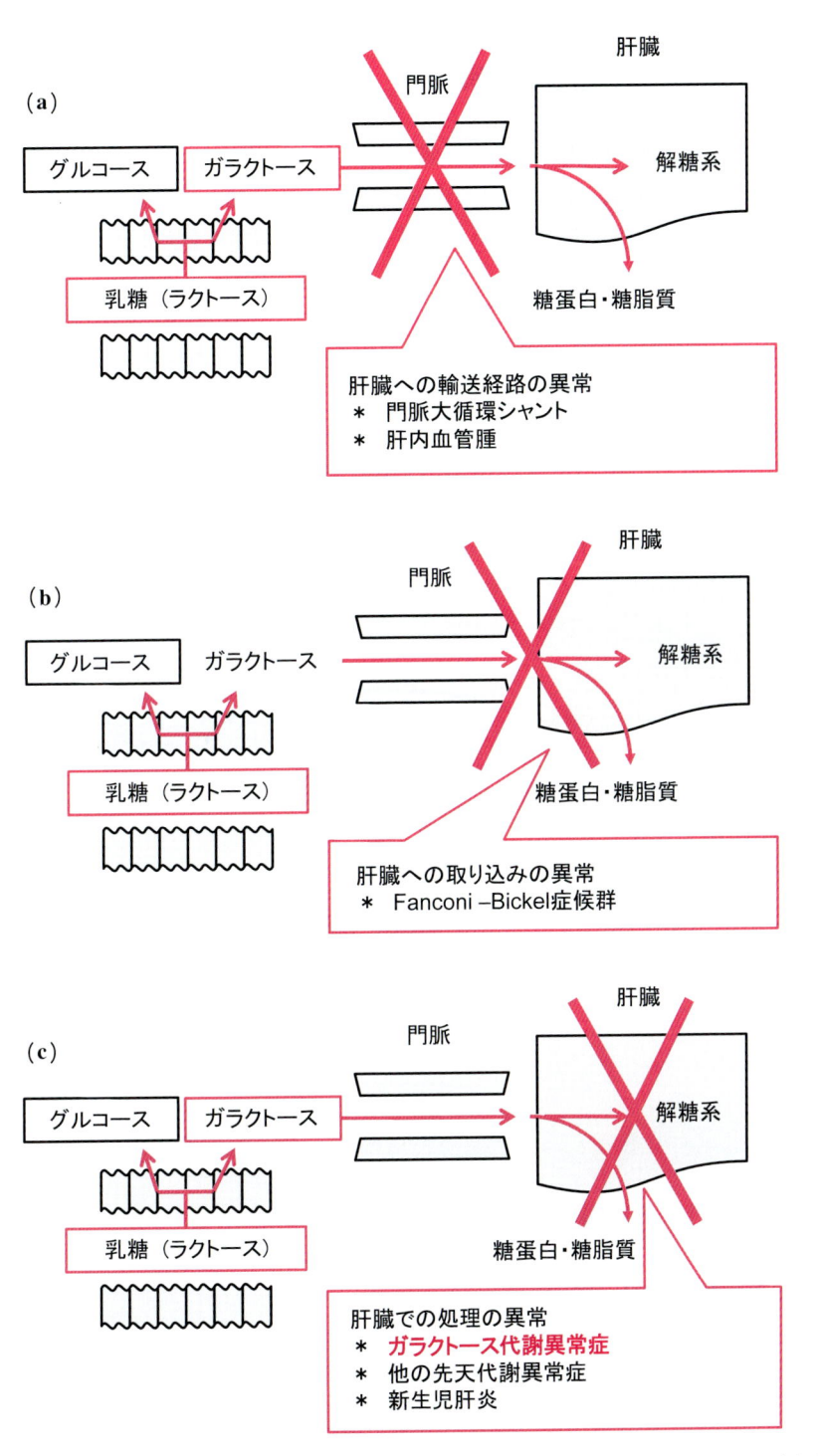

図6 高ガラクトース血症をきたす病態. 消化管から吸収されたガラクトースは門脈を介して肝臓へと運ばれ代謝されるが，①その輸送経路の異常，②肝臓への取り込み，③肝臓での代謝のいずれかが障害されることによって高ガラクトース血症を生じる.

3 ガラクトース代謝酵素異常症

肝臓におけるガラクトース代謝の主要酵素は，GALT（ガラクトース1リン酸〔P〕ウリジルトランスフェラーゼ），GALK（ガラクトキナーゼ），GALE（UDPガラクトース4エピメラーゼ）の3つであり（図7），そのそれぞれの異常（常染色体劣性遺伝疾患）が知られている．

I型：GALT欠損症欠損症
　発症は1人/92万出生．哺乳開始後1〜2週間以内に，哺乳不良・不機嫌・嘔吐・下痢・体重増加不良・肝脾腫・黄疸・白内障などの症状が出現する．重症感染症を合併することも多い．

II型：GALK欠損症
　発症は1人/100万出生．白内障が主症状で新生児期には無症状である．

III型：GALE欠損症
　発症は1人/5万〜1人/7万出生と多いが，赤血球のみの酵素異常で，臨床的には問題とならないことが多い．

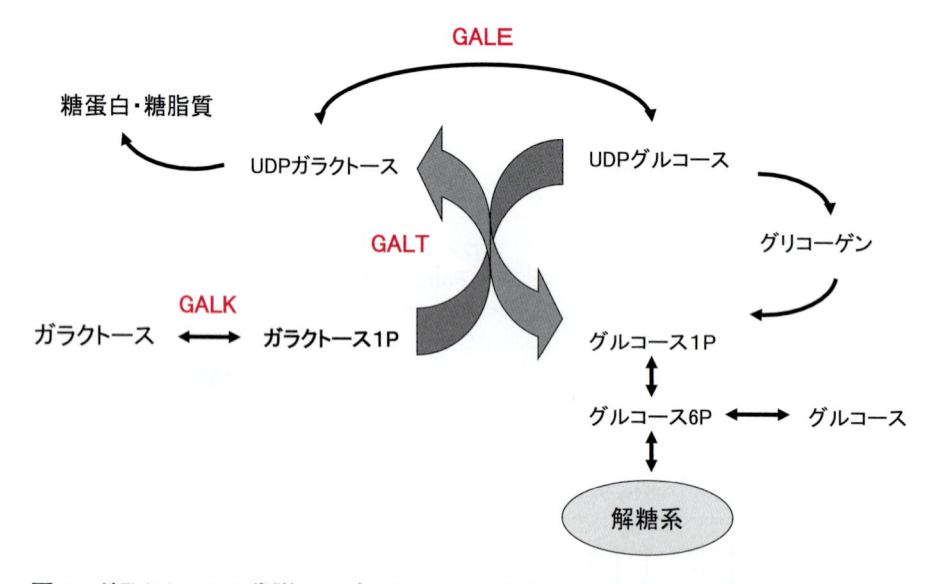

図7　ガラクトースの代謝マップ．ガラクトース代謝に関連する3つの酵素の位置を示した．

【GALT欠損症の病態生理】（図8）

　GALT欠損症では，ガラクトース1リン酸をグルコース1リン酸およびUDPガラクトースに変換することができない．このため，生体内にガラクトース1リン酸の過剰蓄積が生じる．ガラクトース1リン酸は極めて毒性が強く，肝不全・腎不全・神経障害を引き起こす．また，同時に，ガラクトースの代謝産物であるガラクチトールも過剰に産生されるため，これが白内障を引き起こす．一方，UDPガラクトースは生体に必須の糖蛋白・糖脂質の減量であり，この産生が障害されることも種々の症状の原因となっていると考えられる．

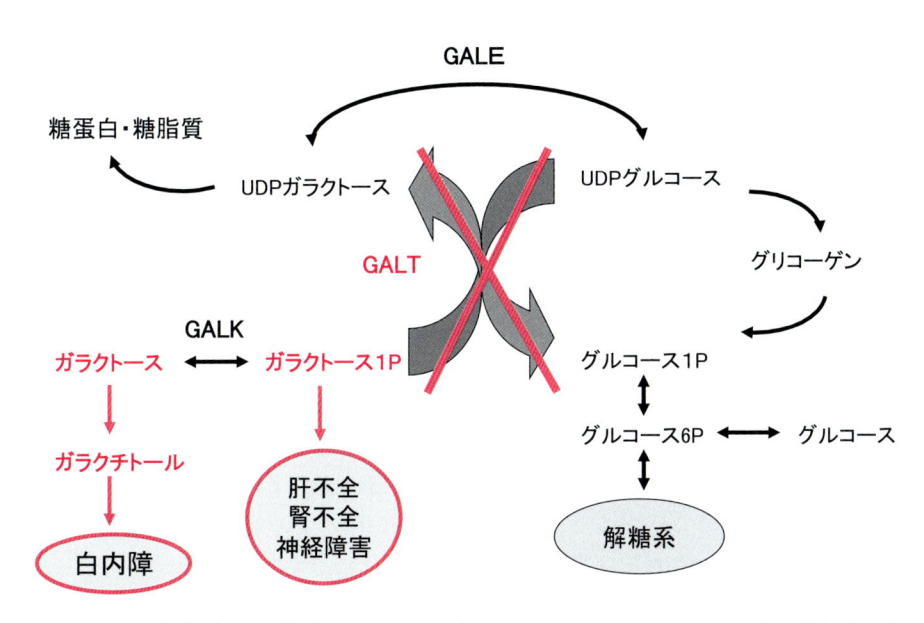

図8 **GALT欠損症の病態生理．** GALT欠損症では，ガラクトース1リン酸が増加するため肝不全・腎不全・神経障害が生じる．また，ガラクチトールの増加によって白内障を生じる．

【GALK欠損症の病態生理】（図9）

GALK欠損症ではガラクトースをガラクトース1リン酸に変換することができない．このため，ガラクチトールの過剰産生のみが生じるため，症状は白内障のみとなる．すなわち，有毒なガラクトース1リン酸は産生されず，肝不全などの重篤な症状はきたさない．

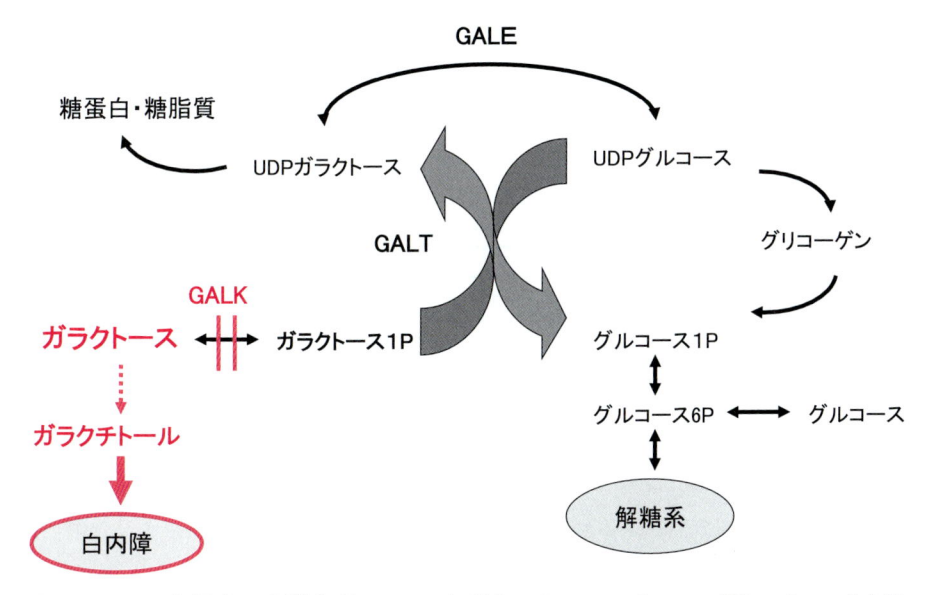

図9 **GALK欠損症の病態生理．** GALK欠損症では，ラクチトールの増加によって白内障を生じる．

【GALE 欠損症の病態生理】

図7に示したGALEが赤血球においてのみ障害されているのがGALE欠損症である．マス・スクリーニング開始後に見つかった病態で，臨床的意義は低い．なお，重症例も存在するとの報告があるが，わが国での報告はまだない．

4 フルクトース代謝異常症

フルクトース（果糖）は果物に含まれるだけでなく，スクロースの構成成分の1つでもあり，砂糖・蜂蜜など多くの食品に含まれている．

フルクトースの代謝経路を図10に示すが，フルクトースは外因性に摂取されたものと，グリコーゲン・グルコースから代謝されて生じる内因性のものがある．アルドラーゼB欠損症は遺伝性フルクトース不耐症を招き，フルクトース摂取時に低血糖・乳酸アシドーシスをきたす．一方，F1,6DPase（フルクトース1,6ジホスファターゼ）は糖新生の重要な酵素であり，その欠損は空腹時低血糖症を招く．これらは共に常染色体劣性遺伝疾患である．

それぞれの病態生理を記す．

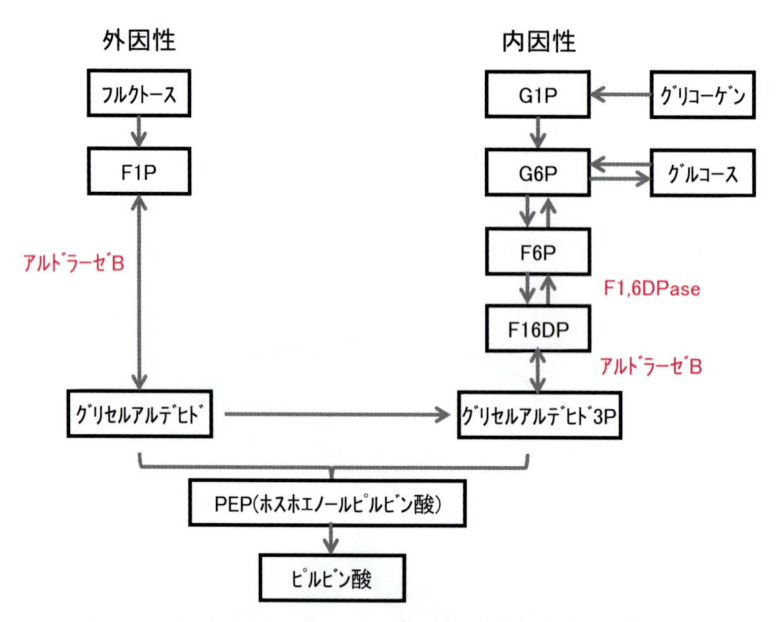

図10 フルクトースの代謝経路． フルクトースは食物として摂取したもの（外因性）のみではなく，グリコーゲン・グルコースからも産生される（内因性）．

1. 遺伝性フルクトース不耐症（アルドラーゼB欠損症）

外因性にフルクトースを摂取すると，これを代謝するため，フルクトース1リン酸（F1P）が産生される．しかし，アルドラーゼB欠損のため，細胞内にF1Pが蓄積する．多量のF1P産生によって，細胞内のリン酸基およびATPが枯渇するため，解糖系・糖新生系ともに作動しなくなり，低血糖・乳酸アシドーシスを生じる（図11）．

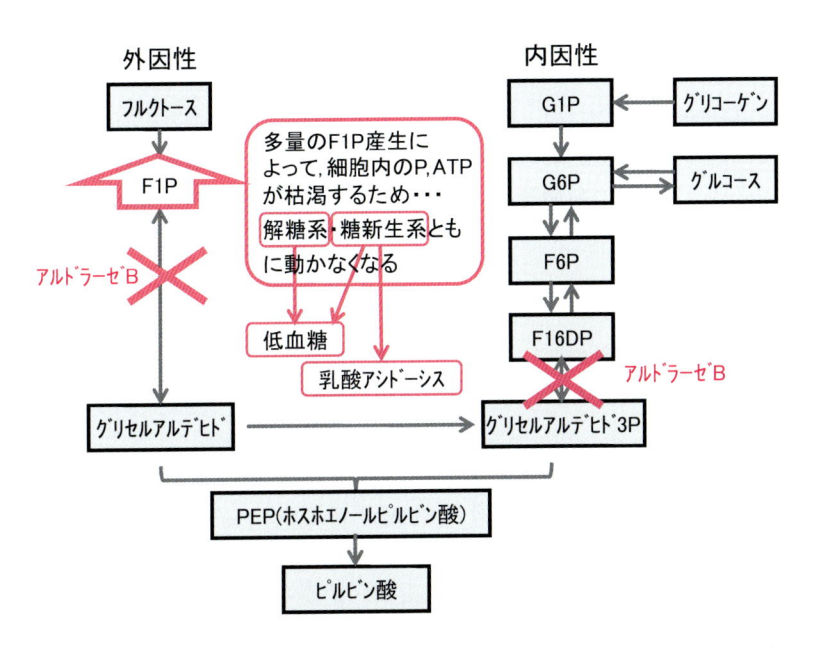

図11 遺伝性フルクトース不耐症（アルドラーゼB欠損症）．食物などとして摂取した外因性のフルクトースはフルクトース1リン酸に変換され，通常はこれがピルビン酸に変換され，TCA回路などに入っていく．しかし，アルドラーゼB欠損症ではフルクトース1リン酸が蓄積し，その産生のために細胞内のリンが不足するため，細胞内での反応が障害される．

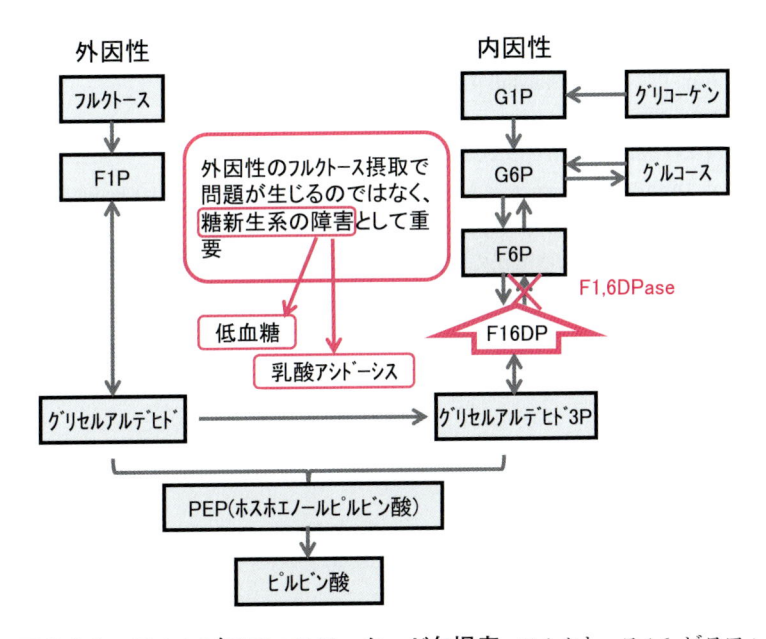

図12 フルクトース1,6-ビスフォスファターゼ欠損症．フルクトース1,6-ビスフォスファターゼは糖新生系の重要な酵素であり，その異常は低血糖症をもたらす．

2. フルクトース 1,6 ジホスファターゼ（F1,6DPae）欠損症

糖新生系の F1,6DPase 欠損のため，糖新生ができないのが問題であり，外因性のフルクトースの処理によって問題は生じない．このため，糖新生を必要としない食後（飽食時）には問題は生じず，糖新生の必要な空腹時（飢餓時）に低血糖・乳酸アシドーシスが問題となる（**図 12**）．

5 ムコ多糖症

ムコ多糖（グルコサミノグリカン）は，アミノ酸（ガラクトサミン，グルコサミン）とウロン酸またはガラクトースの繰り返し構造からなる多糖で，結合組織の重要な構成成分として水分保持能が高いことで知られる．

不要となったムコ多糖の処理は細胞内小器官であるライソゾームで行われるが，ムコ多糖症は，ムコ多糖代謝に関与するライソゾーム酵素の活性低下のために，ムコ多糖が蓄積し臓器障害を引き起こす病態である．

共通する症状には，精神運動発達障害・角膜混濁・網膜変性・難聴・呼吸障害・心臓弁膜症・肝脾腫・関節硬縮・骨変形・低身長などがあるが，病型によって症状には差がある．

かつては，対症療法あるいは造血幹細胞移植しかなかったが，近年，I 型（Hurler 症候群/Scheie 症候群）・II 型（Hunter 症候群）・VI 型（Maroteaux-Lamy 症候群）に対して酵素補充療法が可能となっている．

【参考文献】

1) Weinstein DA et al. Glycogen Storage Disease. Sarafoglou K et al.(eds) Pediatric endocrinology and inborn errors of metabolism. P71-81. McGrawhill (USA), 2009
2) Roth KSet al.The galactosemias. Sarafoglou K et al.(eds) Pediatric endocrinology and inborn errors of metabolism. P127-134. McGrawhill (USA), 2009
3) Sansaricq C et al. Disorders of Fuructose Metabolism. Sarafoglou K et al.(eds) Pediatric endocrinology and inborn errors of metabolism. P135-139. McGrawhill (USA), 2009
4) 奥山虎之．ムコ多糖症の先端的治療法の開発とその臨床応用．小児科 46:2003-2009, 2005

第4章 蛋白質・アミノ酸

　蛋白質は3大栄養素の1つであるが，生体の水分を除いた成分の5～6割を蛋白質が占めており，蛋白質は身体の構成要素として極めて重要な機能を担っている．その上，ホルモンや情報伝達物質など生体の機能発現に重要な役割を果たす物質や，各種抗体や角質に存在する保湿成分など生体防御に必要な生体防御物質も蛋白質である．とりわけ，酵素・抗体などはその多様性が極めて重要な物質であり，蛋白質の種類は極めて多い．しかし，驚くべきことに全ての蛋白質は，わずか20種類のアミノ酸から成り立っている．
　本章では，蛋白質の不思議を理解する．

1　アミノ酸の構造と代謝

　アミノ酸はアミノ基（NH_2）とカルボキシル基（COOH）に側鎖（図1のR）を有する物質であり，側鎖の違いから様々な種類のアミノ酸が存在する．すなわち，側鎖（R）が水素（H）の場合はグリシン，CH_3であればアラニンと命名されている．なお，グリシン・アラニンのように炭化水素のみが付いた単純な構造のアミノ酸もあれば，硫黄を含むシステイン・メチオニン，芳香族基を持つフェニルアラニン・チロシン・トリプトファンのように複雑な構造を持つアミノ酸もあり，これらの違いが多種多様な蛋白の合成に深くかかわっている．
　食事として摂取された蛋白質はアミノ酸まで分解された後に，小腸で吸収される．吸収されたアミノ酸は，蛋白質をはじめ，ヌクレオチド・ヘム・ドパミンなどの神経伝達物質といった多様な物質の成分となる．一方，その他のアミノ酸は窒素（N）を除かれαケト酸となって，糖新生・脂質・ケトン体の合成に回される．なお，アミノ酸から除かれた窒素は尿素回路に入り，尿素として排泄されることとなる．

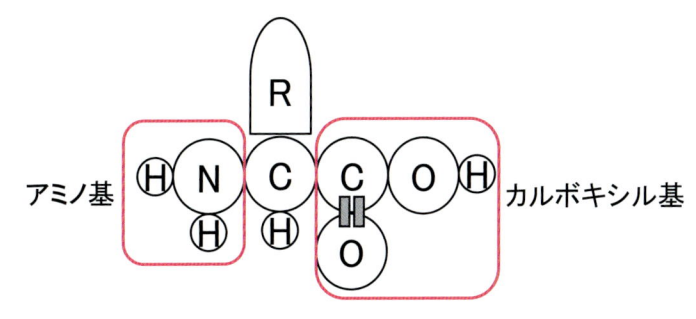

図1　アミノ酸の構造． アミノ酸は，アミノ基・カルボキシル基の両者に側鎖を有する物質であり，側鎖が異なることによって，多様性有している．

2 必須アミノ酸

　先ほど，すべての蛋白質は20種類のアミノ酸からなると書いたが，それはすなわち地球上のすべての生物は20種類のアミノ酸を必要とするということである．植物や微生物はこの20種類のすべてのアミノ酸を自力で産生することができるが，ヒトは進化の過程で20種類のアミノ酸のうち9種類のアミノ酸の合成系を放棄してしまった．すなわち，ヒトは自分の力では合成できない9種類のアミノ酸を体外から摂取する必要がある．このように体外から栄養として摂取することが必要なアミノ酸を必須アミノ酸と呼ぶ．

必須アミノ酸

・ヒスチジン	・イソロイシン	・ロイシン
・リシン	・メチオニン	・フェニルアラニン
・トレオニン	・トリプトファン	・バリン

　ある蛋白質を合成する場合，必要なすべての種類のアミノ酸がそろっていればよいが，どれか1つでも足りないものがあると，その蛋白質を合成することはできない．足りないアミノ酸が非必須アミノ酸であれば自前で合成すれば良いが，足りないアミノ酸が必須アミノ酸である場合，蛋白合成はストップしてしまう．このように，必須アミノ酸が1種類でも不足すると，蛋白合成は行えない．これをたとえて，桶の理論と呼ぶ．すなわち，桶の板が一枚でも短いとその深さまでしか水は入らず，必須アミノ酸が1種類でも不足すると，たとえ他のアミノ酸が豊富にあっても何の役にも立たないのである（**図2**）．

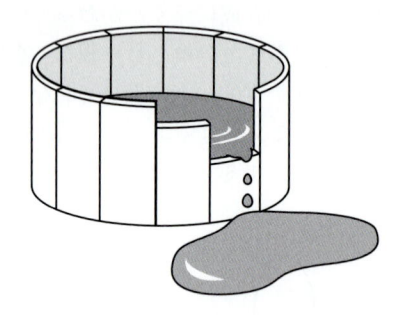

図2　必須アミノ酸と桶の理論． 桶の板の高さがそろっていれば良いが，板の高さの低いものが1枚でもあれば，桶にはその1番低い板の高さまでしか水を蓄えることはできない．

3 糖原性アミノ酸とケト原性アミノ酸

これまで，アミノ酸の合成基質としての重要性を述べてきたが，アミノ酸はエネルギー源としても重要な役割を果たしている．すなわち，摂取された蛋白質はアミノ酸に分解され，エネルギー源として利用されうる．アミノ酸はその種類によって，糖新生系に入りグルコースを産生しうるもの（＝糖原性アミノ酸）と脂質代謝経路に入って，脂肪酸やケトン体に転換されうるもの（＝ケト原性アミノ酸）に分けることができる（図3）．

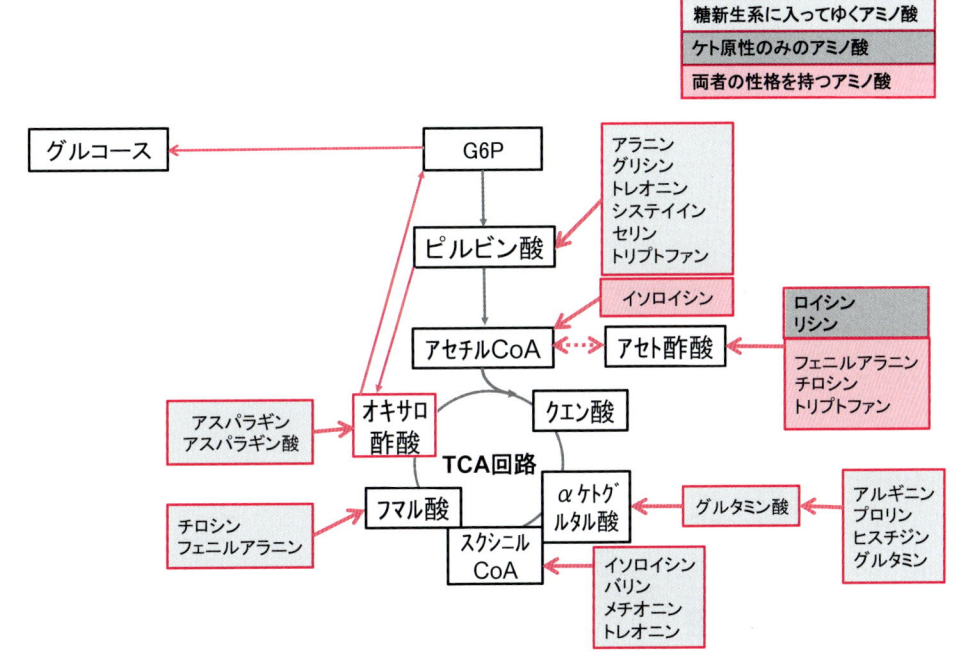

図3 アミノ酸代謝の経路． アミノ酸は，①糖新生系に入りグルコースとなるもの，②アセチルCoA・アセト酢酸に変換されケトン体となるもの，③その両方の性質を有するものの3つに分類できる．

- **糖原性アミノ酸**：ピルビン酸あるいはTCA回路の中間産物（αケトグルタル酸，スクシニルCoA，フマル酸，オキサロ酢酸）のいずれかに変換されるアミノ酸は，糖新生系に入り，グルコースを産生することが可能である．図に示したように，ロイシン・リシン外のほとんどすべてのアミノ酸は糖新生系に入っていくことが可能である．
- **ケト原性アミノ酸**：アセチルCoAあるいはアセト酢酸（ケトン体の1つ）に変換されるアミノ酸は，TCA回路に入って，エネルギー産生に利用される．ロイシン，リシンがその代表で，この2つのアミノ酸は糖新生系に入ることはなく，専らエネルギーとして利用される．
- **糖原性・ケト原性両方の性質を持つアミノ酸**：イソロイシン・チロシン・フェニルアラニン・トリプトファンなどは，糖新生系に入ることも，エネルギー産生に当たることも可能であり，必要に応じて変換される．

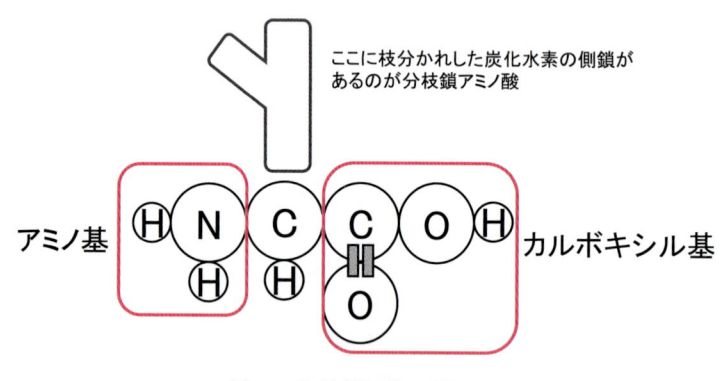

4 分枝鎖アミノ酸

ロイシン・バリン・イソロイシンの3つのアミノ酸は側鎖に分枝構造があるため，分枝鎖アミノ酸（Branched chain amino acid; BCAA）と呼ばれる **(図4)**．この3種類のアミノ酸はすべて，必須アミノ酸であり，哺乳類に必要なアミノ酸の40％を占める重要なアミノ酸である．

分枝鎖アミノ酸は，他の多くのアミノ酸が肝臓で代謝されるのとは異なり，筋肉で代謝されるのが特徴で，筋肉蛋白質を構成するアミノ酸の35％を占めている．

このことは，筋肉の発達が重要な成長期には必須アミノ酸の摂取が重要だということを意味している．すなわち，新生児期においても，分枝鎖アミノ酸を含む必須アミノ酸を投与しなければ，筋肉量は増えないのである．

図4 分枝鎖アミノ酸

5 芳香族アミノ酸

芳香族アミノ酸（Aromatic Amino Acids; AAA）は，その構造にベンゼン環などの芳香族基を有するアミノ酸で，フェニルアラニン・チロシンなどがその代表である．

芳香族アミノ酸（AAA）は，主として肝臓で代謝されるが，肝硬変等の肝障害時にはその代謝が障害されるために，血中濃度が上昇する．これに対して，バリン，ロイシン，イソロイシンといった分岐鎖アミノ酸（BCAA）は，肝障害時には，筋肉や心臓などでの分解が亢進し，血中濃度が低下する．このため，BCAAとAAAのモル比（血中のBCAA/AAA比；Fischer比；正常値は3～4）が，肝の代謝機能の低下の指標として用いられることがある（Fischer比の低下は肝機能障害の指標となる）**(図5)**．また，AAAとBCAAは，血液脳関門（BBB）を通過するのに同じ輸送担体を使用する．このため肝障害等により血中のBCAA/AAA比（Fischer比）が異常低値となると，BCAAがBBBを通過できなくなり，脳機能への影響が出る可能性がある．

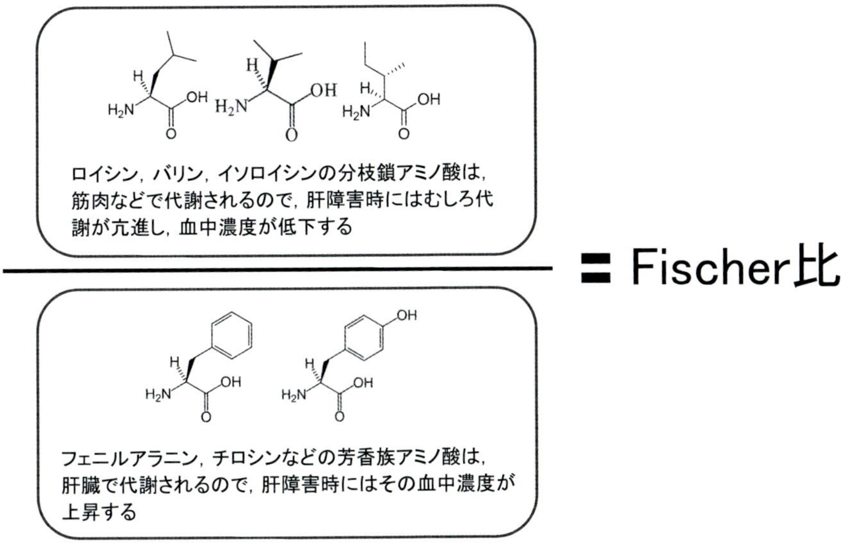

ロイシン，バリン，イソロイシンの分枝鎖アミノ酸は，筋肉などで代謝されるので，肝障害時にはむしろ代謝が亢進し，血中濃度が低下する

＝ Fischer比

フェニルアラニン，チロシンなどの芳香族アミノ酸は，肝臓で代謝されるので，肝障害時にはその血中濃度が上昇する

図5 Fischer 比． Fischer 比は分枝鎖アミノ酸／芳香族アミノ酸の比であり，肝障害時にはその値が小さくなる．

6 アミノ酸における窒素の変換過程

アミノ酸の構造上の最大の特徴は窒素を有していることである．窒素は異化の際に，アンモニアという極めて毒性の強い物質に変換されてしまう．このため，アンモニアの毒性を軽減し，安全な窒素化合物に変換し排泄する，以下の3つの過程が重要である．

1．アミノ酸における窒素の変換過程の3段階（図6）

①**アミノ基転移反応**：全てのアミノ酸はアミノ基（すなわち窒素）を有している．あるアミノ酸のアミノ基を他のアミノ酸に受け渡す反応をアミノ基転移反応と呼ぶが，この反応によって，すべてのアミノ基の窒素はグルタミン酸に集約されることとなる．
②**酸化的脱アミノ反応**：グルタミン酸は酸化的脱アミノ反応によって，αケトグルタル酸に変換されるともに，アンモニアを産生する．
③**尿素回路**：アンモニアは尿素回路に入り，無害な尿素へと変換され，体外へと排泄される．

2．グルタミン代謝

先ほどグルタミン酸が窒素の変換過程において重要であると記した．グルタミンの代謝についてもう少し詳しく解説する．

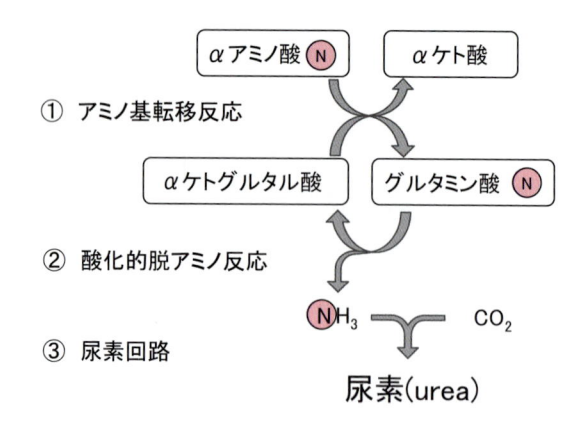

図6 アミノ酸に含まれる窒素の変換. アミノ酸の代謝の最重要ポイントは窒素を無害な形（＝尿素）で排泄することである．これを可能にするのが①アミノ基転移反応，②酸化的脱アミノ反応，③尿素回路の3つの過程である．

【αケトグルタル酸・グルタミン酸・グルタミンの変換（図7）】

αケトグルタル酸・グルタミン酸・グルタミンの3つの分子は，炭素骨格は同じだが，結合している窒素数のみが異なる．すなわち，窒素がないのがαケトグルタル酸で，1つ有するのがグルタミン酸，2つ有するのがグルタミンである．この3つの分子は，相互に変換されることで，アンモニアを産生したり，アンモニアを取り込んだりしている．

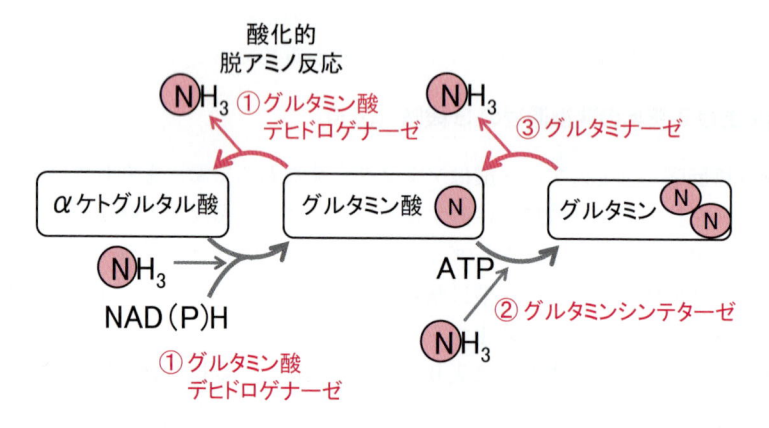

図7 グルタミン酸代謝. 窒素の代謝に重要な役割を果たすのが，グルタミン代謝である．すなわち，αケトグルタル酸・グルタミン酸・グルタミンの相互変換の過程は，アンモニア変換の過程でもある．

1）グルタミン酸デヒドロゲナーゼ（GDH; glutamate dehydrogenase）

肝臓のGDHはグルタミン酸から窒素をアンモニアとして遊離したり，アンモニアとαケトグルタル酸からグルタミン酸を産生したりする．通常この反応はグルタミン酸合成（アンモニ

アを無毒化する方向）に偏っているが，逆方向の酸化的脱アミノ反応を行い，アンモニアを産生することもある．高アンモニア状態では，反応はグルタミン酸合成方向に強くシフトし，アンモニアを減らす方向に進む．しかし，これは一方で，αケトグルタル酸の枯渇を招いてしまう．αケトグルタル酸は TCA 回路の中間産物であり，これが枯渇すると，TCA 回路が回らなくなり，エネルギー産生不足に追い込まれてしまうのである．

2）グルタミン・シンテターゼ

グルタミン酸に更にアンモニアを取り込ませ，毒性のないグルタミンを産生する酵素が，グルタミン・シンテターゼである．

3）グルタミナーゼ

グルタミンがアンモニアを遊離してグルタミン酸に変化する際に働く酵素がグルタミナーゼである．本酵素は，腸管・肝臓・腎臓などに存在しており，血液中から取り込まれたグルタミンからアンモニアを遊離させる働きがある．

7 全身諸臓器におけるアンモニア代謝

1）腸管におけるアンモニアの産生

腸管内では，食事として摂取されたアミノ酸が，グルタミナーゼやグルタミン酸デヒドロゲナーゼ（GDH）で分解され，アンモニアを産生する．加えて，腸内細菌が尿素を分解してアンモニアを産生する．このようにして，腸管で遊離されたアンモニアは門脈を介して肝臓に運ばれる．

2）肝臓におけるアンモニアの処理

肝臓では，血液から取り込まれたアミノ酸（グルタミン，グルタミン酸，その他のアミノ酸）がグルタミナーゼや GDH で分解され，アンモニアを産生するとともに，体内の他の部位（腸管など）で産生されたアンモニアが肝臓に運ばれてくる．これらのアンモニアは，肝臓の尿素回路で処理され，尿素へと変換される．

3）腎臓からの尿素・アンモニアの排泄

腎臓は，尿素回路で産生された尿素を排泄するとともに，腎臓で産生したアンモニアの一部を尿として排泄する．しかし，尿で排泄しきれない窒素は，グルタミンやアンモニアの形で血液中に放出され，肝臓へ運ばれる．

4）脳

高アンモニア血症に陥ると，アンモニアは血液脳関門（BBB）を通過し，脳障害を生じる．高アンモニア状態では，GDH はグルタミン酸を合成する方向に反応を進むが，その結果，αケトグルタル酸が枯渇して TCA 回路が回らなくなり，エネルギー産生不足に追い込まれてしまう．

またアンモニアが過剰に産生された時に，これを無毒化するのが，グルタミン・シンテターゼの役目だが，この酵素が働くことによってグルタミン酸が枯渇すると，グルタミン酸は神経伝達物質である GABA の前駆体なので，GABA も枯渇することになり，神経伝達が低下することにもなる．また，細胞内のグルタミン濃度が上昇すると細胞内浸透圧が上昇し，とりわけ脳では脳浮腫をきたす．

8 尿素回路

アミノ酸に含まれる窒素の最終産物で最も重要なものは尿素である．尿素を合成する経路が尿素回路で，アンモニウムイオン・アスパラギン酸の α アミノ基窒素・ATP から尿素を産生する経路である．尿素回路について，解説する（**図8**）．

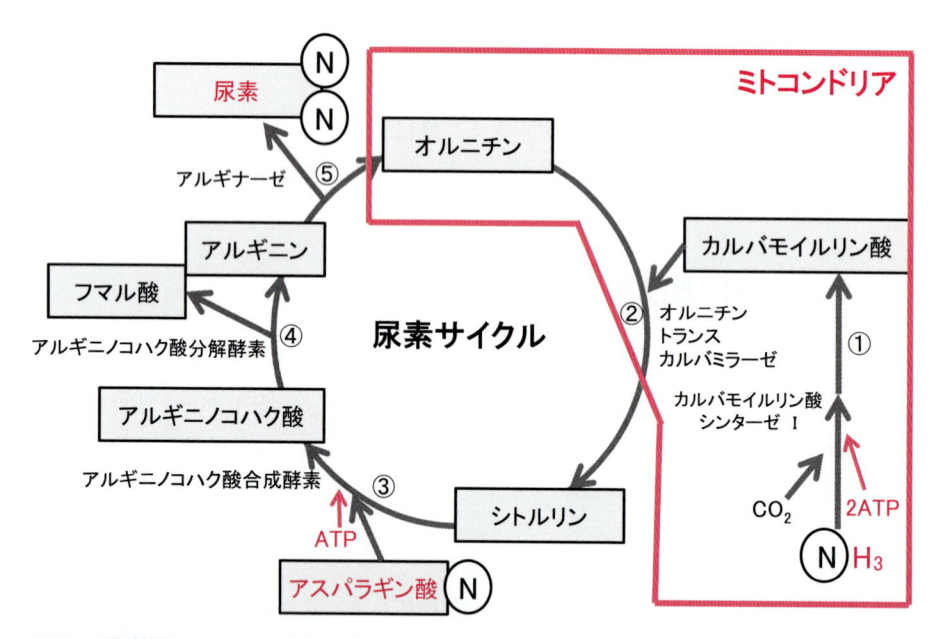

図8 尿素回路． 尿素回路の概略を示す．本文①②の反応はミトコンドリア内で，③④⑤の反応は細胞質で行われる．

①カルバモイルリン酸シンターゼⅠ（CPSI）が尿素合成を開始

ミトコンドリア内で，アンモニア・二酸化炭素・ATP2分子が縮合することによって，カルバモイルリン酸が合成され，尿素回路が開始される．この CPSI による酵素反応が尿素回路の律速段階である．

②オルニチントランスカルバモイラーゼ（OTC）によるシトルリンの生成

ミトコンドリア内に移送されたオルニチンからシトルリンを生成するこの反応も，ミトコンドリア内で行われる．一方，これら以外の尿素回路の反応は細胞質で行われる．

③シトルリンとアスパラギン酸からアルギニノコハク酸を生成

アスパラギン酸とシトルリンが結合して，アルギニノコハク酸が生成される．アスパラギン酸の窒素が尿素の2個目の窒素となるのである．

④アルギニノコハク酸の分解

アルギニノコハク酸を分解し，アルギニンとフマル酸を産生する．この際，窒素基はアルギニンに残る．

⑤**アルギナーゼによって，尿素を産生**
　　アルギニンから尿素を遊離するとともに，オルニチンを産生する．これによって，②の反応に必要なオルニチンが供給され続けることとなる．

9 アミノ酸代謝のまとめ

　アミノ酸は身体に必須の物質であり，全身で利用されている．その結果，全身の諸臓器でアンモニアが産生される．しかし，アンモニアを処理して体外に放出できる臓器は肝臓と腎臓に限定されるため，肝不全・腎不全では高アンモニア血症が問題となるのである．一方，肝機能・腎機能が未熟な早産児などでは，蛋白負荷が過多になると，高アンモニア血症を呈しやすいことも，アンモニア代謝を考えれば容易に理解できるであろう．

第5章 アミノ酸・有機酸代謝異常症

　食事として摂取された蛋白質はアミノ酸まで分解されたのちに，小腸粘膜から吸収される．吸収されたアミノ酸は，蛋白質をはじめ，ヌクレオチド・ヘム・ドパミンなどの神経伝達物質といった多様な物質の合成に使用される．その他のアミノ酸は窒素を除かれαケト酸となって，糖新生・脂質・ケトン体の合成に回される．一方，窒素は主として，肝臓の尿素回路で代謝されて尿素へと変換され，腎臓から排泄される（図1）．

　これら一連のアミノ酸代謝の酵素反応の障害を有する病態が先天性アミノ酸代謝異常症である．アミノ酸代謝の初期段階が障害された場合は，生体内のアミノ酸値が上昇し，過剰となったアミノ酸が臓器障害をきたすが，アミノ酸代謝の第2～3段階以降の代謝障害では，アミノ酸ではなく中間代謝産物である有機酸値が上昇し，その物質の毒性やアシドーシスが問題となる．このため，前者をアミノ酸代謝異常症，後者を有機酸代謝異常症と分けて呼ぶ．

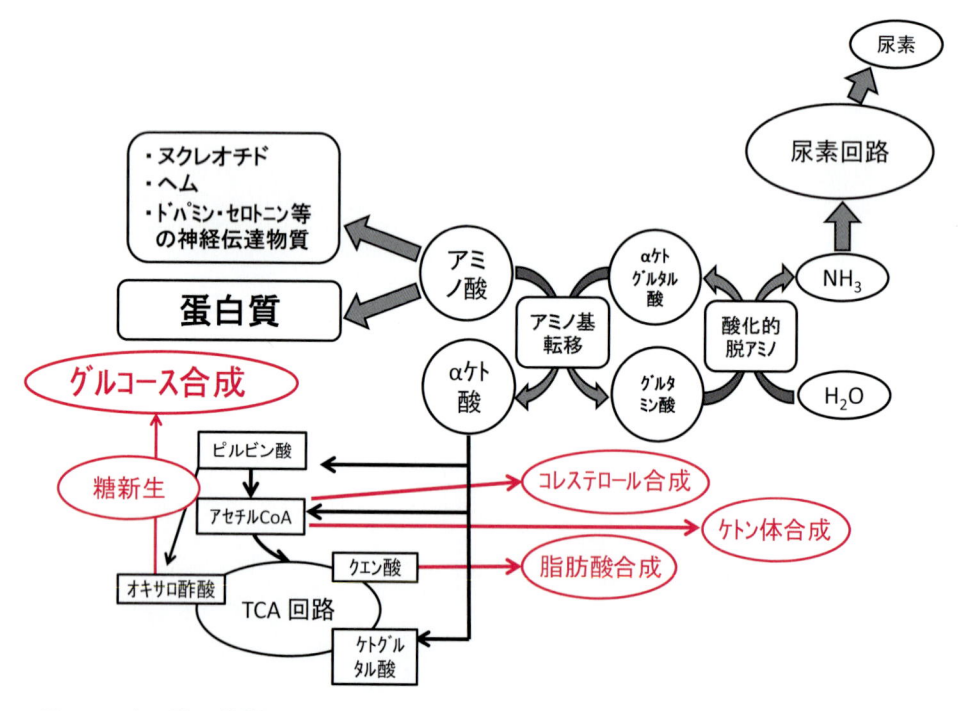

図1　アミノ酸の代謝． アミノ酸の代謝で重要な点は，窒素基を尿素として排出すること・蛋白・糖質・脂質の合成にあたることなど多岐にわたる．

1 アミノ酸代謝異常症・有機酸代謝異常症

　前述したように，アミノ酸は，代謝過程でピルビン酸およびTCA回路の中間代謝物質に変換される糖原性アミノ酸と，アセチルCoAやアセト酢酸に変換されるケト原性アミノ酸に大別される．それぞれのアミノ酸の代謝経路の概略を**図2**に示す．また，**図3**に代表的なアミノ酸代謝異常症および有機酸代謝異常症の障害部位を示す．アミノ酸代謝異常に共通する臨床像に，精神運動発達遅滞・痙攣・哺乳不良・肝障害・腎障害などがある．

　一方，有機酸代謝異常症の場合は，有機酸の組織障害性，代謝性アシドーシスが問題となる．種々の病型が存在するが，共通する臨床像は，乳児期早期から発症する間欠的アシドーシス発作・低血糖症・高アンモニア血症・精神運動発達遅滞などがある．近年，タンデムマス法による新生児マス・スクリーニングの対象疾患が，アミノ酸・有機酸代謝異常症にも大きく広がった（**図4**）．

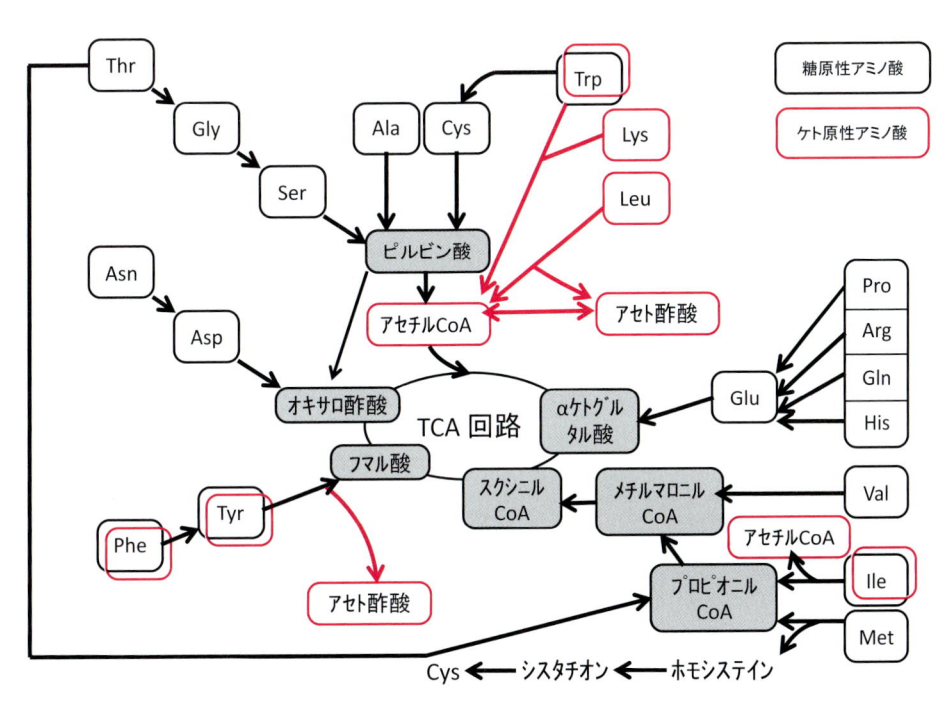

図2　アミノ酸の代謝．アミノ酸の代謝過程を示す．糖原性アミノ酸とケト原性アミノ酸を色分けして表示した．

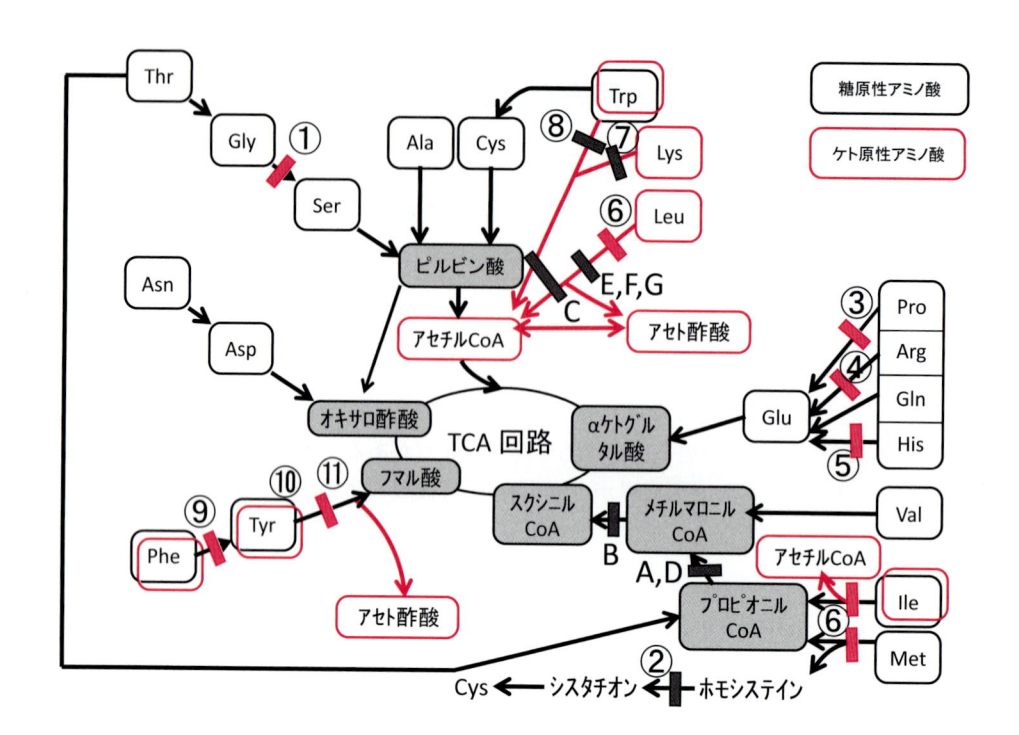

図3 アミノ酸・有機酸代謝異常症. 代謝簡易マップ上に，代表的な先天性アミノ酸代謝異常症（①〜⑪）と有機酸代謝異常症（A〜G）を記した．

【先天性アミノ酸代謝異常症】
① 高グリシン血症
② ホモシスチン尿症
③ 高プロリン血症
④ 高アルギニン血症
⑤ 高ヒスチジン血症
⑥ メープルシロップ尿症
⑦ 高リシン血症
⑧ 先天性トリプトファン尿症
⑨ フェニルケトン尿症
⑩ チロシン症
⑪ アルカプトン尿症

【有機酸代謝異常症】
A プロピオン酸血症
B メチルマロン酸血症
C グルタル酸血症
D 複合カルボキシラーゼ欠損症など
E メチルクロトニルグリシン尿症
F 3-ヒドロキシ-3-メチルグルタル酸尿症
G イソ吉草酸血症

```
                1. フェニルケトン尿症              4. ガラクトース血症
                2. メープルシロップ尿症           5. 先天性副腎過形成
                3. ホモシスチン尿症                6. 先天性甲状腺機能低下症
```

タンデムマス法　　　　　　　　　従来の法

アミノ酸代謝異常症	有機酸代謝異常症	脂肪酸代謝異常症	
①フェニルケトン尿症 ②メープルシロップ尿症 ③ホモシスチン尿症 ④シトルリン血症Ⅰ型 ⑤アルギニノコハク酸尿症	⑥メチルマロン酸血症 ⑦プロピオン酸血症 ⑧イソ吉草酸血症 ⑨メチルクロトニルグリシン尿症 ⑩ヒドロキシメチルグルタル酸血症 　（HMG血症） ⑪複合カルボキシラーゼ欠損症 ⑫グルタル酸血症1型	⑬CPT-1欠損症 ⑭TFP欠損症 ⑮VLCAD欠損症 ⑯MCAD欠損症	⑰ガラクトース血症 ⑱先天性副腎過形成 ⑲先天性甲状腺機能低下症 酵素法 RIA法やEIA法

合計19疾患（アミノ酸代謝異常症 5疾患，有機酸代謝異常症 7疾患，脂肪酸代謝異常症 4疾患，糖代謝異常症 1疾患，内分泌疾患 2疾患）

図4 "新しい"新生児マス・スクリーニング．タンデムマス法によって，アミノ酸・有機酸・脂肪酸代謝異常症が多数診断されるようになった．全身性カルニチン欠損症・シトルリン血症Ⅱ型などその他の疾患に関しても検討されており，今後診断される疾患数はより増加すると考えられる．

2　従来からの新生児マス・スクリーニング対象疾患

　従来の新生児代謝疾患などマス・スクリーニングの原点は，1950年代にガスリー博士が枯草菌を利用して，フェニルアラニンを測定した系を開発したガスリー法に始まる．本検査法を基にしたスクリーニング検査は，わが国では1977年から全国的に開始された．当初は，フェニルケトン尿症，メープルシロップ尿症，ホモシスチン尿症，ガラクトース血症，ヒスチジン血症の5疾患を対象として開始さたが，1980年に先天性甲状腺機能低下症（クレチン症），1988年に先天性副腎過形成症が対象疾患に加わり，その後1992年にヒスチジン血症が対象疾患から外され，タンデムマス検査が始まるまで，これら6疾患を対象として実施されてきた．ここでは，従来のマス・スクリーニングで，代謝異常症を指摘された時の判断のポイントを記す．

> 従来の新生児マス・スクリーニングの対象疾患のうち，代謝疾患の頻度
> 1. フェニルケトン尿症（1/10～20万出生）
> 2. ホモシスチン尿症（1/100万出生）
> 3. メープルシロップ尿症（1/60万出生）
> 4. ガラクトース血症（1/80万出生）

　ここに示したように，いずれもかなり稀な疾患であり，実際に遭遇する確率は高くはない．しかし，疑い例に接する機会は，その何倍も多いことから，マス・スクリーニングで異常を指摘さ

れた場合，どのように考えるかは一般小児科医・新生児科医にとって重要である．ここでは，上記の1～3のアミノ酸代謝異常について解説する．

なお，ガラクトース血症に関しては糖質代謝異常の項，タンデムマス法で新たに診断されるようになった疾患に関しては別に述べる．

1. フェニルケトン尿症

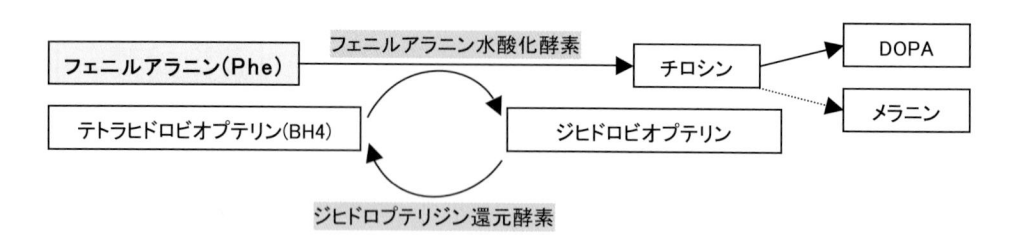

```
フェニルアラニン(Phe) ──フェニルアラニン水酸化酵素──→ チロシン ──→ DOPA
                                                          ⋯→ メラニン
テトラヒドロビオプテリン(BH4)            ジヒドロビオプテリン
            ↑────ジヒドロプテリジン還元酵素────↓
```

【フェニルケトン尿症の基礎知識】

①フェニルケトン尿症（以下 PKU）はフェニルアラニンをチロシンに変換させる酵素（フェニルアラニン水酸化酵素）の先天的欠損により，血中・組織中のフェニルアラニンが増加し，尿に多量のフェニルピルビン酸を排泄する病態だが，この酵素反応には，テトラヒドロビオプテリンをジヒドロビオプテリンに変換する酵素反応が同時に起こることが必要である．このため，フェニルアラニンをチロシンに変換できない先天性疾患には，フェニルアラニン水酸化酵素・ビオプテリン代謝異常の2種類が存在することとなる．

②PKU の中枢神経障害は，過剰なフェニルアラニンが脳内のアミノ酸バランス，ひいては蛋白合成を乱すこと，DOPA などの神経伝達物質の不足をきたすことが原因と考えられており，速やかに血中フェニルアラニン値を低下させる治療が必要である．

③PKU の場合，一般に乳幼児～小児期は厳密な食事管理が必要だが，治療が奏功すれば，後遺障害も残さない．また，成人すれば食事制限も不要になると考えられているが，近年，PKU 母体児が出生する時代になり，妊婦の血中 Phe が高いと，出生児の知能が障害されることがわかり，妊婦の食事制限の重要性が指摘されている．

【スクリーニングで"PKU の疑い"を指摘された際のポイント】

①スクリーニングで血中フェニルアラニン値（以下 Phe）の高値を指摘された場合，まずアミノ酸分析を提出するとともに，赤毛・色白・肝障害・未熟児＋高蛋白などの病態の有無を調べる．

②Phe が 6mg/dL 以上であれば，テトラヒドロビオプテリン（BH₄）投与が有効な例があるため，BH₄投与を試みる．BH₄が無効であれば，早期に Phe 制限食を開始する．なお，制限を開始した場合は，アミノ酸分析を繰り返し，乳幼児期は Phe 血中濃度が 2～4mg/dL となるよう，Phe 投与量を調節する．すなわち，制限が強すぎて低栄養にならないよう，Phe 値をみながら，投与量を調節していく．その過程で，中止できる良性例は制限を中止する．

③血中 Phe が 2mg/dL 以上の症例は，プテリジン分析・DHPR（ジヒドロプテリジンレダクターゼ）活性が PKU と BH₄欠損症の鑑別に重要である．

【血中フェニルアラニン高値を呈する病態】

スクリーニング検査で血中フェニルアラニン高値

- **フェニルケトン尿症（PKU）（Phe>20mg/dL）；1/11万出生**
  - 血中アミノ酸分析でPhe異常高値・Tyr正常〜低値で診断確定する.
  - 1ヵ月以内にPhe制限食を開始しないと，知能障害・痙攣などの重篤な症状をきたす．他の随伴症状は赤毛・色白．

- **悪性高フェニルアラニン血症＝ビオプテリン異常症（Pheの値は種々）；1/160万出生**
  - Phe制限のみでは予後不良で，BH4投与によりPhe低下が得られる例もある．他はL-DOPAなどの投与で，中枢神経障害を改善しうる．

- **良性高フェニルアラニン血症（初期にはPhe高値となるが徐々に低下）**
  - Phe高値例では初期には診断が着かず，Phe制限食を開始するがその後，Pheが低下し，制限を緩めて行ける．

血中Pheが高値となるその他の病態（この場合，**血中チロシンの上昇を伴う**）；
- 新生児（**未熟児**）に高蛋白食を与え，**ビタミンCが不足している場合**．
- 遺伝性高チロシン血症．
- **肝障害**時には，チロシン・メチオニン・Phe・オルニチン・GABAが総じて上昇する．

2．ホモシスチン尿症

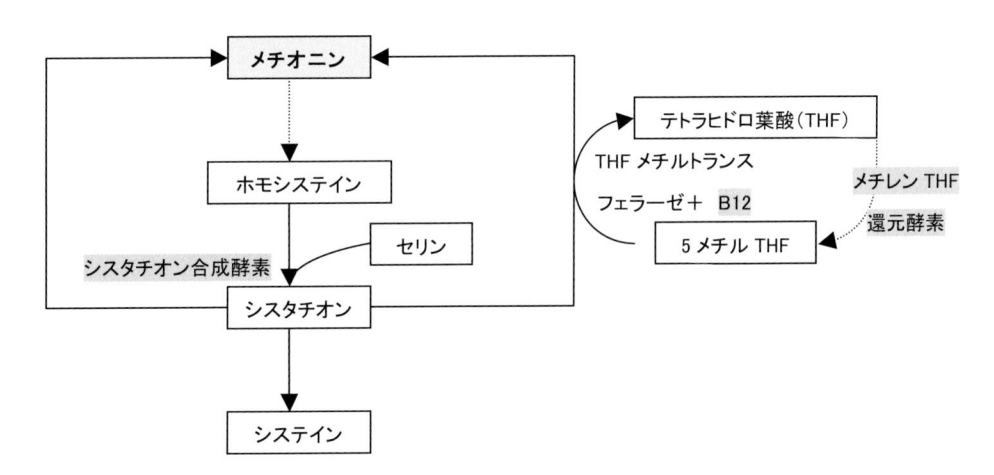

メチオニン → ホモシステイン → （シスタチオン合成酵素、セリン）→ シスタチオン → システイン

THFメチルトランスフェラーゼ＋B12：5メチルTHF → テトラヒドロ葉酸（THF）
メチレンTHF還元酵素

【ホモシスチン尿症の基礎知識】

①古典的ホモシスチン尿症は上記代謝マップのシスタチオン合成酵素欠損症であるが，蓄積したホモシステインがメチオニンに再合成されるため，血中メチオニン値が上昇する．マス・スクリーニングではこの血中メチオニン値を測定し，スクリーニングとしている．

②ホモシステインからメチオニンを合成する反応の異常症であるビタミンB12の吸収・活性

化障害，メチレンTHF還元酵素欠損症でもホモシスチン尿症となるが，血中メチオニンは上昇せず，スクリーニングでは検出されない（ただし，非常に稀である）．

【スクリーニングで"ホモシスチン尿症の疑い"を指摘された際のポイント】
①ホモシスチン尿症疑いは「高メチオニン血症」を意味するため，メチオニン高値を呈する病態の鑑別を進める必要がある．
②スクリーニングで血中メチオニンの高値を指摘された場合，アミノ酸分析でホモシスチン尿・ホモシスチン血症の有無を確認する．ただし，頻度としては，未熟性によるもの，肝障害に伴うものが圧倒的に多いため，それらの因子の有無を確認することが重要である．
③ホモシスチン尿症の治療は低メチオニン高シスチン食療法が主体で，早期発見・治療により良好な予後が得られる．なお，経過中は血中メチオニン＜ 1mg/dL，尿中ホモシステイン陰性を目安とする．
④酵素診断は，線維芽細胞あるいは白血球（PHA刺激リンパ球）で行う．

【血中メチオニン高値を呈する病態】

```
スクリーニング検査で血中メチオニン高値
   │
   ├─→ ホモシスチン尿症：
   │     乳児期から発症する知能障害・痙攣・脊椎側弯/後弯/外反膝/漏斗胸/鳩胸などの骨格系の異常・水晶体脱臼・血栓症などを生じるが，早期治療で予防可能．
   │
   ├─→ 高チロシン血症(I型)：
   │     血中チロシンの増加が必発で，肝障害・腎尿細管障害をきたす．通常，知能低下はきたさず，新生児領域では急性型の肝不全が問題となることが多い．
   │
   └─→ 血中メチオニンが高値となるその他の病態：
         ・ 未熟児に高蛋白食を与えた場合．
         ・ 肝障害時には，チロシン・メチオニン・Phe・オルニチン・GABAが総じて上昇する．
         ・ 肝メチオニンアデノシルトランスフェラーゼ欠損症，その他・・・
```

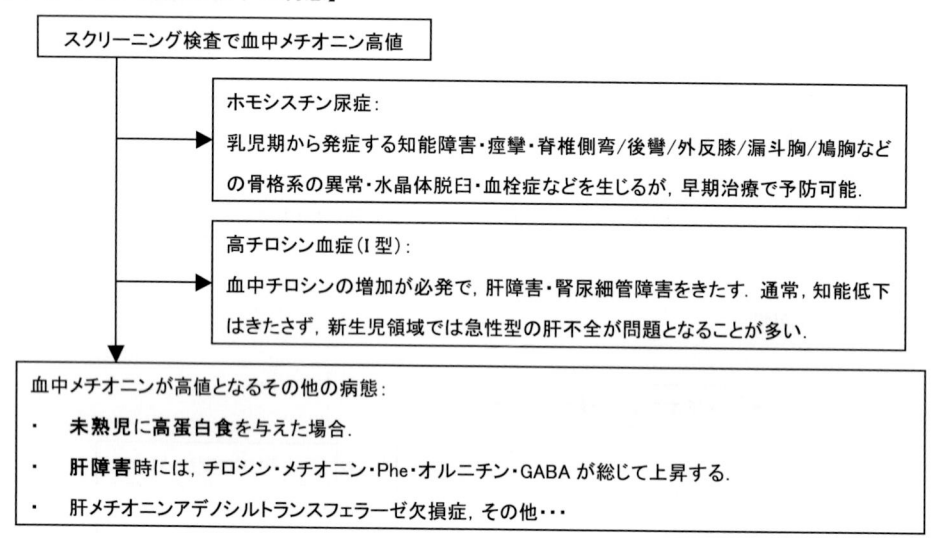

3. メープルシロップ尿症

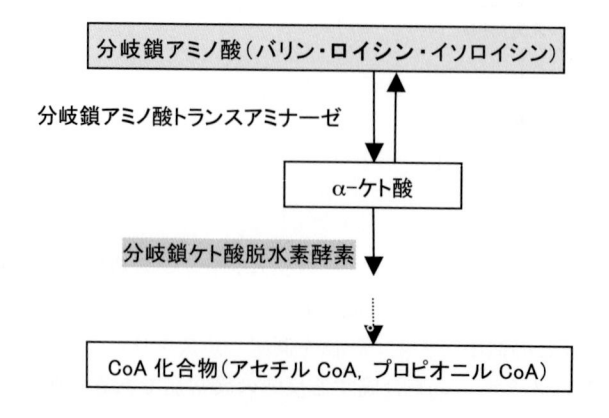

分岐鎖アミノ酸（バリン・ロイシン・イソロイシン）
　↕ 分岐鎖アミノ酸トランスアミナーゼ
α-ケト酸
　↓ 分岐鎖ケト酸脱水素酵素
CoA化合物（アセチルCoA，プロピオニルCoA）

【メープルシロップ尿症の基礎知識】

①メープルシロップ尿症は分岐鎖アミノ酸（バリン・ロイシン・イソロイシン）から産生されたαケト酸の脱炭酸反応（脱水素反応）が遺伝的に障害されているため，血中・尿中に分枝鎖ケト酸およびその前駆アミノ酸が蓄積する病態である．マス・スクリーニングでは血中ロイシンを測定している．

②残存酵素活性が2％以下の古典型の場合，新生児期から重篤な症状（意識障害・痙攣・哺乳障害など）で発症するが，酵素活性が2％以上ある間欠型・中間型の場合，新生児期には症状はなく，後に症状が出現する．とりわけ間欠型の場合，スクリーニングでは見逃される可能性があり，注意が必要である．

【スクリーニングで"メープルシロップ尿症の疑い"を指摘された際のポイント】

①メープルシロップ尿症の疑いは「高ロイシン血症」を意味するため，ロイシン高値を呈する病態の鑑別を進める必要がある．

②血中ロイシン＞4mg/dLが指摘された場合，直ちに代謝性アシドーシス・ケトーシスの有無を確認するとともに，アミノ酸分析を行う．

③哺乳不良・神経症状など同症を疑わせる症状がある場合，とりわけ代謝性アシドーシス・ケトーシスなど同症を強く示唆する場合は，ブドウ糖による補液・メイロンによるアシドーシスの補正を直ちに開始する必要がある．それで不十分な場合は，交換輸血・腹膜透析の適応となる．状態が安定していれば，制限食による治療が主体となる．なお，一部チアミンに反応する例があり，一度は投与を試みるとよい．

④酵素診断は，末梢白血球あるいは線維芽細胞で分岐鎖ケト酸脱水素酵素の活性を測定する．

【血中ロイシン高値を呈する病態】

```
スクリーニング検査で血中ロイシン高値
   │
   ├──→ メープルシロップ尿症
   │
   ├──→ 稀な病態として…
   │     ・分岐鎖ケト酸の増加しない高ロイシン・イソロイシン血症
   │     ・ピルビン酸とαケトグルタル酸の代謝障害を伴う（高乳酸・ピルビン酸血症を伴
   │       う）分岐鎖ケト酸脱水素酵素複合体(E3)欠損症がある．
   │
   └──→ 一般に偽陽性の可能性は低く，ロイシン高値を呈する場合は，軽症型のメープルシロップ尿症を考慮に
         入れた経過観察が必要である．
```

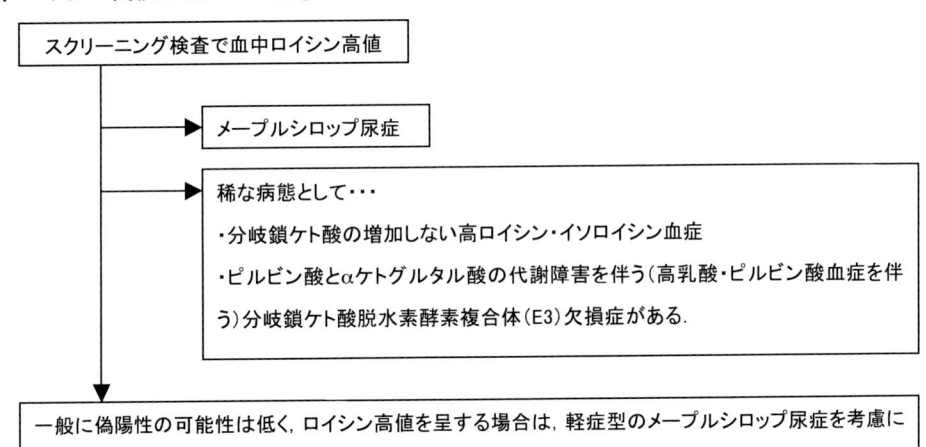

3 タンデムマス法による新たなアミノ酸・有機酸代謝異常症の診断

近年，タンデムマス法で従来の方法ではスクリーニングされていなかったアミノ酸・有機酸代謝異常症がいくつか診断されるようになった（**図4**）．なお，タンデムマス法の診断の原理などは脂質代謝異常の項で解説する．

① フェニルケトン尿症（従来からの対象疾患）
② メープルシロップ尿症（従来からの対象疾患）
③ ホモシスチン尿症（従来からの対象疾患）
④ シトルリン血症1型
⑤ アルギニノコハク酸尿症
⑥ メチルマロン酸血症
⑦ プロピオン酸血症
⑧ イソ吉草酸血症
⑨ メチルクロトニルグリシン尿症
⑩ ヒドロキシメチルグルタル酸血症（HMG血症）
⑪ 複合カルボキシラーゼ欠損症
⑫ グルタル酸血症1型

このうち，タンデムマス法の対象となる有機酸代謝異常症のうち，代表的なものを表で示す．

疾患名	病態	臨床像
メチルマロン酸血症	4種類のアミノ酸（バリン，イソロイシン，スレオニン，メチオニン）・コレステロール・奇数鎖脂肪酸の中間代謝経路に存在するメチルマロニル-CoAムターゼの活性低下により，体内に大量のメチルマロン酸が蓄積する病態．	1人/8万出生 典型例では，新生児～乳児期に著明なケトアシドーシス発作で発症し，早期に治療しなければ，予後不良．ビタミンB12反応性の補酵素異常は比較的予後良好．
プロピオン酸血症	4種類のアミノ酸（バリン，イソロイシン，スレオニン，メチオニン）・コレステロール・奇数鎖脂肪酸の中間代謝経路に存在するプロピオニル-CoAカルボキシラーゼの活性低下により，体内に大量のプロピオン酸などが蓄積する病態．	1人/3万出生（軽症例） 1人/40万出生（重症例） 典型例では，新生児～乳児期に著明なケトアシドーシス発作で発症し，早期に治療しなければ，予後不良．
イソ吉草酸血症	ロイシンの代謝経路上にある，イソバレリル-CoAを3-メチルクロトニル-CoAに変換するイソバレリル-CoA脱水素酵素の先天的異常によって生じる．	1人/100万出生以下 新生児期に代謝性アシドーシスで発症する急性型と，感染・異化亢進時に発症する慢性間歇型があり，後者はインフルエンザ脳症などと診断されている可能性がある．
メチルクロトニルグリシン尿症	ロイシンの異化過程に存在する，3-メチルクロトニル-CoAカルボキシラーゼ欠損により，3-メチルクロトニル-CoA・3-ヒドロキシイソ吉草酸・3-メチルクロトニルグリシン・3-ヒドロキシイソバレリルカルニチンなどが蓄積する．	典型例では，6ヵ月～3歳に感染を契機にRye症候群様の症状で発症する．
ヒドロキシメチルグルタル酸血症（HMG血症）	ロイシンの異化・ケトン体の産生に必要な3-ヒドロキシ-3-メチルグルタリル-CoAリアーゼの欠損により，非ケトン性低血糖症を生じる．	1歳までにほぼ全例（半数は生後1週間以内に），非ケトン性低血糖症・代謝性アシドーシス・肝障害・Rye様症状で発症する．

複合カルボキシラーゼ欠損症	ビオチンを補酵素とする 4 種類のカルボキシラーゼ（プロピオニル-CoA カルボキシラーゼ・メチルクロトニル-CoA カルボキシラーゼ・ピルビン酸カルボキシラーゼ・アセチル-CoA カルボキシラーゼ）の酵素活性が同時に低下〜欠損する先天代謝異常症．ホロカルボキシラーゼ合成酵素（HCS）欠損症とビオチニダーゼ欠損症の 2 つの疾患がある．	HCS 欠損症は新生児〜乳児期にケトアシドーシスで発症する．ビオチニダーゼ欠損症は乳児期以降に運動失調などの神経症状で発症する．ビオチン大量療法が有効である．
グルタル酸血症 1 型	リジン・ヒドロキシリジン・トリプトファンの中間代謝過程で働くグルタリル-CoA 脱水素酵素の異常のために，中枢神経系を含む全身の体液中にグルタル酸・3-ヒドロキシグルタル酸・グルタリルカルニチンなどが蓄積する．	1 人/10 万出生半数以上が，生後 8 ヵ月までに頭囲拡大・神経症状で発症する．残りは生後 6 〜 18 ヵ月に感染を契機に脳症などの症状で発症する．

4 尿素サイクル異常症

アミノ酸に含まれる窒素（N）はアンモニアに代謝されるが，アンモニアは人体にとって有害であり，これを解毒して排泄することを可能にするのが尿素回路である．尿素回路を構成する一連の代謝過程のいずれかの酵素が先天的に障害されたものが尿素回路異常症であり，基本病態は高アンモニア血症を呈する．

診断は代謝マップから考えると理解しやすい．一部がタンデムマス・スクリーニングの対象疾患となったが，対象外の疾患もあり注意が必要である．

疾患名	遺伝形式	診断
オルニチントランスカルバミラーゼ（OTC）欠損症	XR	タンデムマス対象外（図5）尿中オロット酸高値血中シトルリン低値
カルバミルリン酸合成酵素（CPS）欠損症	AR	タンデムマス対象外（図6）尿中オロット酸低値血中シトルリン低値
シトルリン血症 I 型	AR	タンデムマス対象疾患血中シトルリン高値（図7）
アルギニノコハク酸尿症	AR	タンデムマス対象疾患血中アルギニノコハク酸高値（図8）アルギニン低値
高アルギニン血症（アルギナーゼ欠損症）	AR	タンデムマス二次対象疾患血中アルギニン高値

補足：OTC 欠損症は伴性劣性遺伝病だが，女性での発症が稀ではない（遺伝学の章参照）．
　　　また，軽症〜重症まで症状の幅が広いことも特徴である．

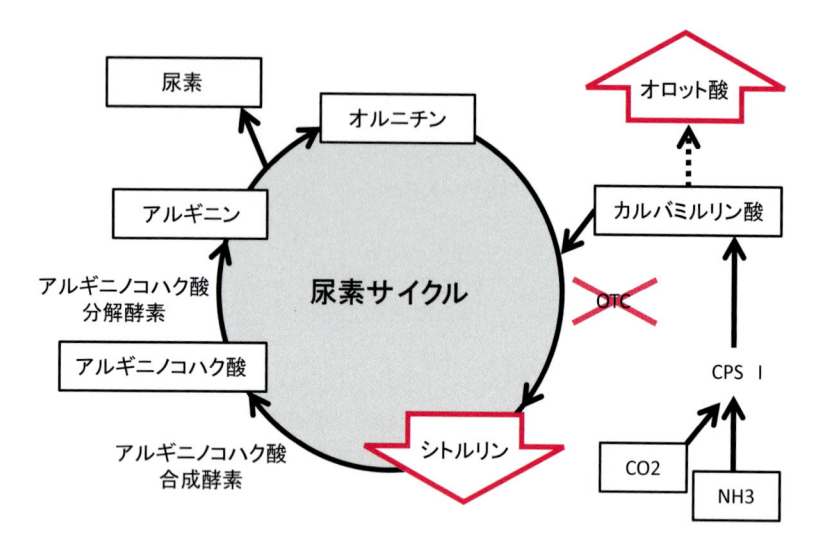

図5　OTC（オルニチントランスカルバミラーゼ）欠損症

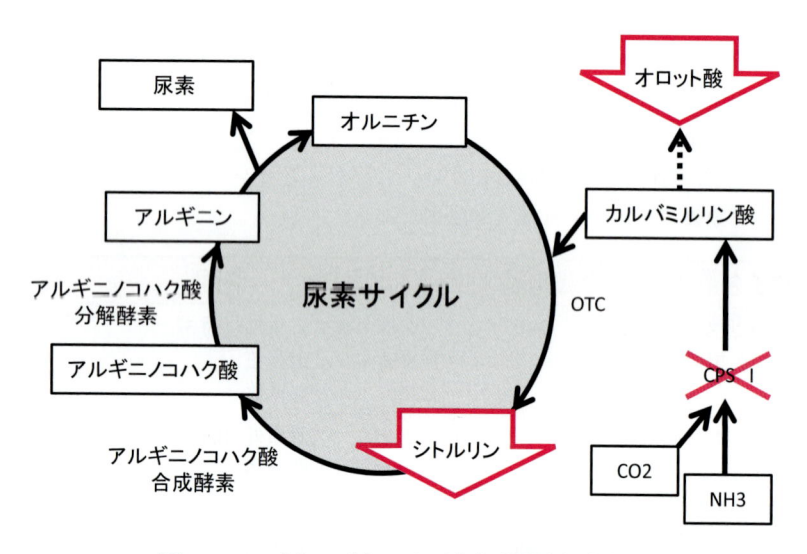

図6　CPS（カルバミルリン酸合成酵素）欠損症

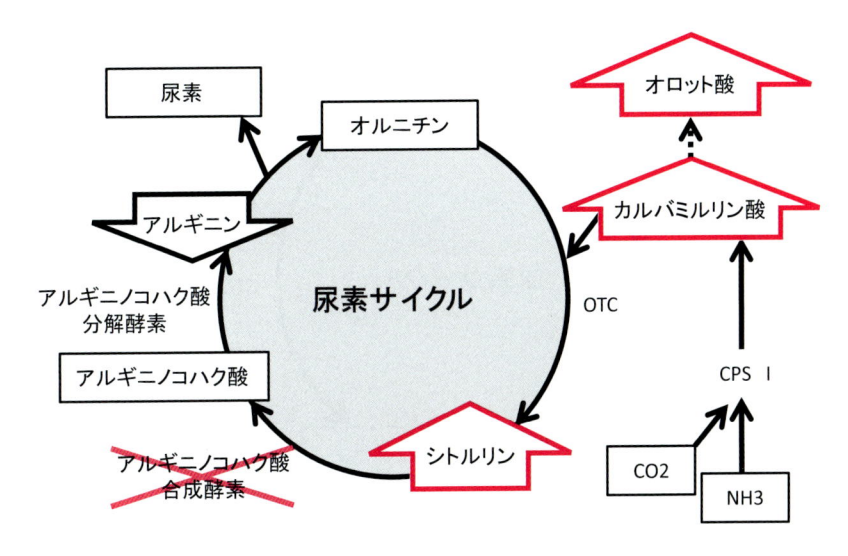

図7　シトルリン血症Ⅰ型

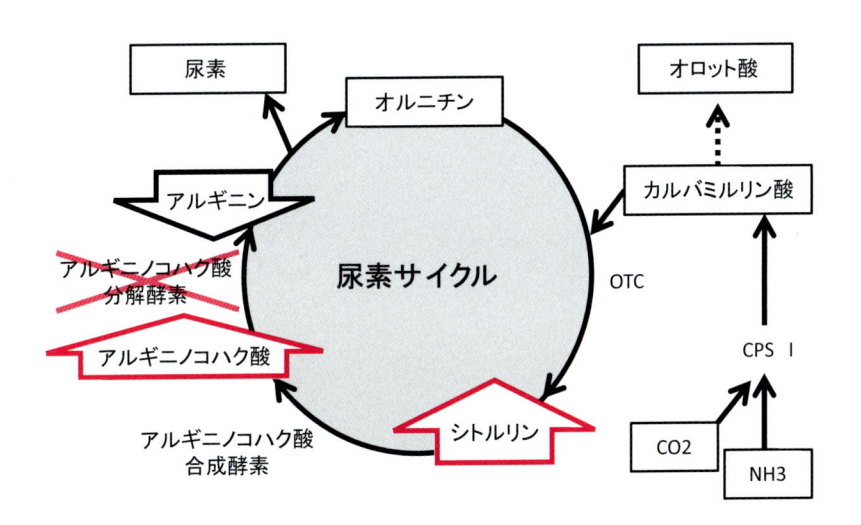

図8　アルギニノコハク酸尿症

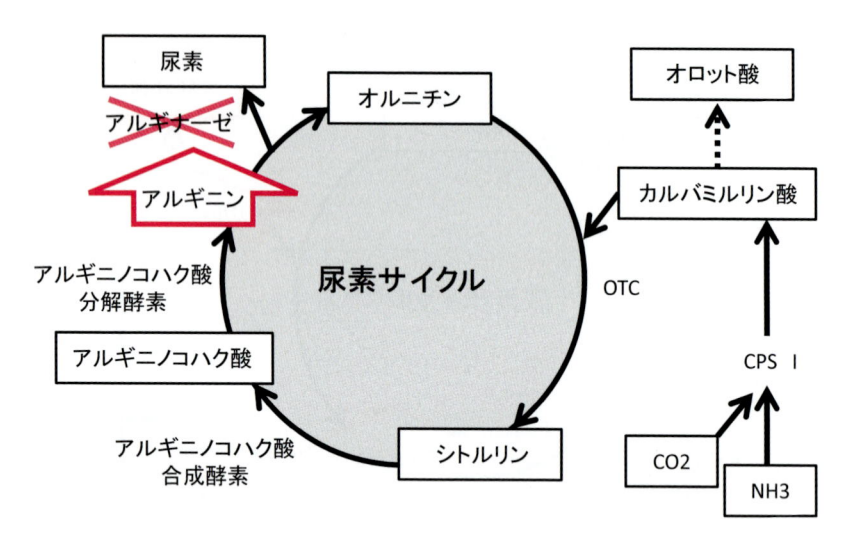

図9 高アルギニン血症

【参考文献】
1) 小児疾患診療のための病態生理. 小児内科 vol41 増刊号. 東京医学社（東京），2009
2) Sarafoglou K, et al. Pediatric Endocrinology and Inborn errors of Metabolism. McGrawhill (USA), 2008

第6章 脂質

　脂質は生物体内に存在する長鎖脂肪酸あるいは炭化水素鎖を持つ分子で，水に不溶性である．脂質は生体にとって最も有効なエネルギー源であるとともに，細胞膜の構成成分や生理活性物質としても重要なものでもある．脂質は単純脂質・複合脂質・誘導脂質の3種類に分けられ，それぞれ機能に差があるため，まずは3つの脂質の特徴から話を進めていく．

1 脂質の特徴（図1）

- **単純脂質**：アルコールと脂肪酸の結合物である．トリグリセリドがその代表で，エネルギー源として脂肪細胞で蓄積される脂質の中で最も重要な物質である．
- **複合脂質**：リン酸や糖を含む脂質で，リン脂質・糖脂質・リポ蛋白などがあり，細胞膜の構成成分や情報伝達物質として重要な役割を果たしている．
- **誘導脂質**：単純脂質や複合脂質から加水分解で誘導される化合物で，脂肪酸・ステロイド・コレステロールなどがここに含められる．身体の構成・エネルギーの貯蔵のほか，ホルモンなどの生理活性物質として働く．

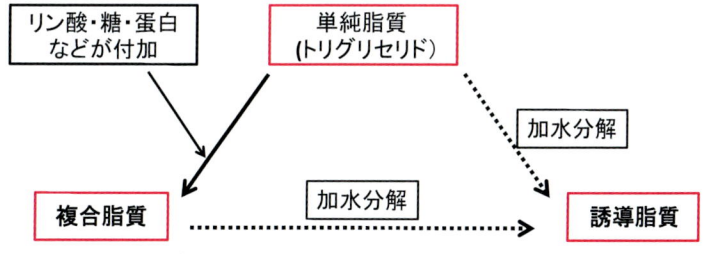

図1　脂質の種類． 単純脂質・複合脂質・誘導脂質の関連を示す．単純脂質にリン酸・糖・蛋白などが付加されたものが複合脂質であり，単純脂質あるいは複合脂質が加水分解されて誘導されたものが誘導脂質である．

2 単純脂質（図2）

- **脂肪酸**：脂肪酸は長鎖炭化水素の1価のカルボン酸（炭素が長い鎖状に連なり，その端にカルボキシル基が結合したもの）のことで，化学式は C_nH_mCOOH で表される．炭素鎖が全て飽和したものを飽和脂肪酸，二重結合・三重結合を持つものを不飽和脂肪酸と呼ぶ．
- **中性脂肪**：中性脂肪は，脂肪酸のグリセリンエステル，すなわち脂肪酸とグリセリンがエステル結合で結合したものである．脂肪酸は名前の通り酸性だが，グリセリンと結合することで中性となるため，この名称で呼ばれる．なお，グリセリンと脂肪酸が結合した物質をアシルグリセリドと呼ぶが，3つの脂肪酸とグリセリンが結合したものがトリアシルグリセロール（＝トリグリセリド），2つの脂肪酸とグリセリンが結合したものがジグリセリド，1つの脂肪酸とグリセリンが結合したものがモノグリセリドである．生体内では，トリグリセリドが最も多く存在する．

（飽和）脂肪酸

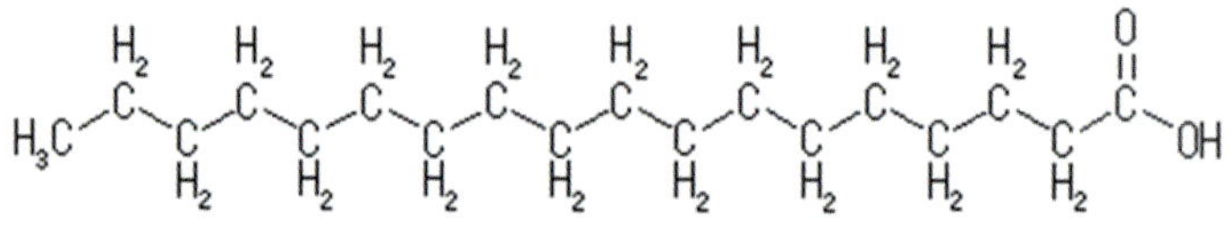

鎖式炭化水素基　　　カルボキシル基

トリグリセリド

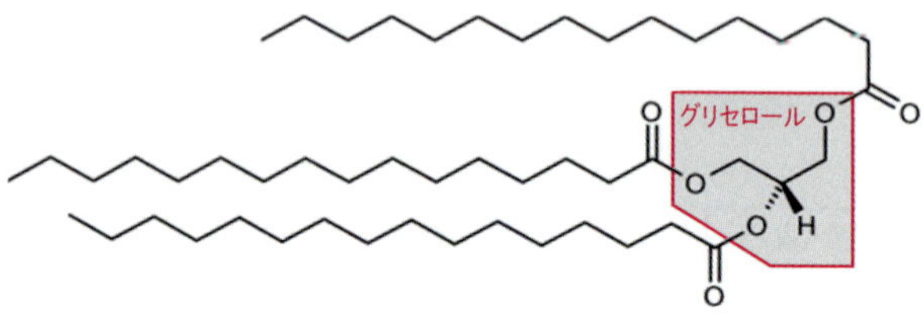

グリセロール

図2　**脂肪酸と中性脂肪**．トリグリセリドは3つの脂肪酸がグリセリンと結合してできている．

3 遊離脂肪酸とトリグリセリド

トリグリセリドは脂肪細胞の多くを占める重要な蓄積型エネルギー源である．このため，飽食時には，糖質・アミノ酸・脂肪酸など種々の栄養素はトリグリセリドとして脂肪細胞内に蓄積される．一方，飢餓時には，脂肪細胞内のトリグリセリドは，グリセリンと脂肪酸に分解され，脂肪酸は遊離脂肪酸（free fatty acid; FFA）となって，血中を巡り，肝臓・心臓・骨格筋などの組織でエネルギー源として利用される．

先ほど，飽食時・飢餓時という表現をしたが，遊離脂肪酸とトリグリセリドの変換は，実際にはホルモンによる調節を受けている．すなわち，（通常，飽食時に分泌される）インスリンは脂

肪細胞でのトリグリセリドの合成を促進する．一方，（飢餓時あるいは血糖低下時に分泌が促進される）糖質コルチコイド・成長ホルモン・甲状腺ホルモンなどのインスリン拮抗ホルモンはトリグリセリドの分解を促進し，FFA の合成を高めるため，FFA の血液への放出量を増加させるのである（**図3**）．

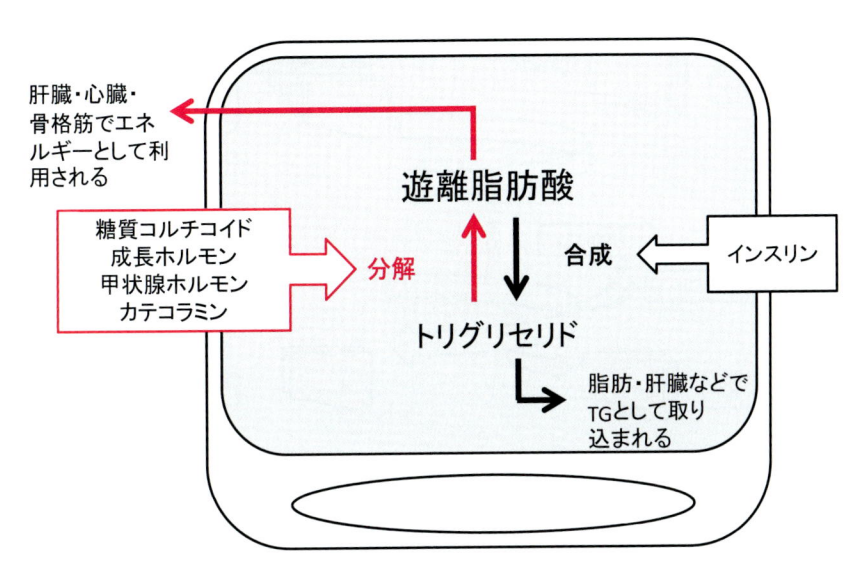

図3　脂肪細胞での遊離脂肪酸とトリグリセリドの変換． 脂肪細胞は単なるトリグリセリドの廃棄場所ではない．種々のホルモンの影響を受け，トリグリセリド⇔遊離脂肪酸の変換を行う場なのである．

なお，肝臓に取り込まれたトリグリセリドはβ酸化を受けエネルギーとして利用されたり，トリグリセリドに再合成されたり，その時々の代謝状況によって，利用のされ方が異なる．脂肪細胞と同じく肝臓においても，インスリン分泌下ではトリグリセリドを合成する方向に，糖質コルチコイド分泌下ではトリグリセリドは分解される方向に反応が進むのである．

4 脂肪酸β酸化

脂質はエネルギー源として重要と繰り返し書いてきたが，脂質のエネルギーとしての利用の中心経路が，脂肪酸のβ酸化である．

脂肪酸は細胞質で，活性型中間体であるアシル CoA に変換され，アシル CoA はミトコンドリアに移送される．なお，長鎖脂肪酸-アシル CoA はそのままではミトコンドリアに入ることができず，カルニチンを必要とするが，中鎖脂肪酸はカルニチンを利用せずにミトコンドリア内に入ることができる（後述）．

ミトコンドリアに入ったアシル CoA は，アセチル CoA と炭素数が2個少ないアシル CoA に分解される各に，$FADH_2$ と NADH を産生する．この $FADH_2$ と NADH が呼吸鎖に伝達され，ATP を産生することとなる．この炭素数が2個少なくなったアシル CoA は再び同様に，アセチ

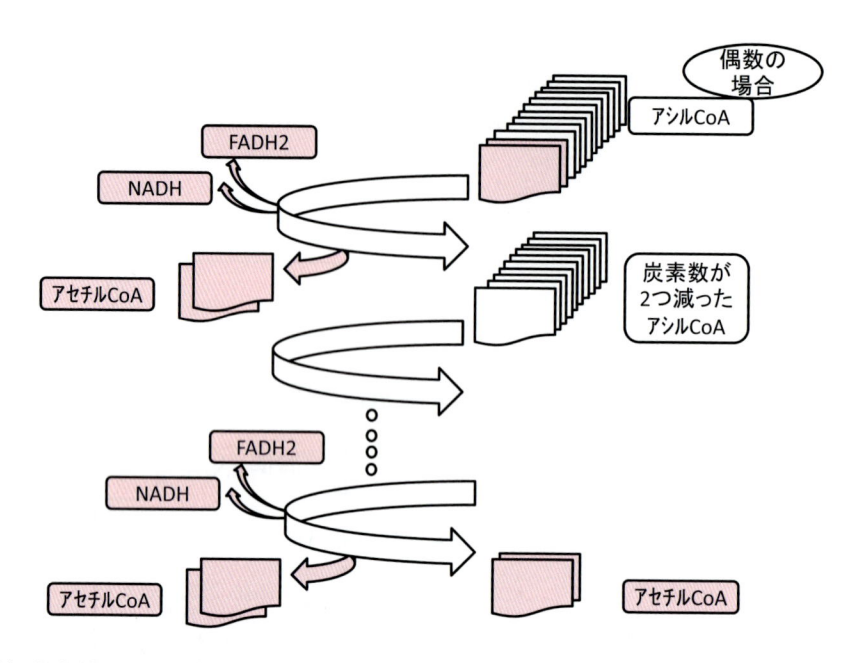

(a) **炭素鎖が偶数の場合．**炭素鎖が偶数の場合の脂肪酸の β 酸化最終産物はアセチル CoA となり，アセチル CoA はケトン体となる．

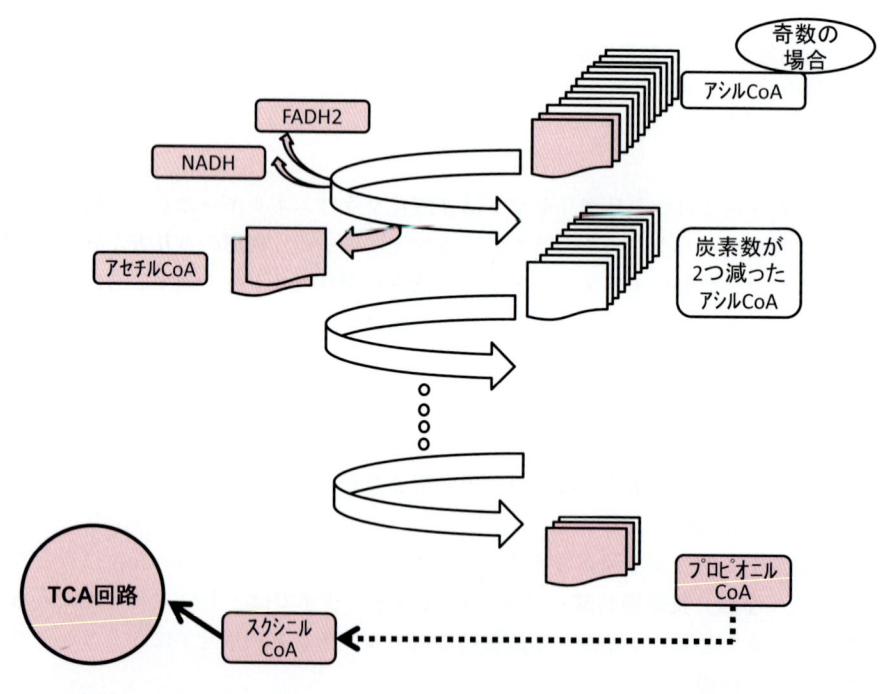

(b) **炭素鎖が奇数の場合．**炭素鎖が奇数の場合の脂肪酸の β 酸化最終産物はプロピオニル CoA となる．プロピオニル CoA はスクシニル CoA に変換され，TCA 回路へと入って行く．

図 4　β 酸化

ル CoA と炭素数がもう2個少ないアシル CoA に分解される，と反応が続くのが，β酸化の重要な点である．

炭素数が偶数個の脂肪酸の場合，最終的にはすべてアセチル CoA となるが（図4a），奇数個の場合，最終産物は炭素数が3個のプロピオニル CoA となる．プロピオニル CoA はスクシニル CoA へと変換され，TCA 回路に入る（図4b）．脂肪酸から糖新生系でグルコースを産生できるのは，このプロピオニル CoA が産生されるからである．

さて，β酸化で多量に産生されたアセチル CoA はケトン体（後述）となり，これもエネルギー源として利用される．

5 中鎖脂肪酸と長鎖脂肪酸

脂肪酸の炭素数が12個以上のものを長鎖脂肪酸，8〜10個程度のものを中鎖脂肪酸，7個以下のものを短鎖脂肪酸と呼ぶ．中鎖脂肪酸には長鎖脂肪酸とは異なる重要な点が3つあり，臨床でもその特徴を生かした利用が試みられることが多い．

①長鎖脂肪酸は胆汁酸と混合され，ミセルを形成した後に消化管壁から吸収され，血中あるいはリンパ管に入り，その後，肝臓へと運ばれる．一方，中鎖脂肪酸は胆汁酸を必要とせず，消化管壁から吸収され，吸収された後は（リンパ管を介さず）そのまま門脈へと入る．

よって，中鎖脂肪酸は胆汁うっ滞症の場合にも，腸管から吸収され得る．

②脂肪酸はミトコンドリア内でβ酸化されることによって，エネルギーを産生する．長鎖脂肪酸はミトコンドリアに入る際にカルニチンを必要とするが，中鎖脂肪酸はカルニチンを必要としない．

よって，カルニチン欠乏をきたすような有機酸代謝異常症・脂肪酸代謝異常症の場合にも，中鎖脂肪酸はエネルギー源として利用可能となる．

③長鎖脂肪酸は小腸で吸収されリンパ管に入り，全身をめぐった後に肝臓に取り込まれる．一方，中鎖脂肪酸はリンパ管を介さず，直接門脈に入り，肝臓に運ばれる．このことは，乳び胸水などの児で特に問題となる．すなわち，長鎖脂肪酸は，リンパ管から吸収されるため，乳びを生じやすいが，中鎖脂肪酸はリンパ管を介さないため，乳びを生じにくいのである．

6 ケトン体 （図5）

肝ミトコンドリアの脂肪酸の代謝（β酸化）が亢進すると，アセチル CoA の合成が増大し，これからケトン体（アセト酢酸・3ヒドロキシ酪酸）が合成される．

ヒトでは，ケトン体を産生できる臓器は肝臓だけであり，肝臓で合成されたケトン体は，水溶性であるため血流に乗って肝臓以外の末梢組織に運ばれ，末梢組織細胞内で再びアセチル CoA に戻され TCA 回路に入り，エネルギーとして利用される．

なお，脂肪酸は血液脳関門（blood brain barrier; BBB）を通過できないが，ケトン体は BBB を通過できるため，ブドウ糖欠乏状態の脳の代替エネルギーとして極めて重要である．

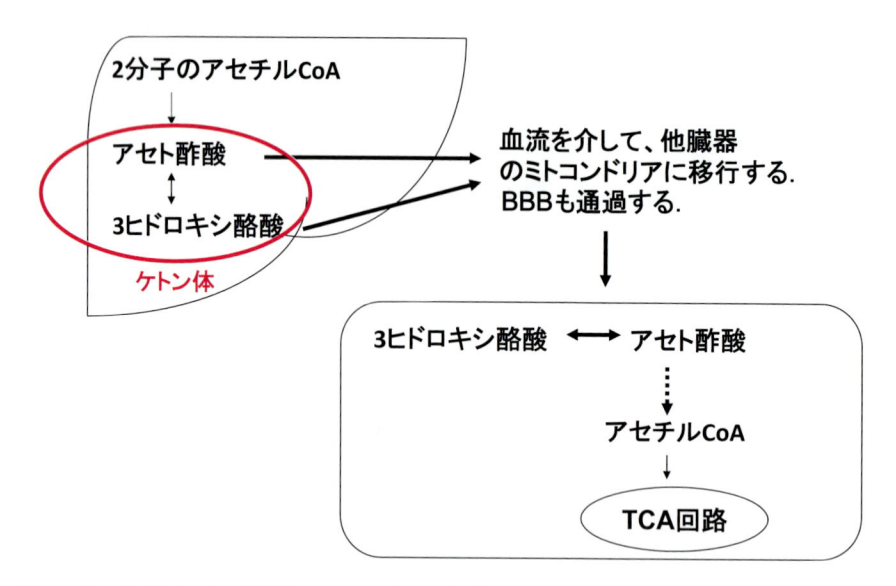

図5 ケトン体(アセト酢酸・3ヒドロキシ酪酸)．肝臓で産生されたケトン体は血流に乗って，必要な臓器へと移行し，そこで，TCA回路に入ってエネルギーとして利用される．

7 飽和脂肪酸と不飽和脂肪酸

　脂肪酸の長鎖炭化水素に二重結合・三重結合を持つものを不飽和脂肪酸と呼ぶが，不飽和脂肪酸は，エネルギー源としてではなく必須脂肪酸として重要視されている．
　飽和脂肪酸は，短い脂肪酸を伸ばして，生体内で合成することができるが，不飽和脂肪酸には体内で，他の脂肪酸から合成できないものがある．このように，体内で合成できない脂肪酸を総称して必須脂肪酸と呼ぶ．ヒトでは多価不飽和脂肪酸が必須脂肪酸であり，リノール酸・アラキドン酸・リノレイン酸・EPA（エイコサペンタエン酸）・DHA（ドコサヘキサエン酸）などがその代表である．

8 コレステロール代謝

　コレステロールは誘導脂質に分類される脂質の1つであり，2つの重要な働きを有している．1つが細胞膜の成分としての機能であり，もう1つが他のすべてのステロイド（性ホルモン・副腎皮質ホルモン・ビタミンDなど）の原料となることである．
　コレステロールは蓄積されてエネルギー源となることはなく，過剰なコレステロールが血管壁に付着すると，動脈硬化の原因として問題視されることとなるが，上記2つの理由から生体に必須の脂質でもある．
　中性脂肪やエステル，コレステロールは水に溶けにくいため，このままでは血液中に存在することができない．このため，これらはアポ蛋白と結合してリポ蛋白となって血液中を運搬される．以下，コレステロールの代謝・運搬過程について解説する（**図6**）．

9 カイロミクロン

　食事中のトリグリセリドは，腸管内で消化され，遊離脂肪酸とモノグリセリドとに分解され，小腸絨毛から吸収される．長鎖脂肪酸の大部分は，腸管粘膜上皮細胞内で，再びトリグリセリドに合成され，カイロミクロンを構成し，リンパを介した後に血液中に入る．カイロミクロンは食事中のトリグリセリドやコレステロール（コレステロールは，そのまま小腸から吸収される）を主体とするリポ蛋白（トリグリセリドが90％を占める）で，リンパ管を経て血中に分泌される．

　カイロミクロンは血中を流れる間に，徐々にリポ蛋白リパーゼ（LPL）で分解され，粒子が小さなカイロミクロンレムナントとなった後に，肝臓に取り込まれ分解される．すなわち，カイロミクロンは食事中のトリグリセリド，コレステロールを運搬するもので，まず，トリグリセリドを脂肪細胞や骨格筋に届け，その後，肝臓にトリグリセリド，コレステロールを届けるのである．

10 VLDL・IDL・LDL

　主として肝臓で合成された内因性のトリグリセリドやコレステロールで構成されるのがVLDL（very low density lipoprotein）である．言い換えれば，VLDLは，エネルギー源となる遊離脂肪酸を，（毒性の低い）トリグリセリドとして，肝臓から末梢組織（筋組織，脂肪組織）に輸送しているのである．

　VLDLはカイロミクロン同様，血中を流れる間に，徐々にリポ蛋白リパーゼ（LPL）で分解され，粒子が小さなIDL（intermediate density lipoprotein）となる．IDLは肝臓に取り込まれて，肝性トリグリセリドリパーゼ（HTGL）によってLDL（low density lipoprotein）となり，LDL受容体を有する末梢組織に取り込まれる．

　VLDLは約50〜60％がトリグリセリド，15％がコレステロール，15％がリン脂質で構成されているが，このうちのトリグリセリドの多くがLPLで分解されるため，LDLではトリグリセリドの占める割合が減少し，約45％がコレステロール，5〜10％がトリグリセリド，20〜30％がリン脂質となる．コレステロールは細胞膜の重要な構成成分であり，LDLがコレステロールを末梢組織に運ぶことは生理的に重要な反応だが，過剰なコレステロールを末梢組織に運搬すると，動脈硬化を促進してしまうことになるのである．

11 HDL

　カイロミクロン・VLDL・LDLといったリポ蛋白が末梢組織にトリグリセリド・コレステロールを運搬する輸送体であったのに対して，HDL（high density lipoprotein）は末梢組織の細胞表面から遊離コレステロールを引き抜く，すなわち，末梢組織の遊離コレステロールを回収する働きを有している．HDLは主として肝臓・小腸で合成され，アポ蛋白A-Iに富んだリポ蛋白で，このような作用からしばしば善玉コレステロールと呼ばれている．

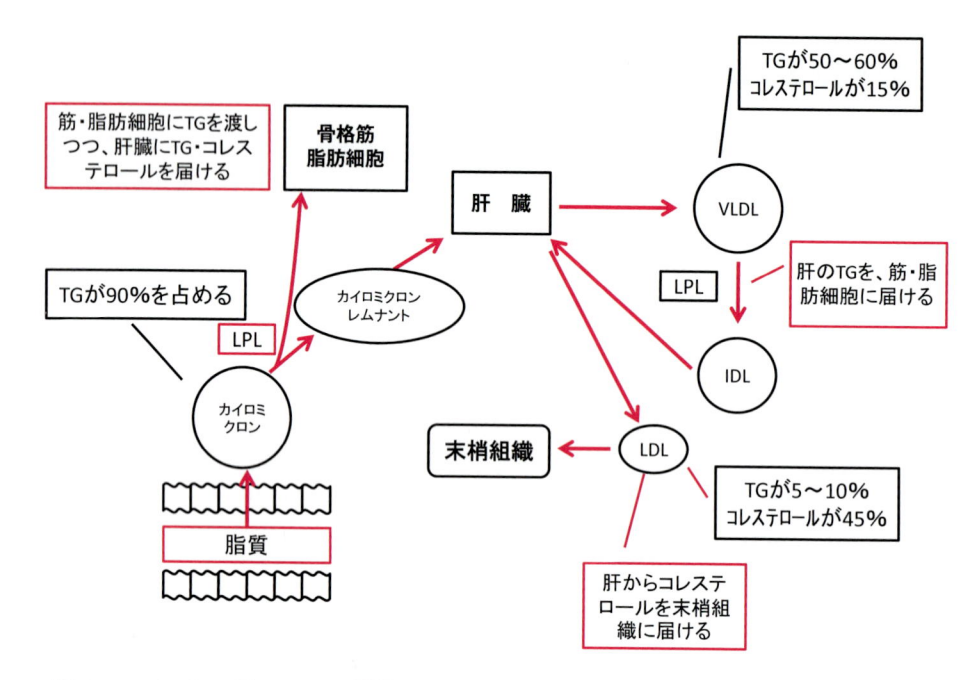

図6 TG/コレステロールの運搬．消化管で吸収されたトリグリセリドを中心とする脂質はカイロミクロンとなって，肝臓へと運ばれる．一方，肝臓からトリグリセリド・コレステロールを末梢臓器に運ぶ働きを担うのがVLDLである．VLDLはトリグリセリドを末梢組織に手渡すごとに，トリグリセリドの含有量が減るため，IDL・LDLへと変化していく．

第7章 脂質代謝異常症

　脂質代謝異常症は稀な疾患であり，これまで広く認知されることのない分野であった．しかし，タンデムマス法による新生児先天代謝異常症などマス・スクリーニングの対象疾患となったことから，注目を浴びるようになった．これまで述べてきたように脂質は生体にとって最も重要なエネルギー源である．よって，脂質代謝の異常では，脂質のエネルギーとしての需要が高まる空腹時（飢餓状態）のエネルギーの破綻が問題となる．脂質代謝の異常を理解するために，脂肪酸の代謝について少し深く解説する．

1　脂肪酸β酸化（図1）

　脂肪酸は酸化されてアセチルCoAとなり，アセチルCoAから脂肪酸を合成することもできる．このため，一見，これら2つの反応系は互いに可逆的な反応のように見える．しかし，実際は全く別の反応で，脂肪酸の合成は細胞質で行われ，脂肪酸の酸化はミトコンドリア内でのみ行われ

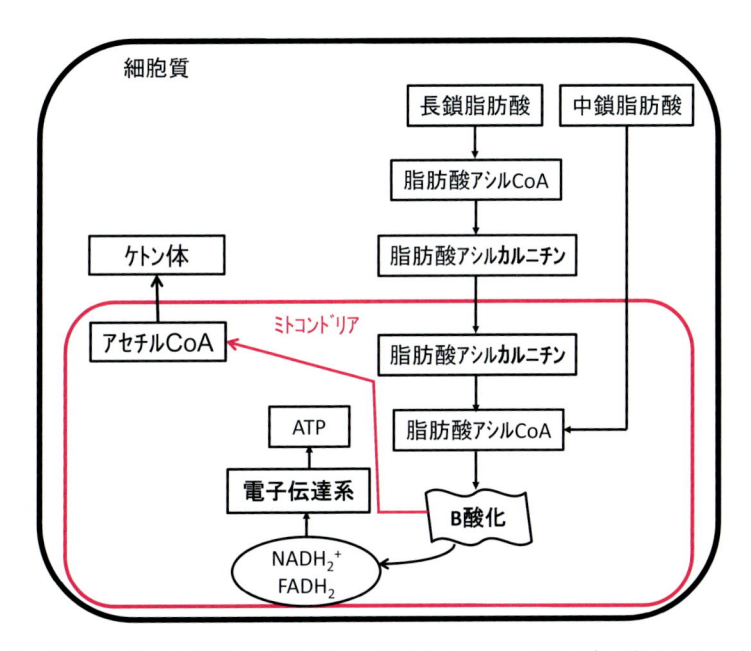

図1　脂肪酸の代謝（β酸化）．脂肪酸のβ酸化はミトコンドリア内で行われる．中鎖脂肪酸は容易にミトコンドリア内に入ることができるが，長鎖脂肪酸はカルニチンが存在しないとミトコンドリア内に入れない点に注意が必要である．

るといった具合である．さて，脂肪酸の酸化だが，脂肪酸は酸化される前に，まず活性型中間体であるアシル CoA へと変換される必要がある．その後，長鎖アシル CoA はカルニチンと結合して，アシルカルニチンとなって，ミトコンドリアの中に入る．ミトコンドリアに入った長鎖アシル CoA はカルニチンと離れ，再び長鎖アシル CoA に戻された後，β酸化を受け，FADH₂，NADH とアセチル CoA を生成していく．

一方，先にも述べたように，中鎖脂肪酸はカルニチンを介さず，ミトコンドリア内に入ることができる．

2 カルニチンの重要性

1) 長鎖脂肪酸をミトコンドリアに移送するキャリア（図2）

血液中に存在するカルニチンは，カルニチントランスポーターを介して細胞内に入る．細胞内のカルニチンと長鎖脂肪酸は，ミトコンドリア外膜に存在するカルニチンパルミトイルトランスフェラーゼ I（CPT I）によって，アシルカルニチンとなり，ミトコンドリアの内膜を通過する．ミトコンドリア内膜の中に入ったアシルカルニチンはミトコンドリア内膜の内側にある CPT II によって，カルニチンとアシル CoA に戻される．

その後，ミトコンドリア内のアシル CoA はβ酸化を受け，一方のカルニチンはミトコンドリアから細胞質・細胞外へと移送される．

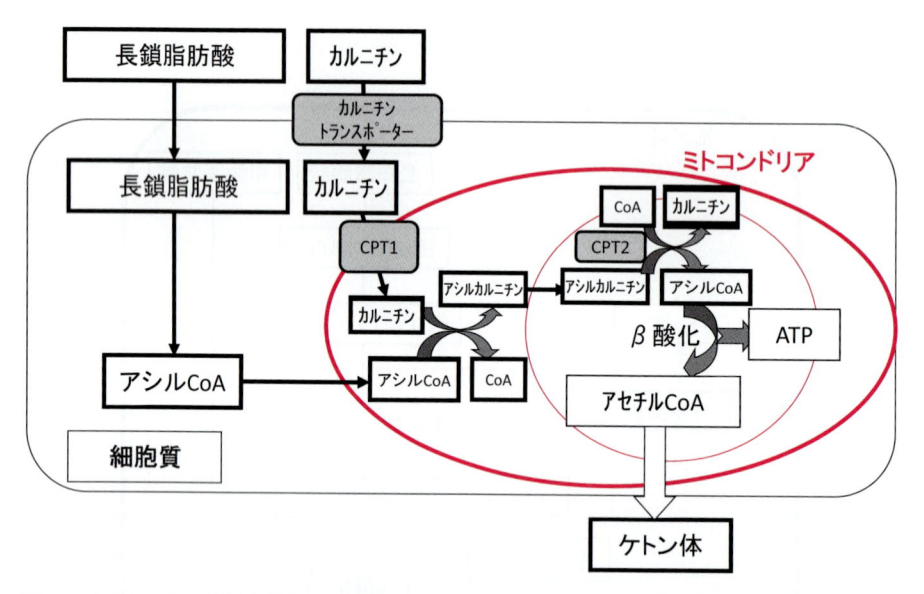

図2 カルニチンの役割(1)．長鎖脂肪酸がミトコンドリア内に入る際のカルニチンの働きを示す．

2) 異常な有機酸・脂肪酸を腎から排泄するキャリア（図3）

長鎖脂肪酸をミトコンドリア内に移送する以外に，カルニチンにはもう1つ重要な役割がある．それは，生体に何らかの異常（たとえば，有機酸代謝異常症や脂肪酸代謝異常症）がある

場合，生体内に過剰な有機酸・脂肪酸等が産生される．通常これらの物質は脂溶性であり，腎臓からの排泄を受けにくい．しかし，これらの過剰な酸がカルニチンと結合してアシルカルニチンとなると，水溶性となり，腎臓からの排泄が容易となる．実際，有機酸代謝異常症や脂肪酸代謝異常症では，体内で生成された過剰な物質がカルニチンとともに腎から排泄されている．

しかし，重要な点は，長鎖脂肪酸がミトコンドリアに入る際に合成された長鎖アシルカルニチンからは，カルニチンが再び遊離されるため，体内のカルニチン量は減少しないが，過剰な酸をアシルカルニチンとして排泄する場合は，カルニチンも一緒に排泄されてしまうため，カルニチン欠乏症に陥ってしまうことである．

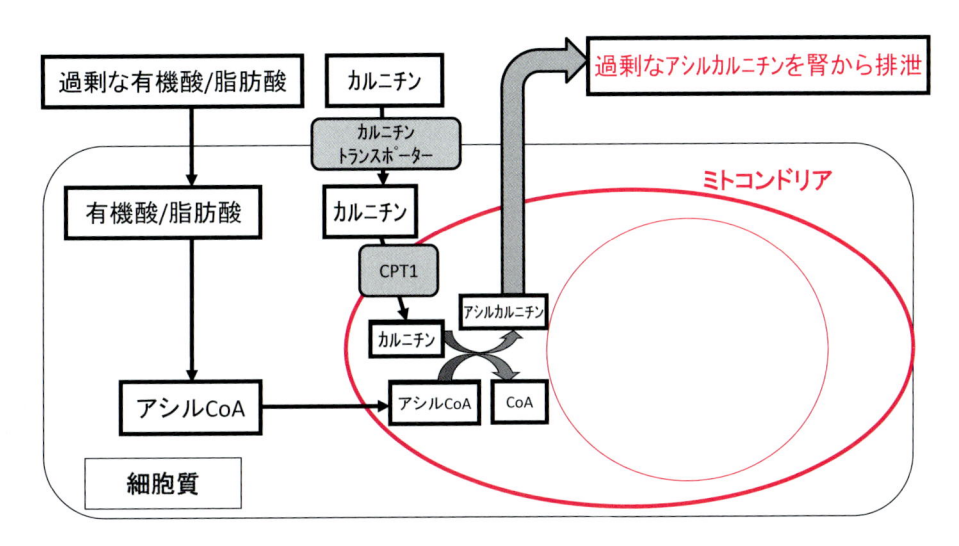

図3　カルニチンの役割(2)． 過剰に産生された有機酸・脂肪酸を排泄する際のカルニチンの働きを示す．過剰産生されたアシルカルニチンは腎から排泄されるが，この場合，カルニチンは再利用されないので，投与が必要である．

3　タンデムマス法による脂肪酸代謝異常症の診断

近年，タンデムマス法で有機酸代謝異常症/脂質代謝異常症が診断されるようになったが，その多くの疾患の診断の原理は，先ほど**図3**で示した原理を利用したものである．すなわち，脂質代謝異常症では過剰に生じた脂肪酸から生じたアシルカルニチンを，有機酸代謝異常症では過剰に生じた有機酸から生じたアシルカルニチンをそれぞれ血液から検出しているのである（**図4**）．

ただし，全身性カルニチン欠損症は，遊離カルニチンの低値から診断するもので，先ほど述べた原理はすべての疾患に当てはまるわけではない．

なお，タンデムマス法によって，診断可能となった疾患を一覧表で示した（**5章 p.145 図4参照**）．
CPT-1欠損症，TFP欠損症，VLCAD欠損症，MCAD欠損症の中から，代表例として，MCAD欠損症について解説する．

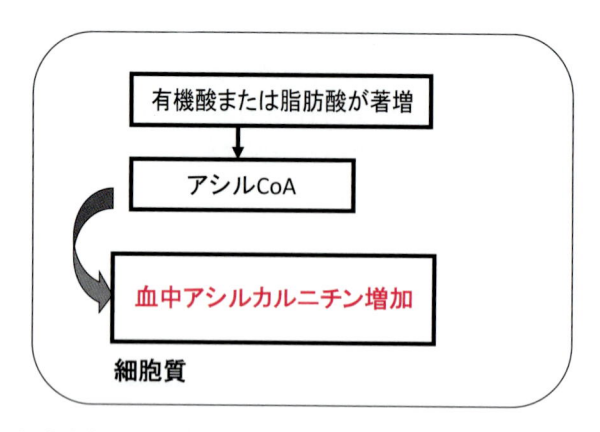

図4 有機酸・脂肪酸代謝異常症. 有機酸・脂肪酸代謝異常症では，過剰に産生された有機酸/脂肪酸がアシルカルニチンとして血中に増加する．タンデムマス検査ではこれを捉えている．

4 中鎖アシル CoA 脱水素酵素欠損症（MCAD 欠損症）

【概念・定義】
中鎖アシル CoA 脱水素酵素欠損のために，中鎖脂肪酸の β 酸化が行えず，飢餓状態で，低血糖・Reye 様症候群・乳幼児突然死症候群などをきたし得る病態．欧米では 1 人/1〜2 万出生と頻度が高い．

【病因・病態】
中鎖アシル CoA 脱水素酵素欠損のために，中鎖脂肪酸の β 酸化が行えず，飢餓状態で著しいエネルギー不足に陥ってしまう．

【臨床症状】
飢餓状態・感染に伴って発症する．
　1）低ケトン性低血糖症
　2）Reye 様症候群，乳幼児突然死症候群

【診断・検査】
カルニチン分析で，C8，C6 の著増を認める．
尿中有機酸分析では，非ケトン性ジカルボン酸尿を認める．
酵素・遺伝子検査で確定診断する．

【治療】
生活指導 によって，発作を予防することが重要である．
　1）食事間隔の指導（飢餓を避ける）
　2）代謝ストレス時には早めのブドウ糖輸液

【予後】（図5）
6歳まで発作を予防できれば，それ以降は発症しないと言われており，小児期の発症予防が重要である．

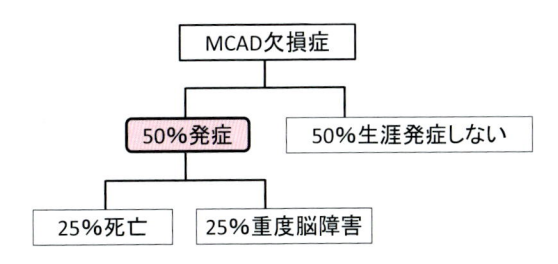

図 5 MCAD 欠損症の臨床経過. MCAD 欠損症は 6 歳まで発作を予防できれば,それ以降は発症しないと言われている.

《付録》【全身性カルニチン欠損症】
【概念・定義】
　心臓,筋肉,腎臓に存在する細胞膜 Na 勾配依存性カルニチントランスポーター:OCTN2（organic cation/carnitine transporter）の先天的欠損によって,血中,組織中のカルニチン含量が著しく低下する先天性脂肪酸代謝異常症であり,日本での患者は 1 人/4 万人.保因者は 1 人/100 人と推定される比較的頻度の高い常染色体劣性遺伝.

【病因・病態】
　カルニチントランスポーター異常症では,長鎖脂肪酸の β 酸化に重要なカルニチンが細胞内に入ることができない（図 6）.しかし,カルニチントランスポーターの 1 つである OCTN2 は心臓・腎尿細管・骨格筋に存在するが,肝臓には別のカルニチントランスポーターが存在しているため,OCTN2 欠損症では,肝臓での長鎖脂肪酸の β 酸化は可能である（図 7）.

　一方,OCTN2 欠損では,腎尿細管からカルニチンが再吸収されず,排泄されてしまうため,血中カルニチン濃度が低値となる.すると,肝細胞内でもカルニチン欠乏が起こり,長鎖脂肪酸の β 酸化が行えなくなってしまう.このため,脂肪酸からのエネルギー産生が必要な状態（飢餓状態）で著しいエネルギー不足に陥ってしまう（図 8）.

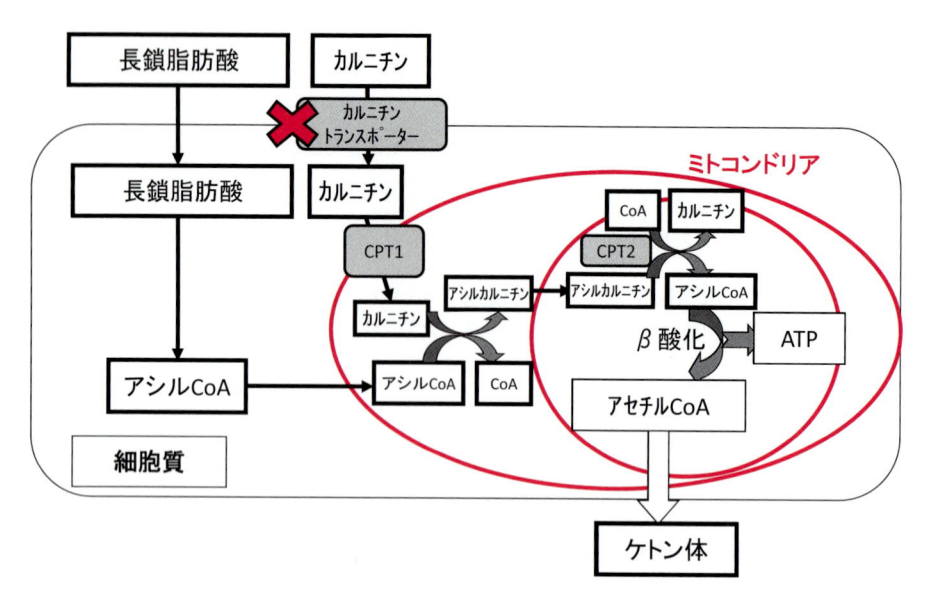

図6 カルニチン欠損症（カルニチントランスポーター欠損症）の病態. カルニチントランスポーターの欠損した細胞にはカルニチンは入ることができず，長鎖脂肪酸を利用することができない．

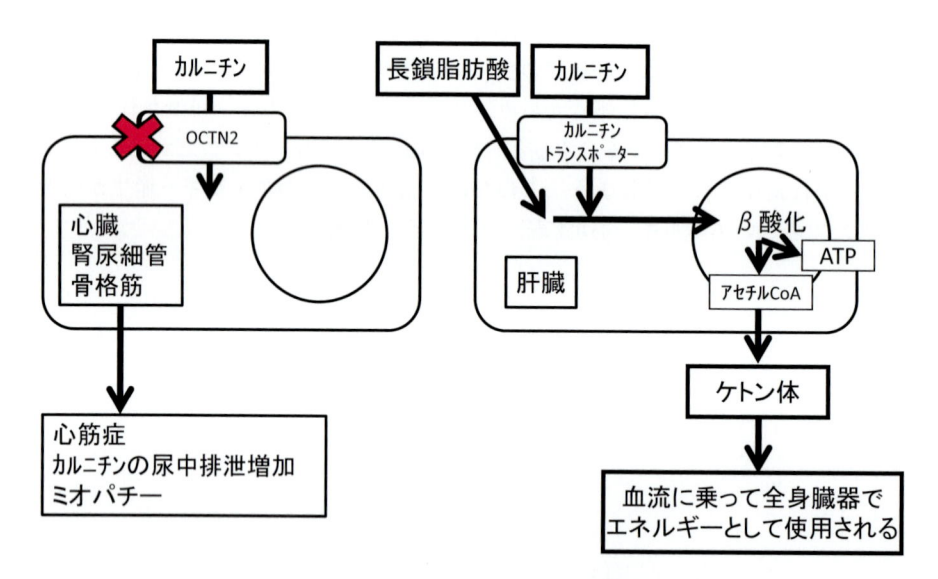

図7 カルニチントランスポーター欠損症（OCTN2異常症）. 全身性カルニチン欠損症では，心臓・腎尿細管・骨格筋のカルニチントランスポーター（OCTN2）が欠損しているため，これらの細胞は長鎖脂肪酸を利用することができない．ただし，肝臓には別の種類のカルニチントランスポーターが存在するため，肝臓は長鎖脂肪酸を利用することができる．

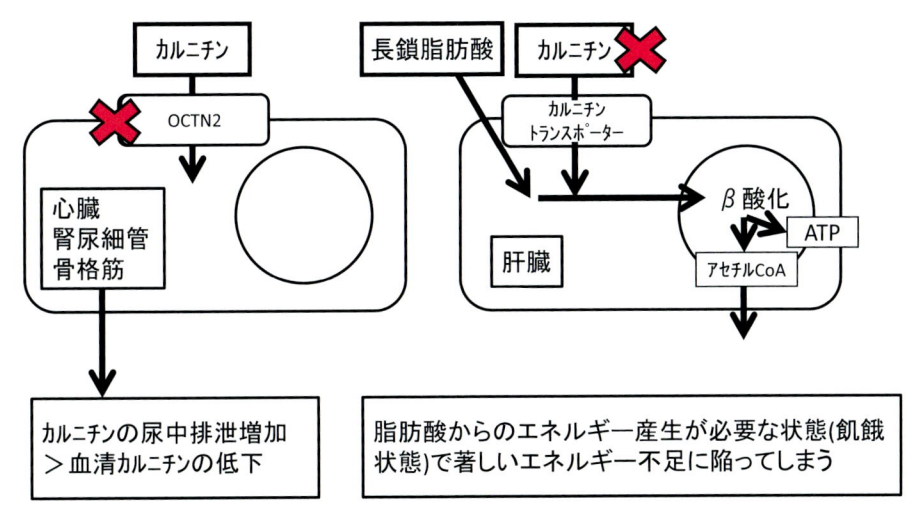

図8 カルニチントランスポーター欠損症（OCTN2異常症）．全身性カルニチン欠損症では，腎臓からカルニチンが失われてしまうため，カルニチンが枯渇してしまう．そうなると，肝臓もカルニチンを利用できず，脂肪酸が利用できない状態に陥ってしまう．

【臨床症状】
1) 全身のエネルギー産生障害に起因する症状（飢餓状態・感染に伴って発症する）
   ① 低ケトン性低血糖症
   ② Reye様症候群，乳幼児突然死症候群
2) 各臓器の脂肪酸化障害に起因する症状・所見
   ① 筋緊張低下，筋力低下，労作時の筋痛，ミトコンドリア尿症，横紋筋融解症（筋型の場合はこれらの症状だけが出現）
   ② 心肥大，心内膜線維弾性症
   ③ 肝腫大
   ④ 各臓器の脂肪変性

【診断・検査】
① アシルカルニチン分析（タンデムマス）：血清での遊離カルニチン，アシルカルニチン著明低値（正常の1〜2％，保因者では正常の50％）
② 遊離カルニチン腎クリアランス増加
③ 尿中有機酸分析：非ケトン性ジカルボン酸尿
④ 遺伝子解析

【治療】
① カルニチンの大量投与（100〜400mg/kg/日）
② 生活指導
   ・食事間隔の指導（飢餓を避ける）
   ・代謝ストレス時には早めのブドウ糖輸液

【予後】

　発症前診断・カルニチン投与開始によって，重篤な発作が予防され，救命率・障害発症率が大きく改善すると期待される．

（注）全身性カルニチン欠損症は，比較的頻度が高く重要な病態と考えられるが，現在ではまだ，タンデムマスの基本対象疾患には含まれておらず，診断に関して地域差がある．

IV 生理学

물망초 VI

第1章 循環

　胎児が新生児に変わるとき，循環器系は激動の変化を遂げる．その変遷を理解しなければ，新生児期の循環動態の異常に適切に対処することはできない．そこで，本章では，循環器系の生理学・胎児から新生児への変遷について考える．

1 胎児・新生児の循環の特徴

1．胎児循環から新生児循環への移行

1）胎盤からの離脱
　胎盤は胎児循環の中で最も血管抵抗が低い臓器であったが，これが出生とともに切り離されるため，体血管抵抗が増大し，左心室の抵抗が増大する．

2）肺血管抵抗の低下
　胎児期は肺血管抵抗が高く，右心室から駆出された血液の多くは動脈管を介して大循環に逃げていた．しかし，出生とともに動脈血中酸素分圧の上昇などが誘因となって肺血管抵抗が低下し，肺血流が増大する．その結果，左心房に還流する肺からの血流量が増え，左心系の血流量が増大する．

3）動脈管の閉鎖
　動脈管は出生後の動脈血中酸素分圧の上昇などが誘因となって，通常生後1〜2日で機能的に閉鎖する．肺血管抵抗の低下・動脈管の閉鎖によって右心室から肺への血流量が増加し，また，肺で酸素化された血液が左心房に戻り，左心室から全身に駆出されるようになる．
　なお，動脈管の機械的な閉鎖は，動脈管中膜の収縮が生後10〜15時間頃，動脈管内膜下層の癒着は生後2〜3週間頃となる．

4）静脈管の閉鎖
　胎児期は静脈管によって，腸管血流の多くが肝臓をバイパスして，直接下大静脈に還流していたが，生後3〜4日で，静脈管は閉鎖する．その後，右心房に戻ってくる下半身からの血液の多くは，肝臓を還流した後に下大静脈に入るようになるため，右房圧が低下する．

5）卵円孔の閉鎖
　肺血流の増加によって左心房への血液量が増え，左房圧が上昇する．一方，静脈管の閉鎖などによって右房圧が減少する．この2つの効果によって，卵円孔は一次心房中隔が左房側から右房側に圧迫されて，機能的に閉じることとなる．
　以上の結果，出生前後の左心室を取り巻く環境の変化は**図1**のようになる．

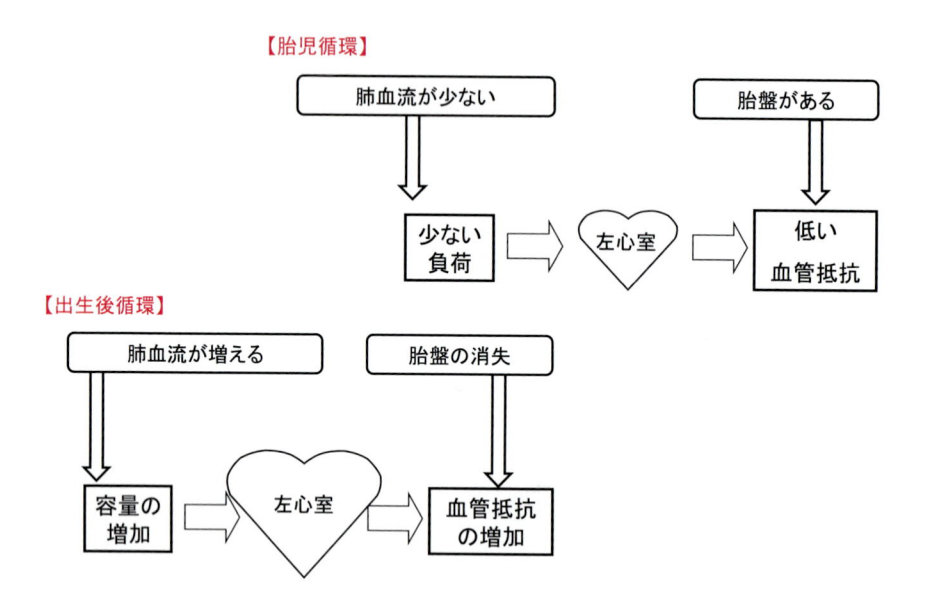

図1 出生前後の左心室を取り巻く環境の変化. 胎児期は左心室に関して前負荷が少なく，後負荷（血管抵抗など）も低い状態だが，出生後，前負荷・後負荷ともに急上昇する．

2. 新生児の心機能の特徴

1）心拍数

【心拍出量】＝【心拍数】×【1回拍出量】という関係がある．すなわち，1回拍出量が増えれば，たとえ心拍数が減っても，心拍出量は維持できる．このことは，アスリートの心拍数が少ないこと，成人の心拍数は小児より少ないことなどからも理解できよう．しかし，新生児の心臓は小さく硬いため，拡張・収縮の予備能（＝1回拍出量の変化）が乏しい．よって，新生児では，心拍数が減少すると，一気に心拍出量が減少してしまう．

2）前負荷

引き伸ばされたバネは縮もうとする．前負荷とはこの「バネをどのくらい伸ばすか？」に相当する量である．一般に，伸ばしすぎない限り，バネは伸ばした方がたくさんの仕事をする．話を心臓に戻すと，心臓が収縮する前に多くの血液（＝前負荷）があるほど心拍出量が増えるはずである．しかし，伸びきったバネの仕事量が減るのと同様，前負荷が大きすぎると心拍出量は減少してしまう．胎児〜新生児は，予備能が少なく安静時すでにほぼ最大の仕事をしているため，前負荷が少し増えるだけでも，心拍出量は低下してしまう **(図2)**．つまり，新生児は，前負荷が増えても十分に心拍出量を増やすことができないのである．

出生とともに肺血流が増え，左室の前負荷が一気に増えることとなるが，前負荷が増えても，それを押し出すこと（＝心拍出量を増やすこと）ができないと，うっ血（＝静脈圧の上昇）をきたしてしまう．なお，右心系の前負荷が増えると，全身から心臓へ戻る血液がうっ滞し，脳室内出血（IVH）などのリスクが高まる **(図3)**．一方，左心系の前負荷が増えると，肺から心臓へ戻る血液がうっ滞し，肺出血のリスクが高まる **(図4)**．

- 前負荷とはバネをどれだけ引っ張って力を出すか
  ⇒Frank-Starlingの法則
  ⇒左室の前負荷の指標は「拡張末期容積」だが，ある限界点を超えると，逆に力は低下する

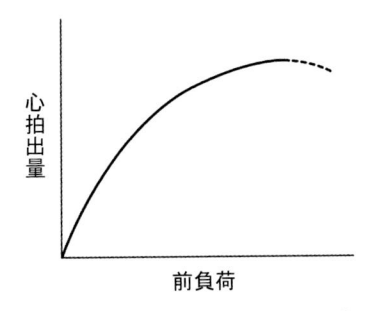

図2 Frank-Starlingの法則． 胎児～新生児の場合，予備能が少なく，安静時にほぼ最大の仕事をしている．このため，前負荷が少し増えるだけでも，心拍出量は低下してしまう．

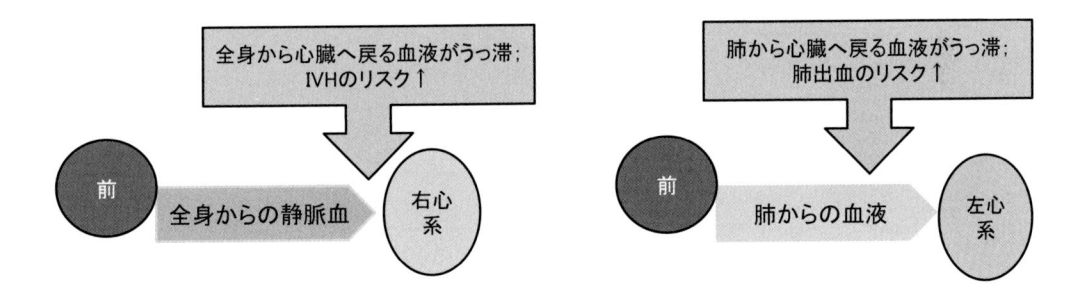

図3 右心系の前負荷が増えた場合． 右心系の前負荷が増えすぎ，右心室から十分量の血液が駆出できない状態となると，全身から右心房へ戻る血液がうっ滞する．

図4 左心系の前負荷が増えた場合． 左心系の前負荷が増えすぎ，左心室から十分量の血液が駆出できない状態となると，肺から左心房へ戻る血液がうっ滞する．

3）後負荷

　伸ばされたバネが縮む場合，真空中にあれば抵抗は最小限であるが，水中にあるなど抵抗があれば，その分だけバネは縮みにくくなる．

　生体においては，拡張期血圧・収縮期末血圧・末梢血管抵抗・血液粘稠度などが後負荷を規定する．すなわち，拡張期血圧が高いと後負荷が高くなり，心臓が血液を拍出する際の仕事量が増えることとなる．

　出生とともに低圧系の胎盤が切り離され，一気に左室の後負荷が増える．すなわち，左室は出生とともに前負荷・後負荷ともに増えることになる．右心系に関しては，出生とともに肺血管抵抗が下がり，右室の後負荷は下がるが，左房の前負荷が上昇し，肺うっ血をきたすと右室の後負荷も上昇することとなる．

なお，後負荷が高すぎると，それに抗して血液を送り出すことができなくなり，心臓は拡張し伸びきった状態になる．すなわち，心室腔は大きくなり，壁は薄くなる．この状態を示す指標が収縮期末壁応力（ESWS）である．

また，左心系の後負荷が増えて，それに打ち勝って左心室が十分な血液を駆出できなければ，肺から心臓へ戻る血液がうっ滞し，肺出血のリスクが高まる（**図5**）．それとともに，右心系の後負荷が増えることとなる．右心室が増大する後負荷に打ち勝って，血液を駆出することができない場合，その結果，全身から心臓へ戻る血液がうっ滞し，脳室内出血（IVH）などのリスクが高まることとなる（**図6**）．

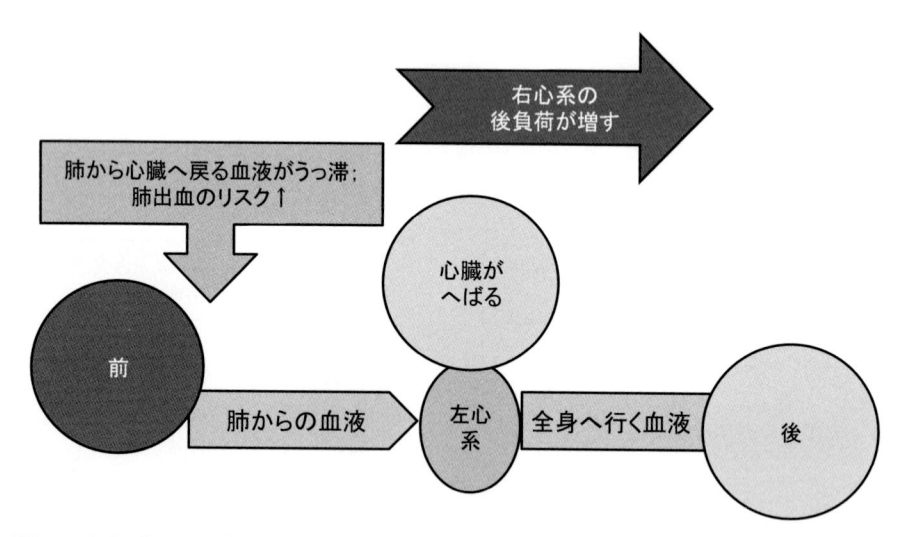

図5 左心系の後負荷が増えた場合． 左心系の後負荷が過剰になると，左室不全に陥る．その結果，肺から左房への還流が障害され，右心系の後負荷も増すことになる．

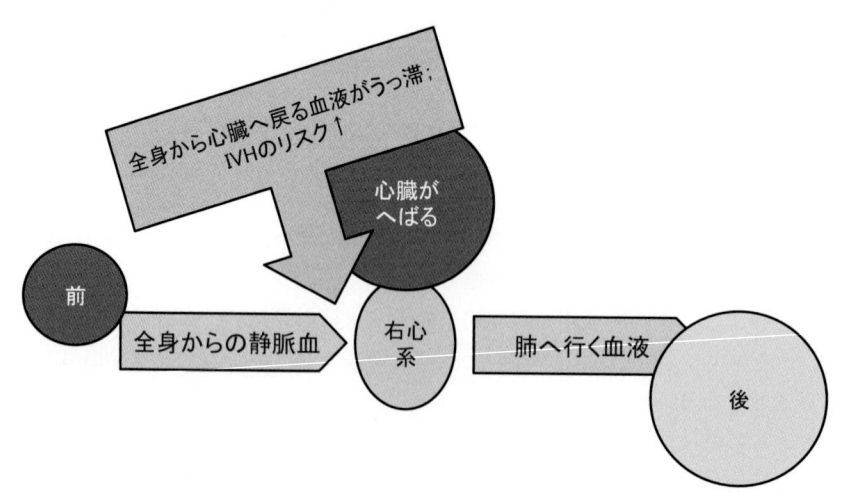

図6 右心系の後負荷が増えた場合． 右心系の後負荷が過剰になると，右室不全を生じる．その結果，全身からの静脈還流が障害されることになる．

4) 収縮性

バネの「バネ定数」にあたる変数が収縮性に相当する．これは，前負荷や後負荷とは独立した変数で，心臓ごとの固有の収縮の強さの指標である．収縮性の指標としては，収縮期末エラスタンス（Ees）や駆出率（EF = 1回拍出量 / 拡張期容積）がある．

> **MEMO　心室圧容積関係**
>
> これまでに解説した「前負荷」「後負荷」「収縮性」の3つが心拍出量に及ぼす影響を心室の圧容積ループで示す（**図7**）．
>
> この図では，左室容積（横軸）と左室圧（縦軸）の関係が示されている．図の矢印の向き（反時計回り）に1周すると心周期の1クールとなり，圧容積曲線の横幅が1回拍出量である．
>
> また，この図のA（あるいはB）点のX座標が拡張期末容積であり，前負荷に相当する．前負荷・後負荷・収縮性のいずれかの変化が1回拍出量に及ぼす影響を**図8**に示す．
>
> （ⅰ）前負荷が増大し，後負荷・収縮性が変化しない場合（点線），1回拍出量は増加する．
> （ⅱ）後負荷が増大すると（点線），収縮終期容積が増大し，1回拍出量は減少する．
> （ⅲ）収縮性が増加すると（点線），収縮終期容積が減少し，1回拍出量は増加する． 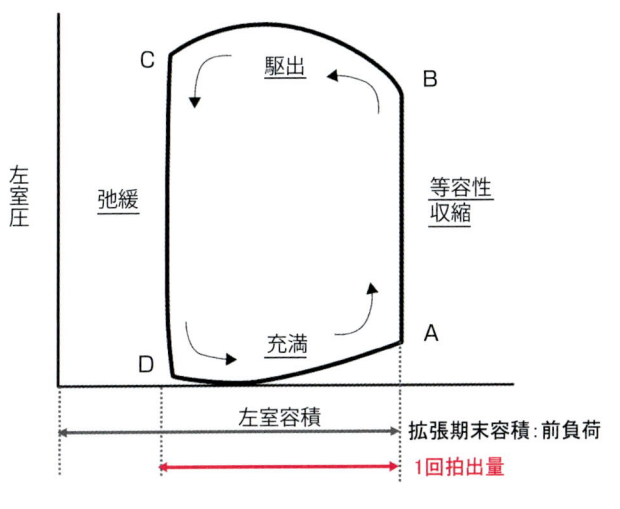
>
> **図7　心室の圧容積ループ** 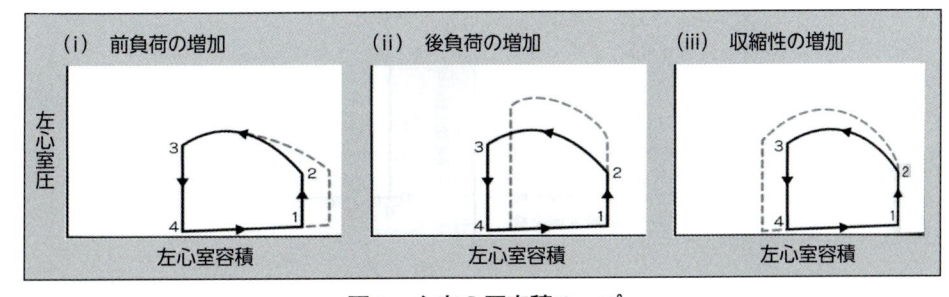
>
> **図8　心室の圧容積ループ**

5）拡張性

　心臓がどれだけ広がりやすいかの指標に心室の硬さ（stiffness）がある．心室の拡張期は前半の弛緩相と後半の充満相に分けて考えることができる．勢いよく縮んだバネはその跳ね返りが強いように，前半の弛緩相は収縮の影響を強く受ける．一方，後半の充満相は，心房からの血液の流入によるもので，心房の収縮の影響を受ける．

> **MEMO　エラスタンスという指標**
>
> 　左心室の圧容積ループから推定できる指標にエラスタンスがある（**図9**）．
> ①**実効動脈エラスタンス**（Ea; effective arterial elastance）：[収縮期末血圧]／[1回拍出量]で，CとAを結んだ線の傾きであり，**後負荷の指標**である．
> ②**収縮期末エラスタンス**（Ees; end-systolic elastance）：前負荷あるいは後負荷を変化させると点Cは原点と点Cを結んだ線の上を移動する．すなわち，収縮期末点Cと原点を結んだ線の傾きは前負荷・後負荷に左右されず一定の値を取る．このため，この線の傾きは，**収縮性の指標**として用いられる（**図10**も合わせて参照していただきたい）．
> 　後負荷（実効動脈エラスタンス）が1回拍出量・血圧に及ぼす影響（前負荷・収縮性が一定の場合）を**図10**に示す．後負荷が増えると，1回拍出量が減り，左室圧（＝血圧）が上がる．この病態が後負荷不整合（afterload mismatch）である．
> 　一方，収縮性（収縮期末エラスタンス）が1回拍出量・血圧に及ぼす影響（後負荷・前負荷が一定の場合）を**図11**に示す．収縮性が増すと1回拍出量が増え，血圧が上昇する．

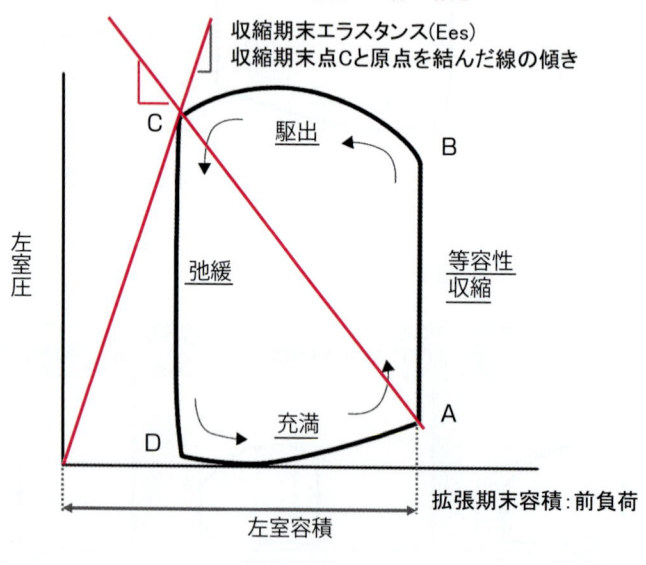

図9　エラスタンス

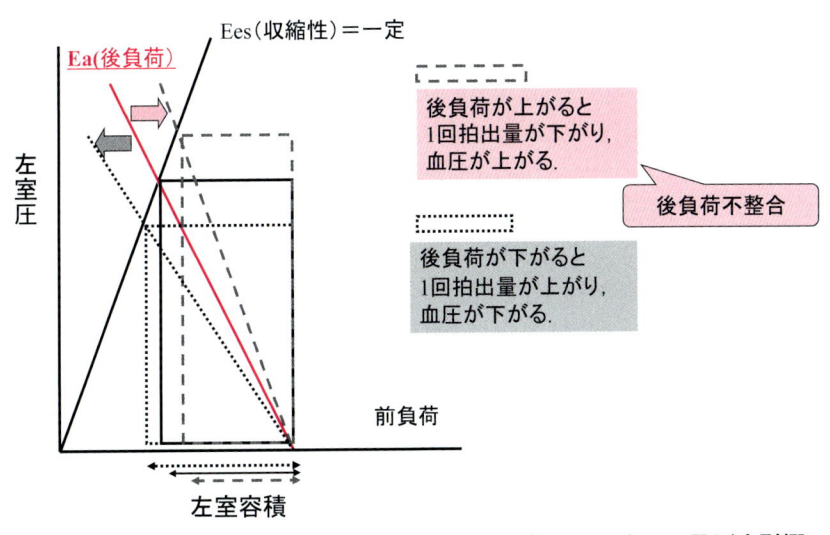

図10 後負荷（実効動脈エラスタンス）が1回拍出量・血圧に及ぼす影響
（前負荷・収縮性が一定の時）

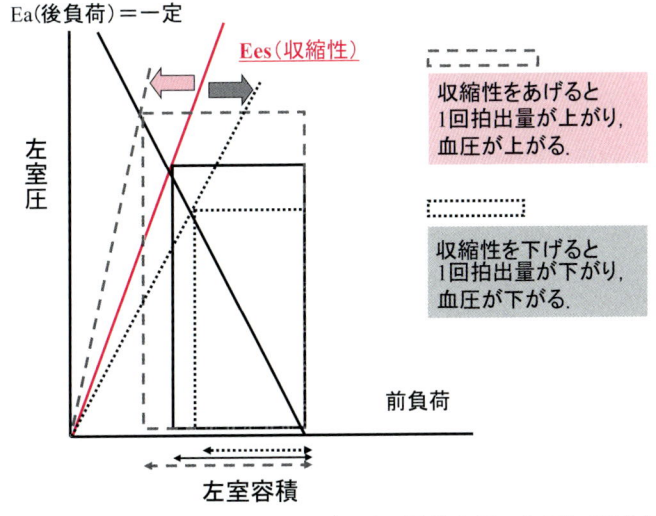

図11 収縮性（収縮期末エラスタンス）が1回拍出量・血圧に及ぼす影響
（後負荷・前負荷が一定の時）

3. 動脈圧の調節機構

　循環系の最も重要な機能は血液を組織に運び，それによって酸素と栄養素を組織に供給し，かつ組織の老廃物を除去することである．組織への血流は動脈圧と静脈圧の圧勾配によって駆動されるが，その指標が平均動脈圧（mean arterial pressure）である．そこで，組織に安定して血液を運ぶためには，平均動脈圧が一定に保たれることが重要であり，それを調節する機構について解説する．

1) 圧受容器反射（baroreceptor reflex）

- 圧受容器は頸動脈洞と大動脈弓の血管壁に存在し，血圧の情報を脳幹の血管運動中枢に伝える．そして，血管運動中枢が自律神経系を調節して，血圧を調節する．なお，頸動脈洞受容器からの情報は舌咽神経を，大動脈弓受容器からの情報は迷走神経を経由して脳幹へ送られている．
- 脳幹に送られた情報は孤束核（nucleus tractus solitarius）で統合され，交感神経系と副交感神経系の出力を調節する．すなわち，副交感神経は迷走神経を介して洞房結節に働き心拍数を減少させる．一方，交感神経は①洞房結節を刺激し心拍数を増加させる，②心筋に働き収縮性を増強し1回拍出量を増加させる，③細動脈を収縮させ総末梢血管抵抗を上昇させる，④静脈系を収縮させ静脈内血液を減少させる．

2) レニン・アンジオテンシン・アルドステロン系（renin-angiotensin-aldosterone system; RAA系）

　RAA系は血液量を調節することによって平均動脈圧を調節する体液性の機構である．RAA系が作動し，血圧が低下した際にRAA系が活性化され，アルドステロンが分泌される機序を図12に示した．図に記した以外にも，アンジオテンシンIIは細動脈を直接収縮させ，総末梢血管抵抗を上昇させることによっても血圧を上昇させる．また，アンジオテンシンIIは視床下部に作用して，口渇中枢を刺激して水分摂取を促進させるとともに，抗利尿ホルモン（ADH; antidiuretic hormone）の分泌を刺激し体内への水分貯留を促す．

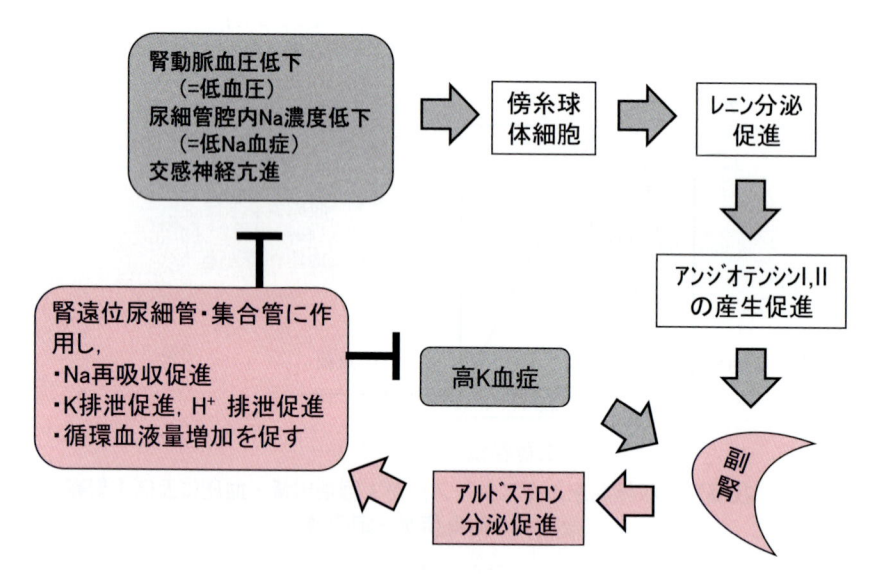

図12　RAA系の分泌調節．低血圧・低Na血症などがトリガーとなって，レニン・アンジオテンシン・アルドステロン系は活性化される．

3) 化学受容器

- 頸動脈小体（総頸動脈の分岐部付近に存在）と大動脈小体（大動脈弓に沿って存在）の2つの末梢化学受容器は主として動脈血酸素分圧の低下に反応して，交感神経の血管運動中枢を刺激し，末梢血管抵抗を上昇させる．

- 脳に存在する中枢性化学受容器は主として動脈血二酸化炭素分圧の上昇・pHの低下に応じて，交感神経出力を増加させ，末梢血管抵抗を上昇させる．その結果，脳への血流再配分，すなわち脳への血流増加が生じる．

4）抗利尿ホルモン

抗利尿ホルモン（バソプレシン）は血漿浸透圧の上昇・血圧の低下に応じて，下垂体後葉から分泌されるホルモンであり，2つの受容体を介して動脈圧を調節する．
- V1受容体（血管平滑筋に存在する）：細動脈を収縮させて，総末梢血管抵抗を上昇させる．
- V2受容体（腎集合管細胞に存在する）：腎集合管での水分の再吸収（＝尿量の減少）することによって，体液量を増し，血圧を上昇させる．

5）ANP，BNP

近年，循環血液量・心筋への負荷に応じて，心臓から直接分泌されるホルモンが注目を集めている．
- 心房性ナトリウム利尿ペプチド（atrial natriuretic peptide; ANP）：ANPは心房圧の上昇によって心房から分泌される．ANPは血管拡張作用を有し，腎からのNaおよび水の排泄を促進し，細胞外液量を減少させる．
- 脳性ナトリウム利尿ペプチド（brain natriuretic peptide; BNP）：BNPは心室に負荷がかかると心室から分泌されるホルモンで，強力な水・ナトリウム利尿作用，血管拡張作用を有しており，交感神経系およびRAA系を抑制して，これらと拮抗的に働く．

> **MEMO　臨床におけるANPとBNPの意義**
>
> ANPは，心房の伸展によって刺激されるため，ANPが高値の場合は，心房負荷や循環血漿量の増加を起こす病態が存在することを意味している．このため，ANPは，心不全や腎不全などの重症度や治療効果を判定するときに測定される．一方，BNPも同様に，心不全の臨床的指標として非常に有用とされている．BNPは，ANPに比較して変化率が大きいのが特徴で，重症の心不全ではANPよりはるかに上昇するため，心不全の指標としてはANPより優れている．このため，新生児でも動脈管開存症や左右シャントのある先天性心疾患では，臨床検査としてBNPが活用され始めている．
>
> なお，ANPは検査のみならず，治療薬としても重要である．とりわけ後負荷不整合の際の血管拡張薬性利尿薬として有効である．

4. 新生児低血圧症

Averyの「Diseases of the Newborn」には，以下の記載がある．在胎30週未満で出生した児の1/3が生後12時間には低血圧になる．在胎26週未満で出生した児は70％が循環の低下を認め，在胎29週で出生した児は約10％が循環低下となる．その原因として，臍帯切断後の体血圧の上昇に心筋組織が未熟な心臓が適応できないため生後早期に一時的に低血圧となると考えられる．ただし，血圧の低下は生後24時間くらいまで続き通常は24時間以降に改善してくるが，脳室内出血（IVH）の発症は循環状態改善後に多い．

すなわち，早産児は心筋が未熟であるために出生後に低血圧となるが，多くは生後24時間に

は改善してくる．一方，出生後早期の低血圧に対して昇圧治療が行われることが多いが，実は，循環が改善した頃に IVH を発症することが多く，必ずしも血圧が上昇したから安心とは言えない．

そこで，かつては血圧が低い場合には無条件に昇圧治療を開始すべきと考えられていたが，最近では，血圧だけでは循環動態の判断はできず，血圧以外の指標も含めて判断して，循環動態不良例を適切に治療し，循環を改善すべきだという考えが出てきている．すなわち，脳や腎臓といった重要臓器に必要な血液を送れない病態の有無を判断し，必要例にのみ昇圧治療を行うという考えである．

> **MEMO　早産児の低血圧の基準**
>
> **指標 1**：平均血圧が 30mmHg より低い場合に昇圧治療する !?
> 　在胎 25 週で出生した児の生後 3 時間の平均血圧（30mmHg）を基準としている．30mmHg より血圧が低い児に IVH の発症が多いとする報告はあるが，この基準を用いた管理が予後を改善するか，または悪影響となるかは判明していない．
> **指標 2**：平均血圧が在胎週数より低い場合に昇圧治療する !?
> 　それぞれの在胎週数で出生した児の出生早期の平均血圧の 10 パーセンタイルは在胎週数にほぼ等しいという報告に基づく．この基準より低い血圧の児に IVH のリスクがやや増加したという報告もあるが，この指標を用いた治療管理が有効であるデータはない．

> **MEMO　循環不全と血中乳酸値**
>
> 　循環動態の判断は，超音波検査・胸部 X 線などによってなされることが多いが，生化学的なマーカーとして血中乳酸値もしばしば測定される．これは，循環不全によって組織への酸素供給が不足すると，解糖系の最終産物であるピルビン酸が，嫌気性代謝によって乳酸へと変換されてしまうためである．

5. 微小循環（microcirculation）

微小循環とは，毛細血管とその近傍のリンパ管の機能を指す用語である．循環の最も重要な役割は組織に血液すなわち酸素と栄養素を運び，組織で生じた老廃物を廃棄することであり，その最も重要な場が，微小循環である．

毛細血管壁を通して，溶質・ガスを交換する場合，血管内皮細胞を介する輸送と細胞間隙を介する輸送がある．O_2 や CO_2 のようなガスは脂溶性なので，内皮細胞壁を介する拡散によって容易に毛細管壁を通過できる．一方，水・イオン・グルコース・アミノ酸のような水溶性物質は脂質には溶けないため，内皮細胞膜を通過できず，その輸送は細胞間隙を通る経路に限られる．このため，水溶性物質の拡散可能面積は脂溶性物質に比較して極めて少なく，その透過は限られたものとなる．

毛細血管壁を介する輸送は，静水力学的圧力と浸透圧に依存しており，スターリングの圧力（Starling pressure）などと呼ばれる．以下にスターリングの式（Starling equation）を記す．

スターリングの式（Starling equation）

【液体の移動量】＝【毛細血管壁の濾過係数】×【(毛細血管と間質液の静水力学的圧の差) − (血漿と間質液の膠質浸透圧の差)】

この式からわかるように，毛細血管を介する間質への液体移行の亢進（浮腫の出現）を促進する因子は以下のようになる．
① 濾過係数の上昇 ＝ 血管透過性の亢進
② 毛細血管と間質液の静水力学的圧の差の増大 ＝ 毛細血管圧の上昇
③ 血漿と間質液の膠質浸透圧の差の減少 ＝ 血漿膠質浸透圧の低下

臨床的には，以上のようなスターリングの式で説明できる因子に加え，リンパ管の障害によって，浮腫がもたらされる．具体的な浮腫の原因について表で示す．

浮腫の生じる機構	具体的な要因
血管透過性の亢進	炎症（炎症性サイトカインの放出，副腎不全）
	火傷
毛細血管圧の上昇	細動脈の拡張・静脈の収縮・静脈圧の上昇
	心不全
	細胞外液量の増加
血漿膠質浸透圧の低下	血漿蛋白濃度の低下（肝不全・ネフローゼ症候群・栄養失調など）

第2章 呼吸

　早産児の成育限界を規定する最も重要な因子の1つが呼吸器系の成熟である．このため，新生児医療における呼吸管理の重要性は疑いがない．そこで本章では，呼吸生理に加えて，新生児に特有な呼吸器系の問題について解説する．

1 換気のメカニズム

　呼吸で最も重要な働きの1つは"換気"である．本項ではそのメカニズムについて記す．

1．コンプライアンス

　コンプライアンスとは広がりやすさのことである．すなわち，呼吸器系におけるコンプライアンスとは，**圧の変化に対して容積がどれくらい変化するか？** という尺度である．

1）圧容積曲線（ループ）

　肺にかかる圧と肺の容積の関係を示した図を圧容積曲線（**図1**）と呼ぶ．先ほど記したようにコンプライアンスは圧に対する容積の変化率なので，この曲線上におけるそれぞれの点における傾きがコンプライアンスとなる．肺の圧容積曲線の特色は，コンプライアンスが常に変化している点で，吸気と呼気では肺コンプライアンスは大きく異なっている．このため，呼気と吸気では全く曲線が異なるため，ヒステリシス（履歴現象）と呼ばれる．

　具体的には吸気時（の特に最初）はコンプライアンスが低く，大きな圧がかかってもなかなか肺容積は増えない（＝肺は膨らまない）．一方，一旦膨らんだ肺は圧を下げて萎ませようとしても，なかなか収縮しない．

> **MEMO　なぜ，コンプライアンスは変動するか？**
>
> 　なぜこのようにコンプライアンスが変化するか？は，表面張力で説明される．肺胞表面は液体分子と気体分子からなるが，吸気の初めは液体分子同士の距離が近く分子間力が最大であり，肺を膨らませるためにはこの分子間力に打ち勝つ必要がある．しかし，一旦膨らみ始めると，液体分子同士の距離が急速に広がり，分子間力が急速に弱まって行く．呼気時はその逆で，肺を収縮させ始める際は，分子間力が非常に弱く，肺を膨らませていた圧を下げてもすぐに肺は縮まないのである．このように肺では液相と気相の接触面で表面張力が異なるため，コンプライアンスが変動するのである．

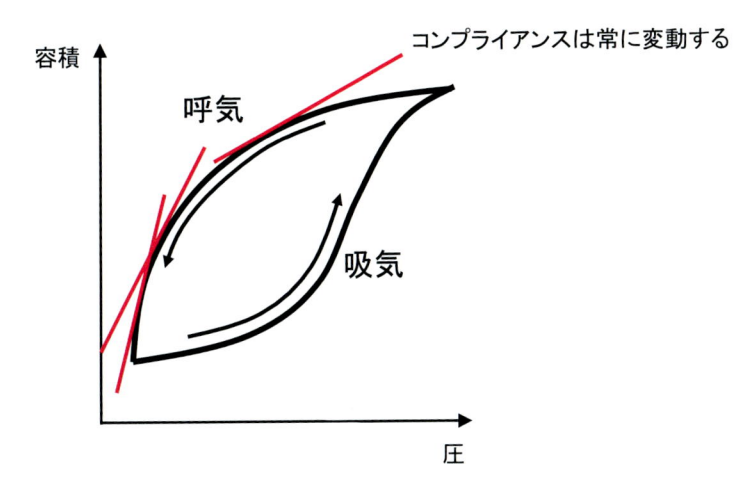

図1 圧容積曲線. 肺にかかる圧と容積の関係を図示したものが圧容量曲線である．吸気と呼気ではその軌道が大きく異なる．これをヒステリシス（履歴現象）と呼ぶ．

2) ラプラスの法則（Laplace's law）（図2）

液体分子が隣接する場合，その分子同士の間に働く力は，液体分子と気体分子の間の引力より強く，液体分子同士が引き合う力が生じる．これが表面張力である．肺胞をシャボン玉のような球体と考えた場合，液体の分子同士は分子間力によって，互いに引き合うため，表面積をなるべく小さくしようとする力（＝表面張力）が生じる．

表面張力はラプラスの法則から以下の式で表される．

$P = 2T/R$

P：肺胞が虚脱しないよう膨らませるのに必要な力
T：表面張力
R：肺胞の半径

すなわち，肺胞を膨らませるのに必要な力は，その球体の半径に反比例し，表面張力に比例する．

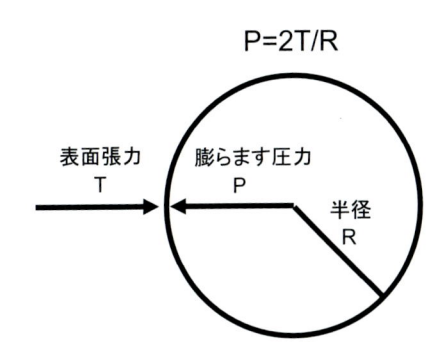

図2 Laplace's Law. 球体を膨らませるのに必要な力は，その球体の半径に反比例し，表面張力に比例する．

3）表面張力とサーファクタント

ラプラスの法則から，肺胞は小さいほど虚脱しやすいことがわかるが，実際の肺胞は小さい方が，総表面積が広くなるため，1つ1つの肺胞が大きいことは好ましくない．そこで，小さな肺胞が虚脱しない必要が生じるが，それに欠かせないのが，サーファクタント（界面活性物質）である（図3）．

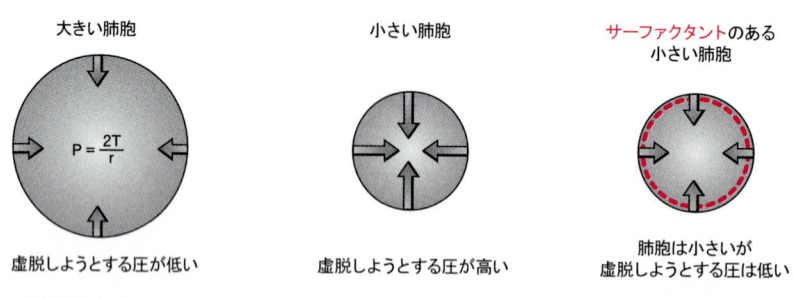

図3 表面張力とサーファクタント． 肺サーファクタントは小さな肺胞が虚脱しないために必須の物質である．

4）呼吸窮迫症候群（respiratory distress syndrome; RDS）

早産児ではⅡ型肺胞上皮細胞からのサーファクタントの産生が不十分なため，肺胞が虚脱してしまうことがある．これがRDSの本態であり，サーファクタント不足の肺胞は肺コンプライアンスが低下して虚脱してしまう．そして，虚脱した肺胞はガス交換が行えないため，低酸素血症に陥ってしまう．1960年代後半から，本症に対する人工肺サーファクタントが治療として用いられるようになり，今日，世界中で広く行われている．

2．気道抵抗

これまで，肺胞における換気について論じてきたが，肺胞まで空気を運ぶ空気の流れも重要である．そこで，本項では空気の流れすなわち気流について考える．

1）気流量と気道抵抗

気流量を規定するのは，気圧の勾配とそれに抗する気道抵抗であり，以下の式が成り立つ．

$Q = \Delta P/R$

　Q＝気流量
　ΔP＝圧勾配（鼻孔あるいは口と肺胞の圧差）
　R＝気道抵抗

　すなわち，気流量は圧勾配が大きいほど多くなり，気道抵抗が大きいほど少なくなる．

2）ポアズイユの法則

気道抵抗を規定するのが，ポアズイユの法則（Poiseuille's law）である．

$R = (8\eta l)/(\pi r^4)$

　R：気道抵抗
　η：吸入気の粘性
　l：気道の長さ
　r：気道の半径

すなわち，気道抵抗は気道の長さに比例し，半径の 4 乗に反比例する．つまり，半径が 1/2 になると，気道抵抗は 16 倍にもなる．

そして，Q = ΔP/R の関係から，気流量は 1/16 に激減するのである．

> **MEMO　気管チューブの太さと気流量**
>
> 　これまで述べてきたように，気管挿管のチューブの太さは気流量に直結する．すなわち，3mm のチューブを挿入した場合の気流量を 100%とすると，2.5mm のチューブを挿入した場合の気流量は約 50%，2mm のチューブだと約 20%まで減少してしまうのだ．細すぎるチューブでリークが大きな呼吸管理というのは，極めて効率が悪いことがわかるであろう．

《付録》　圧・容積曲線呼吸器モニターの見方
①吸気時曲線傾きの変化から肺胞虚脱の有無がわかる

　吸気時曲線は最初は傾きが小さいが，次第に傾きが大きくなる．これは，**図1** のところで説明したが，これが極端な場合がある．すなわち，初めのうちは，圧が上昇してもほとんど容積が増えないが，ある一点（inflection point）を超えたところから急に容積が増え始めるといったケースである **(図4)**．これは，虚脱した肺胞が多数存在する場合にみられる現象で，初めのうちは圧を上げても虚脱した肺胞が膨らまないため，全体としての肺容積もあまり増加しない．しかし，ある一定の圧が加わり，虚脱した肺胞が開き始めると，その後は一気に肺胞が広がり，肺全体の容積が急に増えていくことを示している．

　このような状態で人工換気を続けると，肺胞が虚脱・膨張を繰り返していることになり，圧損傷のリスクが高いことになる．このようなケースでは，PEEP を高くして，吸気時曲線の立ち上がりがスムーズになるように管理するのが良い．

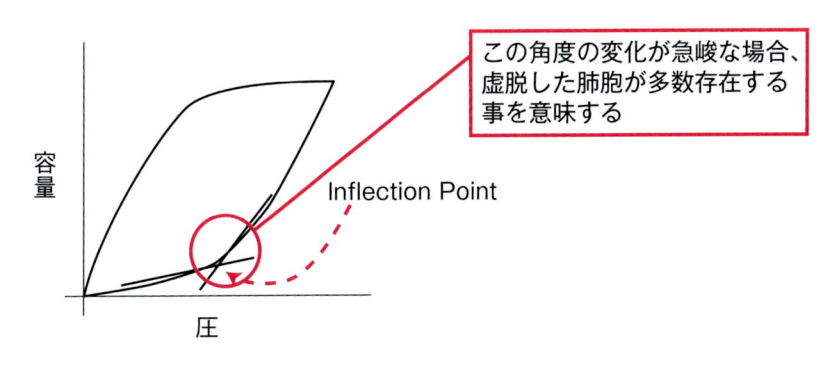

図 4　肺胞虚脱を示す圧容積曲線． 吸気時曲線の Inflection point は肺胞虚脱の存在を示す重要な所見である．

②吸気の終了点の形から肺過膨張の有無がわかる

正常な圧容積曲線はラグビーボールのような形をしているが，時に吸気時の終了ポイントが，鳥のくちばしのように尖っていることがある（**図5**）．これは，吸気時の終わりに，圧が上昇しても，それ以上，肺容積が増えない状況になっていることを示している．言い換えると，肺に過剰な圧がかかり，肺が過膨張していると考えられる．このようなケースでは，1回換気量を減らす，あるいは最大吸気圧を下げるといった手を打つべきである．

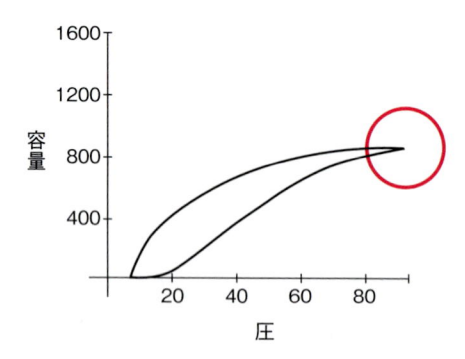

図5 肺胞過伸展を示す圧容積曲線． 吸気の終了ポイントが尖っている所見は肺の過膨張を示す．

③肺のコンプライアンスがわかる

図6に記したが，吸気〜呼気の切り替わりポイントと原点を結ぶ直線の傾きが肺（全体）のコンプライアンスである．この傾きが大きいほど，少ない圧で肺が膨張していること，すなわちコンプライアンスが大きいことを意味する．逆に，この傾きが小さいと，コンプライアンスが小さく，肺が膨らみにくいことを意味する．肺サーファクタントの不足したRDSでは，コンプライアンスは小さく，人工肺サーファクタント投与後にはコンプライアンスは上昇する．

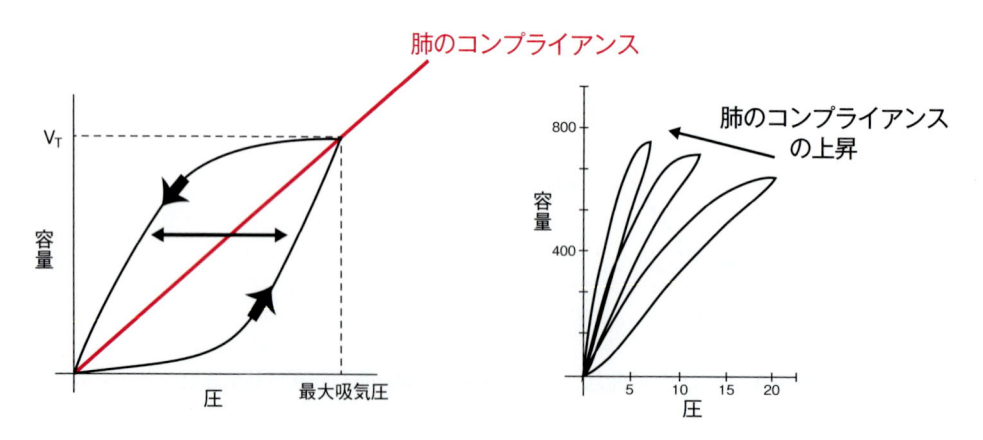

図6 肺コンプライアンスを示す圧容積曲線． 圧容量曲線の傾きが肺のコンプライアンスを示す．

④気道抵抗がわかる

図7に記したように，圧容積曲線の横幅は気道抵抗に相当する．すなわち，気道抵抗が大きいとループの横幅が広がり，小さいと幅が狭くなる．

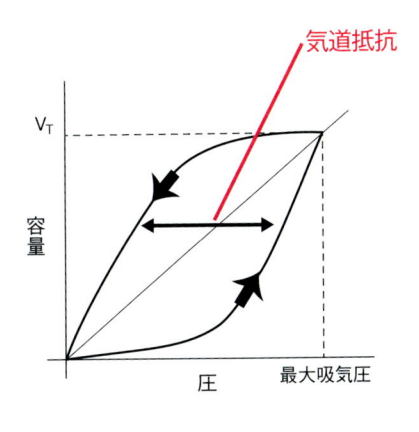

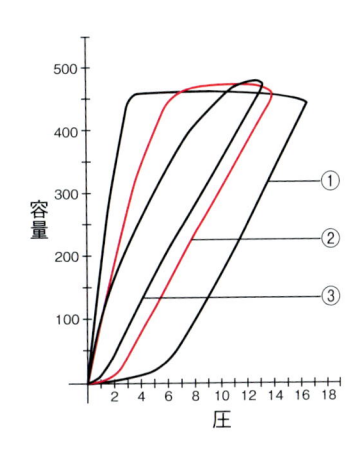

図7 気道抵抗を示す圧容積曲線． 左：圧容量曲線の横幅は気道抵抗を示す．右：①，②，③の順に気道抵抗が小さくなっている．

2 ガス交換

1．A-aDO₂（肺胞気動脈血酸素分圧較差）

肺胞と肺毛細血管との間のガス交換（O_2，CO_2の交換）は拡散が早く，正常では完全に平衡に達するため，肺胞から出ていく毛細血管のO_2，CO_2分圧は肺胞内と等しい．このため，肺胞と動脈血との間にはO_2，CO_2分圧に差がないはずである．

しかし，実際には，肺胞気と体循環動脈との酸素分圧間には少し差がある．これは，肺毛細血管の一部は肺胞をバイパスし，ガス交換にあずかっていないため，動脈化されずに体循環に戻ってしまう血液が存在するためである．これを生理的シャントと呼ぶ．

これが生理的範囲であれば問題がないが，シャント量が増えると，A-aDO₂が増大する．

PaO₂はFIO₂によって変化してしまうため，肺の状態を評価する指標としては不適である．このため，FIO₂に影響されないシャント量の指標として，A-aDO₂が用いられる．

> **A-aDO₂ 計算の実際**
>
> $$A\text{-aDO}_2 = PaO_2 / PAO_2$$
> $$= PaO_2 / \{(760 - 47) \times FIO_2 - PaCO_2 / 0.8\}$$
>
> この式の意味は…
>
> 　大気圧は 760mg だが，そのうち水蒸気が 47mmHg であり，これを差し引いたものが (760-47) で，これに吸入酸素濃度を掛けた値 $\{(760-47) \times FIO_2\}$ が，実際に肺胞に送り込まれるガスの酸素分圧である．
>
> 　肺胞でのガス交換の結果，酸素と二酸化炭素が交換されるが，その交換の比率を呼吸商と呼ぶ．呼吸商は栄養摂取状況で変動するが通常約 0.8 とされる．これは，酸素：二酸化炭素は 1:0.8 で交換されるという意味である．そこで，血中の二酸化炭素が肺胞で移動する際に肺胞気中の酸素のうち $PaCO_2/0.8$ 分が血中に移行することになる．
>
> 　そこで，実際に肺胞に送り込まれた酸素分圧 $\{= (760-47) \times FIO_2\}$ から，二酸化炭素と交換された酸素の分圧 $\{= PaCO_2 /0.8\}$ を差し引いたものが，最終的な肺胞気酸素分圧 (PAO_2) となる．

2. 呼吸不全の病態生理

1) 肺胞低換気（図8）

　肺胞の換気の低下が原因で，PaO_2 が低下する病態で，通常 $PaCO_2$ の上昇を伴う．原則，肺胞気動脈素酸素分圧較差（A-aDO₂）の増大は認められない．臨床病態としては，気道狭窄・RDS などによる換気面積の低下がある．この病態は，人工換気療法で換気量を増やすことによって改善させることが可能である．

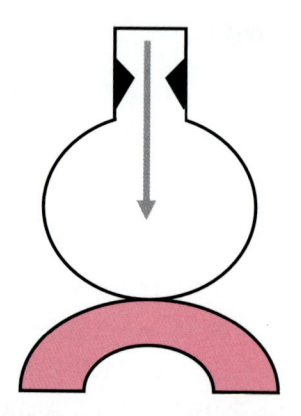

図8　肺胞低換気． 肺胞における換気が減少する状態．

2) 拡散障害（図9）

　肺胞までの換気は良好で，肺胞面積も十分あるが，肺胞・毛細管間のガス交換が障害されるのが拡散障害である．肺胞気動脈素酸素分圧較差（A-aDO₂）の増大を認める．新生児一過性多呼吸・出血性肺浮腫などの臨床病態が拡散障害をきたす．人工換気によって酸素濃度を上昇さ

せることによって改善可能である.

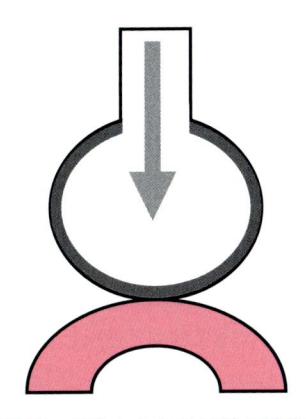

図9 拡散障害. 肺胞における拡散が障害される状態.

3) 換気血流不均衡（図10）

　生理的シャントの増大すなわち換気に寄与しない肺胞あるいは毛細血管の増加が本病態を招き，肺胞気動脈酸素分圧較差（A-aDO$_2$）の増大をきたす．肺高血圧症・肺血流減少型先天性心疾患では，肺血流が減少しガス交換に寄与しない血流が増加する．このような病態に対しては肺血流を増やす治療（酸素投与，アシドーシス是正，一酸化窒素）が行われる．

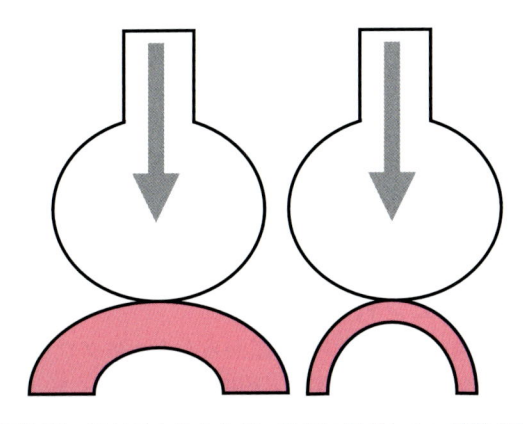

図10 換気血流不均衡. 換気は十分あるが，換気に寄与しない肺胞が増加し，ガス交換が不十分となる状態.

4) 肺内シャント（図11）

　肺内にガス交換可能な肺胞と，肺胞虚脱・細気管支の狭窄などによってガス交換に寄与しない肺胞が混在することによる．臨床病態としては胎便吸引症候群・RDS などが相当する（すなわち，RDS では肺胞低換気と肺内シャントの両方が生じる）．本病態は人工換気の平均気道内圧を上昇させることで改善が期待される．

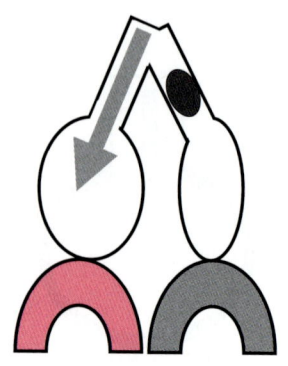

図11 肺内シャント． ガス交換ができる肺胞と虚脱してガス交換ができない肺胞が混在する状態．

3 血液中での酸素の運搬

O_2 を全身に運搬することが呼吸機能の最終目標の1つであり，O_2 は血液中に溶解した形とヘモグロビンに結合した形の2つの形態で運ばれる．血液中に溶解した O_2 の指標が PaO_2 だが，実際は血液中の O_2 のうちわずか2%のみが血中に溶解したもので，残り98%はヘモグロビンと結合したものである．

そこで，ヘモグロビンの酸素運搬について解説する．

1．ヘモグロビン

ヘモグロビンは4つのサブユニットからなる球状蛋白質で，それぞれのサブユニットは鉄と結合したポルフィリンからなるヘム構造とポリペプチドの鎖からなる．成人型ヘモグロビン（ヘモグロビンA）は2つの α 鎖と2つの β 鎖からなる（$\alpha_2\beta_2$）．それぞれのサブユニットに1分子の酸素（O_2）が結合できるが，そのためにはヘム構造の中の鉄は第一鉄（Fe^{2+}）でなければならない．

1）胎児ヘモグロビン（ヘモグロビンF；HbF）

胎児ヘモグロビンは2つの α 鎖と2つの γ 鎖からなるヘモグロビン（$\alpha_2\gamma_2$）で，ヘモグロビンAに比べて酸素親和性が高い．これは，胎児期に母体から胎児への酸素の移行を促進する役割を果たしている．

2）メトヘモグロビン

ヘム構造の鉄が第二鉄（Fe^{3+}）に置き換わったものがメトヘモグロビンで，メトヘモグロビンは酸素と結合できない．今日，新生児領域では一酸化窒素（NO）吸入療法が広く行われるようになり，その合併症として注目されるようになった．

2．ヘモグロビンの O_2 解離曲線

ヘモグロビンが酸素を運搬するためには，酸素分圧の高いところ（＝肺）でヘモグロビンと酸素が結合し，それが末梢組織へ運搬され，酸素分圧の低い末梢組織でヘモグロビンから酸素が放されなければならない．この効率を規定するのが，ヘモグロビンの O_2 解離曲線である．

図12に示すように，PO₂ 100mmHgではヘモグロビンの酸素飽和度は100％だが，PO₂ 40mmHgではヘモグロビンの酸素飽和度は約75％であり，この差額分（＝25％）の酸素が運搬され，組織で利用されることとなる．一方，何らかの理由で低酸素血症に陥った場合，軽度の低酸素であれば（例えばPO₂ 60mmHg），ヘモグロビン酸素飽和度はさほど低下しないので（PO₂ 60mmHgの場合のヘモグロビン酸素飽和度は約90％），組織への酸素供給は維持されるようになっている．

　なお，**HbFはヘモグロビンのO₂解離曲線が左方にシフトしている**．このため，HbFは酸素飽和度が高く，酸素を手放しにくいのである．一方，組織の代謝が亢進して組織のCO₂分圧が上昇したり，体温が上昇したりすると，ヘモグロビンのO₂解離曲線は右方へシフトし，酸素の供給が増えるようになっている．

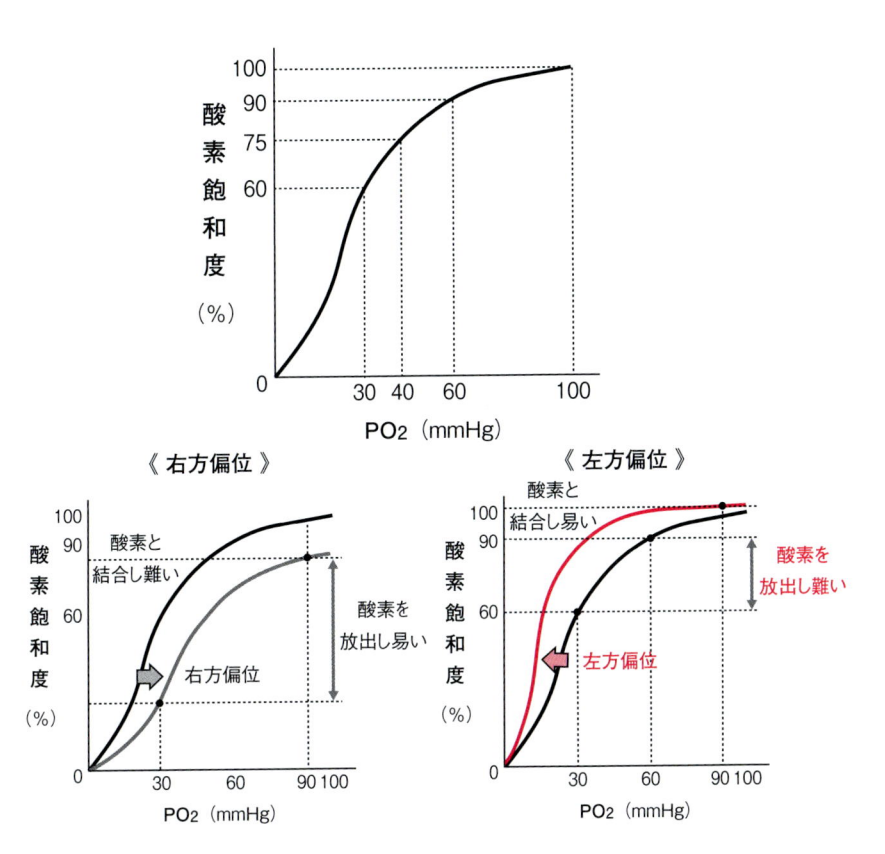

図12 ヘモグロビンのO₂解離曲線． HbF（胎児ヘモグロビン）は，酸素解離曲線が左方に偏位している．このため，PO₂が高い領域で変化しても，ほとんど酸素は離れないが，PO₂が低い領域で変化すると多くの酸素を放出する．このことが低酸素化で生活する胎児の酸素供給を可能にしている．

4 血液中での二酸化炭素の運搬

血液中ではCO$_2$は，①血液中に溶解して，②ヘモグロビンと結合してカルバミノヘモグロビンとして，③炭酸水素イオン（HCO$_3^-$）として3つの形で運搬される．ただし，溶解CO$_2$は全体の5％，カルバミノヘモグロビンは全体の3％に過ぎず，全CO$_2$の約92％が炭酸水素イオン（HCO$_3^-$）として存在する．炭酸水素イオンの意義については，酸塩基平衡の項で詳述する．

5 呼吸の調節

1．呼吸調節の中枢と受容器

呼吸は脳幹の延髄・橋に存在する呼吸中枢によって調節されているが，その呼吸中枢に情報を与えるいくつかの受容器が存在する．

①**中枢性化学受容器**：PaCO$_2$を維持するように働く受容器で，脳脊髄液のpH（すなわちH$^+$）を検知する．
②**末梢性化学受容器**：頸動脈小体・大動脈小体はO$_2$，CO$_2$，H$^+$に反応して，呼吸の頻度を調節する．
③**肺伸展受容器**：気管平滑筋に存在する機械受容器で，肺や気道の伸展刺激によって，呼吸頻度を低下させる反射（Hering-Breuer反射）を生じる．
④**筋・関節受容器**：関節や筋に存在する機械受容器は，四肢の動きを感知すると，呼吸頻度を増加させる．

2．新生児の呼吸調節の特徴

1) 第1呼吸の発現

出生時の寒冷刺激・ガス交換の低下による高炭酸ガス血症などがトリガーとなると考えられている．胎盤が産生する胎児の呼吸を抑制する因子から離脱が関与しているとの意見もあるが，その物質は未だ同定されていない．

2) 無呼吸発作

早産児では，無呼吸発作がしばしば問題となる．その原因として，延髄にある呼吸中枢の未熟性に加えて，化学受容器（中枢性および末梢性）のPCO$_2$上昇に対する反応性が弱いこと，また，低酸素血症を伴うとPCO$_2$上昇に対する反応性がより一層弱まることが原因と考えられている．

第3章 酸塩基平衡

1 酸塩基平衡の基本概念

　血液ガス分析のデータを見て，酸塩基平衡の乱れの有無・その一次的な病態が何か？を判断することは，新生児医療を実践するうえで，必要不可欠である．そこで，本章では，酸塩基平衡の基本概念を開設するとともに，実際の血液ガス分析の読み方を学ぶこととする．

1. 酸とは？　塩基とは？

　ブレンステッド（Brönsted）は，酸とは水素イオン（H^+）を放出するものである．塩基とは水素イオン（H^+）を受け取るものと定義しており，現在もこの定義が広く受け入れられている．すなわち，代表的な酸である「塩酸（HCl）」は以下のように，H^+を放出する．

$$HCl \leftrightarrows H^+ + Cl^-$$

　一方，代表的な塩基である「水酸化ナトリウム（NaOH）」は以下のようにH^+を受け取る．

$$NaOH + H^+ \leftrightarrows Na^+ + H_2O$$

2. pHとは？

　pHとは，水素イオン濃度の逆数の常用対数である．すなわち，$pH = \log(1/[H^+])$という式で表すことができる．H^+濃度は中性で10^{-7}mol つまり 0.0000001mol であり，$pH = \log(1/[H^+]) = \log 10^7 = 7$ となる（図1）．

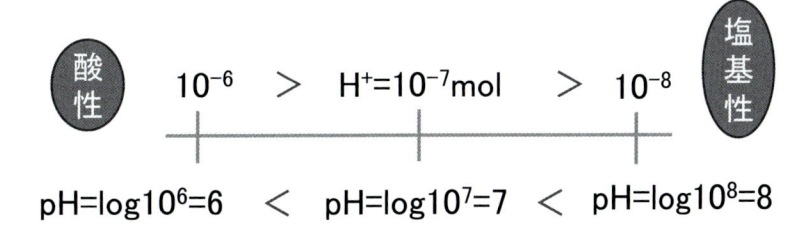

図1　pHとは． $pH=\log(1/[H^+])$．H^+濃度は中性で10^{-7}molであり，$pH=\log(1/[H^+])=\log 10^7=7$となる．

3. 酸塩基平衡を考えるうえで最も重要な化学式（図2）

図2の式の意味するところは，$PCO_2 [H_2O] = K[H^+][HCO_3^-]$（Kは平衡定数）という関係が成り立つことであり，この式は以下のように変形できる．

$PCO_2 / (K^·[HCO_3^-]) = [H^+]$

なお，$[H_2O]$は他の濃度に比して十分大きく変化が少ないため，$[H_2O]/K$を$1/K^·$と置き直した．よって，$pH = \log(1/[H^+]) = \log\{(K^·[HCO_3^-])/PCO_2\}$となり，最終的にはこの式は以下のようになる．

$pH = \log(1/[H^+]) = 6.1 + \log\{[HCO_3^-]/(0.03 \times PCO_2)\}$

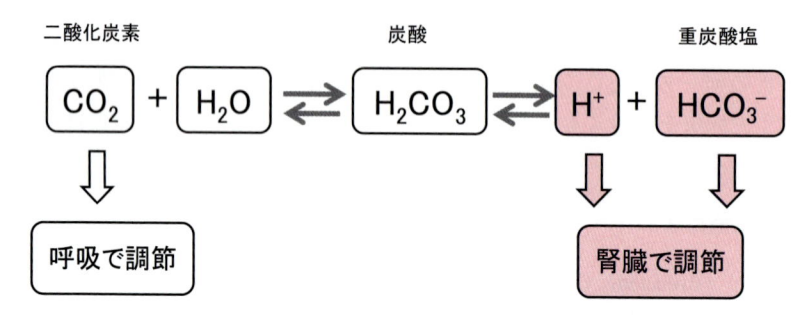

図2 酸塩基平衡を理解する上で最も重要な化学式

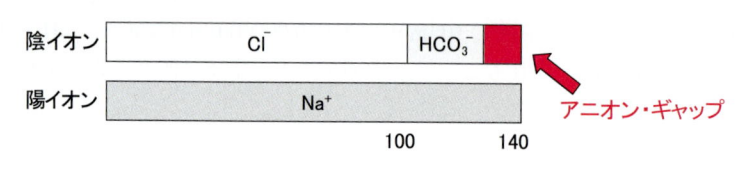

4. アニオン・ギャップ

アニオン・ギャップとは血中に存在する主要なイオン，すなわち$[Na^+]$，$[Cl^-]$，$[HCO_3^-]$で計算される指標であり，次の式で表す**（図3）**．

アニオン・ギャップ $= [Na^+] - \{[Cl^-] + [HCO_3^-]\}$

図3 アニオン・ギャップ

血中に存在する陰イオンと陽イオンの数は等しいので，アニオン・ギャップは血中に存在する$[Cl^-]$と$[HCO_3^-]$以外の陰イオンの数を示す指標になる．

たとえば，仮死で乳酸が増えた場合や，糖尿病性ケトアシドーシスでケトン体が増えた場合などアニオン・ギャップは増大する．また，先天性代謝異常症で乳酸や有機酸などの不揮発酸が増加する場合も，アニオン・ギャップは増大する．

一方，下痢・腎尿細管性アシドーシスでは，HCO_3^-が減少するのと同等のCl^-の増加があるため，これらの病態ではアニオン・ギャップは増加しない．

5. 呼吸性アシドーシス

呼吸窮迫症候群（RDS），胎便吸引症候群（MAS），肺炎などの「換気障害」によって生じるPCO_2の増加によりpHが低下する病態が呼吸性アシドーシスである．

6. 呼吸性アルカローシス

換気回数が多すぎる・換気圧が高すぎるなど人工換気の過度な設定，あるいは過度な自発換気（年長児では過換気症候群など）など「過換気」によって生じるPCO_2の低下によりpHが上昇する病態が呼吸性アルカローシスである．

7. 代謝性アシドーシス

代謝性因子の障害によって，HCO_3^-の喪失またはH^+の増加が生じ，pHが低下する病態が代謝性アシドーシスである．
代謝性アシドーシスの原因としては以下のものが挙げられる．
- 仮死 ……………… 嫌気性代謝が起こり，乳酸アシドーシスになる
- 代謝異常症 ……… 異常な酸が産生され，蓄積される
- 腎尿細管障害 …… 腎臓でのH^+排泄，HCO_3^-の再吸収が障害される，など
- 重度の下痢 ……… 消化管からHCO_3^-が喪失する

8. 代謝性アルカローシス

代謝性因子の障害によって，HCO_3^-の増加またはH^+の喪失が生じ，pHが上昇する病態が代謝性アルカローシスである．代謝性アルカローシスの原因としては以下のものが挙げられる．
- 大量の嘔吐 …………… 胃酸（HCl）の喪失
- 多量の利尿薬投与 …… 腎臓からのH^+の排泄促進

9. 生体における代償反応

生体にとって，酸塩基平衡が乱れることは一大事であり，生体は何とかこれを正常（pH = 7.4）に近づけようとする．すなわち，呼吸に問題があってpHが乱れた時には，代謝による代償反応が生じる．逆に，代謝に問題があってpHが乱れた時には，呼吸による代償反応が生じる．
すなわち，以下の反応が生じる．

①呼吸性アシドーシスが生じると，腎臓による代償反応（＝代謝性アルカローシス）が生じる．
　すなわち，PCO_2高値の際には，腎臓の代償反応によってHCO_3^-が上昇する．
②呼吸性アルカローシスが生じると，腎臓による代償反応（＝代謝性アシドーシス）が生じる．
　すなわち，PCO_2低値の際には，腎臓の代償反応によってHCO_3^-が低下する．
③代謝性アシドーシスが生じると，呼吸による代償反応（＝呼吸性アルカローシス）が生じる．
　すなわち，HCO_3^-低値の際には，呼吸の代償反応によってpCO_2が低下する．
④代謝性アルカローシスが生じると，呼吸による代償反応（＝呼吸性アシドーシス）が生じる．
　すなわち，HCO_3^-高値の際には，呼吸の代償反応によってpCO_2が上昇する．

すなわち，突然生じたイベントの直後（突然の仮死出生の出生直後／誤嚥による呼吸停止直後／計画外抜管直後の急性呼吸不全など）以外の病態であれば，何らかの代償反応が生じることを忘れてはならない．

以上の基礎知識を基に，実際の血液ガスデータを読み解いてみよう．

> **MEMO　血液ガス分析の考え方**
> ① pH を見て，アシドーシス・アルカローシスあるいは中性のいずれであるかを判断する．なお，それぞれのパラメーターの正常域を**表1**に示す．
> ② PCO_2 値をみて，呼吸性アシドーシス／アルカローシスのいずれであるかを判断する．また，同時に，HCO_3^- をみて代謝性アシドーシス／アルカローシスのいずれであるかも判断する．
> ③ 全体のアシドーシス／アルカローシスから，いずれが一次的な変化か？見当をつける．
> ④ アニオン・ギャップを計算し，その増加がないかチェックする．
> ⑤ 代償反応が予想の範囲内にあるか否かチェックする（**表2**）．

表1　血液ガスデータの正常域

- 酸素（PaO_2）：80〜100mgHg
- 酸素飽和度：95％以上
- 二酸化炭素（$PaCO_2$）：40（39〜43）
- pH：7.38〜7.41
- HCO_3^-：25（24〜26）
- base excess：±0（-2〜2）
- anion gap：12±2（10〜14）

表2　代償反応の予想式

- 代謝性アシドーシスに対する呼吸性代償反応の予想式
  $\varDelta PCO_2(mmHg) = (1〜1.3) \times \varDelta HCO_3(mEq/L)$
- 代謝性アルカローシスに対する呼吸性代償反応の予想式
  $\varDelta PCO_2(mmHg) = (0.5〜1) \times \varDelta HCO_3(mEq/L)$
- 呼吸性アシドーシスに対する代謝性代償反応の予想式
  $\varDelta HCO_3(mEq/L) = (0.1〜0.35) \times \varDelta PCO_2(mmHg)$
- 呼吸性アルカローシスに対する代謝性代償反応の予想式
  $\varDelta HCO_3(mEq/L) = (0.2〜0.5) \times \varDelta PCO_2(mmHg)$

《例題1》　pH 7.30，PCO_2 27mmHg，HCO_3^- 14mEq/L，Na 135mEq/L，Cl 98mEq/L
この血液ガスデータを分析せよ！
　① pH 7.30 はアシドーシスである．
　② PCO_2 が低下しており（正常値は39〜43），呼吸性アルカローシスが存在する．
　　HCO_3^- が低下しており（正常値は24〜26），代謝性アシドーシスが存在する．

③呼吸性アルカローシスと代謝性アシドーシスが混在し，かつ全体としてアシドーシスなので，代謝性アシドーシスが一次性で，呼吸性アルカローシスは二次的な変化（＝呼吸による代償反応）である可能性が高いと判断される．
④アニオン・ギャップを計算する
　　[Na] − ([Cl] + [HCO₃⁻]) = 135 − (98 + 14) = 23（正常値は 14 以下）なので，アニオン・ギャップが増大している，すなわち異常な酸の蓄積があることがわかる．つまり，間違いなく代謝性アシドーシスが存在することがわかる．
⑤代償反応が予想の範囲内か？**表2**でチェックする．

＊代謝性アシドーシスに対する生理的代償反応の予想式＊

　　ΔPCO_2(mmHg) = (1〜1.3) × ΔHCO_3(mEq/L) に当てはめてみると，HCO₃ が 14mEq/L なので，これは正常値(24)より 10 小さく，ΔPCO_2 は (1〜1.3) × 10 = 10〜13 すなわち，PCO₂ は正常値(40)より 10〜13 低値(= 27〜30)mmHg となるべきであるが，実際 PCO₂ は 27mmHg であり，予想の範囲内である．

　以上の検討から，本症例は，代謝性アシドーシスが一次的な病態であり，それに対して呼吸性の代償反応（＝呼吸性アルカローシス）を合併していることが分かる．

《例題2》 pH 7.16, PCO₂ 88mmHg, HCO₃⁻ 30mEq/L, Na 136mEq/L, Cl 95mEq/L
この血液ガスデータを分析せよ！
① pH 7.16 はアシドーシスである．
② PCO₂ が上昇しており（正常値は 39〜43），呼吸性アシドーシスが存在する．
　 HCO₃⁻ が上昇しており（正常値は 24〜26），代謝性アルカローシスが存在する．
③呼吸性アシドーシスと代謝性アルカローシスが混在し，かつ全体としてアシドーシスなので，呼吸性アシドーシスが一次性で，代謝性アルカローシスは二次的な変化（＝腎臓による代償反応）である可能性が高いと判断される．
④アニオン・ギャップを計算する
　　[Na] − ([Cl] + [HCO₃⁻]) = 136 − (95 + 30) = 11（正常値は 14 以下）なので，アニオン・ギャップは正常，すなわち異常な酸の蓄積はないことがわかる．つまり，代謝性アシドーシスは存在しない可能性が高いと思われる．
⑤代償反応が予想の範囲内か？**表2**でチェックする．

＊呼吸性アシドーシスに対する代謝性代償反応の予想式＊

　　ΔHCO_3^-(mEq/L) = (0.1〜0.35) × ΔPCO_2(mmHg) に当てはめてみる．PCO₂ が 88mmHg であり，これは正常値(40)より 48 大きいので，ΔHCO_3^- は (0.1〜0.35) × 48 = 4.8〜16.8 となる．すなわち，HCO₃⁻ は正常値(24)より 4.8〜16.8 高値（= 28.8〜40.8）mmHg となるべきである．実際，HCO₃⁻ は 30mEq/L なので，ちょうどこの範囲内にある．

　以上の検討から，本症例は，呼吸性アシドーシスが一次的な病態であり，それに対して腎性の代償反応（＝代謝性アルカローシス）を合併していることが分かる．

> **MEMO　アシドーシスでなぜ悪い？　アルカローシスでなぜ悪い？**
>
> 　さて，酸塩基平衡の乱れの病態を的確に診断することが本章のテーマであったが，それでは，その乱れ（アシドーシス / アルカローシス）を放置したら，なぜダメなのだろうか？
>
> **アシドーシスによる不都合…**
> 　アシドーシスおよびアシドーシスによって生じる高 K 血症のために，心筋が障害され心収縮力が低下する．脳血管が拡張し出血のリスクが増す．
>
> **アルカローシスによる不都合…**
> 　脳血管が収縮し脳梗塞・脳室周囲白質軟化症のリスクが増す．アルカローシスによって生じる低 K 血症は筋力の低下を招き，また不整脈のリスクも増す．
>
> 　少なくとも以上のような理由からやっぱり，アシドーシス / アルカローシスは放置すべきではないのだ！

第4章 水電解質代謝

　NICUの医療で最も重要なものの1つに，輸液療法がある．とりわけ，早産児は未熟性ゆえに電解質異常に陥りやすい傾向があり，注意が必要である．本項では，水電解質の調節機構，その新生児の特徴について学ぶ．

1 はじめに

1. 胎児・新生児の体液組成

　胎児期の体液組成（**図1**）・胎児〜成人期の細胞内液と外液の組成比率（**図2**）を示した．これからわかることは，新生児は細胞外液量が極めて多く，早産児ではその傾向が著しいことである．早産児の未熟性には，体内の水分量が多いこと以外にも，皮膚が脆弱で不感蒸泄が多いこと，腎臓機能が未熟で，調節能に乏しいことが挙げられ，その管理は極めて重要である．

2. 電解質代謝で最も重要なことは？

　電解質を一定のバランスで保つことは，生体の恒常性を保つうえで極めて重要である．この働きを遂行するために重要な器官は腎臓と内分泌系であり，両者の働きが上手くいかないと電解質

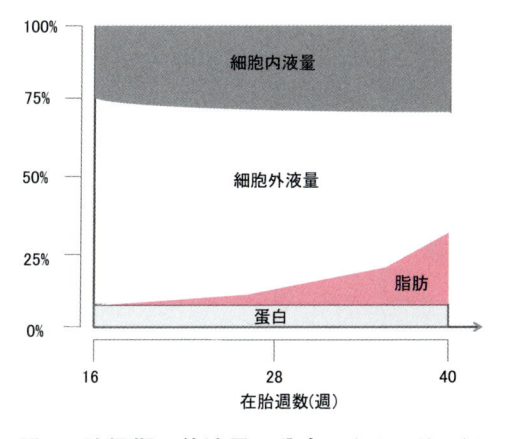

図1　胎児期の体液量の分布． 在胎週数が短いほど体組成に占める水分の割合が高いが，その多くは細胞外液量による．

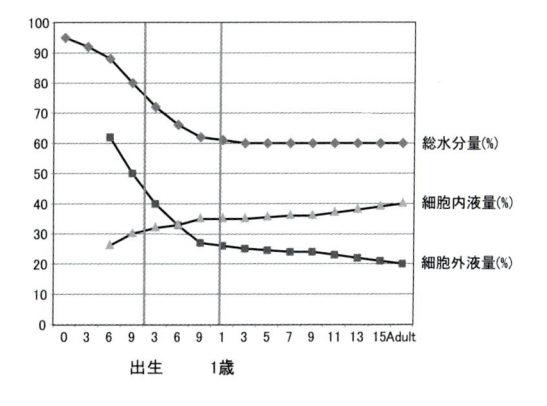

図2　細胞内液と細胞外液． 細胞外液量の減少が胎生期〜乳児期に顕著である．成熟するにつれて細胞外液量が減少し，細胞内液量が増加する．

バランスは大きく乱れてしまう．そこで，本章では内分泌系と腎尿細管との機能的連携に焦点を当てて，その働きを解説する．

2 水の調節

1．血漿浸透圧の調節

ヒトでは，通常，血漿浸透圧は 280 〜 300mOsm/kgH$_2$O という狭い範囲に保たれている．これには，抗利尿ホルモン（ADH; antidiuretic hormone あるいは AVP; arginine vasopressin）の働きが重要であり，AVP は血漿浸透圧がわずか 1 〜 2％上昇するだけで，その分泌が促進される．なお，循環血液量の減少・血圧の低下によっても AVP 分泌は促進されるが，そのためには血液量が 6 〜 8％減少するか，平均動脈圧が 0 〜 30％低下する必要があり，AVP の分泌刺激としては血漿浸透圧の上昇が最も重要であることがわかる．

2．AVP の腎集合管での作用（腎集合管における水分の再吸収）（図 3）

AVP は腎集合管に存在するバソプレシン受容体 2（V2R）に結合し，G 蛋白を介して集合管の細胞内の cAMP を増加させる．これが Protein Kinase A（PKA）を介して，遺伝子レベルでアクアポリン 2（AQP2）産生を促すとともに，AQP2 の集合管側細胞膜への発現を促す．その結果，H$_2$O が AQP2 を介して集合管細胞に取り込まれる．集合管内の H$_2$O は腎間質の浸透圧が高いために，アクアポリン 4（AQP4）を介して腎間質へと移行する．

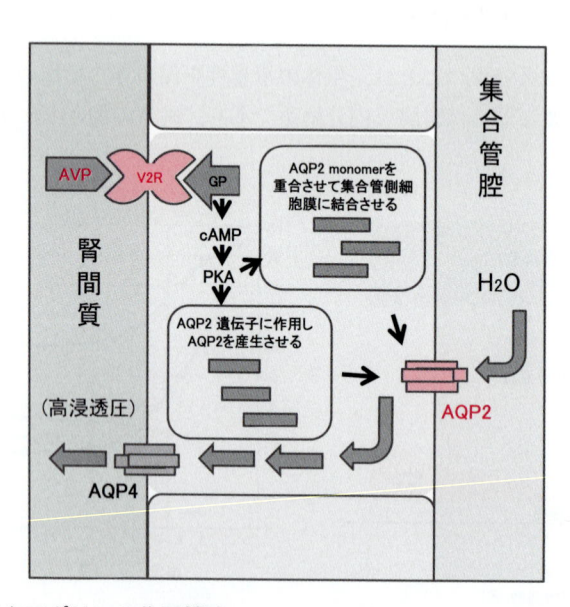

図 3 **AVP・アクアポリンの作用機序**．AVP が V2 受容体 (V2R) に結合することによって，アクアポリン (AQP)2 が誘導され，その働きで集合管腔の水 (H$_2$O) が集合管細胞内に移行する．細胞内に移行した水は，AQP4 を介して腎間質へと移行する．

なお，血漿 AVP は約 5pmol/L で最大効果（尿浸透圧の上昇）をもたらす．すなわち，AVP 濃度が 5pmol/L を超えてもそれ以上尿浸透圧は上昇しない．つまり，AVP はしばしば治療薬として投与されるが，AVP 投与量を増やしても尿濃縮効果はある一定以上には上昇せず，持続時間が延長するだけなのである．

3. 腎における尿の濃縮障害をきたす病態

上述した機序で AVP は腎集合管における水の再吸収，すなわち尿の濃縮をきたすが，そのいずれかのステップに異常があると，尿からの水分排泄が過多となる（＝多尿，尿濃縮障害，尿崩症をきたす）．その各ステップの異常とは以下のように分類できる．

- AVP の分泌障害（＝中枢性尿崩症）
- V2R の遺伝子異常（伴性劣性腎性尿崩症）
- AQP2 の遺伝子異常（常染色体劣性／優性）
- 腎間質の浸透圧の低下（早産児・新生児など…）

なお，いわゆる遺伝性の腎性尿崩症には V2R の遺伝子異常（伴性劣性腎性尿崩症）と AQP2 の遺伝子異常（常染色体劣性／優性）の 2 種類があるが，その頻度は圧倒的に前者の方が多い（9:1）．

また，腎集合管で水分が再吸収され，尿が濃縮されるには，集合管内の H_2O が AQP4 を介して腎間質へと移行することが必須だが，これには，腎髄質が高張に保たれていることが必要である．なぜなら，腎髄質が高張に保たれて初めて，浸透圧勾配が生じ，水は尿細管細胞から腎間質へ受動的に移行する（＝再吸収される）ためである．新生児（とりわけ早産児）の尿濃縮力が乏しいのは，新生児・早産児では，この腎間質の浸透圧が低いためである．尿の浸透圧は腎間質の浸透圧に規定され，腎間質の浸透圧より濃くなることはない．

3 Na など電解質の調節

1. 腎尿細管の電解質調節機構（図 4）

図 3 に糸球体で濾過された尿の素が尿細管〜集合管を通過する過程で，どのような修飾を受け，最終的な尿になるかを示した．近位尿細管・Henle 係蹄・遠位尿細管・皮質集合管，これらの領域はすべて Na を再吸収する部位だが，それぞれ異なるホルモンあるいは薬剤による調節を受けている．

また，図 5 にそれぞれの部位で再吸収される Na の割合を示した．この図は，集合管は Na バランス調節に重要な役割を果たすが，糸球体で濾過された Na の 90％は集合管に達するまでに，近位尿細管・Henle 係蹄等で，すでに再吸収されてしまっていることを示している．このため，近位尿細管や Henle 係蹄に作用する利尿薬は Na バランスに大きな影響を及ぼすのである．

なお，皮質集合管はアルドステロンの作用を受けて Na^+ の再吸収の他にも K^+ の分泌（＝排泄）や H^+ の分泌（＝排泄）といった機能を併せ持っている．一方，髄質集合管は ATP の作用を受けて，Na^+ の再吸収／排泄のバランスを取る部位であり，加えて NH_4^+ を分泌（＝排泄）する働きも有している．

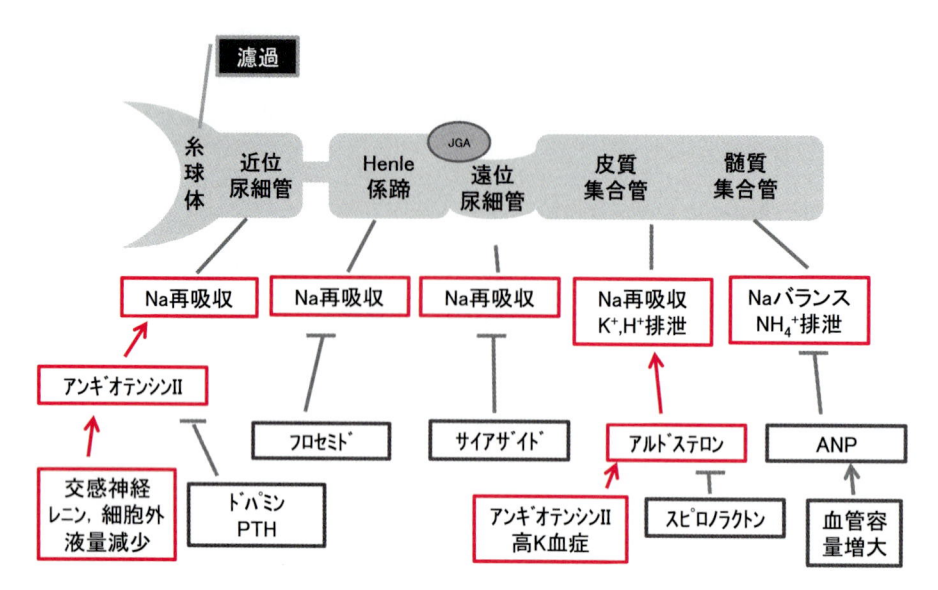

図4 腎尿細管の電解質調節機能. 腎尿細管の機能の多くは,糸球体で濾過されたNaを再吸収する過程である.そして,これを阻止するのが利尿薬である.最終的なNaバランスを保つのに重要なホルモンがアルドステロンとANPである.

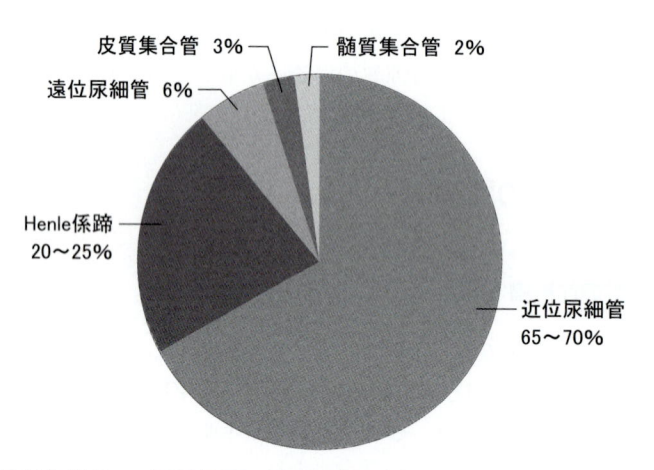

図5 各部位におけるNa再吸収率. 腎尿細管の上流ほどNa再吸収量が多いことを示している.このことは,上流に作用する利尿薬(フロセミド)の方が,下流に作用する薬剤(サイアザイド・スピロノラクトン)より,効果が大きいことと合致する.

2. 血清ナトリウム (Na)

尿の生成過程の多くがNa^+の再吸収に充てられていることは,血清Naを維持することが生体にとって極めて重要であることを示唆している.

① Naが血漿浸透圧を規定する最も重要な因子である.

血漿浸透圧は以下の式で求められる.

血漿浸透圧 = 2[Na] +［ブドウ糖］/18 +［尿素］/2
　ただし，尿素は細胞膜を自由に透過するため，有効浸透圧には寄与しないため，
　　　有効漿浸透圧 = 2[Na] +［ブドウ糖］/18 となる．
　すなわち，著しい高血糖でない限り，血漿浸透圧を左右するものは"Na"に他ならない．
②**細胞外液量を規定する因子として最も重要なものは，Na バランスである．**
　具体的には，NaCl が蓄積すると細胞外液量が増大し，NaCl が欠乏すると細胞外液量は減少することになる．このため，生体は細胞外液量を維持するためにホルモンによる調節を受けている．
（1）細胞外液量が増え，心房が拡張されると心房利尿ペプチド（ANP）が放出され，Na 利尿が起きる．
（2）Na 量の低下・血圧低下が起こると，傍糸球体装置の顆粒細胞からレニンが遊離され，レニン・アンジオテンシン・アルドステロン系が活性化される．アルドステロンは Na^+ の再吸収・K^+ の分泌を促進する．

3．近位尿細管における Na の再吸収機構（図 6）

　糸球体で濾過された Na の 65 〜 70％が近位尿細管において再吸収される．そこで，近位尿細管における Na の再吸収の機序について解説する．
　図 6 に示したように，近位尿細管細胞では H_2O から H^+ と OH^- が産生される．近位尿細管細胞は基底膜側に存在する Na^+ ポンプの作用によって，Na^+ 濃度が低く維持されており，細胞内の H^+ と近位尿細管腔内の Na^+ が交換される．また，近位尿細管腔内に分泌された H^+ は，尿細管内に存在する HCO_3^- と結合し，CO_2 として再吸収される．
　以上の反応の結果として，$NaHCO_3$ が近位尿細管で再吸収されることとなる．

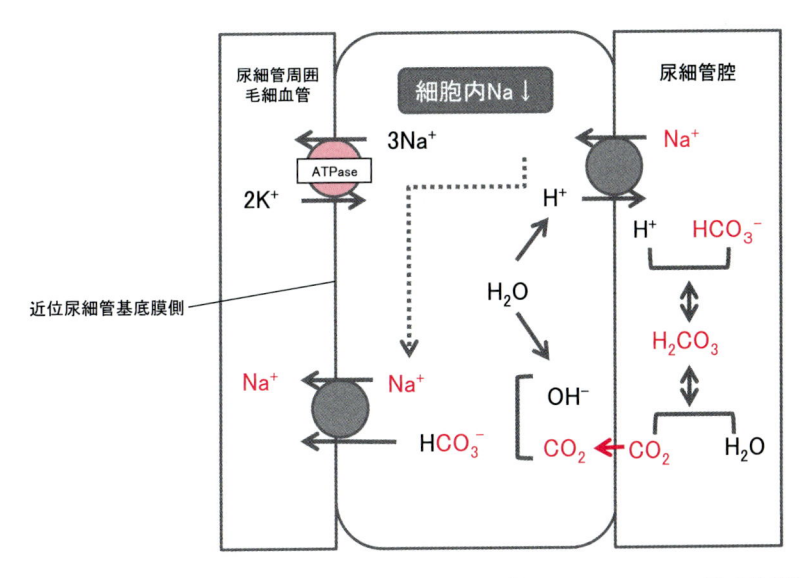

図 6　近位尿細管での Na^+ の再吸収． 近位尿細管において $NaHCO_3$ が再吸収される過程を示す．

図4に示したように，細胞外液量の減少・交感神経系/RAA系の興奮といった刺激が近位尿細管におけるNaの再吸収を促進し，副甲状腺ホルモン（PTH）・ドパミンはこれを抑制する．

4. Henle係蹄におけるNaの再吸収機構

Henleの上行脚ではNa$^+$-K$^+$-2Cl$^-$共輸送体（NKCC2）を介して，能動的なNa$^+$の再吸収が起こる．ループ利尿薬はNKCC2を阻害することによって，同部位でのNaの再吸収を阻害する（**図7**）．

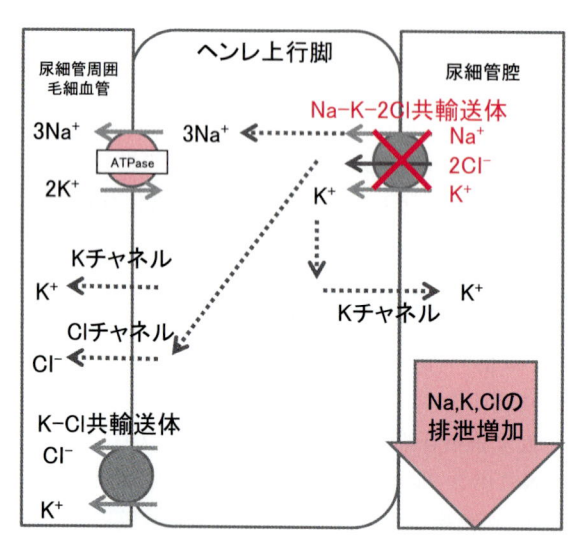

図7 ループ利尿薬． Henle係蹄ではNKCC2（Na$^+$-K$^+$-2Cl$^-$共輸送体）によってNa, Kを能動的に再吸収するが，ループ利尿薬はこれを阻害する．

ループ利尿薬使用時には，同部位でのNa$^+$，K$^+$の再吸収が抑制されるとともに，遠位尿細管以降に多量のNaが流れるために，遠位尿細管・集合管での「Na$^+$の再吸収/K$^+$およびH$^+$の分泌」が活性化されることとなる．その結果，低Na血症に加えて，低K血症・代謝性アルカローシスを招く結果となる．

5. 遠位尿細管の機能

遠位尿細管ではNa$^+$-Cl$^-$共輸送体（NCCT）を介して，Na$^+$とCl$^-$の再吸収が生じる．しかし，遠位尿細管壁は水の透過性が低いため，Na$^+$の再吸収に伴う水の再吸収はない．サイアザイド利尿薬はNCCTを抑制する（**図8**）が，ループ利尿薬に比して利尿作用が弱いのは，遠位尿細管の特性（水の透過性が低い）による．なお，NCCTの障害はGittelman症候群の原因となる．

《補足：遠位尿細管におけるCa^{2+}の再吸収》

遠位尿細管ではCa^{2+}の再吸収が重要である．尿細管内のCa^{2+}はCaチャネルあるいはビタミン1,25OHD依存性Ca結合蛋白（カルビンディン）との結合を介して，尿細管細胞内に入る．この尿細管細胞内に入ったCa^{2+}は3Na$^+$-1Ca^{2+}交換系あるいはATP依存性Ca^{2+}チャネルを介して血中に移行する．

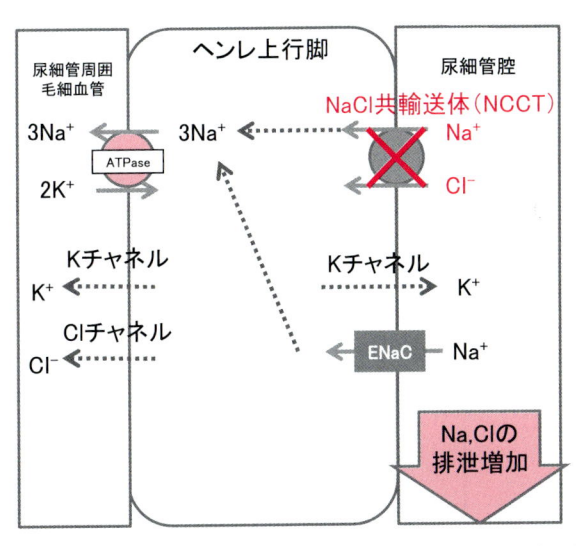

図8 サイアザイド系利尿薬. 遠位尿細管では，NCCT（Na^+-Cl^- 共輸送体）を介して Na^+ と Cl^- の再吸収が生じるが，遠位尿細管は水の透過性が低いため，Na の移動に伴う水の移動は少ない．サイアザイド利尿薬は NCCT を阻害する．

6. 集合管での Na の調節機構（図9）

集合管の機能の重要なポイントは Na^+Cl^- 再吸収と K^+ および H^+ の排泄である．Na の取り込みは ENaC（上皮型 Na チャネル）を介して行われ，K^+ の分泌・Cl^- の再吸収を生じる．

アルドステロンはこの反応を促進し，ANP はこれを抑制する．一方，抗アルドステロン薬はアルドステロンに拮抗し，ENaC を介する Na 再吸収を抑制するとともに，ATP 依存性 Na/K チャネルを抑制することにより K 排泄を抑制する（**図10**）．

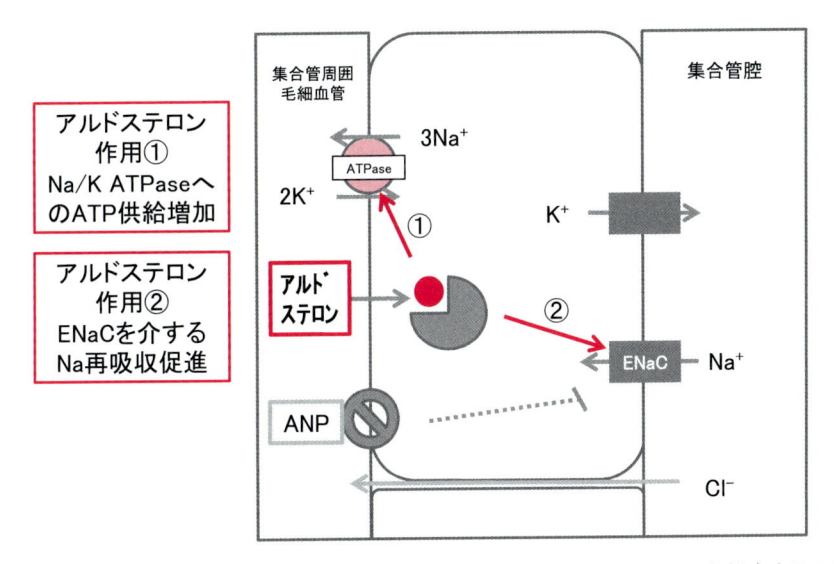

図9 集合管における Na バランスの調整． 集合管における Na バランスを規定するのは，アルドステロンと ANP である．

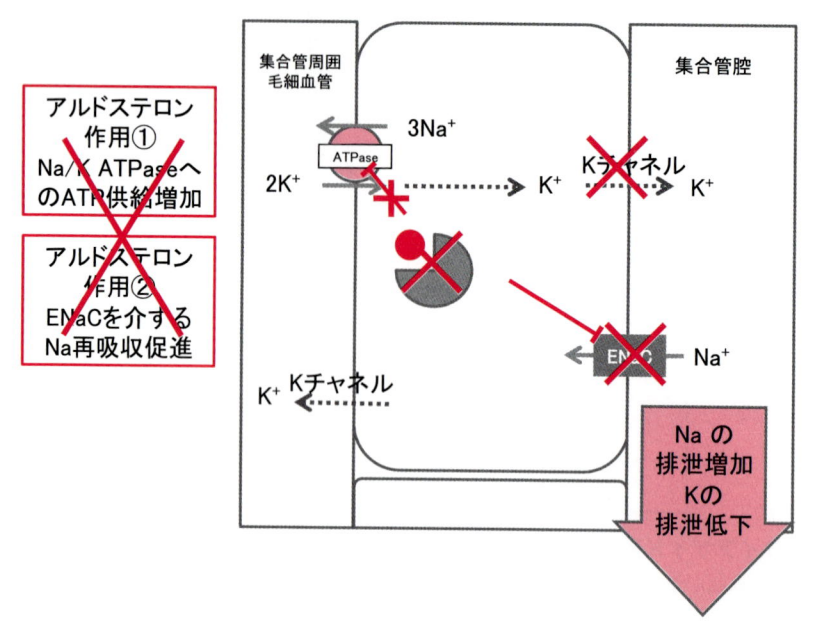

図10 抗アルドステロン薬．抗アルドステロン薬によるNa排泄増加・K排泄低下の機序を示す．

4 酸塩基平衡の調節

1. 集合管におけるH⁺の分泌機構（図11）

　集合管の重要な機能の1つに，酸塩基平衡の調節がある．第3章で記したように，酸塩基平衡が乱れた際，腎集合管は以下のような代償反応を実施する．呼吸性アシドーシスの際には，集合管はH⁺を分泌するとともにHCO₃⁻を再吸収し，呼吸性アルカローシスの際には，集合管はHCO₃⁻を分泌するとともにH⁺を再吸収する．

　ここでは，集合管におけるH⁺の分泌機構について解説する．

　尿集合管細胞ではH₂CO₃からH⁺とHCO₃⁻が産生され，集合管細胞内のH⁺はH-ATPaseによって集合管腔へ排泄される．一方，集合管細胞内のHCO₃⁻は，HCO₃⁻Cl⁻交換輸送系を介して，血管側へと再吸収される．

2. 集合管におけるHCO₃⁻の分泌機構（図12）

　HCO₃⁻の再吸収はH⁺の分泌と逆の反応で，集合管細胞内でH₂CO₃から産生されたH⁺とHCO₃⁻は以下のように移動する．すなわち，集合管細胞内のH⁺はH-ATPaseによって血管側へと再吸収される．一方，集合管細胞内のHCO₃⁻はHCO₃⁻Cl⁻交換輸送系によって集合管腔へ排泄（＝分泌）される．

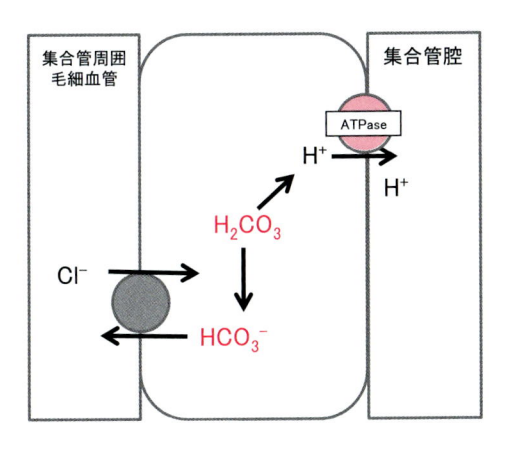

図11 皮質集合管における H⁺ の分泌. 呼吸性アシドーシスに陥った場合，皮質集合管では H⁺ の排泄（＝腎における代償，代謝性アルカローシス）が生じる．

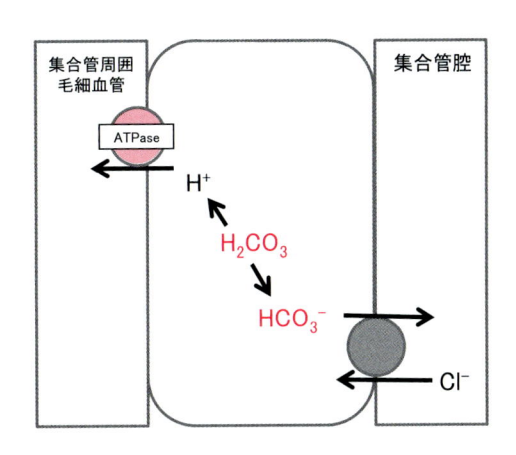

図12 皮質集合管における HCO₃⁻ の分泌. 呼吸性アルカローシスに陥った場合，皮質集合管では HCO₃⁻ の排泄（＝腎における代償，代謝性アシドーシス）が生じる．

3. アンモニアの分泌機構

図13 に示すように，

- 近位尿細管において NH₄⁺ は分泌されるが，近位尿細管で分泌された NH₄⁺ の 3/4 は Henle 係蹄において Na⁺-K⁺-2Cl⁻ 共輸送体（NKCC2）を介して K⁺ の代わりに再吸収されてしまう．
- 残りの 1/4 の NH₄⁺ は尿細管内で，NH₃ と H⁺ に解離する．NH₄⁺ は Henle 係蹄の細胞膜を透過するため，NH₄⁺ は再び尿管細胞内に再吸収されてしまうが，NH₃ は透過しないため，集合管へと流れていく．
- また，尿細管細胞から取り込まれた NH₄⁺ は，集合管で NH₃ として分泌される．

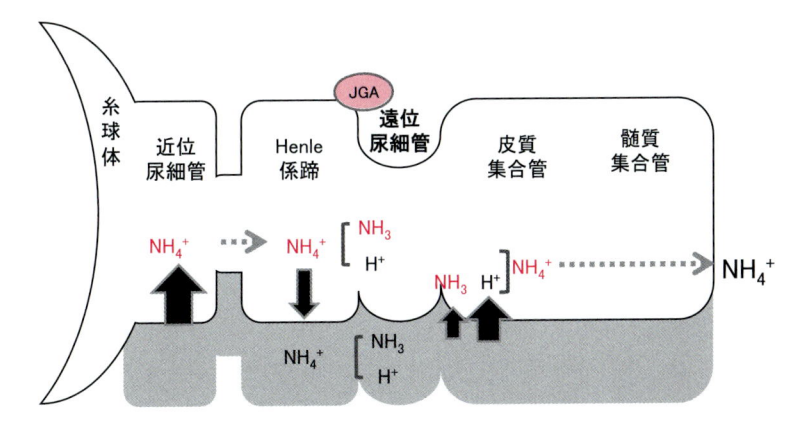

図13 アンモニアの尿への排泄の機序. アンモニアの腎尿細管からの排泄過程の概略を示す．

- これらの NH₃ は集合管で分泌される H⁺ と結合することによって，NH₄⁺ として分泌される．（Henle 係蹄は NH₄⁺ 透過性で，NH₃ 不透過性だが，集合管はその逆，すなわち，NH₄⁺ 不透過性で，NH₃ 透過性である）

4. 近位尿細管におけるアンモニア排泄の機序

近位尿細管におけるアンモニアの排泄は，蛋白質の代謝の観点からも重要なため，その機序を図 14 で示す．

まず，近位尿細管において，グルタミンからアンモニウム（NH₄⁺）・HCO₃⁻ が産生される．NH₄⁺ は尿細管腔壁で NKCC2 を介して Na と交換され，尿細管腔へと分泌される．一方，これとカップリングして，尿管細胞からは H⁺ が尿細管腔へと排泄されるとともに，尿細管腔内の HCO₃⁻ は尿細管細胞から尿細管周囲毛細血管へと再吸収される．

以上の反応より，**NH₄⁺ の排泄は等モルの HCO₃⁻ の産生（＝再吸収）を意味する**ことがわかる．

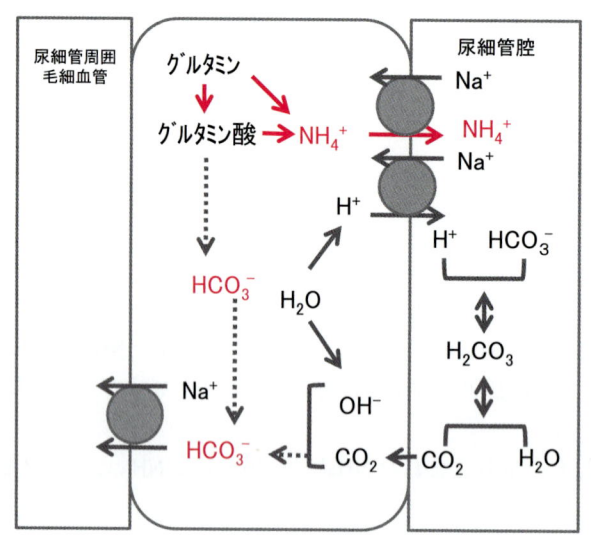

図 14 近位尿細管におけるアンモニウムを介する尿中への酸排泄． 近位尿細管において，NH₄⁺ と HCO₃⁻ が交換される機序を示す．

5 電解質異常症

1. 低 Na 血症

血漿浸透圧を規定する因子として血清 Na 濃度が重要であることを先に述べた．しかし，低 Na 血症は，必ずしも血漿浸透圧の低下を意味しない．そのことを示したのが，図 15 である．すなわち，低 Na 血症は，等張性・低張性・高張性の 3 つに分類される．多くの場合，基本的には血漿浸透圧は Na 濃度に規定されるため，ほとんどのケースは低張性低 Na 血症となる．ただし，特殊な場合として以下の病態が存在する．

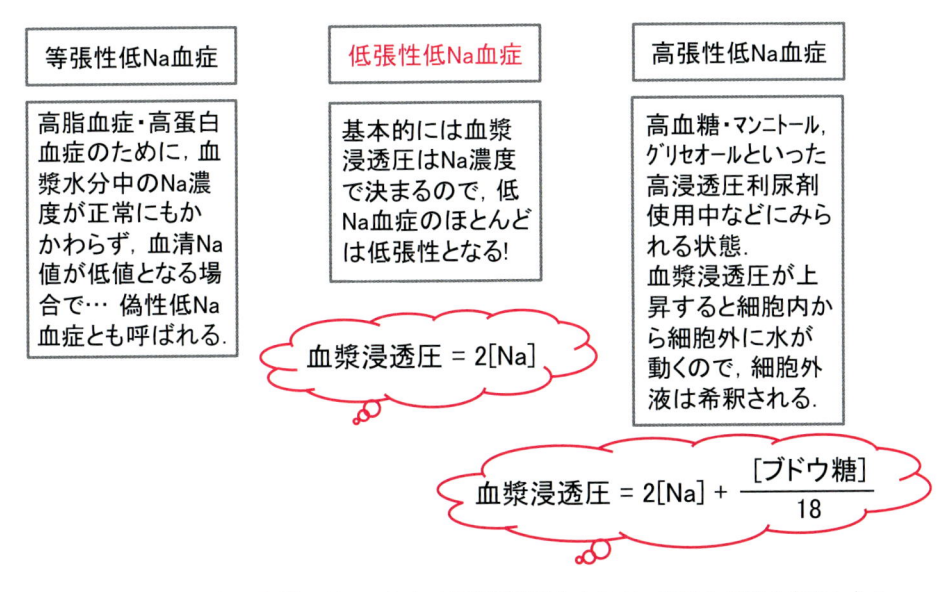

図15 低Na血症の病態. 低Na血症は通常低張性となるが，特殊な病態も存在しうる．

① **等張性低Na血症**：高脂血症・高蛋白血症のために，血漿水分中のNa濃度が正常にもかかわらず，血清Na値が低値となる場合で，偽性低Na血症とも呼ばれる．

② **高張性低Na血症**：高血糖，マンニトール，グリセオールといった高浸透圧利尿剤使用中などにみられる状態である．血漿浸透圧が上昇すると細胞内から細胞外に水が移動するため，細胞外液は希釈され，低Na血症となる．

2. 低張性低Na血症の分類

低張性低Na血症は，体内のNa量から以下の3つの病態に分類される．

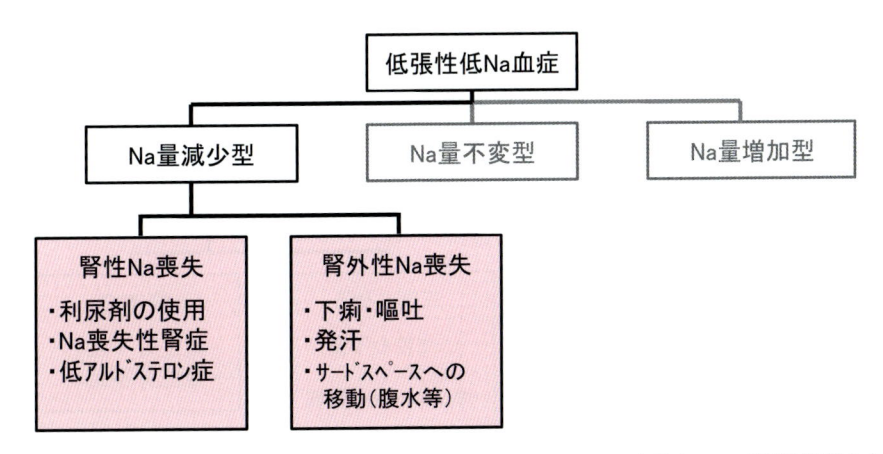

図16a 低Na血症の分類. Na量減少型低張性低Na血症は，腎臓あるいは腎臓以外からのNa喪失によって生じる．

1) **Na量減少型（図16a）**

Na量が減少するための，Naの喪失経路によって腎性・腎外性に細分される．
- 腎性Na喪失：利尿薬の使用，Na喪失性腎症，低アルドステロン症など
- 腎外性Na喪失：下痢・嘔吐など消化管からの喪失，発汗，腹水等サードスペースへの水分の貯留など

2) **Na量不変型（図16b）**

Na量に変化なく，水分のみが過剰に蓄積された病態で，SIADH（ADH不適切分泌症候群），水中毒，グルココルチコイド欠乏症，甲状腺機能低下症などで生じる．

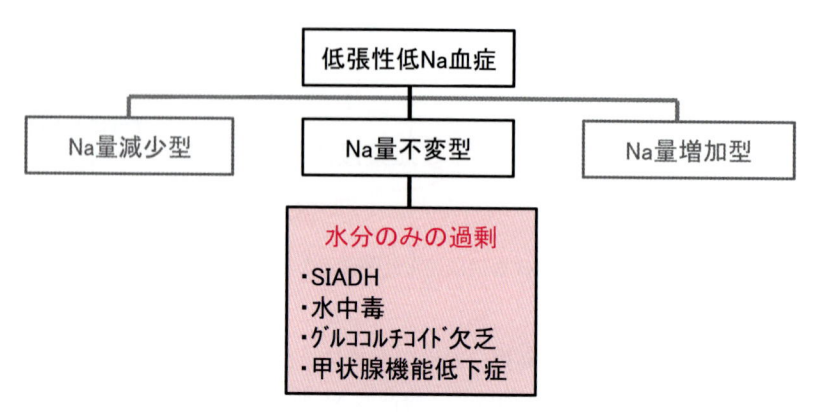

図16b 低Na血症の分類． Na量不変型低張性低Na血症は水分の過剰によって生じる．

3) **Na量増加型（図16c）**

体内のNa量は増えているが，それ以上に水分が蓄積し，Naが希釈された状態で，浮腫を伴う場合と腎不全による場合の2つに分けられる．
- 浮腫を伴う：うっ血性心不全，肝硬変，ネフローゼ症候群など
- 腎不全：急性腎不全・慢性腎不全

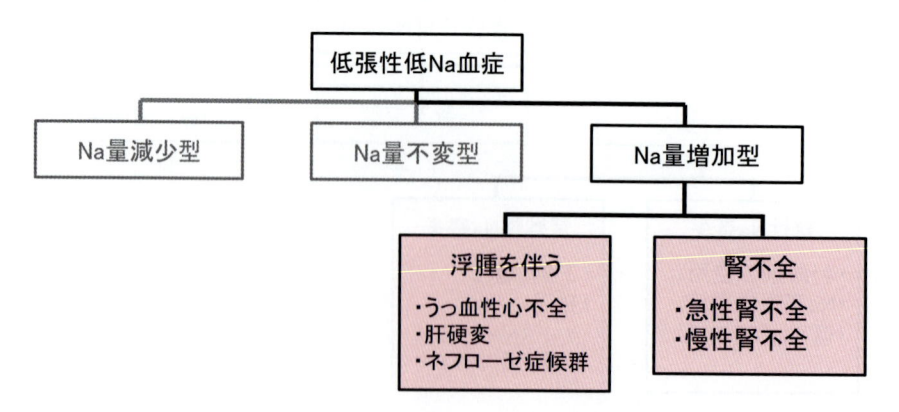

図16c 低Na血症の分類． Na量増加型低Na血症は，浮腫を伴う場合と腎不全による場合に分けて考える．

3. 低張性低 Na 血症の病態生理

1) Na 減少型－腎性 Na 喪失（図 16a, 17）

腎からの Na 喪失の場合は，尿 Na ＞ 20mEq/L と，血清 Na 低下にもかかわらず，尿中 Na 排泄は過多となる．これに抗するためにレニン・アンジオテンシン・アルドステロン（RAA）系が亢進し，アルドステロン作用による尿中 K 排泄が促進される．このため，一般的には低 K 血症を伴う．

ただし，アルドステロン分泌不全症・アルドステロン不応症や副腎過形成が一次的な場合はアルドステロンの作用は低値に留まり，高 K 血症を呈する．

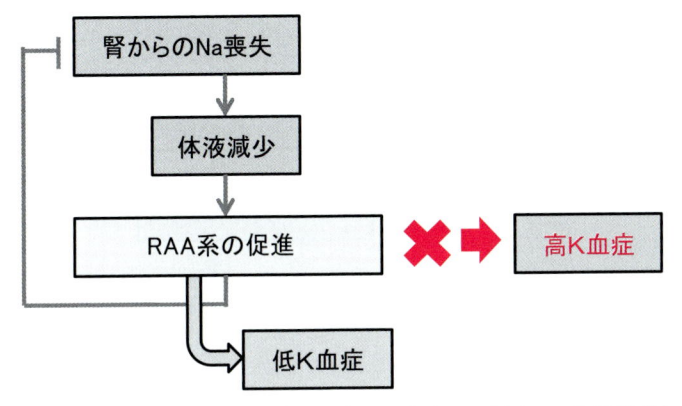

図17 腎性 Na 喪失による低 Na 血症． 腎性 Na 喪失では尿中 Na 排泄過多となり，通常 RAA 系は亢進する．その結果，低 K 血症を呈することが多い．ただし，RAA 系に異常があるため，尿中 Na 排泄が増加したことが一次的な場合には，高 K 血症を呈する．

2) Na 減少型－腎外性 Na 喪失（図 16a, 18）

腸管からの Na 喪失あるいはサードスペースの水分貯留（浮腫など）等によって，腎以外の経路から Na が失われる病態である．本病態では，体液（＝循環血液量）は減少しているため，

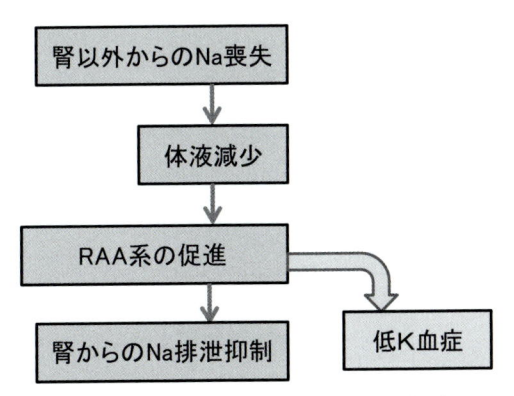

図18 腎以外からの Na 喪失． 腎臓以外から Na を喪失した場合，RAA 系が亢進するため，低 K 血症を呈する．

RAA系の亢進が生じ，腎からのNa排泄は抑制される．すなわち，尿Na＜20mEq/Lとなる．また，RAA系亢進のため，尿中K排泄は促進され，低K血症を呈する．

4. Na量不変型低Na血症の病態生理

1) SIADH（図16b，19）

水分過剰によるNa量不変型低Na血症の代表として，SIADHの病態を解説する．SIADHでは体液（循環血液量）の増加がアルドステロン分泌を抑制するため，腎でのNa再吸収が抑制される．このため，低Na血症にもかかわらず，尿中Na排泄が比較的高値となり，尿浸透圧が高値（＞100mOsm/kgwater）となることが特徴で，尿Na＞20mEq/Lとなる．

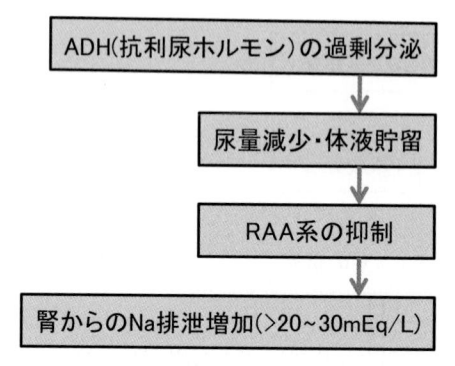

図19 **SIADH**．SIADHでは，体液量の増加によるRAA系の抑制が低Na血症によるRAA系の促進を上回るため，低Na血症にも関わらず，尿中Na排泄が比較的高値となる．

5. Na量増加型低Na血症の病態生理

1) 浮腫を伴う場合（図16c，20）

浮腫を伴う場合の代表として心不全の病態を記す．心不全では体液量増加による低Na血症・有効循環血液量の減少が相加的にRAA系を亢進させる．このため，腎からのNa排泄は10mEq/L未満まで減少する．

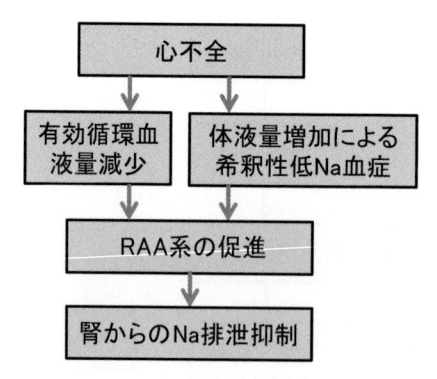

図20 **心不全による水分貯留**．心不全では，低Na血症・有効循環血液量の減少が相乗的にRAA系を亢進させる．このため尿中Na排泄が低下する．

2) 腎不全による場合

腎不全による場合は，腎からの水分排泄障害が Na 排泄障害を上回り，体液が希釈されることによって低 Na 血症となる．RAA 系も亢進するが，腎はもはやそれに応じることができない状態である．すなわち，尿量は著しく少なく，単位尿量当たりの尿 Na 排泄は過多となり，通常，尿中 Na > 40mEq/L となる．

ここまで記した病態生理を基に各種病態と，尿中 Na 排泄量の相関を図 21 に示す．

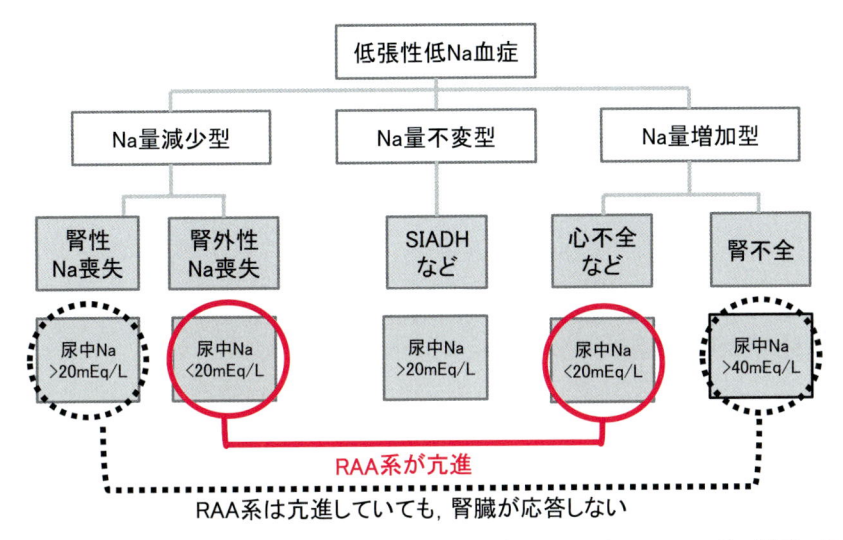

図 21　低 Na 血症の鑑別． 低 Na 血症の鑑別の最重要ポイントは，RAA 系の調節・尿中 Na 排泄量にある．

脳性塩類喪失症（cerebral salt wasting syndrome, CSWS）

CSWS は SIADH との鑑別上重要となる疾患概念である（図 22）．何らかの中枢性の障害によって，ANP や BNP といった尿中 Na 排泄促進因子が過剰に産生された結果，腎からの Na 喪失が生

> **MEMO　SIADH と CSWS の鑑別**
>
> 両者は鑑別の難しい 2 つの病態としてよく話題になる．
>
> 共通点として，低 Na 血症・尿中 Na 高値が挙げられる．しかし，検査値の違いは CSWS では RAA 系が抑制されているためしばしば高 K 血症を認めるのに対して，SIADH では RAA 系の抑制は軽度であるため，低 K 血症を呈することも多い．だが，このようなわずかな差はもちろん鑑別の決め手とはならない．
>
> もっと大きな違いは，CSWS は多尿・脱水となるのに対して，SIADH は乏尿・水分貯留過多になる点であり，病態としては正反対である．
>
> 枝葉ばかり気にせず，木の幹を見て，診断する必要がある…と言ってしまえば，それまでだが，体液量の評価は時に難しい．

じ，低Na血症・体液が減少することがCSWSの本態と考えられている（ただし，この説には異論もある）．通常であれば，ここでRAA系やADH分泌が亢進するが，CSWSでは逆説的にこれらが抑制されているのが特徴である．

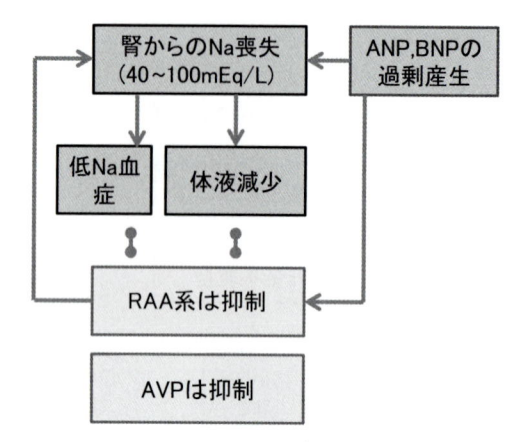

図22 CSWS（cerebral salt wasting syndrome）．CSWSの機序に関しては不明な点もあるが，ANP，BNPの過剰産生によると考えるとわかりやすい．

6．高Na血症

高Na血症は，低Na血症ほど病因は複雑ではなく，以下の2点に集約される．

1）過剰なNaClの投与

重炭酸ナトリウム薬（メイロン®など）Naを多量に含む薬剤の使用のほか，輸液内容の過誤が問題となる．とりわけ，超低出生体重児では，動脈ラインからの生食がNaCl過剰の原因になることもあるため，注意が必要である．

2）過剰な水分（H_2O）の喪失

下痢・嘔吐や尿崩症による水分の喪失に加えて，投与水分量の不足が問題となるが，新生児には以下の特徴がある．年長児では，脱水に陥れば渇中枢が刺激され，飲水活動が亢進するが，新生児・早産児では，我々が与える水分量が全てである．とりわけ，腎機能の未熟性による尿濃縮力の低下，光線療法・発熱などによる不感蒸泄の増加などが生じやすく，容易に水分の喪失が起こる．

> **MEMO　慢性高Na血症治療時の注意点（図23）**
>
> 高Na血症（＝高浸透圧）が持続すると，生体内の細胞は高浸透圧環境に適合するため，細胞内にNaなどの溶質が移行する．この状態で，急速に水分を投与（＝急速に補正）すると，投与された水分が急速に細胞内に入り，細胞は急速に腫大・膨化する．このようなことが脳神経細胞に生じると脳浮腫を招いて，重篤な状態に陥る危険性がある．よって，高Na血症では急速な補正は慎まねばならない．

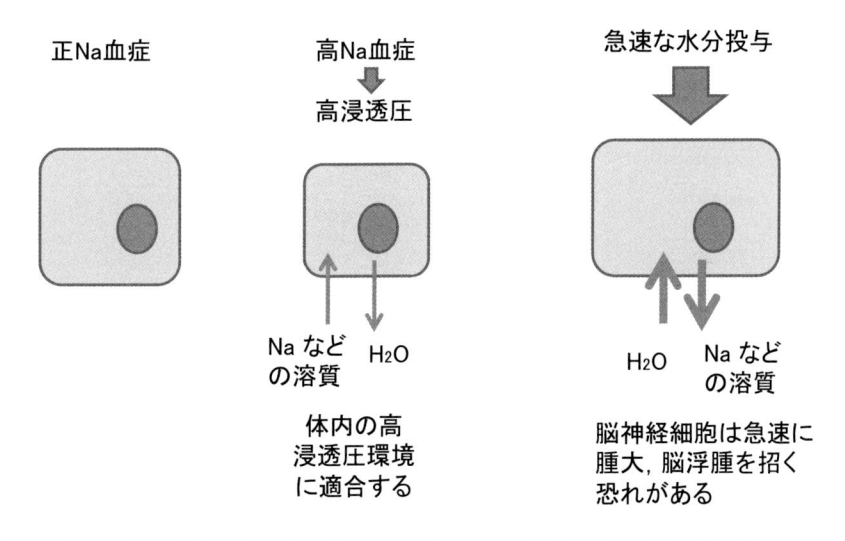

図23 慢性高Na血症に対する急速な補正の危険性. 高Na環境に適応した細胞に,急速に水を投与した際の細胞の状態を模式的に示した.

7. 高K血症

高K血症は,高度になると生命にかかわる問題であり,迅速な対応を要する.高K血症をきたす要因について解説する.

1) 検査上の問題
①溶血の影響:新生児では採血時にも細い針を使用することが多い.このため,針を通過する際に溶血し,細胞内のKが溶出することが多い.
②検査までの長時間の放置:血液は凝固する際にKを放出する.このため,血清Kは血漿Kより0.2〜0.4mEq/L高値となる.また,著しい多血症・白血球増加・血小板増加などがある場合,凝固によるK値の上昇が高度となるため,注意が必要である.

2) Kの過剰摂取・過剰投与
年長児では,海藻・チョコレート・果物などKを多く含む食品の摂取も問題となりうる.新生児では,K濃度の高い輸液の経静脈的投与が問題となるが,とりわけ注意が必要なのは赤血球輸血製剤に含まれるKである.

表1に示すように,赤血球製剤におけるK濃度は照射前であっても,採取後7日目で20mEq/L,14日目には30mEq/L,21日目には40mEq/Lになるのである.また,照射血ではその上昇はより著しく,採取後7日目で35mEq/L,14日目には50mEq/L,21日目には55mEq/Lとなってしまう〔「血液製剤の使用指針」(改定版)平成17年9月(平成19年7月一部改正)厚生労働省医薬食品局血液対策課より引用〕.

3) Kの体内での変移 (redistribution)
Kは細胞内に多く存在し,細胞外には少量しか存在しない.これは,ATP依存性Na^+K^+ポンプ・K^+/H^+交換輸送体・GLUT-4(インスリン依存性にグルコースをKとともに細胞内に取り込ませる)などを介して,Kが細胞内に取り込まれているからである(**図24**).

表1 赤血球製剤におけるK濃度

赤血球濃厚液-LR「日赤」（RCC-LR-2;400mL 採血由来）（n=8）

項　目	1日目	7日目	14日目	21日目	28日目
容量（mL）	276.9±14.3	—	—	—	—
白血球数	すべて適合	—	—	—	—
上清ヘモグロビン濃度（mg/dL）	12.8±3.5	25.6±5.4	28.9±6.3	42.7±9.2	55.9±14.1
ATP濃度（μmol/gHb）	5.5±0.9	7.3±0.9	6.5±0.9	6.0±1.1	5.3±1.2
2,3-DPG濃度（μmol/gHb）	14.5±0.9	12.2±1.8	3.5±1.5	0.3±0.4	0.0±0.0
上清ナトリウム濃度（mEq/L）	124.9±1.7	114.3±1.5	109.8±1.0	106.5±2.4	102.4±3.2
上清カリウム濃度（mEq/L）	1.2±0.1	19.3±2.1	30.5±2.9	38.7±2.6	45.0±2.4
上清総カリウム量（mEq）	0.2±0.1	2.5±0.3	3.9±0.4	4.9±0.4	5.7±0.4
pH	7.23±0.03	7.08±0.02	6.87±0.02	6.71±0.03	6.63±0.03
赤血球数（×10^4/μL）	602±32	603±35	602±36	603±36	602±38
ヘマトクリット（%）	54.2±1.9	53.2±1.8	53.1±1.9	53.2±2.2	52.8±2.3
平均赤血球容積（fL）	90.2±4.2	88.3±4.1	88.3±4.1	88.4±4.3	87.8±4.3
ヘモグロビン濃度（g/dL）	18.9±0.8	19.0±0.7	18.9±0.8	18.8±0.7	18.8±0.8
10%溶血点（%NaCl）	0.517±0.018	0.495±0.015	0.499±0.017	0.500±0.020	0.501±0.023
50%溶血点（%NaCl）	0.473±0.018	0.452±0.019	0.452±0.019	0.449±0.021	0.446±0.021
90%溶血点（%NaCl）	0.422±0.025	0.386±0.021	0.380±0.022	0.372±0.024	0.372±0.025

照射赤血球濃厚液-LR「日赤」[1]（Ir-RCC-LR-2;400mL 採血由来）（n=8）

項　目	1日目	7日目	14日目	21日目	28日目
容量（mL）	274.8±18.3	—	—	—	—
白血球数	すべて適合	—	—	—	—
上清ヘモグロビン濃度（mg/dL）	12.8±4.3	24.8±7.1	35.0±8.5	49.3±15.6	68.8±24.8
ATP濃度（μmol/gHb）	6.3±0.7	6.4±0.8	6.4±0.6	5.9±0.6	5.0±0.9
2,3-DPG濃度（μmol/gHb）	14.0±1.4	9.7±2.6	2.8±2.0	0.6±0.9	0.1±0.3
上清ナトリウム濃度（mEq/L）	123.4±1.6	100.1±3.3	92.4±3.8	89.3±3.2	85.8±3.2
上清カリウム濃度（mEq/L）	1.7±0.3	36.3±4.8	49.5±4.8	56.6±4.6	60.3±4.6
上清総カリウム量（mEq）	0.2±0.1	4.6±0.7	6.2±0.8	7.1±0.8	7.6±0.8
pH	7.20±0.02	7.06±0.02	6.84±0.02	6.70±0.02	6.64±0.02
赤血球数（×10^4/μL）	615±25	620±29	621±27	617±26	621±24
ヘマトクリット（%）	54.3±1.6	52.2±1.6	51.5±1.7	51.2±1.9	51.1±1.8
平均赤血球容積（fL）	88.3±2.4	84.2±2.3	83.0±2.4	82.9±2.1	82.4±2.2
ヘモグロビン濃度（g/dL）	19.1±0.7	19.1±0.7	19.0±0.7	19.1±0.7	19.0±0.7
10%溶血点（%NaCl）	0.521±0.017	0.484±0.016	0.475±0.018	0.472±0.019	0.473±0.023
50%溶血点（%NaCl）	0.477±0.018	0.429±0.020	0.415±0.019	0.410±0.019	0.409±0.021
90%溶血点（%NaCl）	0.425±0.030	0.353±0.045	0.349±0.016	0.345±0.022	0.345±0.030

平均±標準偏差
1) 1日目（採血当日）に15Gy以下の放射線を照射

（日本赤十字社社内資料より）

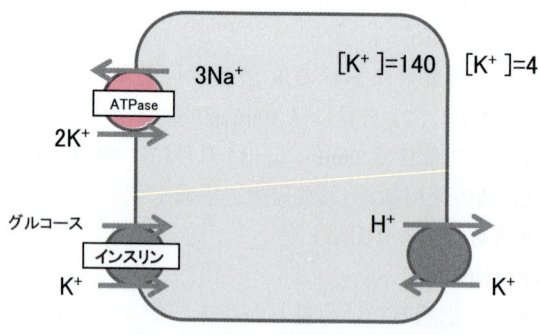

図24 Kを細胞内に取り込ませる機序．細胞内K濃度を維持するための最も重要な機構はATP依存性Na^+K^+ポンプだが，インスリン・pHなども重要な役割を果たす．

このため，代謝性アシドーシス・インスリン欠乏ではそれぞれ，K^+/H^+交換輸送体・GLUT-4 を介する K の細胞内移行が抑制され，高 K 血症をきたし得る．一方，頭蓋内出血など体腔内への出血・組織の崩壊は細胞内の K が細胞外へ放出されることになり，容易に高 K 血症をきたし得る．

また，K の膜輸送を左右する薬剤も血中 K 濃度に影響を与える．

K の細胞内移行を促進する薬剤	K の細胞外放出を促進する薬剤
インスリン β刺激薬 ジゴシン	高浸透圧輸液 カチオン性（陽イオン性）アミノ酸

4）K の排泄障害

体外への K^+ 排泄の障害をきたす病態には以下の病態がある．K^+ 排泄の主要経路は腎臓であり，特にアルドステロンによる Na^+ 再吸収/K^+ 排泄が重要であり，この作用を阻害する病態は高 K 血症に直結する．

①腎不全
②ミネラルコルチコイド作用不足
③副腎不全
④著しい脱水
⑤アルドステロンに拮抗する薬剤
　アルドステロン受容体拮抗薬：スピロノラクトン
　アルドステロン分泌抑制薬：NSAIDS・ヘパリン・抗真菌薬（フルコナゾールなど）

8. 高 K 血症の症状

年長児以降ならば，口の周りがしびれる，胸が苦しい，体がだるいといった症状が出る．高 K 血症が高度になると，徐脈・不整脈が出現し，心停止に至る．高 K 血症の心電図の特徴は，①T 波の増高，②P 波の消失，③幅広い QRS 波の 3 点である（図 25）．

9. 高 K 血症の治療

図 26 に高 K 血症の治療の流れを示す．要は，著しい高 K 血症 and/or 腎機能に異常がない限り，原因を取り除くだけで十分だが，心電図異常を伴うような著しい高 K 血症は緊急治療の対象となる．Ca 剤の投与は心筋の興奮性を低下させるためであり，その他の治療は K の細胞内への移行を促進するもの，あるいは K の体外除去を目指すものである．

10. 低 K 血症

低 K 血症は，K 投与量の不足，K の体内での変移（redistribution），K の排泄過多のいずれかによって生じる．K の体内での変移は高 K 血症と逆であり，アルカローシス・インスリン過剰で低 K 血症となる．

K 排泄過多は，腎臓あるいは消化管からの喪失が原因となる．
- 尿中への K 排泄過多：アルドステロンが過剰となる病態・遠位尿細管の Na 量が増える場合

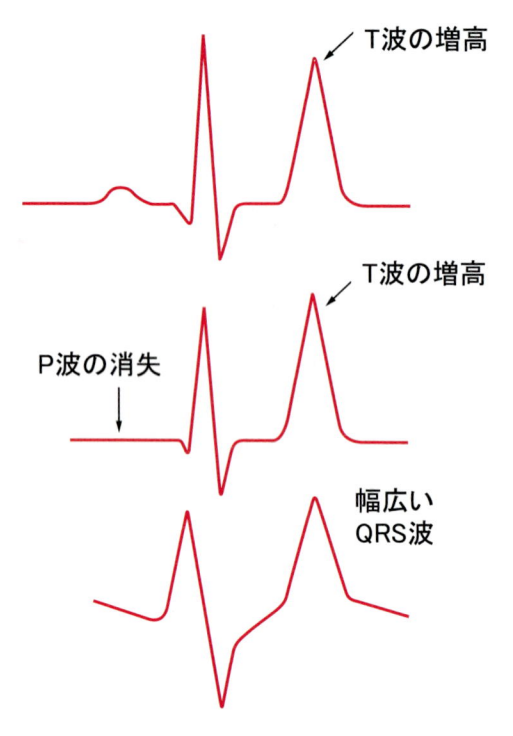

図25 高K血症の心電図所見． 高K血症の心電図の特徴はP波の消失・T波の増高・幅広いQRS波である．

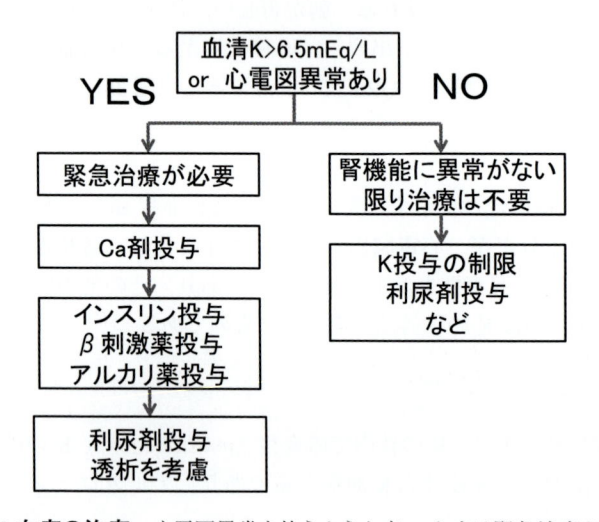

図26 高K血症の治療． 心電図異常を伴うような高K血症は緊急治療が必要となる．

（ループ利尿薬投与時）に尿中 K 排泄が増加する．
- 消化管からの K 排泄過多：嘔吐・下痢・腸瘻ドレナージからの廃液などが問題となる．

> **MEMO　ループ利尿薬と尿中 K 排泄**
>
> ループ利尿薬（ラシックス®）によって Henle 係蹄での Na の再吸収が抑制される．
> 　⇒集合管への Na 流入が増える
> 　⇒アルドステロン作用が活性化され，集合管での Na 再吸収・K 排泄が活性化される
> 　⇒尿中 K 排泄が増え，低 K 血症に陥る．

11. 低 K 血症の症状

年長児以降ならば，筋肉の脱力（筋力低下），麻痺を訴える．低 K 血症が高度になると，横紋筋融解・腎障害といった症状を呈し，最終的には心室細動に至る．また，低 K 血症でも心電図所見が重要であり，以下の所見が重要である**（図 27）**．

- 血清 K 値　約 3.0mEq/L 以下で U 波増高する．
- 血清 K 値　約 2.5mEq/L 以下で U 波が T 波より大きくなる．
- ただし，心電図異常から血清 K 値を推測するのは容易ではないケースも多い．

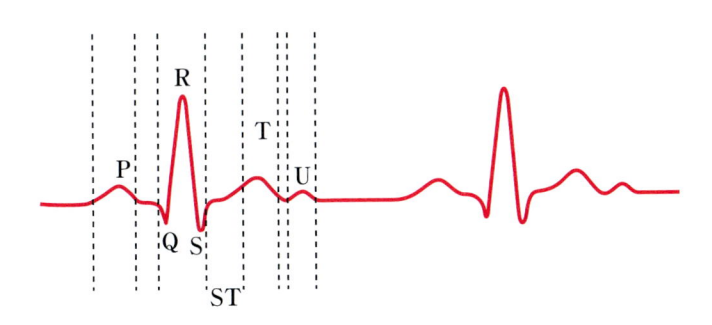

図 27　低 K 血症の心電図所見． 低 K 血症の心電図の特徴は，平低化した T 波，U 波の増高である．

12. 低 K 血症の治療

- K 投与量の不足による場合は，K の補充を行う．
- K の体内での変移（redistribution）による場合は，補正を行う．
- K の排泄過多による場合は，原因に応じる．

たとえば，利尿薬による場合は，K 保持性利尿薬（スピロノラクトン）を追加する．低 Na 血症などで，RAA 系が亢進している場合は，Na を補充する・循環血液量を増やすなどして，RAA 系を抑制する．また，消化管液から K が喪失されている場合は，K の補充を行うなどの対処が必要である．

6 尿細管の異常

1. 近位尿細管性アシドーシス（尿細管性アシドーシス 2 型；RTA2 型）（図 28）

近位尿細管性アシドーシスは近位尿細管における HCO_3^- の産生・再吸収の障害が本態である。HCO_3^-、Na^+ の喪失による細胞外液量の減少から二次性高アルドステロン症をきたし、K^+ 分泌亢進、H^+ 分泌亢進、（Na^+ 再吸収増加）をきたす。総和としては Na、K の排泄過多となるため、尿量増加（多尿）・循環血液量減少をきたす。

RTA2 型の場合、HCO^- の喪失は呼吸性の代償（CO_2 の排泄促進）を招くので、アシドーシスは軽減される。

アシドーシスの治療として、アルカリ剤投与を行うと、遠位尿細管・集合管への Na^+ 負荷が増えるため、二次性高アルドステロン症が増悪し、K^+ 分泌亢進が助長されるために低 K 血症が進行する。低 K 血症は筋力低下・便秘などをもたらす。

新生児では近位尿細管の $Na^+HCO_3^-$ Cotransporter（NBC-1）の未熟性のために、一過性に RTA2 型の病態を呈することがある。

また、新生児期以降の RTA2 型は多くの場合、腎尿細管の他の成分の再吸収障害を伴うが、近位尿細管で吸収・分泌される物質には以下のものが挙げられる。

- H_2O、Na^+、Cl^+（糸球体で濾過されたうちの 50 ～ 55％が近位尿細管で再吸収される）
- HCO_3^-：約 90％
- リン酸、ブドウ糖、アミノ酸：ほぼ 100％

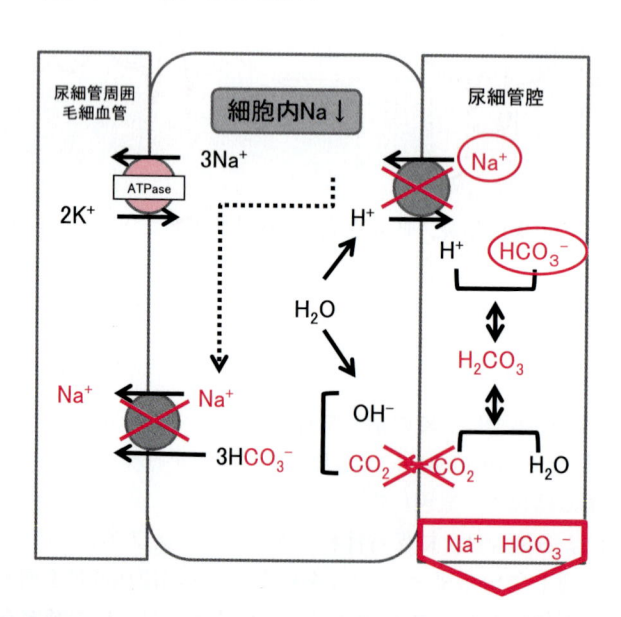

図 28 近位尿細管性アシドーシス（pRTA，RTA2 型）．近位尿細管性アシドーシスの本態は、同部位における $NaHCO_3$ の再吸収の障害であり、その結果もたらされる RAA 系の亢進が病像を形成する。

- 低分子蛋白：ほぼ100％
- NH_4^+ の分泌

腎で産生されるエネルギー（ATP）の大部分が近位尿細管での能動輸送に用いられる．

RTA2型を呈する疾患

① Fanconi 症候群
- RTA 以外の近位尿細管の機能障害を伴う状態を Fanconi 症候群と呼ぶ．
- 腎尿細管原発の adult renal Fanconi synd.（常染色体優性遺伝）もあるが，多くは他の全身の障害を伴う二次性のものである．

② RTA2型を伴う疾患
- Cystinosis
- Galactosemia
- Fructose intolerance
- Glycogenosis（type I & III）
- Lowe synd.
- Tyrosinemia（type I）
- Wilson disease
- Mitochondrpathies
- Outdated tetracycline
- Severe burns
- Heavy-metal toxicity（鉛中毒）

2. 遠位尿細管性アシドーシス（尿細管性アシドーシス1型；RTA1型）（図29）

RTA1型は遠位尿細管での H^+ 分泌が低下する病態である． 遠位尿細管で分泌された H^+ はリン酸，硫酸，アンモニウムといった物質と結合し，尿中排泄を可能にする．このため，遠位尿細

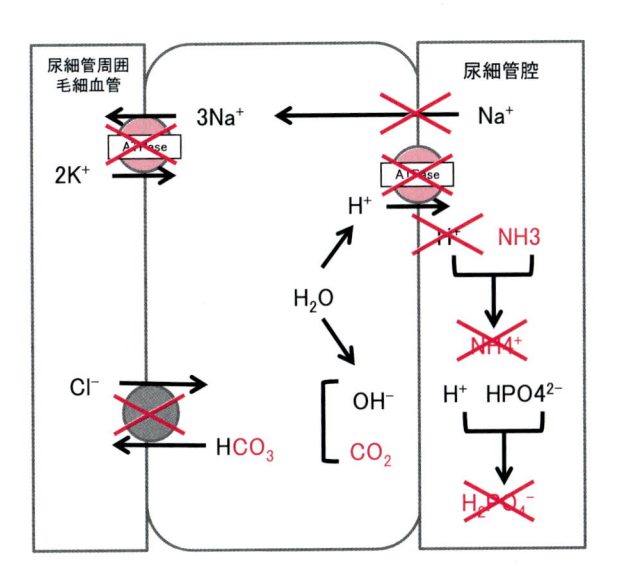

図29 遠位尿細管性アシドーシス（dRTA，RTA1型）． 遠位尿細管性アシドーシスの本態は，同部位における H^+ 排泄障害である．H^+ 排泄障害は Na^+ 再吸収障害を招き，その結果 RAA 系が亢進する．

管で H⁺ が分泌できないとこれらの酸も排泄できなくなり，RTA1 型では重度のアシドーシスをきたす．

H⁺ 分泌の低下に伴い Na⁺ の尿排泄が増加し，細胞外液の減少が二次性高アルドステロン血症をもたらし，低 K 血症は高度となる．RTA1 型同様，多飲多尿・循環血液量の減少などをきたす．

アシドーシス（H⁺ 増加）によって蛋白からの Ca^{2+} の遊離が増加し，Ca^{2+} 濾過量の増加，Ca^{2+} 再吸収抑制を生じるため，高 Ca 尿症を呈する．尿の酸性化障害によるアルカリ尿とクエン酸の排泄低下も伴い尿路結石・腎石灰化を生じる．＜これは **RTA2 型にはない！**＞

慢性のアシドーシスによる骨からの有機成分の動員も加わり，くる病・骨軟化症も見られる（ただし，血液の Ca, P, Mg 濃度は正常）．

アルカリ剤の投与はアシドーシスを軽減するが，低 K 血症は改善しないため，K 剤の投与も必要となる．なお，循環血液量を増やす治療は高アルドステロン血症を抑制し，低 K 血症を軽減する．

3. RTA1 型と 2 型の鑑別診断のための指標

1) 血液アニオン・ギャップ（酸塩基平衡の項を参照）

RTA では 1 型, 2 型ともに，血液アニオン・ギャップは正常である．

2) 尿アニオン・ギャップ＝[Na]＋[K]－[Cl]（図 30）

$Na^+ + K^+ + NH_4^+ = Cl^- + 80$ の関係がある．

尿中に存在するが，通常検査では測定されないものに，陽イオンとして NH_4^+，陰イオンとしてリン酸，硫酸，有機酸などがある．

$Na^+ + K^+ - Cl^- = 80 - NH_4^+$ であり，尿中の NH_4 分泌が亢進すれば負となる．

アシドーシスの場合，その代償反応として尿中 NH_4 分泌が増加するため低下するが，尿中

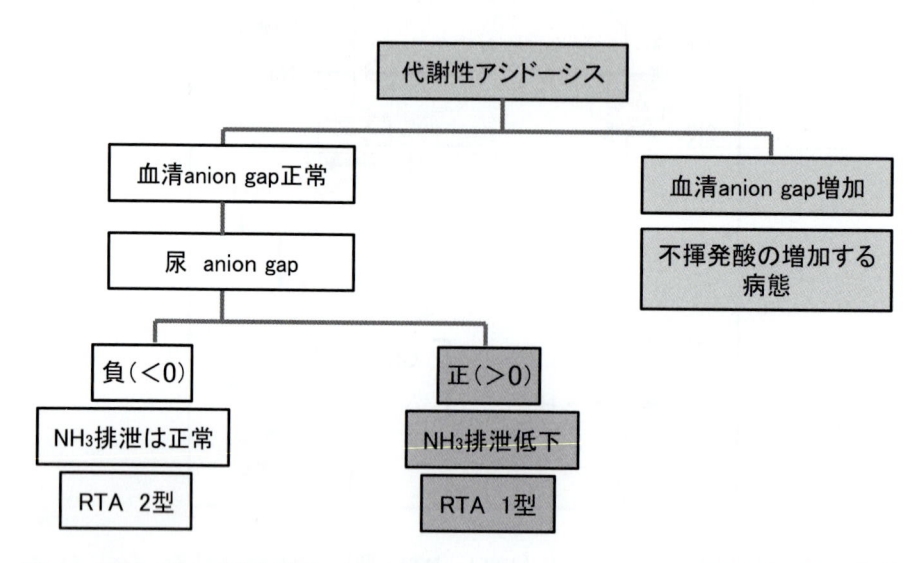

図 30 **RTA1 型，2 型の鑑別**．腎尿細管性アシドーシスの鑑別法を示す．アンモニア排泄障害の有無が，1 型・2 型鑑別のポイントである．

の NH_4 分泌が低下（RTA1型）すれば正となる．一方，RTA2型では，尿中の HCO_3^- は増加するが，NH_4^+ 分泌は正常（～増加）であるため低下する．

3）尿 pH

通常，集合管の H^+-ATPase によって分泌される水素イオン（H^+）によって尿の pH は 4.5～5.0 まで低下する．

しかし，**RTA1型では，H^+ が分泌できないため，尿の pH は 5.5 以下になることはない**．たとえ，塩化アンモニウム負荷などで，血液 pH が 7.3 以下になっても尿 pH が 5.5 以下にならない場合 RTA1型の可能性が高い．

4）尿 PCO_2 − 血液 PCO_2（図31）

［尿 PCO_2 − 血液 PCO_2］は［尿中 HCO_3^-］と比例する．

なぜなら，尿中 HCO_3^- は尿中 CO_2 と平衡状態にあるため，［尿中 HCO_3^-］の増加は［尿中 CO_2］の増加として捉えることができるからである．

RTA2型の場合，尿中 HCO_3^- が増加するため［尿 PCO_2 − 血液 PCO_2］が増大（＞20mmHg）する．

一方，RTA1型の場合，尿中 HCO_3^- は増加しないため［尿 PCO_2 − 血液 PCO_2］は増大しない（＜15mmHg）．

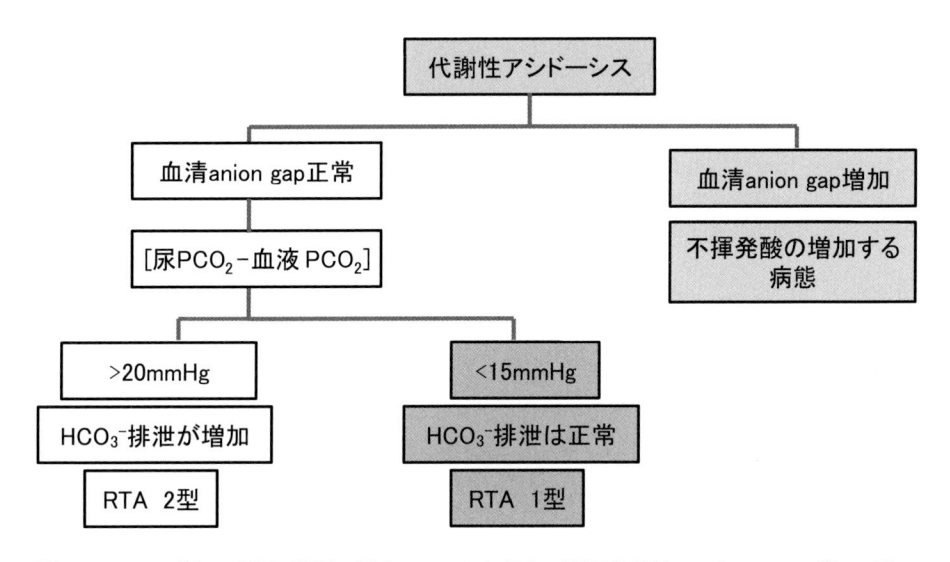

図31 RTA1型，2型の鑑別． 尿中 PCO_2 から見た，腎尿細管性アシドーシス1型・2型の鑑別法を示す．

5）尿 Ca，腎臓超音波検査

腎石灰化をきたしうるのは，RTA1型のみである．

6）尿中アミノ酸・尿糖

尿中アミノ酸や尿糖の排泄増加をきたすのは，近位尿細管の障害すなわち RTA2型のみである．

4. 偽性低アルドステロン血症（pseudohypoaldosteronism；PHA）

アルドステロンの産生能に異常はないが，アルドステロンの作用が障害されるため，Na^+の再吸収・K^+およびH^+の分泌が障害される病態で，多尿・循環血液量減少・低Na高K血症，アシドーシスとなる．PHAには以下の病型がある．

1) PHA1型

腎尿細管におけるアルドステロンの作用不全による疾患であり，ミネラルコルチコイド受容体（MR）の異常（常染色体優性；AD）と上皮型Naチャネル（ENaC）の異常（常染色体劣性；AR）がある．

一般にENaCの異常は重症例が多いが，MRの異常は軽症例が多く，自然治癒することもある．また，ENaCは腎尿細管以外にも汗腺・唾液腺・肺・大腸などにも発現しており，これらの症状が出る場合を「全身型」と呼ぶ．

2) PHA2型

1型は明らかな遺伝子発現の異常による疾患だが，遺伝子などの異常は明らかでない場合にも，尿路奇形・尿路感染症に伴い，PHA1同様の病態を呈することがある．これをPHA2型と呼ぶ．乳児期早期の発症が多い．

5. Bartter症候群

Henle係蹄におけるNa^+，K^+，Cl^-，Ca^{2+}などの喪失（病型によって差異がある）が主体となる病態．塩類の喪失に伴って多尿となり，循環血液量の減少・脱水をきたす．このため，RAA系が亢進し，低カリウム血性代謝性アルカローシスを呈する．高アルドステロン血症にもかかわらず，血圧は正常であることも特徴の1つである．

Bartter症候群には以下の病型がある．

①新生児型（1，2型）：新生児期に発症する．

胎児期からの多尿によって，羊水過多を呈し，早産低出生体重児であることが多く，新生児期から重篤な脱水，低K血性代謝性アルカローシス，高Ca尿症，腎石灰化といった症状を呈する．また2型の場合，出生直後は代謝性アシドーシスを呈することがある．

②古典型Bartter（3型）：乳児期以降に多飲多尿・脱水・低K血症などで発見される．

6. Gittelman症候群

遠位尿細管のサイアザイド感受性NaCl co-transporter（NCCT）の異常によって，NaClの再吸収が阻害され，RAA系の亢進が生じ，低K血性代謝性アルカローシスが惹起される．低Mg血症・低Ca尿症も重要な所見である．常染色体劣性（AR）の遺伝形式をとり，尿細管機能異常中では頻度は高い．

最後に，尿細管障害の鑑別診断のポイントを示す（**図32**）．

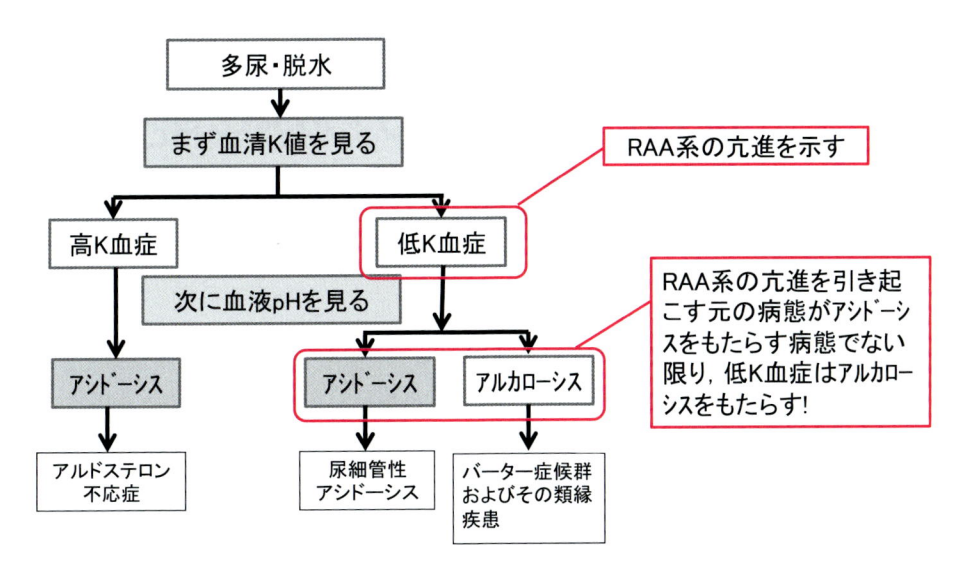

図 32　尿細管障害の鑑別. 腎尿細管性アシドーシス・アルドステロン不応症・バーター症候群およびその類縁疾患の鑑別の流れを示す.

第5章 胎児期の内分泌機能の発達生理

　胎児は，遺伝的要素・環境因子など種々の要因によって発育し，外界に出る準備をしていく．その胎児発育に大きな影響を与える因子の1つが内分泌環境である．胎盤は大きな内分泌臓器であり，胎児もそれぞれの発達段階に応じながら，ホルモンの分泌を調節しつつ，成熟していく．詳細についてはまだすべてが解明されたわけではないが，近年，その知見は飛躍的に増大しつつある．本章では，この分野における最新の知見を概説する．

1 内分泌機能調節器官としての胎盤

　胎盤は基本的には，母体の内分泌環境から児を隔離するための機能的バリアとして働く．0.7〜1.2kDa以上の分子量を有する物質は，ほとんど胎盤を通過できず，胎児へ伝わるのはわずかである．この唯一の例外が免疫グロブリンのIgGで，これのみ能動輸送される．一方，ステロイド・甲状腺ホルモン・カテコラミンは原則，胎盤を通過できないか，あるいは胎盤で就職を受けた後に通過される．

①副腎皮質ホルモン：胎盤は11βヒドロキシステロイドデヒドロゲナーゼ（11βHSD）2活性を持っており，母体のコルチゾール（活性型）を不活型のコルチゾンに変換する．このため，母体と胎児の血清コルチゾール濃度には約10倍の差がある．しかし，デキサメタゾン・ベタメサゾンなどの合成ステロイドは11βHSD2による代謝を受けずに胎児に伝わるため，早産児の肺成熟・先天性副腎過形成女児の外性器の男性化予防などの目的で，母体に投与されることがある．

②女性ホルモン：胎盤の17βHSDは，エストラジオール（活性型）をエストロンへと不活化する．これによって，胎児は過剰なエストロゲンの暴露から逃れている．

③甲状腺ホルモン：甲状腺ホルモンを脱ヨード化する酵素（Deiodinase; D）には3種類あり，D1，D2は甲状腺ホルモンを活性化するが，D3（Inner-ring monodeiodinase）はこれを不活化する（T4をrT3に，T3をT2など不活型に変換する）（**表1**）．胎盤にはD3活性が強く，母体の甲状腺ホルモンの多くは胎盤で不活化され，胎児は母体の甲状腺ホルモンの暴露から逃れている．ただし，妊娠初期の未だ胎盤機能が充実していない時期には，母体のT4は胎盤を移行しており，これは胎児の中枢神経系の発達などに重要な働きをしている．

表1 脱ヨード酵素（deiodinase）

組織名	D1	D2	D3
脳	○	○	○
下垂体	○	○	
甲状腺	○	○	
肝臓	○		△胎児のみ
心臓		○	
褐色細胞		○	
胎盤			○

- D1（outer-ring monodeiodinase）：T4 → T3 など，甲状腺ホルモンを活性化する．血中 T3 は肝臓などの末梢臓器で D1 によって代謝された産物である．胎児期には D1 活性が低値である．
- D2（outer-ring monodeiodinase）：T4 → T3 など，甲状腺ホルモンを活性化する．脳などの局所において，T3（＝活性化甲状腺ホルモン）を産生する．胎児でも D2 活性は重要である．
- D3（inner-ring monodeiodinase）：T4 → rT3 など，甲状腺ホルモンを不活性化する．胎児においては，脳以外の組織では D3 活性が優位である．胎盤も D3 活性が優位である．

2 脳下垂体および，その標的器官

　視床下部・脳下垂体は胎生 7 ～ 8 週頃までにはほぼ形成され，7 ～ 16 週までには下垂体前葉ホルモン（黄体化ホルモン；LH，卵胞刺激ホルモン；FSH，成長ホルモン；GH，甲状腺刺激ホルモン；TSH，プロラクチン；PRL，副腎皮質刺激ホルモン；ACTH）の産生が始まる．一方，下垂体後葉からのホルモン（バソプレシン・オキシトシン）分泌も胎生 10 ～ 12 週には始まる．近年，下垂体前葉細胞の分化に関わる種々の因子が同定され，これらの遺伝子異常に伴う下垂体機能低下症が続々と報告されている．

> **MEMO　下垂体前葉細胞の分化に関与する遺伝子**
>
> 　以下に，下垂体前葉の分化に関与する代表的な遺伝子を記す．以下の遺伝子の異常では複合的な下垂体前葉ホルモンの欠損症状を呈する事がヒトでも知られている．
> - *PIT1* 遺伝子：GH，PRL，TSH 分泌細胞への分化に関与する．
> - *PROP1* 遺伝子：GH，PRL，TSH，LH，FSH 分泌細胞への分化に関与する．
> - *HESX1* 遺伝子：ACTH，GH，PRL，TSH，LH，FSH 分泌細胞への分化に関与する．重症欠損例では出生後早期から低血糖を生じる．また，septo-optic dysplasia を呈することがある．
> - *LHX3* 遺伝子：GH，PRL，TSH，LH，FSH 分泌細胞への分化に関与する．

3 成長ホルモンとプロラクチン

　成長ホルモンの分泌は胎生 8 〜 10 週より始まり，16 〜 24 週頃にピークに達する．しかし，その後は徐々に分泌が低下し出生を迎える．このように，胎生後期に分泌が低下していくのは，ソマトスタチンなどの抑制系の発達に伴うものと考えられる．なお，IGF-1，IGF-2 といった成長因子は胎生 20 週以降に分泌が増加し，GH の分泌動態とは明らかに異なっている．このことは，胎生期の IGF が GH によって分泌促進されるのではないことを証明しており，胎生期の IGF 産生の最も重要な因子は栄養だと考えられている．

　プロラクチンは胎生 25 〜 30 週までは極めて低値だが，その後，出生に向けて分泌が急増する．胎児におけるプロラクチンの意義は不明な点も多いが，胎生後期の脂肪・骨格筋の成熟に関与していると考えられている．

4 副腎皮質

　胎児の副腎は 7 〜 8 週頃形成される．その後，大きく成長していくが，胎児期の副腎は成人のものとは大きく異なっている．胎児期の副腎の機能について解説する．

　胎児副腎は，内側から外側に向かって，胎児層・移行層・永久層の 3 つの層からなる．永久層は胎生後期（25 〜 30 週頃）にはグルココルチコイド・ミネラルコルチコイドの両者を産生できるようになるが，それ以前は主としてミネラルコルチコイドのみを産生している．移行層は胎生後期にはコルチゾールの産生が可能となる．これら 2 層に比べて極めて大きいのが内側の胎児層である．胎児層は 3βヒドロキシステロイドデヒドロゲナーゼ（3βHSD）活性を欠くためコルチゾールを産生することができず，デヒドロエピアンドロステロン（DHEA），デヒドロエピアンドロステロンスルフェート（DHEAS）などの C19 アンドロゲンを多量に産生する（**図 1**）．胎

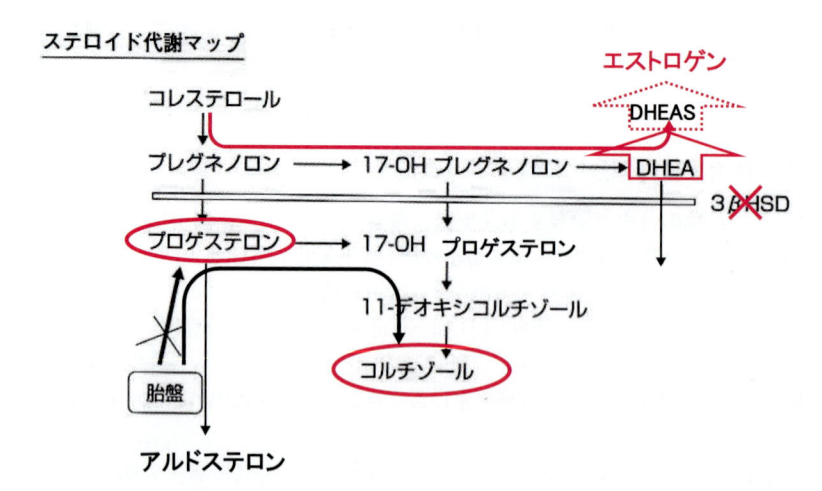

図 1　3βHSD 活性が低い胎児副腎におけるステロイドホルモンの合成． 胎児では 3βHSD 活性が低く，コルチゾール産生には胎盤からのプロゲステロンが必要である．

児層で産生される多量のDHEA，DHEASは胎盤でエストロゲン類に変換され，妊娠の継続に寄与する．

また，図2に胎児期～出生後早期の副腎皮質ホルモンの動態を示すが，副腎皮質ホルモンの分泌は出生に向けて大きく増加し，出生後急速にその分泌は低下する．胎児期に特徴的なことは，①DHEASの分泌が桁外れに多いこと，②胎児期は活性型のコルチゾール量に比して不活性型のコルチゾンの濃度が高いことの2点である．

胎児副腎は，胎生期に肥大化するが，出生後は次第に退縮し，生後6ヵ月頃までにはほぼ消失する．一方，胎児副腎の永久層は胎生28週頃から生後10～20年にかけて次第に成人副腎の3層構造（網状層・束状層・球状層）に分化していく．副腎皮質の発生に関しても，遺伝子による制御が次第に解明されてきた．

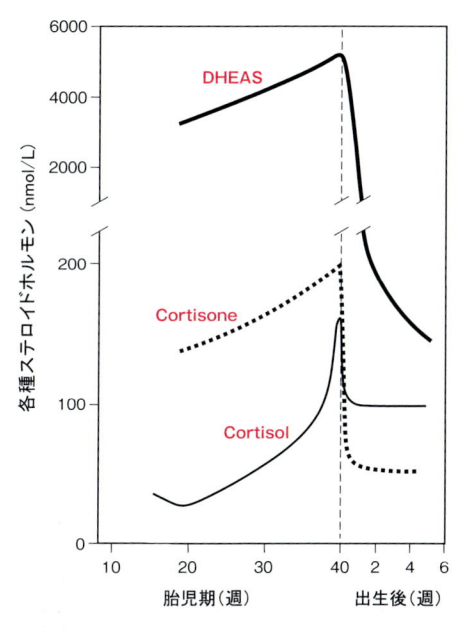

図2 胎児期～出生～新生児期の副腎皮質ホルモンの変動． コルチゾールは出生に向けて急速に増加していくが，コルチゾールの不活型であるコルチゾンも出生に向けて増加していく．DHESがコルチゾールに比べて桁違いに多いことにも注目する必要がある．

MEMO　副腎発生に関与する遺伝子の異常

- *DAX-1*：Xp21に存在し，X連鎖性先天性副腎低形成の原因遺伝子である．*DAX-1*異常による先天性副腎低形成は1人/12,500出生と言われる．思春期年齢になっても二次性徴の発達がみられず，低ゴナドトロピン性性腺機能低下症を合併する．
- *SF-1*異常症：常染色体に存在するsteroidogenic factor-1（*SF-1*）もノックアウトマウスの検討から，副腎・性腺の発生に重要な遺伝子であることが分かっている．ただし，ヒトで*SF-1*異常症性副腎不全を呈する例は稀で，*SF-1*異常症は主として，性腺形成不全，XY女性と二次性徴発達不全を呈する．

1. 副腎皮質におけるステロイドホルモンの合成経路（図3）

副腎皮質におけるステロイドホルモンの合成はコレステロールから始まる.

① LDL コレステロール（一部は HDL コレステロール）が，副腎皮質細胞内に取り込まれ，コレステロールエステラーゼによって遊離コレステロールとなる.

② 遊離コレステロールは StAR（steroidogenic acute regulatory protein）によって，細胞質からミトコンドリア内膜へ移動する.

③ ミトコンドリア内膜に移動した遊離コレステロールは，P450scc（コレステロール側鎖切断酵素，CYP11A1）の働きで，プレグネノロンへと変換される.

④ プレグネノロンは，3βヒドロキシステロイド脱水素酵素（HSD3B2），17α水酸化酵素（CYP17A1），21水酸化酵素（CYP21A2），11β水酸化酵素（CYP11B1）などの働きにより，コルチゾールへと変換される.

なお，P450 オキシドレダクターゼ（POR）は，すべてのミクロゾーム P450 酵素の補酵素であり，17α水酸化酵素（CYP17A1），21水酸化酵素（CYP21A2），アロマターゼ（CYP19A）などの活性化に必須である．現在，上記のステップのうち，4種類の酵素（3βヒドロキシステロイド脱水素酵素〔HSD3B2〕，17α水酸化酵素〔CYP17A1〕，21水酸化酵素〔CYP21A2〕，11β水酸化酵素〔CYP11B1〕），2種類の蛋白（StAR，POR）の障害による6疾患が知られている．

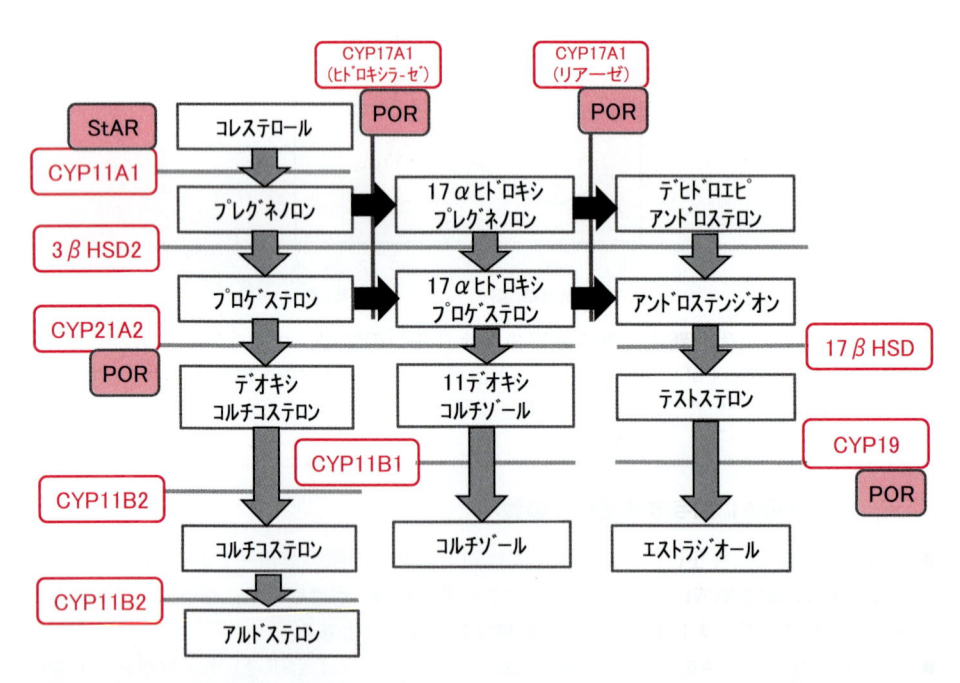

図3 ステロイド合成の代謝マップ． コレステロールからコルチゾールを合成する経路のマップを示す．

2. 糖質コルチコイドの生理作用

コルチゾールを代表とする糖質コルチコイドの作用は，代謝調節にとどまらない．以下のように多岐にわたる．
- 蛋白・炭水化物・脂質・核酸の代謝を調節する
- 急性炎症の際の血管透過性の亢進に抵抗する
- 細胞内への水分の移行を減少させること，および free water の排泄（＝水利尿）を促進することによって，細胞外液を調節する
- 炎症反応を抑制する
- カテコラミン作用を増強する
- 中枢神経系の処理および行動を調節する

3. 糖質コルチコイド分泌不全の症状

多岐にわたる作用を有する糖質コルチコイドは，その不全症状も多彩である．以下に，新生児でしばしば問題となる副腎不全の症状をまとめる．
- 浮腫・循環血液量の減少・血圧低下・乏尿
- 尿量減少・乏尿
- カテコラミン不応性低血圧
- 低血糖

5 甲状腺

甲状腺は胎生 10 ～ 12 週頃までには形成が完了するが，甲状腺におけるホルモンの合成は 16 ～ 18 週頃から始まり，出生に向けて漸増していく．胎児期の甲状腺機能の発達過程は，早産児の甲状腺機能を考えるうえでも重要なため，順を追って説明する．

1) 妊娠初期～中期の胎児の甲状腺機能（図4）

妊娠初期，胎盤のホルモン選択性は低く，母体の T4 は胎盤を通過し胎児に移行する．この時期は未だ，胎児自身が甲状腺ホルモンを合成する能力に乏しいため，胎児は母体由来の甲状腺ホルモンの影響を受けて，中枢神経系などが発達していく．在胎 20 週頃からは，TSH，FT4 の分泌は日ごとに増加していくが，これらは不活化されてしまい，T3 は低値にとどまる．

2) 妊娠後期の胎児の甲状腺機能

妊娠後期に入る（在胎 30 週を超える）と，ようやく胎児血中 T3 の上昇が始まる．これは，妊娠 30 週以降，肝臓・腎臓の Type I MDI 活性が増加し，T4 から T3 への変換が始まることによる．また脳・下垂体・褐色細胞・角化細胞の Type II MDI が，T3 の局所産生にあたる．このように甲状腺ホルモンを活性化する Type I，II MDI 活性は発達とともに増加する．

3) 出生直後の TSH サージ（図5）

出生直後には TSH サージが生じ，それに反応した T4 の分泌が起こり，それが徐々に低下していく．TSH サージに伴って T3 の分泌も亢進するが，T3 値は，出生後は胎児期より常に高い値をとり続けるようになる．

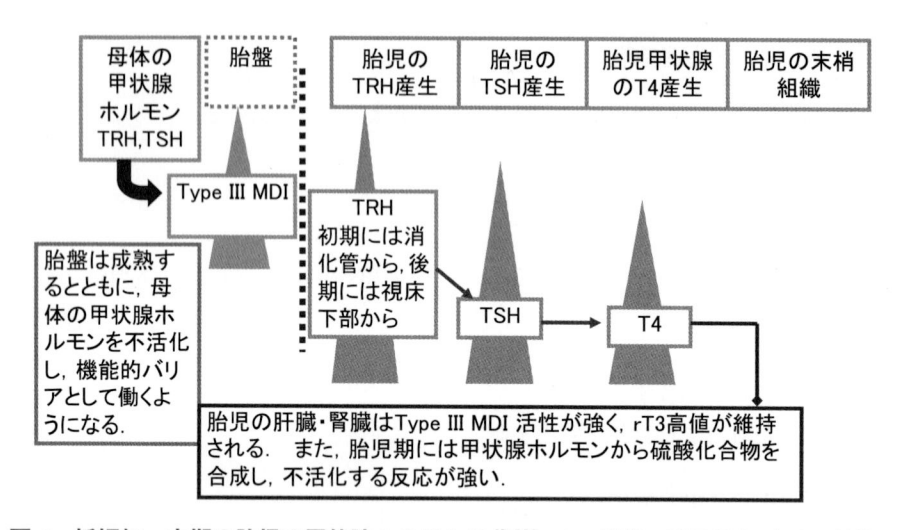

図4 妊娠初～中期の胎児の甲状腺ホルモンの代謝． この時期の重要ポイントは，母体の甲状腺ホルモン環境から切り離されて，胎児の甲状腺産生系が発達し始めることである．産生できるようになった胎児T4が不活化され，胎児は低サイロキシン状態を維持することである．

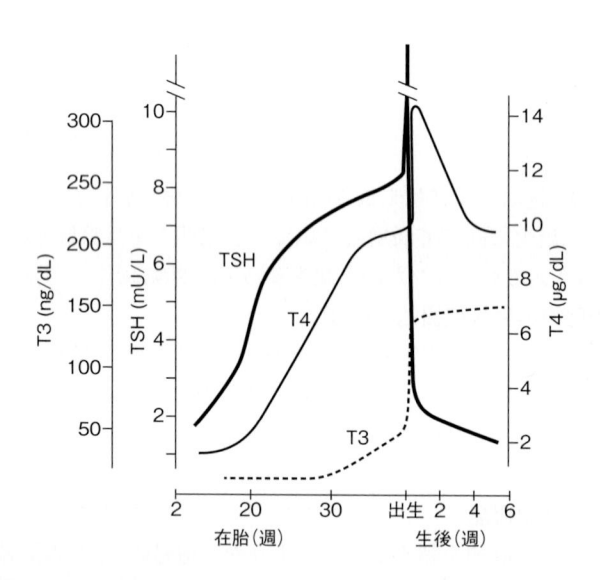

図5 胎児～新生児期の甲状腺ホルモンの動態． 在胎20週以降，出生に向けてTSH，T4は日に日に増加していく．T3の上昇はそれより遅く，30週を過ぎる頃から始まる．出生直後にはTSHのサージがあり，それに反応したT4の分泌が起こり，それが徐々に低下していく．T3は，出生後は胎児期より常に高い値を取り続けるようになる．

4）甲状腺ホルモンの生理作用

甲状腺ホルモンは甲状腺ホルモン受容体と結合することによって核内 DNA に結合し，RNA の転写活性を調節する．これによって，細胞のエネルギー産生量を増し，基礎代謝の維持あるいは促進をする．甲状腺ホルモン受容体は体内のほぼすべての細胞（脳・心臓・消化管・骨・筋肉・その他）に発現しており，その作用は全身に及ぶ．

5）甲状腺機能低下症

甲状腺の機能低下は，細胞の代謝機能の低下をもたらす．このため，新生児〜小児が甲状腺機能低下症に陥ると，哺乳／発育不良・低身長・低体温・粘液水腫・神経活動の低下などが生じる．

6）甲状腺機能亢進症

甲状腺の機能亢進は，細胞の代謝機能の亢進をもたらす．このため，動悸・多汗・振戦・体重減少・多動などが生じる．加えて，重要なことは，甲状腺機能低下／亢進が胎児〜新生児に生じると成長障害・知能障害などに直結するという点である．

> **MEMO　胎児期の甲状腺機能調節の意義**
>
> 甲状腺に関しては，胎盤は妊娠中期以降，機能的バリアの役割を果たし，母体甲状腺から切り離された胎児甲状腺は，独自の発達過程をとることとなる．胎児期には T4 は T3 にはならず不活化されるが，これは「熱産生を抑制し，急速に成長する胎児を同化状態におく必要があるため」であろう．一方，出生後は「急速な環境の変化に抗して，熱産生を高め，基礎代謝を上げる必要が生じる」ため，妊娠後期には，それに適応できる準備を整えているのだろう．

> **MEMO　一過性甲状腺機能低下症（transient hypothyroxinemia of prematurity; THOP）**
>
> 早産児とりわけ超早産児は，出生後1〜2週間に著しい低サイロキシン血症を呈することが多いが，この際，TSH の上昇は見られない．このような TSH 上昇を伴わない低サイロキシン血症を THOP と呼ぶ．甲状腺分泌調節機構の未熟性によるとする意見もあるが，non-thyroidal illness だとする意見もあり，未だ結論は出ていない．しかし，胎児期の FT4 低値・FT3 低値をみると，早期に出生した児の FT4 値が低いことは生理的なのではないか，と私は考えている．

6　性腺

性腺は胎生 9 週以降，精巣から分泌されるホルモンの有無によって，内外生殖器の形態の分化が始まる．ヒトの基本形は女性型であり，男性ホルモンによる誘導がなければ，外生器はすべて女性型となる．男女の内外性器の分化の過程を解説する．

1. 正常な性の分化過程（図6, 7）

1）男性型内外性器への分化

　最初，性腺組織は男女の別なく未分化であるが，SRY が存在する場合には，精巣へと分化する．性腺を形成する体細胞は支持細胞（Sertoli 細胞），ステロイド産生細胞（Leydig 細胞）へと分化し，それぞれミュラー管退縮因子，テストステロンを分泌するようになる（**図6**）．

　Leydig 細胞から分泌されたテストステロンは 5α reductase でより活性の高いジヒドロテストステロンへと変換され，これらのホルモンの働きで，ウォルフ管から精巣上体・輸精管・精嚢が，尿生殖洞・生殖結節・生殖隆起・生殖襞から前立腺・陰茎・陰嚢といった男性特有の内外性器が形成される（**図7**）．なお，ジヒドロテストステロンが存在しないと，完全な男性化は得られず，不完全な男性化に留まる．

　一方，Sertoli 細胞からはミュラー管退縮因子が分泌され，ミュラー管は退縮する．

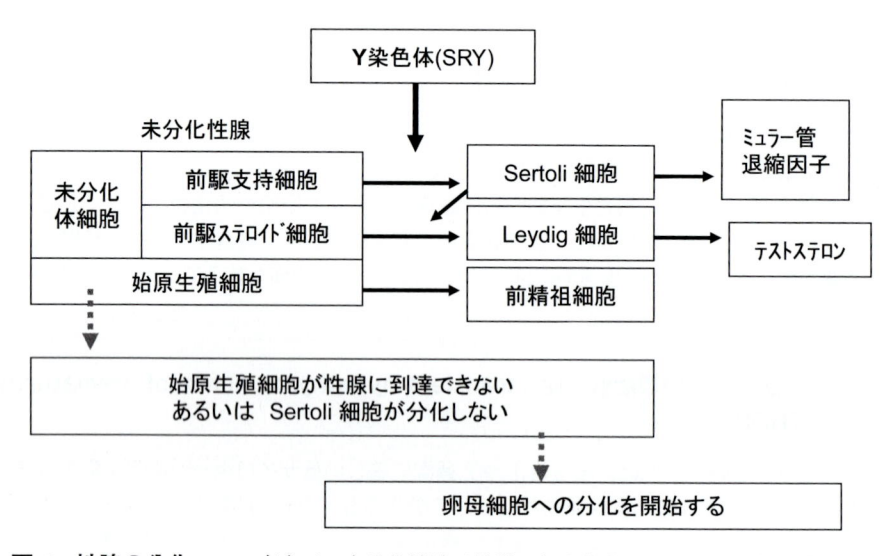

図6 性腺の分化． SRY 存在下に未分化性腺は精巣へと分化するが，その過程を詳述した．

> **MEMO　SRY 以外の性決定遺伝子**
>
> ① *SOX9*：ヒトの Camptomelic dysplasia の原因遺伝子で，17q24-25 に存在し，*SOX9* 遺伝子の片方に異常がある症例では約70％で内外器官の女性化が見られる．
> ② *WT-1*（Wilm's tumor 1）：*WT-1* 遺伝子の転写産物はイントロン9のスプライシングによって KTS＋と KTS－の2種類あり，このうち KTS＋の転写産物量が遺伝子変異によって半減すると内外性器の女性化が見られる（Fraser 症候群）．
> ③ *DAX-1*：Xp21 に存在し，X 連鎖性先天性副腎低形成の原因遺伝子である．*DAX-1* 遺伝子が重複することによって女性化がもたらされるなど，性決定・性分化に *DAX-1* 量が関与している．

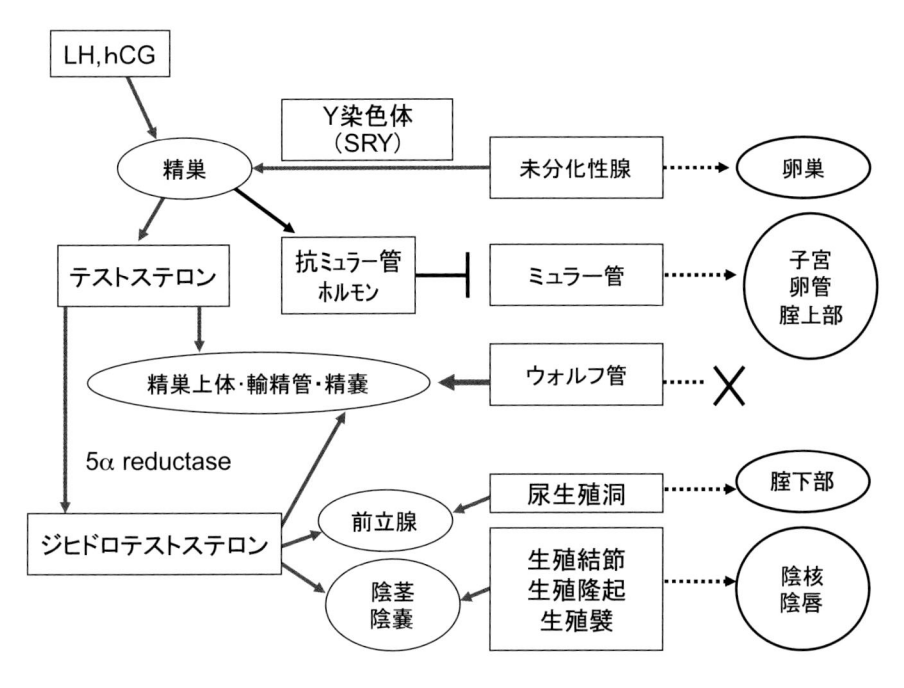

図7 正常な性の分化過程. SRYが存在する場合の男性型内外性器への分化（左側），SRYが存在しない場合の女性型内外性器への分化（右側）を図示した．

2）女性型内外性器への分化

　性腺組織は，SRYが存在しない場合は卵巣へと分化する．また，始原生殖細胞が未分化性腺に到達できない，SRYは存在するもののSertoli細胞が分化しないといった病的な環境においても性腺は卵巣への分化を始める（**図6**）．

　一方，ミュラー管退縮因子がないため，ミュラー管は子宮・卵管・腟上部へと分化する．また，尿生殖洞・生殖結節・生殖隆起・生殖襞は腟下部・陰核・陰唇へと分化する（**図7**）．

2. 46, XY性分化疾患の病態生理

　46, XY性分化疾患は，かつて男性仮性半陰陽と呼ばれた病態で，染色体は46, XY，性腺は精巣のみが存在する．そのため，本来は完全な男性型の内外性器が形成されるはずだが，そのステップのいずれかの段階が障害を受けた場合に内外性器の形成が不完全となる．それぞれの障害部位を**図8**に示す．

【代表的な46, XY性分化疾患】

1）5α reductase（5α還元酵素）欠損症

　テストステロンの男性ホルモンとしての作用は弱く，5α reductaseによってジヒドロテストステロンに変換され，その作用を発現する．逆に言うと，5α reductase欠損のためにジヒドロテストステロンが存在しないと，完全な男性化は得られず，不完全な男性化に留まる．

2）アンドロゲン不応症（＝アンドロゲン受容体異常症）

　性分化過程において，アンドロゲンは外性器の分化に決定的な役割を担っており，アンドロ

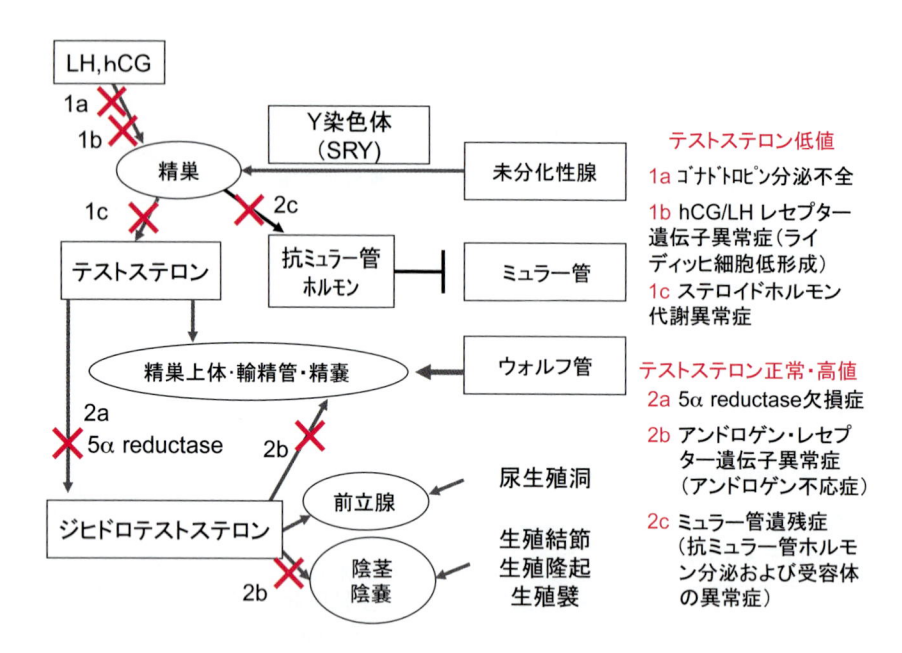

図8 46,XY 性分化疾患の機序. 46,XY 性分化疾患の障害部位を示した.

テストステロン低値
1a ゴナドトロピン分泌不全
1b hCG/LH レセプター遺伝子異常症（ライディッヒ細胞低形成）
1c ステロイドホルモン代謝異常症

テストステロン正常・高値
2a 5α reductase 欠損症
2b アンドロゲン・レセプター遺伝子異常症（アンドロゲン不応症）
2c ミュラー管遺残症（抗ミュラー管ホルモン分泌および受容体の異常症）

ゲンが作用しないと外性器は女性型になる．このアンドロゲン作用はアンドロゲン受容体を介して作用するため，この受容体に異常があるとその作用は十分に発揮されず，完全な女性型外性器となる重症例から造精機能障害のみとなる男性不妊症までさまざまな程度の性分化の異常を来たす．

なお，精巣性女性化症候群（testicular ferminization syndrome）はアンドロゲン不応症の最重症型である．染色体は 46,XY であるが，外性器と二次性徴は女性型であり，腟は正常部位に開口し，正常の長さをもつが盲端に終わる．ただし，性腺は形成不全の精巣のみで卵巣は存在せず，内性器はミュラー管の発育はみられないため子宮は存在しない．

3) 子宮内発育不全に伴う外性器の異常

Leydig 細胞がテストステロンを分泌するには，黄体化ホルモン（LH）あるいはヒト絨毛膜ゴナドトロピン（hCG）による刺激が必要である（**図8**）．ただし，陰茎の形成が胎生 14 週までにほぼ完了していることを考えると，hCG が極めて重要であることがわかる（**図9**）．hCG は胎盤から分泌されるため，hCG 産生量は胎盤重量と正の相関を有する．すなわち，妊娠初期の胎盤機能不全は 46,XY 性分化疾患を招くリスクが高いのである．

MEMO　アロマターゼとは？

アロマターゼとは，テストステロンをエストロゲンに変換する酵素である．アロマターゼ欠損症では，テストステロンがエストロゲンに変換できないため，男性化を生じる．一方，アロマターゼ阻害薬は種々の臨床的な効果が認められている．例えば，エストロゲン依存性乳がんに対するアロマターゼ阻害薬は抗がん作用を有している．

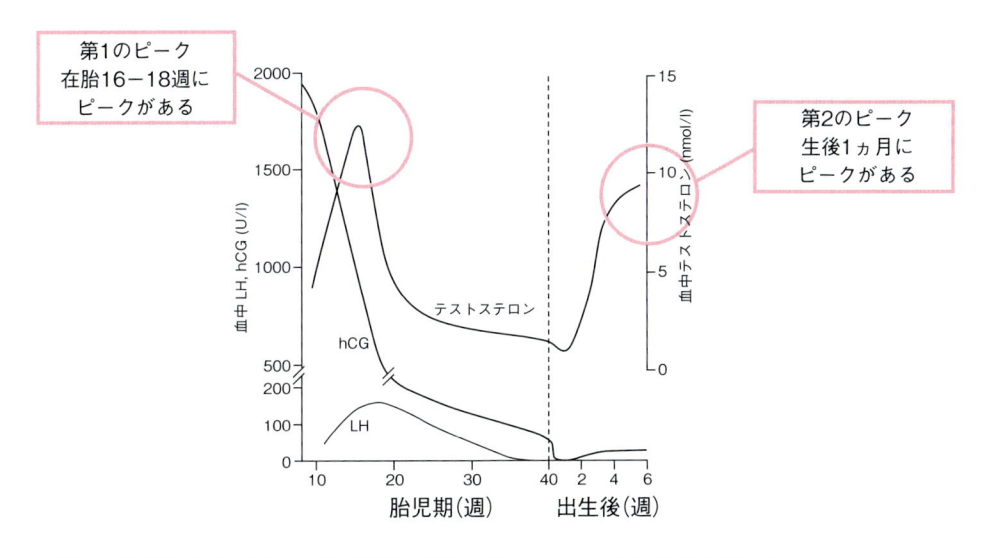

図9　男性胎児の性ホルモン動態． 男児の性ホルモンの分泌動態を示した．

3. 46,XX 性分化疾患の病態生理（図10）

　46,XX 性分化疾患は，かつては女性仮性半陰陽と呼ばれた病態で，染色体は 46,XX で，性腺は卵巣のみを有する．そのため，本来は完全な女性型になるはずだが，胎生期に何らかの原因のために，過剰な男性ホルモンに暴露されることによって，種々の程度に外陰部が男性化するものである．その原因としては以下のものがある．

①妊娠中の母体のホルモン剤の内服
②副腎由来の男性ホルモン過剰：21OHase 欠損症等
③胎盤由来の男性ホルモン過剰：アロマターゼ欠損症，POR（P450 oxireductase）異常症

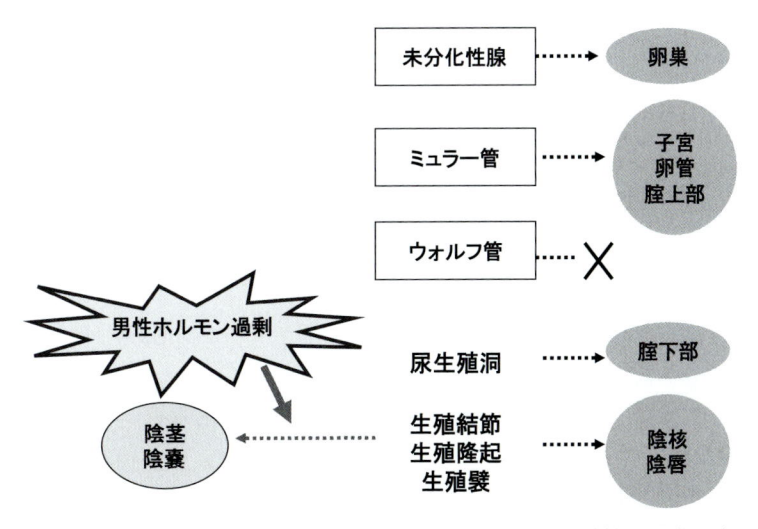

図10　46,XX 性分化疾患の機序． 46,XX 性分化疾患において，外性器異常が生じる機序を示した．

1) 21水酸化酵素欠損症（CYP21A2異常症）

CYP21A2異常により，コルチゾール・アルドステロンの合成ができない病態で，CAHの90～95％を占める．その病態生理を図11に示す．21水酸化酵素の残存活性が1％存在すれば塩類喪失を防ぐためのアルドステロンの産生には十分である．そのため，残存活性が1％以上あれば単純男性化型となる．コルチゾールの分泌不全等については，別に述べるため，ここでは外性器の問題について述べる．

XX罹患児では，ACTH過剰分泌により，男性ホルモンが過剰に産生されるため，外性器の男性化（陰核肥大・陰唇融合・共通泌尿生殖洞・外陰部の色素沈着をきたす．

4. 性染色体異常に伴う性分化疾患

46,XY性分化疾患は性腺として精巣のみを有し，46,XX性分化疾患は性腺として卵巣のみを有しており，染色体と性腺が一致していた．このため，性の決定はさほど困難ではなかった．一方，①染色体と性腺が一致しない，②性腺が卵巣/精巣療法の成分を有する，あるいは③染色体が典型的な核型（46,XY，46,XX）ではなくYを含むモザイクであり，染色体のみから性別が決定できない，などの場合，性別の決定に困難を感じることも少なくない．このカテゴリーに属する病態には以下のものがある．

1) 卵精巣性性分化疾患

明らかな精細管を伴った精巣組織と成熟した卵胞を含む卵巣組織を同時に有する固体と定義される．かつて，真性半陰陽と呼ばれた病態である．

精巣・卵巣が左右に1個ずつ分かれて存在することもあれば，一側に卵精巣（ovotestis）として存在することもある．これらの性腺は悪性化しやすい（4～10％）ことにも注意が必要である．精巣があるため，外性器は種々の程度に男性化傾向が見られ，75％が男性，25％が女性として育てられている．染色体は46,XXが60％，Y染色体を含むモザイクが33％，46,XYが7％と報告されている．このように核型も多彩であり，本病態をきたす機序は1つではないが，46,XXにおいて精巣が生じるのは，白血球には存在しないSRYが生殖腺に限局的に存在するためと考えられている．

2) 性腺形成異常症

性腺形成が異常な病態は多数ある．Turner症候群もその1つである．Turner症候群では卵祖細胞はほぼ正常に存在するが，胎生期～乳幼児期に卵母細胞が極めて急速に失われるのが特徴である．卵母細胞が存在しなければ卵胞形成およびそれに伴うホルモン産生再胞の分化が起こらず，卵母細胞が失われると性腺機能不全（hypergonadotropic hypogonadism）～無月経となる．

3) 46,XX男子

典型的には，染色体の核型は46,XXである．精巣を有し，男性型の外性器を有するが，種々の程度に不完全な外観（尿道下裂・二分陰嚢など）を呈することもある．原因としては，遺伝学の項で記したように，X染色体にSRYが載っていることもある．

4) Klinefelter症候群

47,XXYなどの染色体を有する．内外性器は完全な男性型であるため，思春期までは異常に気付かれず，二次性徴以降に性腺機能不全の兆候が明らかとなる．ただし，明らかな臨床兆候に気付かれない症例も多い．

5）変異遺伝子による精子形成不全

内外性器は完全な男性型であるため，小児期には気づかれない．男性不妊症の原因として明らかになることがある．

7 出生前後の内分泌機能の変遷

1）出生時のコルチゾール・サージ

出生時に生じる急激なホルモンのサージの中では，TSH が有名だが，他のホルモンにも出生時にピークを有するものがある．その1つがコルチゾールだが，TSH との違いは，TSH のサージは出生直後に生じるのに比して，コルチゾールは出生前から急速に分泌が亢進し，出生する頃にピークが来る点である．出生前後のコルチゾール・サージの意義を図11に示す．

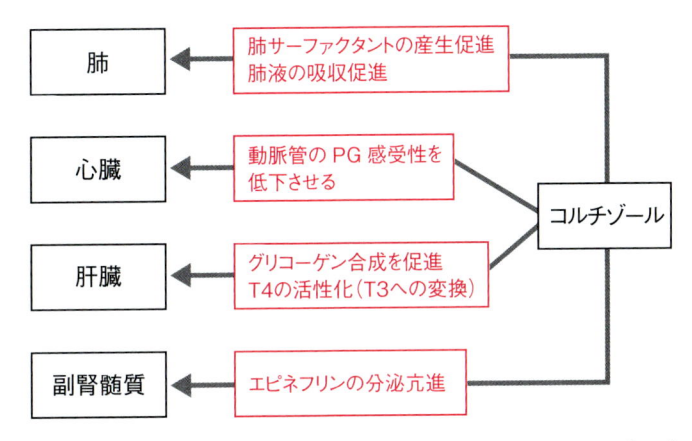

図11　出生時のコルチゾール・サージの意義． コルチゾールは，出生後の代謝のみならず呼吸循環器系の変化にも重要な役割を果たしている．

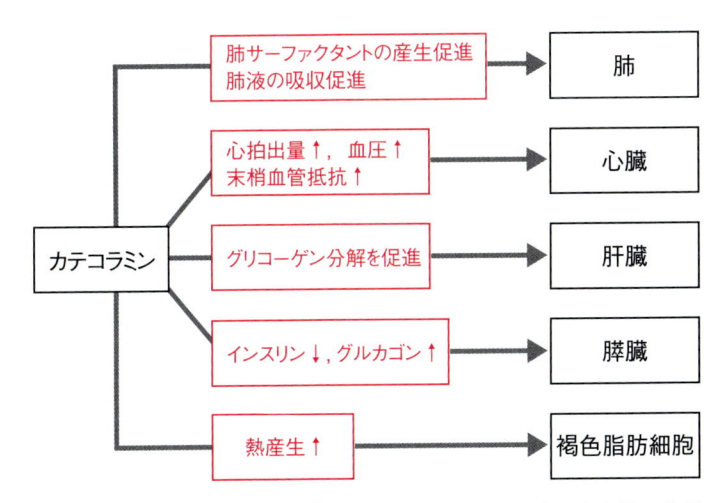

図12　出生時のカテコラミン・サージの意義． カテコラミンも，出生後の代謝のみならず呼吸循環器系の変化にも重要な役割を果たしている．

2）出生時のカテコラミン・サージ

カテコラミンは胎児期のストレス・低酸素に対しても反応し，循環機能を維持する上で重要な働きをしている．分娩開始にともなう低酸素など種々のストレスが出生時には胎児に押し寄せてくるため，出生時にはサージを認める．出生前後のカテコラミン・サージの意義を**図12**に示す．

3）血糖調節機構

胎児は子宮内では胎盤を介して，常時ブドウ糖などの栄養を持続的に供給されてきたが，出生とともにその供給は途絶えてしまう．このため，血糖値は出生後急速に低下し1時間後には最低となる．しかし，出生した児が健常な正期産児であれば，血糖値の低下に応じて，インスリン分泌が抑制され，グルカゴン分泌の促進によって，グリコーゲンの分解が生じ，血糖は上昇する．ただし，グリコーゲンは10時間以内に枯渇してしまうため，生後2時間以内にはグルカゴン・コルチゾールなどの働きによって糖新生が開始する．また，生後約10時間以降は，エピネフリン・コルチゾールによる脂質の分解・ケトン体も重要なエネルギー源となる（**図13，表2**）．

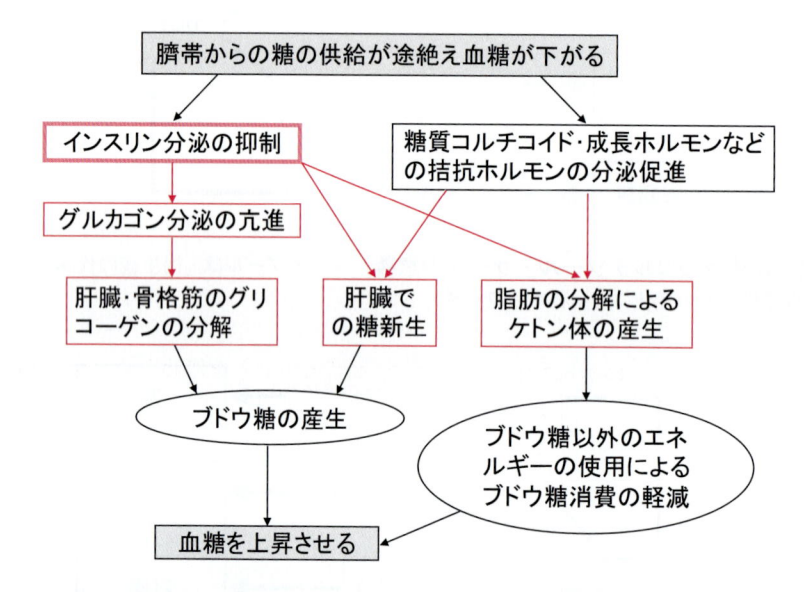

図13 出生後の血糖の維持機構． 出生後の血糖維持機構の最も重要なポイントは，インスリン分泌の抑制によって，グリコーゲンの分解・糖新生によるグルコース産生・脂肪のエネルギー利用が可能となることである．

表2 血糖値の調節機構. 血糖調節を司るホルモンの働きを示す.

	グリコーゲン分解 (glycogenolysis)	糖新生 (gluconeogenesis)	脂肪分解 (lipolysis)	ケトン体産生 (ketogenesis)
インスリン (insulin)	−	−	−	−
グルカゴン (glucagon)	+	+		
エピネフリン (epinephrine)	+		+	+
コルチゾール (cortisol)		+		
成長ホルモン (GH)			+	

(Stanley CA: Pediatr Endocrinol Rev 2006; 4: 76-81)

8 体温調節機構

体温を一定に保つ体温調節中枢は視床下部に存在し，カテコラミンなど内分泌調節機構の基に体温は維持されている．本項では，熱産生・熱喪失の機序の生理作用を解説するとともに，早産児・新生児における問題点を論じる．

1．熱産生のメカニズム

熱は主として以下の4つの過程で産生される．
　①基礎代謝
　②筋肉の随意運動
　③筋肉の不随意な運動（震え）（shivering thermogenesis）
　④褐色脂肪細胞（brown adipose tissue; BAT）による筋肉の動きを伴わない熱産生（non-shivering thermogenesis; NST）

このうち，新生児では④NSTが主体となるため，その機序について述べる．

＜褐色細胞による熱産生の機序＞
- 寒冷刺激のために交感神経系が興奮する
- カテコラミンは脂肪細胞中のトリグリセリドをFFA（遊離脂肪酸）とグリセロールに分解する（生化学p.135 図3参照）．
- 遊離脂肪酸は肝臓へ運ばれ，β酸化を受けエネルギーを産生する．

なお，β酸化は有酸素反応であり，熱産生を必要とする状態では酸素必要量が増加する．言い換えれば，低酸素は酸素必要量を増すことに直結するのである．

2. 熱喪失のメカニズム

体表面から熱を失う機序には以下の 4 つの機序が存在する．

1) 伝導

互いに接触している物質間の熱のやり取りを伝導と呼ぶ．水は空気の 25 倍，金属は 4,000 〜 20,000 倍も熱を伝えやすい（熱伝導率が高い）ため，空中に放置した場合に比べて，水あるいは金属に接触していると熱が奪われやすい．具体的には，濡れた敷布などに接触していると体温が奪われやすいため，注意が必要である．

2) 対流

接触する気体の流れによる熱放散を対流と呼ぶ．皮膚と気体の温度の差が大きく，気体の流速が早いほど熱が奪われやすい．開放式保育器上で処置をする際，NICU の空調による空気の流れが直接当たらないか，注意が必要である．

3) 蒸散

皮膚・気道などから水分が蒸発する際に生じる気化熱を蒸散と呼ぶ．羊水で濡れているなど皮膚表面に水分が多いと気化熱を生じやすい．また，湿度が低いと皮膚表面からの蒸散が増加する．このため，早産児では，とりわけ皮膚が未熟で皮膚からの水分蒸発が生じやすい急性期には，保育器内の湿度を高めて，蒸散を減じる管理がなされることが多い．

4) 輻射

物体からは，その温度に応じた赤外線が出ており，輻射とは，この赤外線によって，物質を介さずに高い温度から低い温度へと熱が移動することを意味する．NICU で最も身近な例は，開放式保育器のヒーターである．一方，その逆による体温喪失の例としては，保育器内で児を管理している時に，たとえ保育器内温度は十分高くても，外気温が低く保育器の外壁が冷たいといった場合，児から保育器外壁に向けて輻射による熱の移動が生じてしまうのである．

なお，最近はダブルウォール（二重壁）の保育器が使用されるようになって，このような熱喪失は減少している．

MEMO　早産児の特徴

褐色脂肪細胞が新生児の熱産生に重要であると述べたが，褐色脂肪細胞の多くは妊娠後期にならないと蓄積されない．このため，早産児は褐色脂肪細胞が少なく熱産生を生じにくい．加えて，体重が小さいほど体重あたりの表面積は大きくなる．また，在胎週数が短いほど，皮膚が薄く未熟なため，皮膚からの水分喪失・蒸散が多くなる．このような点から，早産児の体温管理は成熟児以上に注意を要することがわかる．

なお，中性温度環境という概念があるが，これは，体温維持のためのエネルギー消費量が最少となる温度環境のことである．熱産生にはエネルギーが必要であるということを念頭に置いた管理が必要である．

第6章 消化器系

　栄養は発達・発育を得るために必須である．胎生期は胎盤を介して経静脈的に栄養分を投与されていたが，出生とともに様相は一転し，児は自らの消化管で栄養素を吸収しなければならなくなる．本章では，この変化を可能にするための消化管の発達生理について論じる．

1 消化管運動の発達

1．羊水の嚥下

　羊水の嚥下は胎生17週頃より始まり，胎生18週には約20〜30mL/kg/日の羊水を嚥下している．その後，嚥下量は日ごとに増え，妊娠末期には150mL/kg/日に達する．このため，早産児においても，ある程度の嚥下機能は備わっていると考えられるが，吸啜・嚥下の協調作用が確立するのは，在胎32週以降であり，それ以前の早産児は誤嚥の危険性が高いため，経管栄養を必要とする．

2．噴門部機能・胃食道逆流

　胃内容が食道へ逆流しないための噴門部機能は食道終末部の下部食道括約筋（lower esophageal sphincter muscle; LES）によって制御される．新生児とりわけ早産児では，LESの力が未熟であり，成熟児においても生後早期には生理的に胃食道逆流（gastroesophageal reflux; GER）がみられる．成熟児では姿勢後6週までにはGERは消失するが，早産児では遷延することも多い．

3．胃〜腸管

　胃の容積は胎生24週頃から急速に拡大して行くが，正期産児においても生後早期には未だ十分な胃蠕動は見られない．このため，胃内容停留時間は年長児に比して長く，このことが新生児にGERが多いことの一因にもなっている．
　小腸は胎生期の成長が著しい器官の1つで，出生時は約2.75mの長さを持つ．満期の小腸長は胎生25週の約2倍であり，胎生後期の伸長が著しい．ちなみに成人の小腸長は約5mであり，4歳までにほぼ成人長に達する．腸管の規則的な収縮は胎生30週頃からみられるようになるが，吸啜機能と連動した収縮運動（migrating motor complex）がみられるようになるのは34〜35週以降である．乳児の小腸通過時間は3〜4時間だが，新生児・早産児はそれより長い．

2 消化吸収機能の発達

1. 炭水化物の消化吸収

　新生児では唾液腺・膵臓の外分泌機能は未発達なため，多糖類は主として小腸微絨毛刷子縁のグルコアミラーゼなどで分解される．また，ラクトース（乳糖）・スクロース（ショ糖）などの2糖類は小腸微絨毛刷子縁に存在する二糖類分解酵素（ラクターゼ・スクラーゼなど）によって，単糖類まで分解される．これらの酵素は胎生後期に急速に分泌が増加し，満期には成人以上のレベルに達している．

2. 蛋白質の消化吸収

　蛋白質は，胃から分泌されるペプシンおよび膵臓から分泌されるタンパク分解酵素（トリプシン・キモトリプシン・エラスターゼ・カルボキシペプチダーゼなど）によって，ポリペプチドあるいはアミノ酸まで分解される．
　出生時，胃ペプシン活性は低値にとどまるが，生後24時間で急速に増加し，生後2日目には出生時の4倍近くになる．ただし，低出生体重児では，ペプシンの活性化に必要な胃酸の分泌に乏しく，その働きは弱い．
　膵臓から分泌されるタンパク分解酵素濃度は，新生児は成人の10〜60％程度だが，蛋白質の消化には十分と考えられている．

3. 脂肪の消化吸収

　脂質はリパーゼによって2分子の遊離脂肪酸とモノグリセリンに分解される．長鎖脂肪酸は胆汁酸によってミセルが形成され消化吸収される．
　リパーゼは舌・胃・膵臓と3つの器官から分泌され，舌と胃からは胎生26週には分泌が始まるが，膵からのリパーゼ分泌は成熟児でも成人の約10％と少ない．加えて，新生児では，胆汁酸の分泌が少なく，新生児とりわけ早産児の脂質の吸収は劣っている．
　ただし，母乳には母乳リパーゼが含まれていること，胆汁酸を要さず吸収可能な中鎖脂肪酸が6〜8％程度含まれていることなどから，母乳からの脂質の吸収は人工乳に比して優れている．

4. 羊水・母乳による消化管の発達促進

　羊水や母乳に含まれる細胞増殖因子（IGF-1，EGF，HGF，VEGF，FGF，プロラクチン，エリスロポエチンなど）が，消化管の成長に大きくかかわっていると考えられている．

第7章 神経系

　新生児期の中枢神経系の虚血・出血あるいは痙攣は、発達予後を規定する大きな問題である．ここでは、新生児に生じる重要な神経障害について、解剖発生学・病態生理の観点から考える．

1 解剖学的視点からみた神経障害

1．低酸素性虚血性脳症

　周産期脳障害における低酸素性虚血性脳症（hypoxic ischemic encephalopathy; HIE）は、脳性麻痺や発達障害の要因として重要である．重症仮死などによる胎児の虚血がその原因となるが、虚血が生じやすい部位には好発部位が存在する．HIE好発部位の解剖学的背景を考える．

　脳実質への血液は、内頸動脈・椎骨動脈からの血流による．内頸動脈からは前大脳動脈・中大脳動脈が分枝する．また、左右の椎骨動脈が合流し形成される脳底動脈からは後大脳動脈が分枝する．前・中・後大脳動脈が脳実質に血液を送るが、それぞれの血流支配の境界部分が低酸素による障害を最も受けやすい（**図1**）．このため、HIEで障害を受けやすいのは、これら境界領域となる．

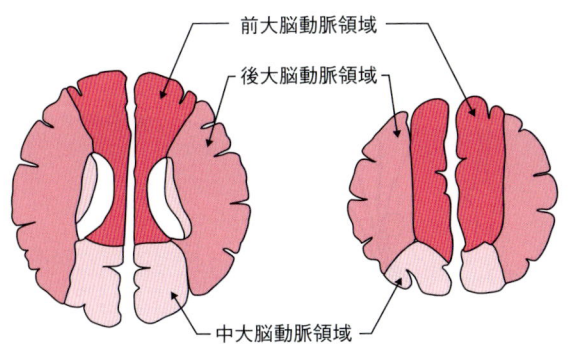

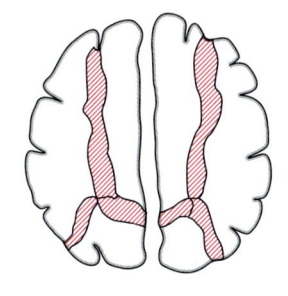

図1　脳の血流支配と低酸素の影響を受けやすい部位． 血流支配の境界部分が低酸素の影響を受けやすい．

2. 早産児の脳の解剖学的特徴

　早産児では，脳室周囲白質軟化症・脳室内出血という2つの病態が，その予後を規定する最も重要な合併症として知られている．この2つの病態はそれぞれ，脳の解剖学的発達の未熟性が大きく関与している．そこで，最初に，早産児の解剖学的な特徴から解説する．

1）脳室周囲白質軟化症をきたす解剖発生学的要因

　大脳白質は，脳表から伸びる長短の皮質穿通枝（ventriculopedal artery）と脳室側から脳表へと向かう ventriculofugal artery の両者から血液の供給を受けている．早産児では，以下の要因のために，脳室周囲が障害を受けやすく脳室周囲白質軟化症を発症しやすく，障害をきたしやすい．

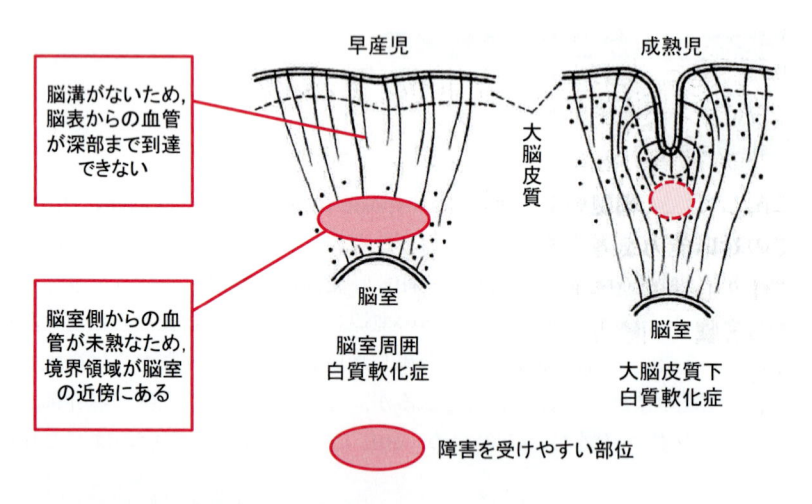

図2　早産児に脳室周囲白質軟化症が生じる解剖学的要因． 早産児は脳のしわが少なく，脳表からの血管が脳室周囲まで届きにくいことが，脳室周囲白質軟化症の原因の一つである．

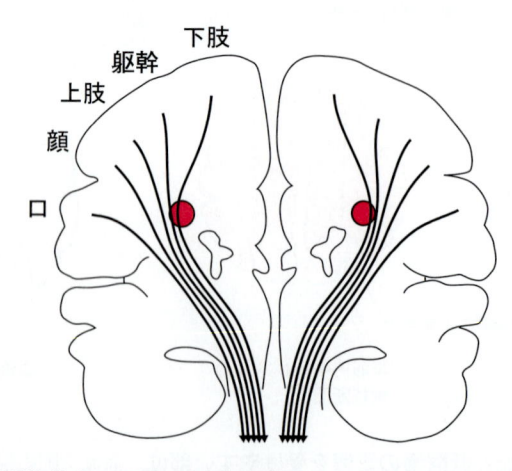

図3　脳室周囲白質軟化症が下肢の形成麻痺をきたしやすい理由． 脳室周囲白質軟化症の好発部位は，下肢に向かう運動神経の走行路である．

①早産児では脳溝が浅いため，脳表から伸びる血管が深部まで十分届かない（図2）．
②早産児では脳室側から伸びる血管の発育が悪く，脳表からの血管との境界領域（watershed area）が脳室の近傍にある（図2）．
③脳室周囲白質軟化症の好発部位は側脳室後角であるが，この部位に皮質脊髄路が存在し，特に下肢を支配する神経が脳室周囲を走行しているため，ここが障害を受けると下肢の痙性麻痺を生じるリスクが高い（図3）．

2) 脳室内出血をきたす解剖発生学的要因

早産児における脳内出血の好発部位は脳室上衣下胚層（subependymal germinal matrix）からの出血（subependymal hemorrhage; SEH）であり，これが脳室内に穿破したものが脳室内出血（intraventricular hemorrhage; IVH）である．正期産児でも，種々の原因により脳内出血を起こすことはありうるが，このような部位の出血を見ることは稀である．

脳室上衣下胚層は胎児期の脳にのみ存在する過渡的な構造で，未熟な細胞成分に富んだ脆弱な組織である．在胎26週頃に最も大きくなるが，その後は縮小して，在胎34週を過ぎるとほぼ消失する．
①脳室上衣下胚層の血管床は未熟な毛細血管網からなり，血管壁は一層の内皮細胞に覆われているだけで，筋層やコラーゲンを持たず構造的に弱い．
②脳室上衣下胚層は活発な代謝活動を行っている部位であるため，低酸素や虚血の影響を受けやすい．
③上衣下胚層を流れる脈絡叢からの静脈還流は大脳髄質・視床線条体からの静脈還流が集中する終末静脈に合流し，その後は内大脳静脈へと流れるが，この静脈は解剖学的にうっ滞をきたしやすい構造となっている．

このような背景から，早産児では脳室上衣下胚層において出血をきたしやすく，IVHを生じやすいのである．

2 病態生理からみた神経障害

低酸素・虚血による脳障害は，低酸素・虚血そのものによる脳神経細胞の壊死と，虚血後に再び脳血流が改善する再灌流時に起こる神経細胞障害の2つからなる．ここでは，再灌流障害について考える（図4）．
①低酸素によって嫌気性解糖が亢進するが，十分なATPは産生できず，ATPが枯渇する．
② Ca^{2+} ATPaseによって，神経細胞内への Ca^{2+} の流入が生じ，脳神経シナプス末端からグルタミン酸などの興奮性アミノ酸神経伝達物質が放出される．
③放出されたグルタミン酸によって神経細胞は興奮し，NMDA受容体を介した神経細胞内への Ca^{2+} の流入が生じる．
④神経細胞内の過剰な Ca^{2+} は，神経細胞・細胞膜を障害するとともに，活性酸素（フリーラジカル）や一酸化窒素（NO）の産生を高めるなどして，細胞障害を引き起こしていく．

図4には，現在試みられている治療の作用部位を示した．かつては仮死蘇生に対しては高濃度酸素法が一般的であったが，現在ではフリーラジカルの産生を抑制するためには，ルームエアに

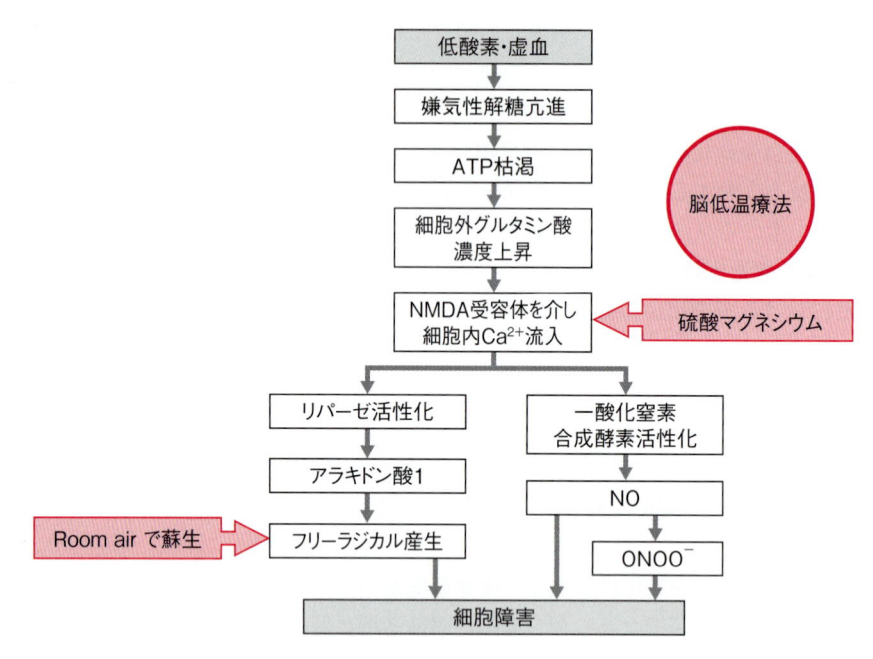

図4 虚血再灌流障害の病態生理. 低酸素・虚血はフリーラジカル・一酸化窒素などを介して細胞障害をきたす.

（河井昌彦. NICU ベッドサイドの診断と治療, 改訂3版, p.143 より一部改変）

よる蘇生が主流となっている.

　また，マグネシウムはカルシウムに拮抗する作用が期待され古くから用いられている．一方，近年急速に広まっている脳低温療法は再灌流障害の種々のステップにおいて有効性が期待されている．

V 臨床新生児学

学校生保末詞 V

第1章 新生児診断学

1 新生児の診察

1. 情報収集

新生児は当然ながら何も話してはくれない．このため，児からは聞き出せない情報の収集は極めて重要である．

- 母体の年齢，基礎疾患，薬物/嗜好品歴
- 母親の過去の妊娠出産歴とその経過
- 妊娠中の感染症などのスクリーニング検査
- 前期破水など感染のリスクの有無
- 胎児仮死の有無
- 在胎週数，出生体重，性別
- 分娩様式，麻酔方法
- アプガー・スコア，蘇生の有無
- 出生後の哺乳・利尿・排便状況，体重の増減
- 光線療法などそれまでに行われた治療

2. 全身をみる（オムツ以外の衣類は全て脱がせる）

- 姿勢（筋緊張）をみる．
- 顔貌（顔の表情）/皮膚色から全身状態を把握する．
- 呼吸様式から安定した呼吸か？努力呼吸をしているか？をみる．
- 外表奇形の有無をみる．
- Doing well，Not doing well を判断する．

1）正常な呼吸とは

正常な新生児の呼吸数は 40〜50 回/分であるが，呼吸様式の異常の指標としては Silverman's retraction score が重要である（表1）．

表1 Silverman's retraction score

点数	0	1	2
胸と腹の運動	胸と腹が同時に上下する	胸は僅かに動き，腹だけが上下する	シーソー運動する
肋間陥没	なし	僅か	著明
剣状突起部陥没	なし	僅か	著明
鼻翼呼吸	なし	僅か	著明
呼気性呻吟	なし	聴診器で聴取	耳で聞こえる

2）注意すべき皮膚色

a. チアノーゼ
- チアノーゼは還元ヘモグロビンが5g/dL以上になると現れる．通常であれば，動脈血の酸素飽和度が80％を切ると現れるが，貧血・蒼白では出現しにくく，多血では出現しやすい．
- 末梢性チアノーゼは生後48時間以内には生理的にも出現し得る．
- 生後早期には，啼泣時には肺血管抵抗が上昇し，右左シャントを生じ，中枢性のチアノーゼをきたすことは生理的にも起こり得る．

b. 蒼白
- 全身の蒼白は強度の貧血 and/or ショックなどによる末梢循環不全を意味する重大な所見である．
- 皮膚が温かい場合，capillary filling time（毛細血管再充満時間）が3秒を超えるのは循環不全を意味する．
- 蒼白状態では，チアノーゼはあってもわかりにくく，注意が必要である．

c. 黄疸
- 出生後24時間以内の早発性黄疸は血液型不適合による溶血性黄疸を示唆する．とりわけ，進行する貧血の並存は重要である．
- 生理的黄疸は通常，日齢2〜4にみられるが，多血・出血・胎便排泄遅延・哺乳不良（脱水傾向）・肝障害・仮死などの黄疸増強因子があれば，より慎重にフォローする必要がある．

3. 大泉門をみる
- 泣かせる前に大泉門を触り，その緊張度をみる．
- 大泉門の膨隆は頭蓋内圧亢進すなわち髄膜炎あるいは水頭症，頭蓋内出血などを示唆する．
- 満期産児の大泉門は最大3×3cmくらいだが，個人差が大きい．

4. 心拍数・心音・呼吸数・腸蠕動音をみる
- 正常な新生児の呼吸数は40〜50回/分．
- 呼吸数が持続して55回/分以上あれば慎重な観察が必要である．
- 呼吸状態が悪い場合は，呼吸音の減弱・肺雑音に注意して所見をとる．
- 腸蠕動音の亢進・減弱は嘔吐・腹部膨満・胎便排泄遅延のある際には重要である．

- 心雑音は必ずしも心疾患を意味せず，逆に心雑音のないことは決して心疾患でないことを意味しない．
- 新生児期に聴取される無害性心雑音の80〜90％は1歳までに消失する．

5．腹部を触診する

新生児の肝臓・脾臓・腎臓などの主要臓器の触れ方に注意が必要である．
- A． 肝臓は右季肋下2cmまでは正常である．
- B． 脾臓の下局は触れてよいが，1cm以上触れる場合は精査が必要である．
- C． 腎臓は必ず下局を触れる（もし，触れなければ，腎低形成！）．
- D． 臍およびその周囲の発赤は感染を意味する．

6．頭部〜顔面〜頸部〜鎖骨〜四肢を診察する

1）頭　部
- 大泉門・小泉門・骨縫合線を確認する．
- 大泉門は＜3×3cm，小泉門は閉じていることも多く2cmを超えることは稀（3％未満）．
- 出生直後〜生後48時間は，骨縫合は重合していることも多いが，それ以降の骨縫合の閉鎖はcraniosynostosis（0.4人／1000出生）を考える．
- 頭囲に異常がないかをみる．ただし，出生直後は頭蓋骨の重合のため，頭囲測定の誤差が生じ得ることに注意が必要である．
- 頭部全体を触り，頭血腫・帽状腱膜下出血・産瘤などの有無をみる．
- 頭蓋癆（craniotabes）は正常児でも2％に生じるものであり，病的意義はないと考えられていた．しかし近年，わが国で発症率が著しく増加しており，母体のビタミンD不足との関連が懸念されている（Yorifuji J, et al. J Clin Endocrinol Metab 2008; 93: 1784-1788）．

2）顔　面
- 異常顔貌は染色体異常などの診断の糸口となる．
- 耳介低位（low-set ears），耳介の形成異常に気を付ける．
- 眼球位置：新生児の1/3は一過性に外斜位をとるが，内斜位をとることは稀である．
- 眼脂：出生後2日間の粘液性眼脂は普通．しかし，それ以降は鼻涙管の閉鎖/狭窄が考えられる．これは新生児の70％に生じるが，3ヵ月までに70％，1歳までに96％が自然治癒する．ただし，時に感染を併発することがあり得る．
- 眼球結膜下出血：新生児ではよくあることで，通常心配ない．
- 角膜の大きさ：角膜径は通常10mmくらい，13mmより大きければ，先天性緑内障を考える．
- 角膜の色：正常では明るく，透き通っている．混濁していれば，精査が必要である．
- 口・舌：大きさをチェックする．

[口唇裂・口蓋裂の管理]
- 口蓋裂があればまず，Hotz床を作成し，経口哺乳の確立を図る．
- 口唇裂に対する初回手術は生後3ヵ月．
- 口蓋裂に対する初回手術は生後1歳6ヵ月（体重10kg）を目処に行われる（早期手術のメリットは言語の獲得，晩期手術のメリットは顎の発育）．

3）頸部〜鎖骨〜四肢の診察
- 斜頸の有無
- 翼状頸（webbed neck），囊腫（cystic hygroma）の有無をチェック．
- 鎖骨に沿って触れ，鎖骨骨折の有無を確認する．
- 上下肢の長さ・左右差・伸展/屈曲の異常の有無をチェックする．
- 掌紋：ダウン症で有名な single transverse palmar crease（猿線）はダウン症の45％に存在するが，欧米人では1〜4％，中国人では15％に存在する．
- 多指/合指症，多趾/合趾症．
- 上腕神経麻痺：上肢の自発運動の欠如，モロー反射の左右差などから気付く．
- 四肢の異常を見た場合は子宮内姿位との関連も重要．

7．オムツを脱がせ，大腿動脈の拍動を触れる

出生直後に見落とされて産科を退院し，1ヵ月検診までに死に至る心疾患の代表は，①大動脈離断あるいは大動脈縮窄症，②左心低形成である．とりわけ①の場合，聴診では診断がつかないことが多く，診断が極めて難しい．

そこで，大動脈離断あるいは大動脈縮窄症など動脈管依存性重症心疾患を，上下肢の酸素飽和度の差でスクリーニングすることが推奨されている．

【酸素飽和度による動脈管依存性心疾患のスクリーニング法】
　　パルスオキシメーターを上下肢に装着する（上肢は原則右腕）．
　　生後24時間以上経っても下肢の酸素飽和度（postductal oxygen saturation）が95％未満である．あるいは，上下肢の酸素飽和度の差が継続的に2％以上ある（下肢の酸素飽和度が右上肢より2％以上低い）の場合，動脈管依存性心疾患を疑い精査を進めるべきである（Thangaratinam S, et al. Lancet 2012; 379: 2459-2464）．

なお，酸素飽和度のほかにも，以下の所見は動脈管依存性心疾患の存在を示唆する．
- 大腿動脈の拍動が弱い，あるいは触知しない．
- 上肢の血圧に比べて下肢の血圧が20mmHg以上低い．

8．外陰部・肛門を診察する

1）男児の場合
- 陰茎のチェック：脂肪組織に埋没している部分を含めて長さ3.0cmくらいある（正規産新生児で2.4cmなければ異常である）．
- 精巣のチェック：満期産児では停留精巣は3％のみで稀である．
- 陰囊の色調の変化・硬く腫大した精巣は，精巣軸捻転を意味する emergency．
- 陰囊水腫は透光試験・超音波検査で診断し，通常は治療不要である．
- 鼠径ヘルニアは透光試験・超音波検査で診断．なお，精巣が生後9ヵ月で陰囊まで降りていなければ，泌尿器科へ紹介すべきである．

> **注意** 矮小陰茎（マイクロペニス），停留精巣の多くは特発性だが，時に性腺機能不全症などに起因することがある．
>
> このため，両側停留精巣の場合，抗ミュラー管ホルモン（AMH）を測定するか（ただし，保険外検査），あるいは生後1ヵ月時に血中LH，FSH，テストステロンを測定することが重要である．なぜなら，この時期のこれらの値は思春期並みに高値を取るからである（p.239 図9参照）．
>
> テストステロン値が100ng/dL以上なら精巣は存在すると考えてよいが，100ng/dL未満なら精巣の確認が必要となる．また，LH，FSHの異常低値は中枢性性腺機能不全を，LH，FSHの異常高値は原発性性腺機能不全あるいはα還元酵素欠損症やアンドロゲン受容体異常症を疑わせる重要な所見である．

2）女児の場合

- 腟・大陰唇・尿道口の位置をチェックする．
- 陰核横径が7mm以上あれば，陰核肥大である．
- anogenital ratio が0.5以上あると陰唇癒合が疑われる（**図1**）．
- 大陰唇を触診し，構造物がないかチェックする（完全型アンドロゲン不応症などでは，たとえ完全女性型の外性器をしていても，大陰唇を触診すると精巣を触知することが多く，鼠径ヘルニアと間違われていることがある）．

3）性別診断に迷う場合

これは medical emergency であり，ただちに以下の診察・検査を行う．

- 陰嚢内に精巣らしきものを触れるか？…抗ミュラー管ホルモン（保険外），LH，FSH，テストステロンを測定する．
- 外陰部の色調は？…適度な色素沈着は子宮内でアンドロゲン作用を受けたことの証だが，過剰な色素沈着はアンドロゲン/ACTHの過剰を意味する．
- 尿道口・腟・肛門の3つを確認する．
- 染色体分析を行う．

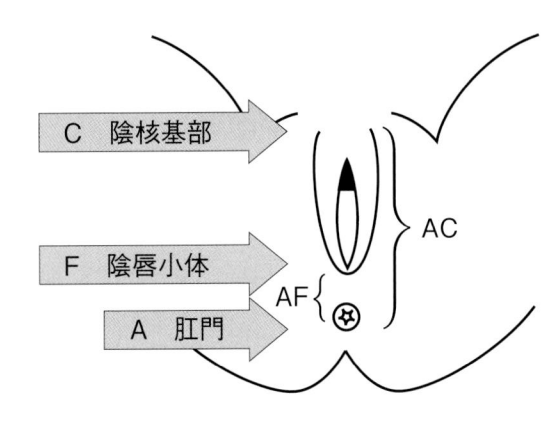

図1 anogenital ratio． AF/AC＝（肛門から陰唇小体の距離）/（肛門から陰核基部の距離）．この値が0.5以上の場合，陰唇癒合（女児外性器の男性化徴候）と診断する．

- 精巣もあるようだが腟もありそう，精巣ははっきりしない．染色体分析で 46，XY/XX のモザイクであるなどの場合，ただちに泌尿器専門医にコンサルトし，内性器の形態を確認するなどして性別を決定する必要がある．

9. 腹臥位にして，背部・脊椎・筋緊張をみる

- 腰仙部の皮膚陥凹など異常所見の有無をチェックする．

10. 仰臥位にして，反射など中枢神経系をみる

- モロー反射，吸啜反射，把握反射などをみる．

11. 股関節をみる

- 開排テスト（abduction test）：新生児の下腿を保持し，両膝および股関節を 90°屈曲させ，両股関節を無理なく外転させる．
　　正常：抵抗なく大腿骨外側がベッドにつく．
　　異常：途中で抵抗を感じる（＝開排制限）．
- 下肢長の左右差の有無をみる．
- 下肢の皮膚の皺の左右差の有無をみる → エコー（または X 線）で確定診断を行う．
- 股関節脱臼（developmental dysplasia of the hip；DDH）の診断は出生後早期にはつかないことも多く，新生児期以降の再検は必須である．

> **MEMO　先天性股関節脱臼**
>
> 　骨盤寛骨臼と大腿骨頭の解剖学的な適合性が破綻した状態であるが，外傷性脱臼とは異なり，大腿骨頭は関節包に覆われている．
> 　発症は 1～1.5 人/1000 出生で，女：男＝約 5：1 と女児に多い．
> 　新生児期には，抱き方指導（コアラ抱っこ）で様子をみることが多く，生後 3～6 ヵ月にリューメンビューゲル法で治療開始されることが多い．このため，生後 3 ヵ月までには専門医に紹介することが重要である．

2　新生児の主要な症候（新生児症候診断学）

1. Not doing well（何となく元気がない）

　Not doing well（何となく元気がない）と表現される所見は，新生児診断学において最も重要な初期兆候である．このような曖昧な表現が広く受け入れられているのは，そう表現するほかないといった感覚的な徴候と捉えられるためであるが，あえてその所見の分類を試みると以下のようになる．

- 活動性の低下・自発運動の減少・啼泣が弱い
- 筋緊張の低下/亢進
- 哺乳力の低下
- 四肢冷感・皮膚色の不良
- 表情が乏しい・苦悶様表情

　1つ1つの所見は非特異的であり，特定の疾患と関連付けることは難しいことが多いが，このような所見を認めた場合には，以下のような疾患を念頭にスクリーニングするとともに，慎重に経過を観察することが重要である．

Not doing well を呈する児の鑑別のポイント

想定すべき疾患群	スクリーニングすべき検査項目
感染症	妊娠分娩歴・母体感染症状の有無などの情報収集．血液検査（血球数・CRP など），各種培養，検尿，X線検査など．
内分泌・代謝疾患・電解質異常	症状発現の時期（哺乳との関連）などの情報収集．血糖値，マススクリーニング，血液ガス分析，アンモニア・乳酸値，生化学スクリーニング（血清電解質・肝機能など）など．
心疾患	症状発現の時期・酸素投与と症状の改善の有無などの情報収集．胸部X線，胸部超音波検査，血液ガス分析，血液生化学検査（CPK など）など．
呼吸器疾患	呼吸様式の評価・感染のリスク評価．胸部X線，血液ガス分析，血液検査（血球数・CRP など）．
神経筋疾患	仮死の有無など出生の状況の把握．脳波，MRI/CT などの画像検査．
消化器疾患	症状発現の時期・哺乳と症状の関連などの情報収集．腹部X線，血液検査（血球数・CRP など），血液ガス分析，便培養など．

2．産瘤・頭血腫・帽状腱膜下出血の鑑別

①**産瘤**：児が産道を通過する際に，児頭先進部が産道に圧迫されて生じる皮下浮腫であり，出生時に最も著明で，数日後には消失する．骨縫合を超えて広がるが，間質液の増加であり，波動は触れない．

②**頭血腫**：骨膜と頭蓋骨との間の出血で，通常，出生時にはあまり目立たず，生後1～2日にはっきりすることが多い．また，骨と骨膜の間の血液の貯留であり，波動を触知するが，骨縫合線は超えない．

③**帽状腱膜下出血**：帽状腱膜下の結合組織が断裂し出血したもの．血液の貯留であり波動を触れるが，頭血腫と異なり，骨縫合を超えて広く出血する．そのため，緊満感は少ないが，多量に出血する危険性があり注意が必要である．

産瘤・頭血腫・帽状腱膜下出血の鑑別のポイント

	産瘤	頭血腫	帽状腱膜下出血
貯留物	間質液	骨と骨膜の間の出血	帽状腱膜下結合織の出血
症状のピーク	出生時がピーク	出生後増強	出生後増強
波動	触れない	触れる	触れる
骨縫合を超えての伸展	あり	なし	あり
予後	予後良好	通常良好	重症化することがある

3. 呼吸窮迫症状

新生児の呼吸窮迫症状として，有名なものは以下の4徴候である．
　①チアノーゼ　　③陥没呼吸
　②多呼吸　　　　④呻吟

チアノーゼに関しては，新生児の診察の項を参照する（1章の**1**）．ここでは，以下の3つの呼吸様式について解説する．

1）多呼吸

新生児の呼吸数は40〜50回/分であり，通常60回/分を超える場合，多呼吸と呼ぶ．
ちなみに，成人の呼吸数は15〜20回/分であり，新生児は安静時においても呼吸数が多いのが特徴である．

> **MEMO　多呼吸と代謝異常症**
>
> 多呼吸は，呼吸窮迫症状の1つであり，呼吸不全の重要な徴候だが，さらに代謝性アシドーシスの代償反応としても重要である．すなわち，代謝異常症などで，代謝性アシドーシスに陥った場合には多呼吸にすることによって，血中二酸化炭素濃度を低下させ，代償性呼吸性アルカローシスを生じる機構が働く．このため，多呼吸を呈する児をみた場合には代謝疾患も鑑別に加える必要がある．

2）陥没呼吸

陥没呼吸は，成人でも見られるが，胸郭が柔らかい新生児ではとりわけ目立つ所見である．呼吸が苦しいときには，誰しも深呼吸を試みるが，深呼吸とは呼吸補助筋などを使って，胸腔容積を大きくして，肺への空気の流入を促す行為である．この際，通常の肺なら，胸郭と同様に拡張するので，肺胞の中に空気が流入してくるが，RDSでサーファクタントが欠乏した肺や気道の通りが悪い場合・無気肺に陥った場合などの病的状態では，胸郭は拡張するが肺胞はしぼんだままという状態になってしまう．このため，肋間・剣状突起の下部など骨性胸郭に接した軟部組織の皮膚が吸気時に陥没してしまうのが陥没呼吸である（図2）．

Silverman's retraction scoreにあるように，その程度が強いほど，呼吸が窮迫していることを示している．

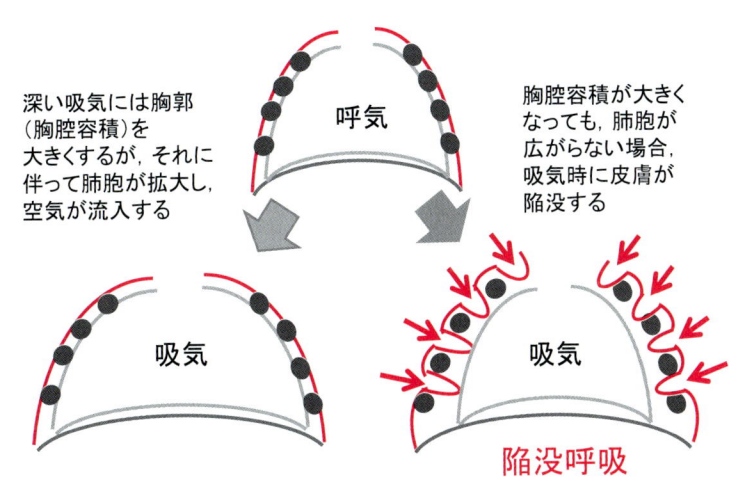

図2　陥没呼吸

3）呻吟

　人工呼吸器の設定に，PEEP（呼気終末時陽圧換気）がある．これは，呼気終末時にも肺胞は若干開いている必要があるためである（これを残気量と呼ぶ）．健常肺では，サーファクタントがあるため，呼気時にも肺胞は決して完全にはしぼまないが，RDSでサーファクタントが欠乏した肺の場合などでは，容易に肺胞が虚脱してしまう．そこで，RDSの児は肺胞が虚脱しないよう，呼気時に声門を閉じ，自分の肺に呼気抵抗をかけようとする．このため，声門を閉じて息を吐くこととなるが，すると，呻吟（うなり声）が聴こえるのである（**図3**）．

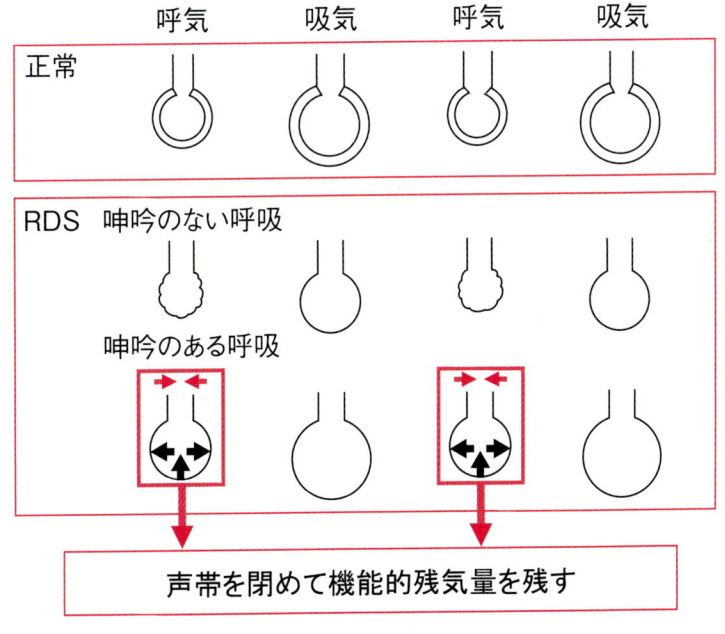

図3　呻吟

4. Differential cyanosis（下半身チアノーゼ）

　全身的なチアノーゼの発症機序に関しては，新生児の診察の項ですでに述べたため，ここではDifferential cyanosisについて解説する．

　Differential cyanosisは新生児遷延性肺高血圧症（PPHN）や大動脈離断症など，動脈管依存性先天性心疾患などで問題となる酸素飽和度の上下肢差によって生じる現象である．

　通常であれば，左心室から出た動脈血が全身に分配されるため，動脈の酸素飽和度は上下肢で差は生じない．しかし，遷延性肺高血圧症・大動脈離断症などでは，左心から拍出された動脈血は頭頸部・右上肢を還流するが，動脈管を介して右心室から駆出された静脈血が大動脈弓に流れ込むため，動脈管合流後の血液は動脈血と静脈血の混合血となり，その酸素飽和度が低下してしまう．このため，右上肢と下肢とで酸素飽和度の差が生じてしまうのである（**図4**）．

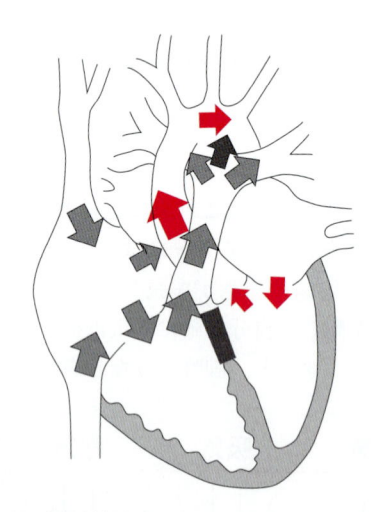

図4　Differential cyanosis．遷延性肺高血圧症(肺高血圧が持続する病態)や大動脈離断症など下肢の血流が動脈管血に依存している病態では，動脈管での右左シャントが出生後も持続するため，右上肢と下肢との酸素飽和度の差がみられる．

5. 心雑音

　心雑音は必ずしも心疾患を意味せず，逆に心雑音のないことは決して心疾患でないことを意味しないというのは真実であり，その意味では，心雑音にとらわれすぎてはならない．しかし，以下のような心雑音は心疾患の存在を強く疑わせるものであり，注意が必要である．

- 汎収縮期雑音
- 3/IV度以上の心雑音
- 胸骨左縁上部に最強点を有する心雑音
- Harshな心雑音
- II音の異常を伴う心雑音
- Early or mid-systolic clickを伴う心雑音

6. 腹部膨満

　赤ちゃんの腹部はぽってりと膨満しているのが普通なので，どこからが異常かを定量的に評価するのは難しい．そこで，以下の所見を参考に病的な腹部膨満か否かを判断することとなる．

異常所見としての腹部膨満を見分けるポイント

- 次第に増強する腹部膨満
- 皮膚が光沢を伴う，血管が透けて見える，皮膚の色調が悪い．
- 触診すると固く，緊満感がある．
- 腸管の走行が透見できる（腸管が裂れると，腸の走行が急に不明瞭になる）．
- 腸蠕動音が著しく弱い，著しく亢進している　など
- 触診すると顔をしかめる，バイタルサインが変動する　など
- 便の異常はないか？血便はないか？

　以上のような所見を参考に，腹部 X 線，血液検査（血液ガス分析・血球数・CRP・一般生化学検査など）を行い，鑑別を試みる．
　消化器疾患は，中腸軸捻転のように数時間診断が遅れると，腸管が大量に壊死してしまうような病態もあるので，早期診断を心掛けること，経過観察を怠らないことが極めて重要である．

7. 嘔吐

　赤ちゃんはしばしばミルクを吐く，すなわち嘔吐はありふれた症状の 1 つである．しかし，嘔吐をきたす疾患には早急な対応を怠ると，重大な結果を招いてしまうものがあるため，その鑑別が重要である．

嘔吐をきたす病態とその特徴

生理的嘔吐		授乳後に少量のミルクを嘔吐することが多い．活気・機嫌・体重増加が良好である
病的嘔吐	ミルクの嘔吐	先天性肥厚性幽門狭窄症・胃食道逆流症・食道裂孔ヘルニア・胃軸捻転など
	胆汁性嘔吐	十二指腸閉鎖症・消化管穿孔・中腸軸捻転など外科的治療を要することが多い
	血性嘔吐	メレナも考えられるが，全身状態が不良であれば胃穿孔　なども考える必要がある
	白色泡沫様	食道閉鎖症に特徴的とされる

第2章 呼 吸

1 呼吸窮迫症候群（RDS; respiratory distress syndrome）

【定義・概念】
　RDS 肺サーファクタントの欠乏により，進行性の呼吸不全を呈する早産児の代表的な呼吸器疾患であり，かつて肺硝子膜症（hyaline membrane disease）とも呼ばれた．

【病因・病態】
　RDS の本態は未熟性に基づく肺サーファクタント欠乏によって肺胞の虚脱（＝無気肺）が生じた結果，肺胞低換気・換気血流不均衡・肺内右左短絡が生じることである．その結果，低酸素血症・高二酸化炭素血症が生じ，これが呼吸性・混合性アシドーシスを招き，全身の臓器障害をもたらす．

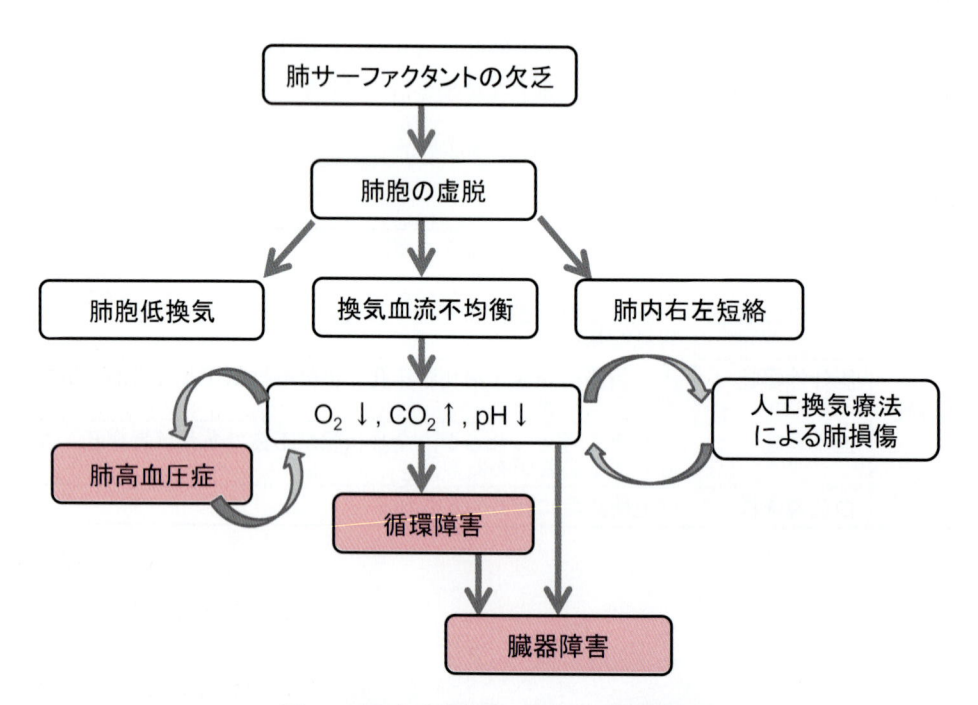

図1　呼吸窮迫症候群（RDS）の病態生理

わが国のデータによると，在胎 28 週未満で 70 ～ 80％，28 ～ 30 週で 50％，30 ～ 31 週で 20 ～ 30％の早産児が RDS を発症する．ただし，RDS の発症リスクは以下の種々の要因に左右される．

RDS のリスクを増加させる因子	RDS のリスクを減少させる因子
・糖尿病母体児 ・男児 ・多胎児 ・前置胎盤など陣痛抑制後の帝王切開	・子宮内発育遅延 ・出生前母体へのステロイド投与

【臨床症状】
　RDS の代表的な症状は呼吸窮迫症状（チアノーゼ・多呼吸・陥没呼吸・呻吟）が生後間もなくから出現し，2 ～ 3 時間のうちに増強する．

【診断・検査】
1) **臨床診断**：早産児が，臨床的に呼吸窮迫症状を認める場合，本症を念頭に置いて，胸部 X 線所見・胃液マイクロバブルテストで，速やかに診断し，治療を行う．
2) **胸部 X 線所見**：網状顆粒状陰影・気管支透亮像・肺容量の低下・縦隔陰影の不鮮明化などを認める．Bomsel による重症度分類は重症度の評価にも有効である．

表 1　胸部 X 線所見による RDS の重症度評価　（Bomsel 分類）

	網・顆粒状陰影	肺野の明るさ	中央陰影の輪郭	air bronchogram
Ⅰ度	かろうじて認められる微細な顆粒状陰影 末梢部に比較的多い	正常	鮮明	欠如または不鮮明 中央陰影の範囲をでない
Ⅱ度	全肺野に網・顆粒状陰影	軽度に明るさ減少	鮮明	鮮明，しばしば中央陰影の外まで伸びる
Ⅲ度	粗大な顆粒状陰影	著明に明るさ減少	不鮮明 中央陰影拡大	鮮明，気管支の第 2，第 3 分岐まで認められる
Ⅳ度	全肺野が均等に濃厚影で覆われる		消失	鮮明

3) **マイクロバブルテスト**：羊水あるいは出生後の胃液を用いて，マイクロバブルの形成を定量的に評価する方法である．
　方法：
　　① パスツール・ピペットに入院時に採取した胃液を吸い取り，スライドガラス上に一滴落とす．
　　② パスツール・ピペットをスライドグラスに垂直に立て，吸出を繰り返す（6 秒間，20 回）．
　　③ スライドグラスを反転してホールスライドグラスにのせる．
　　④ 4 分間静置したあと，×100 で鏡検する．
　　⑤ 直径 15μm 以下の安定なマイクロバブルを数え，1 視野当りの和を 2 で割り，1mm² あたりの数を求める（×100 での 1 視野は 2mm² にあたる）．最も多い視野の値をとる．

<判定>

Microbubble 数/mm²	Rating	判　定
＞ 20	Strong	
10 〜 20	Medium	RDS の危険性あり
2 〜 10	Weak	
＜ 2	Very weak	RDS の危険性が極めて高い
0	Zero	

【治療法】
　人工肺サーファクタント療法が第 1 選択である．具体的には，1 バイアル（＝ 120mg）/kg のサーファクテン® を気管内に分割投与する．本療法では，気管内投与が必須であるが，投与後の人工呼吸管理に関しては種々の方法が考案されている．

> **MEMO　人工肺サーファクタント投与後の呼吸管理の新しい流れ**
>
> 　従来は，サーファクタント投与後数日以上，人工呼吸器で陽圧をかけて管理するのが一般的だったが，近年，気管挿管するとともにサーファクタントを投与し，その後は速やかに抜管し，nasal CPAP で管理するという方法（INSURE；intubation-surfactant-extubation）が考案されている．適応を選べば，このような方法で上手く治療できるとのことだ．

【予後】
　サーファクテン® 出現後，RDS の予後は大きく変わった．すなわち，かつて RDS は，生育限界を規定するもっとも重要な早産児の合併症であったが，サーファクテン® によって，治療可能な病態となった．

人工呼吸管理

1. 経鼻的持続陽圧呼吸法（nasal continuous positive airway pressure; nasal CPAP）
【定義】自発呼吸下で，経鼻的に呼期終末圧を陽圧に保つ呼吸法である．
【利点】
- 気管挿管なしに容易に装着できる．
- 末梢気道の虚脱を予防し，機能的残気量を保ち呼吸障害を改善させる．
- チューブの気道抵抗がなく，呼吸仕事量が軽減できる．
- 気管挿管管理に伴う気道感染症を回避できる．

【欠点】
- nasal prong の鼻孔への強い圧迫による鼻腔狭窄，鼻中隔壊死を発症する可能性がある．リークにより十分な CPAP を維持することが難しい．
- 食道へも陽圧がかかるため，腸管が拡張して栄養を入れにくくなることがある．

【適応疾患】
- キサンチン系薬剤，酸素投与で軽快しない無呼吸発作．

- 肺のコンプライアンスが若干悪いが，人工呼吸器を装着するほどでもない程度の症例．（狭義の）人工呼吸器の離脱の際．

> **MEMO　BiPAP**
>
> 従来のnasal CPAPは持続的に陽圧をかけるだけであったが，2相式（BiPhasic）換気が行える機器（エア・ウォーター社製インファントフローサイパップ）も出現している．これは，PEEPに加えて間歇的に圧力補助（pressure assist）を加えるもので，従来の機器に比べて，無呼吸発作の軽減などに有効であるとの意見がある．

> **MEMO　High-flow nasal cannula**
>
> 鼻カニューレから高流速（4-8L/分）の空気を流すと，ある程度の陽圧をかけることができるので，nasal CPAPにとって代わる可能性があるとの報告がなされ，実用化も始まっている（Collins CL, et al. A randomized controlled trial to compare heated humidified high-flow nasal cannulae with nasal continuous positive airway pressure postextubation in premature infants. J Pediatr 2013;162:949-954）．今日，日本でもその使用が広まりつつあり，今後効果の検証が進む事が望まれる．

機械的人工換気療法

新生児医療で，よく使うモードについて述べる．
- 持続的強制換気（continuous mandatory ventilation; CMV）
- 間歇的強制換気（intermittent mandatory ventilation; IMV）
- 吸気同調式人工換気（patient triggered ventilation; PTV）
- 高頻度振動換気（high frequency oscillation; HFO）

1. 持続的強制換気（continuous mandatory ventilation; CMV）（図2）

【定義】強制的に陽圧換気を行い，不足な換気量を補う最も基本的な呼吸法である．

【適応】自発呼吸が全くない，あるいは，自発呼吸が非常に弱くて有効換気ができない場合，すなわち，早産児の急性期（出生後早期）・仮死出生児・術後など，鎮静・筋弛緩をかけた管理に良い適応となる．

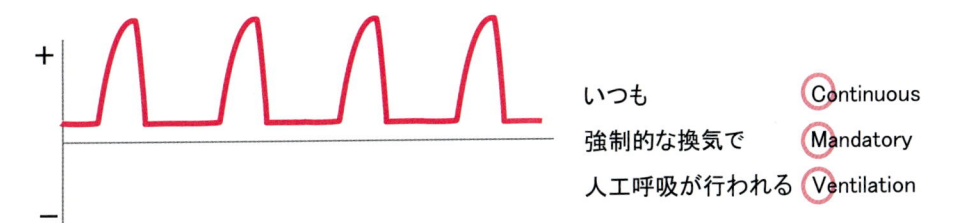

いつも　　　　　　Continuous
強制的な換気で　　Mandatory
人工呼吸が行われる　Ventilation

図2　CMV（continuous mandatory ventilation）

MEMO　呼吸器のパラメーターとPaO₂, PaCO₂の関係

- 肺胞気中の酸素が血液に取り込まれるには以下の3点が重要である.
  - 肺胞が十分広がっていること（＝平均気道内圧, MAP）
  - 肺胞の酸素濃度が十分高いこと（＝吸入酸素濃度, FIO₂）
  - 肺胞から酸素を受ける血流があること

平均気道内圧（MAP；cmH₂O）は換気条件の総合的な圧のことであり, 以下の式で計算される指標である.

MAP＝（PIP－PEEP）×換気回数×1回当たりの吸気時間／60＋PEEP（図3）

- 血液中のCO₂が肺胞気として排泄され, かつ体外に放出されるには肺胞に排気されたCO₂が速やかに体外に放出されることが重要である.
  - 換気が重要（＝分時換気量, MV）

分時換気量は1分間当たりの換気量のことで以下の式で計算される指標である.
　　MV＝1回換気量×換気回数
　なお, 1回換気量は（PIP－PEEP）に比例する.

　すなわち, 酸素化を規定するMAPと二酸化炭素排泄を規定するMVはともに,（PIP－PEEP）および換気回数で規定される. すなわち, PIP, PEEP, 換気回数など多くの呼吸器設定のパラメーターはPaO₂, PaCO₂の両者に影響する（表2）.

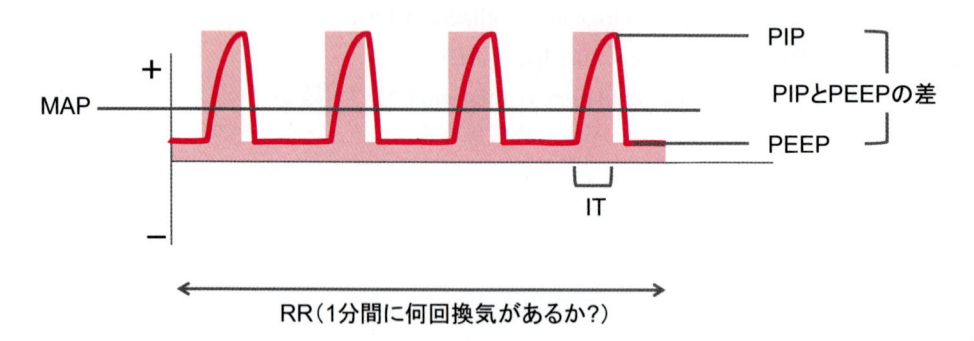

図3　平均気道内圧（MAP）. MAPとは, アミ掛けした面積〔すなわち（PIP－PEEP）×IT×RR/60＋PEEP〕を平均化した数値である.

表2 各種パラメータが PaO_2, $PaCO_2$ に及ぼす影響

	PaO_2	$PaCO_2$
吸入酸素濃度（FIO_2）	↑	⇨
最大吸気圧（PIP）と呼気終末圧（PEEP）の差	↑	↓
呼気時間（IT）	↑	⇧
換気回数（RR）	↑	↓

> **MEMO 人工呼吸管理中の指標**
>
> ● Ventilatory Index（VI）＝ MAP × FIO_2 / PaO_2
> PaO_2, $PaCO_2$ などの指標は，呼吸器設定によって変動するため，肺の状態を示す指標としては適さない．そこで，肺の状態，とりわけ Stiff Lung の程度を示す指標としてよく用いられるのが，VI である．
>   VI は，酸素化を得るために必要な圧（MAP）と酸素濃度の指標である．具体例を示すと，PaO_2 60mmHg を保つために，FIO_2 0.3，平均気道内圧（MAP）6cmH₂O を必要とする場合，VI 値は 6×0.3/60 ＝ 0.03 となる．VI 高値は，それだけ高い圧と酸素濃度が必要ということで，肺の状態が悪い（肺が硬い）ことを意味する．

2. 間歇的強制換気（intermittent mandatory ventilation; IMV）（図4）

【定義】（自発呼吸を残しながら）強制的に陽圧換気を行い，不足な換気量を補う呼吸法である．

【適応】 ほとんどの呼吸不全に対して適応となり，多くの場合，人工呼吸器管理の第一選択となる．しかし，CMV/IMV といった古典的な呼吸器モードでは，肺への圧損傷が避けられないため，以下に紹介するような種々の「肺に優しい呼吸器モード」が開発されている．

時々　　　　　Intermittent
強制的な換気で　Mandatory
人工呼吸が行われる　Ventilation

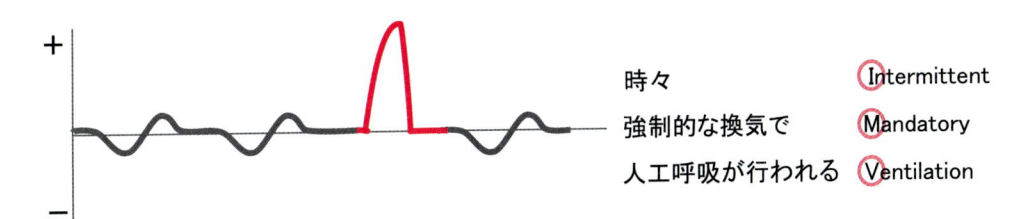

図4 IMV（intermittent mandatory ventilation）

3. 吸気同調式人工換気（patient triggered ventilation; PTV）

- 従来型の呼吸管理，すなわち CMV や IMV では，患児の自発呼吸を考慮していないため，自発呼吸の呼気相に人工喚気の吸気相がくるなど，fighting が生じることが多かった．
- そこで，患児の自発呼吸を人工呼吸器が感知して，それに同調した呼吸を行おうとして生まれたのが，PTV である．

1) PTV の種類

- SIMV（synchronized IMV）
- AC（assist control）
- PSV（pressure support ventilation）

2) 同期式間歇的強制換気（synchronized intermittent mandatory ventilation; SIMV）（図 5）

【定義】 患児の自発呼吸の開始を人工呼吸器が感知し，設定した回数だけ加圧し，自発呼吸を補助する呼吸法である．

【利点】 自発呼吸の何回かを機械が補助することで，自発呼吸に要する呼吸仕事量が軽減される．機械呼吸が自発呼吸を妨げないため，fighting が起こりにくくなる．

【適応】 呼吸不全の回復期（人工換気離脱の準備段階）に使用する．一方，呼吸窮迫症候群（RDS）の急性期など肺のコンプライアンス・気道抵抗が高く，かつ肺の各組織で異なる場合は適さない．

3) 補助調節換気（assist control; AC）（図 5）

【定義】 SIMV は，感知した自発吸気の一部のみを補助していたが，AC では児の吸気の開始を感知し，感知したすべての自発吸気を一定の気道内圧の付加によって補助する．

【利点】 AC ではすべての自発呼吸を補助するため，補助換気圧（最大吸気圧）が少なくて済む．

【適応】 自発呼吸のしっかりした児では，SIMV より低い補助換気圧（最大吸気圧）で済み，weaning の際には，AC の方が肺に優しい．

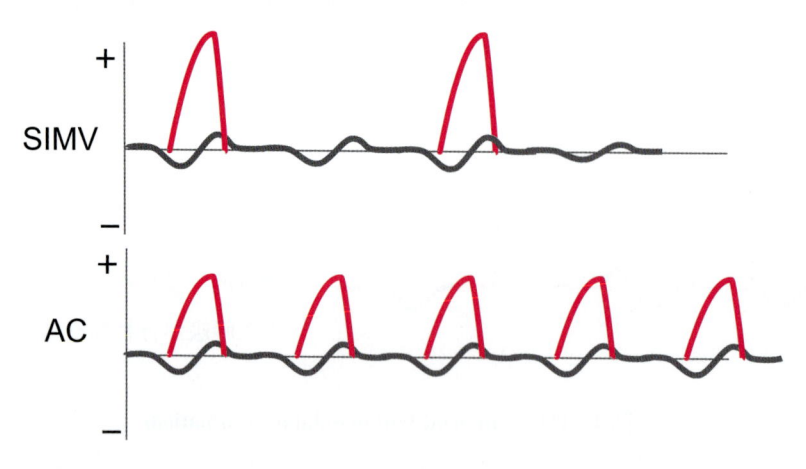

図 5 AC と SIMV． SIMV は一部の自発呼吸を補助するだけだが，AC ではすべての自発呼吸を補助するため，補助換気圧（最大吸気圧）が少なくて済む．

【短所】
- 患児の呼吸数が多い場合，すべての自発呼吸を補助すると，喚気回数が多くなり過ぎる危険性がある（auto-cycling）．特に，回路内の水滴の動きなどで，吸気を過剰に認識した場合は換気回数が著しく増えてしまう．
- 喚気回数が多いと吸気時間が長くなってしまい，平均気道内圧が高くなってしまう（auto-PEEP）．

4）圧支持換気（pressure support ventilation; PSV）（図6）

【定義】児の吸気の開始を感知し，一定の気道内圧の付加によって吸気を補助し，吸気の終了を感知すると呼気を開始する換気モード．自発吸気の終了を感知して呼気に移る点がSIMV，ACより肺に優しい．

【利点】SIMVとは異なり，吸気時間は児の吸気/呼気のペースに合わされるため，SIMVよりfightingを起こしにくい．

【適応】自発呼吸が，よりしっかりしてきた児の呼吸努力の軽減，weaningなどに適している．

【短所】
- PSVの吸気終了の認識は，吸気流速の減少（最大吸気流速の25％に減少すれば吸気終了児の吸気に同調して，設定圧の吸気をサポートし，吸気終了を感知して，呼気に転じると認識するなど）により，なされることが多い．しかし，コンプライアンスの悪い肺の場合，低い吸気流速で吸気が持続するが，PSVでは吸気終了と認識されてしまう．
- リークが大きい場合に，呼吸器が吸気終了を認識できないことがある．この場合，高い設定サポート圧が維持されてしまう．
- 無呼吸発作が問題となるような児には不向きである．

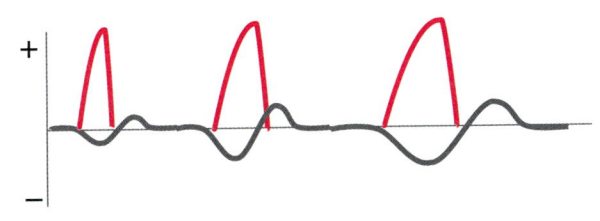

図6　PSV．児の吸気に同調して設定圧の吸気を補助し，吸気終了を感知して呼気に転じる．

> **MEMO　NAVA（neurally adjusted ventilator assist）**
>
> これまでのPTVでは呼気フローをトリガーしていたが，体重が小さく1回換気量の小さな児，チューブと気管リークの大きな児では，うまく呼気フローが拾えないといった問題があった．一方，NAVAは横隔膜電位をトリガーとする新方式である．食道内にプローブを留置して，直近で電位の変化を検知するという画期的なアイデアで，新生児の領域にも進出してきた．有用性を示す論文が出てきており，今後が楽しみな呼吸方法である．(Lee J, et al. Randomized crossover study of neutrally adjusted ventilator assist in preterm infants. J Pediatr 2012; 161: 808-813)

4. 高頻度振動換気（high frequency oscillation; HFO）

【定義】換気回数が 10Hz 以上（> 600 回/分）で，1 回換気量が生理学的死腔より小さい人工換気療法である．

【利点】
- 気道内圧変化が小さく，肺損傷が少ない．
- 酸素化と換気が独立して調節可能である．
- 自発呼吸が抑制されるため，鎮静を要しない．

【適応】
a）適応疾患
- 呼吸窮迫症候群（RDS）：特に脆弱な肺を持つ超低出生体重児
- 肺低形成を示す疾患（先天性横隔膜ヘルニア，dry lung syndrome）
- 新生児遷延性肺高血圧症（PPHN）
- 胎児水腫
- エア・リーク〔気胸，気縦隔，間質性肺気腫（PIE）〕
- 進行性慢性肺疾患（CLD）
- 気管洗浄によって主気管支から胎便が除去された胎便吸引症候群（MAS）
- 従来の呼吸器モードでは救命困難な症例

b）慎重な適応が望まれる疾患
- 左右シャントを伴った心不全：PCO_2 の低下が肺血管抵抗の低下を招き，肺うっ血を増大させる．
- balloon atrioseptostomy（BAS）後の大血管転位（TGA）：胸腔内圧の変動が減少し，心房中隔欠損（ASD）を介する血液混合が減少する．

> **MEMO　胸腔内圧の変動とシャント量（図7）**
>
> 胸腔内圧が上昇すると心臓（右心系）へ還流する血液量は減少し，その結果，左右短絡路が存在する場合，左右方向のシャント量が増加する．逆に，胸腔内圧が低下すると心臓（右心系）へ還流する血液量が増加し，その結果，左右短絡路が存在する場合，左右方向のシャント量が減少，あるいは右左方向に逆シャントすることとなる．TGA では，呼吸に伴う胸腔内圧の変動によって，左右・右左のシャントが交互に生じて，血液の混合が行われている．このため，HFO のように胸腔内圧が変動しない呼吸管理を行うと，左心系と右心系の血液の混合が起こらなくなってしまうのである．

- 頭蓋内出血（IVH）を伴った児：脳からの静脈還流を阻害し，頭蓋内圧を上げる．

c）効果が期待しがたい疾患
- 閉塞性気道病変を伴った症例：胎便吸引症候群，肺出血，非常に細いチューブ（2mm）の使用例など

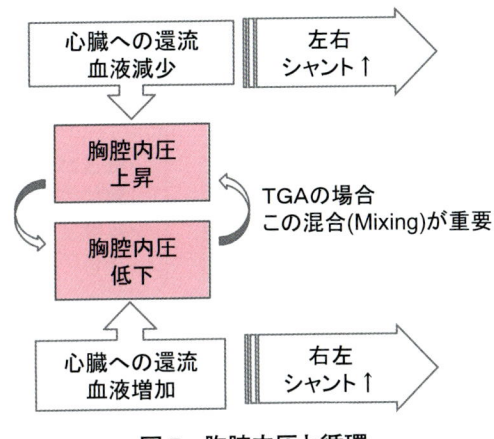

図7　胸腔内圧と循環

2　無呼吸発作

【定義・概念】
　無呼吸発作とは，20秒以下の呼吸停止，あるいはそれ以下でも徐脈またはチアノーゼ，皮膚蒼白を伴う呼吸停止を指す．未熟児では，呼吸調節機構の未熟性のため，無呼吸発作を呈することが多く，未熟児無呼吸発作（apnea of prematurity）と呼ばれることもあるが，他の明らかな原因の結果生じる無呼吸発作も存在する．

【病因・病態】（図8）
　無呼吸発作は，その原因から大きく3つ（中枢性・閉塞性・混合性）に分類される．

1）中枢性無呼吸
　延髄の呼吸中枢の未熟性によって，呼吸中枢から末梢への刺激が低下し，呼吸運動が停止する．

2）閉塞性無呼吸
　何らかの原因によって，気道閉塞が生じ，換気ができなくなる．その結果，低酸素血症・高炭酸ガス血症となるが，未熟児では，もともと高炭酸ガス血症に対する呼吸中枢の反応性が弱い上に，低酸素血症が加わると呼吸中枢の反応性がより一層弱まるために，無呼吸発作を生じてしまう．

3）混合性無呼吸
　中枢性・閉塞性両者による無呼吸で，ほとんどの未熟児発作はこれに属する．

MEMO　貧血と無呼吸発作

　貧血と無呼吸発作に関しては種々の意見があるが，Zagolらの報告では，輸血・ヘマトクリットを高値に保つ管理が無呼吸発作の回数を有意に減少させることが示されている．
　(Zagol K, et al. Anemia, apnea of prematurity, and blood transfusions. J Pedaitr 2012; 161: 417-421)

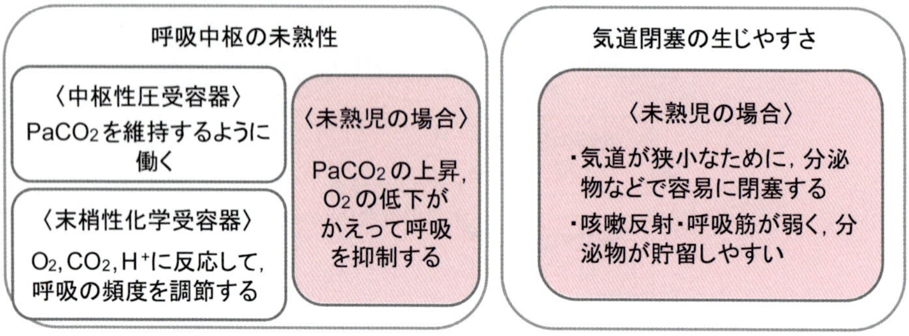

```
呼吸中枢の未熟性

〈中枢性圧受容器〉
PaCO₂を維持するように働く

〈末梢性化学受容器〉
O₂, CO₂, H⁺に反応して、呼吸の頻度を調節する

〈未熟児の場合〉
PaCO₂の上昇、O₂の低下がかえって呼吸を抑制する

気道閉塞の生じやすさ

〈未熟児の場合〉
・気道が狭小なために、分泌物などで容易に閉塞する
・咳嗽反射・呼吸筋が弱く、分泌物が貯留しやすい
```

図8 未熟児無呼吸発作の病態生理. 両者が合わさって, 未熟児無呼吸発作が生じる.

【臨床症状】

無呼吸発作とは, 20秒以下の呼吸停止, あるいはそれ以下でも徐脈またはチアノーゼ, 皮膚蒼白を伴う呼吸停止のことである.

未熟児無呼吸発作は, カテコラミンの分泌が亢進した生後24時間以内には比較的生じにくく, 生後2日目以降に頻発することが多い.

在胎週数が34週未満の児に多くみられ, 出生体重2500g未満の低出生体重児の25%, 1000g未満の児の84%に認められる.

【診断・検査】

単なる未熟性によるものか？それ以外の（治療が必要な）病因によるものか？の鑑別が重要である.

表3 無呼吸発作の原因

未熟性	未熟児無呼吸発作
感染症	敗血症・肺炎・中枢神経系感染症など
中枢神経系の異常	低酸素性虚血性脳症・頭蓋内出血・脳室周囲白質軟化症など
循環器系の異常	動脈管開存症・ショックなど
呼吸器の異常	気道狭窄・気道分泌物の増加をきたすような疾患など
代謝性疾患	低血糖症・高アンモニア血症・電解質異常症など
消化器疾患	胃食道逆流・気道閉鎖（狭窄）をきたすような異常など
薬物の影響	母体への向精神薬投与・児への鎮静剤, プロスタグランディン製剤投与など
その他	環境温の異常など

【治療法】

未熟性以外の原疾患が存在する場合には, その治療を優先する.

以下, 未熟児無呼吸発作に対する一般的な補助療法・薬物治療・人工換気について記す.

1) 一般的な補助療法
- 気道の閉塞要因を取り除く：口腔内・気道内分泌物の除去, 胃チューブ・気管チューブ等の位置確認など

- 環境温度を是正する
- 腹部膨満があれば，これを取り除く：胃管からのガス抜き，浣腸による排便の促進
- 低濃度酸素投与を考慮する
- 貧血がある場合は，輸血を考慮する

2）薬物治療

①キサンチン系製剤（アミノフィリン・カフェイン）

　日本では，アミノフィリンが先行していたが，2014年カフェイン製剤も認可され，選択の範囲が広まった．

②ドキサプラム（ドプラム®）

　強力な呼吸促進作用を有するが，消化管穿孔などの副作用のために，未熟児無呼吸発作に対しては禁忌とされていた．しかし，2015年3月「未熟児無呼吸発作」に対する効能・効果が承認された．

3）人工換気

nasal CPAP療法が有効であるとの報告が多い．

【予後】

　未熟児無呼吸発作は，成熟とともに消失すべき一過性の病態であり，通常予後は良好である．修正満期近くになっても，無呼吸発作が続くといった場合には，何らかの原因が存在する可能性を考え，再検討する必要がある．

3 新生児一過性多呼吸 (transient tachypnea of the newborn; TTN)

【定義・概念】

　肺液の吸収障害によると考えられる多呼吸を主徴とする呼吸障害を指す．多くは数日間の酸素投与のみで軽快するが，時に呼吸窮迫症候群（RDS）と鑑別困難なもの，気胸・新生児遷延性肺高血圧症（PPHN）などを合併する重症例も含まれる．

【病因・病態】（図9）

　胎児期，肺胞内は肺液で満たされている．しかし，出生後，肺液は肺胞腔から間質へと移行し，その後，毛細血管・リンパ管から速やかに吸収・排出される．この過程が何らかの原因で障害された場合に，拡散障害が生じる．呼吸障害が進行する重症例では，肺液吸収障害そのもの，あるいはそれに対する呼吸補助療法によって，肺胞上皮細胞の障害が進行する．その結果，血漿成分が肺胞内へ漏出し，二次的なサーファクタントの不活化が生じる．

【臨床症状】

　生後6時間以内に発症し，12時間以上持続する多呼吸が主症状である．

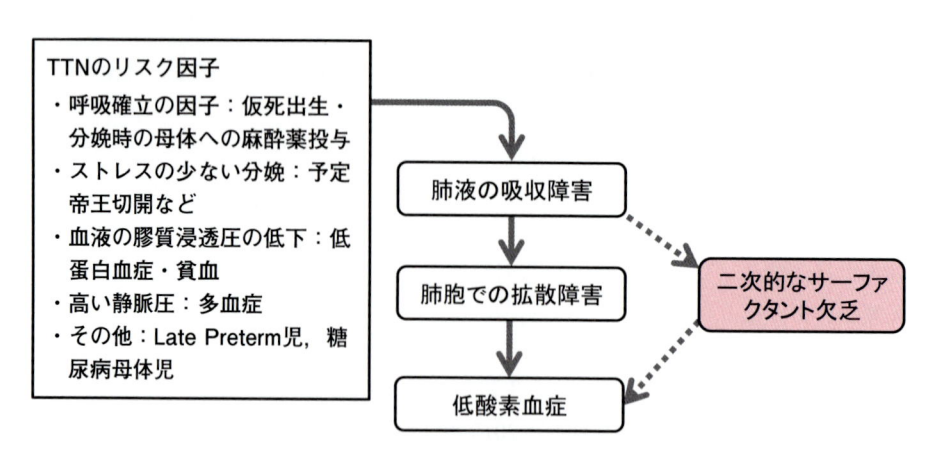

```
┌─────────────────────────┐
│ TTNのリスク因子          │
│ ・呼吸確立の因子：仮死出生・│
│  分娩時の母体への麻酔薬投与│         ┌──────────┐
│ ・ストレスの少ない分娩：予定│────────▶│肺液の吸収障害│┈┈┐
│  帝王切開など            │         └──────────┘    ┊
│ ・血液の膠質浸透圧の低下：低│              │          ▼
│  蛋白血症・貧血          │              ▼      ┌──────────┐
│ ・高い静脈圧：多血症     │         ┌──────────┐ │二次的なサーファ│
│ ・その他：Late Preterm児，│         │肺胞での拡散障害│ │クタント欠乏  │
│  糖尿病母体児            │         └──────────┘ └──────────┘
└─────────────────────────┘              │          ▲
                                          ▼          ┊
                                     ┌──────────┐    ┊
                                     │低酸素血症  │┈┈┘
                                     └──────────┘
```

図9 新生児一過性多呼吸の病態生理

【診断・検査】

1) 生後6時間以内に発症する多呼吸（呼吸数＞60/分）
2) 多呼吸が12時間以上持続
3) 特徴的な胸部X線像：肺門部の血管陰影の増強・肺の過膨張・葉間腔の液貯留・軽度の心拡大．

上記1〜3の所見が生後24〜72時間までに改善すること．ただし，多呼吸をきたす他の疾患〔肺炎，RDS，胎便吸引症候群（MAS），エア・リーク，心疾患，多血症など〕を除外することが重要である．

【治療法】

1) 酸素投与：SpO_2などを参考に適切な濃度の酸素（30〜40％前後）を投与する．
2) 重症例では，人工換気・nasal CPAPを要することもある．
3) 呼吸障害が強いときは絶食の上，経静脈輸液にて管理する．
4) 投与水分量の制限あるいは利尿剤投与．
5) アルブミン投与：低蛋白血症を伴う場合．
6) 抗生剤の投与：肺炎などの感染症が完全に否定できるまでは，抗菌薬を投与する．
7) サーファクタント補充療法：重症型に行うこともある．
8) PPHNを合併した場合は，PPHNの治療に準ずる．

MEMO　TTNに対するβ_2刺激薬吸入療法

TTNに対する新たな治療法として，β_2刺激薬吸入療法が注目されている．Armangilらは，サルブタモール（ベネトリン®）の吸入療法はTTNの児に安全かつ有効な治療法であると報告している．

（Armangil D, et al. Inhaled beta-2 agonist salbutamol for the treatment of transient tachypnea of the newborn. J Pediatr 2011;159:398-403）

【予後】
　一般に数日で症状消失し，予後は良好である．重症例では，他の呼吸器疾患の合併・進展を考えるべきである．

4 胎便吸引症候群（meconium aspiration syndrome; MAS）

【定義・概念】
　子宮内で胎便を排泄した児が，出生前後に胎便を含んだ羊水を気道内に吸引することによって生じる呼吸障害である．

【病因・病態】（図10）
　胎児が何らかの原因によって，低酸素状態となると腸管の蠕動運動が亢進するとともに，肛門括約筋が弛緩し，胎便が排泄される．これを胎児が子宮内あるいは産道において気道内に吸引した場合に生じる病態である．
　気道内に吸引された胎便は以下のような機序を介して，呼吸不全を招くと考えられる．
- 胎便による気管支の閉塞による無気肺の形成．
- 胎便による気管支の部分閉塞によって生じるチェックバルブの形成が肺気腫，エア・リークを生じる．
- 胎便によって惹起される炎症反応（TNFα，IL-1β，IL-8の増加）が肺の血管透過性を亢進させ，肺胞内への血漿成分の漏出を促し，二次的なサーファクタント欠乏をきたす．

【臨床症状】
　羊水中に胎便が混入する率は全分娩の10〜15％と多く，気道内に胎便が吸引される率がその35％で，実際に呼吸障害を発症するのは羊水に胎便が混入した児の10％とされている．

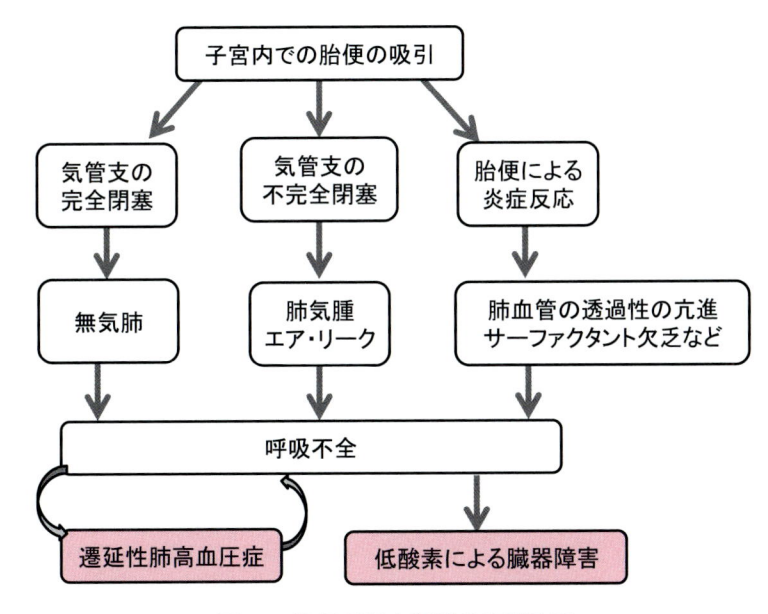

図10　胎便吸引症候群の病態生理

以下のような所見が典型的な MAS 児にみられる．
- 出生前の胎便排泄の既往
- 皮膚・胎脂の胎便による汚染
- 出生直後から存在し，進行する呼吸窮迫症状

【診断・検査】
1) 臨床経過：典型的な分娩の経過，気管内からの胎便が確認できれば診断は容易である．一方，吸引された胎便の量が少ない場合，時としてその診断は容易ではない．
2) 胸部 X 線：無気肺と肺気腫（およびエア・リーク）が混在する．
3) 血液検査：特異的なものはないが，種々の程度の炎症反応の陽性化・呼吸不全を呈する血液ガス所見がみられる．
4) 尿メコニウム・インデックス（UMI）の上昇：混濁羊水の吸光度のピークが 405nm にあることから，尿中に胎便由来成分が多いことを証明できれば，児が胎便を吸引し，それが血中〜尿中に移行したことが診断できる．そこで，児の尿の吸光度から胎便吸引の有無を推定する方法がある．

$$UMI = \{OD\ 405 - 0.5 \times OD\ 390 + OD\ 420\}\} \times 50$$

正常では UMI ＜ 1 だが，UMI ＞ 2 の場合は MAS と診断される．

【治療法】
1) 蘇生処置・気道吸引

かつては，羊水の胎便汚染がある分娩では，児頭娩出とともに口腔内吸引を行い，胎便を除去すること，出生後ルーチンに気管内の胎便を吸引除去することが，MAS の伸展を予防すると信じられていた．しかし，胎便の気管内吸引はすでに子宮内である程度完成しており，これらの処置が必ずしも，その後の予後の改善にはつながらないと考えられるようになっている．このため，2010 年の NCPR では，出生直後のチェックポイントから羊水混濁の有無が外され，通常の初期処置を行うことが推奨されている．

2) 人工肺サーファクタント療法

サーファクタントは界面活性作用を有するため，これを用いて気管内洗浄を行うと，胎便の除去効率が上がると考えられている．

また，病態生理で示したように，しばしば二次的なサーファクタント欠乏が生じるため，呼吸不全が強い場合は，人工肺サーファクタントの投与が考慮される．

3) 呼吸管理

エア・リークを生じやすく，低酸素・アシドーシスが肺高血圧症を惹起するリスクが高いため，高頻度振動換気（high frequency oscillation; HFO）などを用いた積極的な呼吸管理が必要となる．肺高血圧症が遷延するような重症例では，一酸化窒素（NO）吸入療法が必要となる．

【予後】
MAS の予後は，原因となる仮死の程度，新生児遷延性肺高血圧症（PPHN）・播種性血管内凝固（DIC）の伸展の有無など合併症の程度に左右される．かつては重症疾患の代表だった PPHN の予後は NO 吸入療法が標準治療となったことから，近年改善しているものと考えられる．

5 肺出血・出血性肺浮腫
（pulmonary hemorrhage・hemorrhagic pulmonary edema）

【定義・概念】
　肺血管からの出血による呼吸障害，肺浮腫を基礎として生じることが多い．

【病因・病態】（図11）
　肺出血は通常，生後2～4日，何らかの基礎疾患に対して人工呼吸管理中に生じる．人工呼吸管理を要する基礎疾患には，以下のものが挙げられる．
- 仮死・重症の早産・子宮内発育遅延（IUGR）・児の未熟性・低出生体重・双胎・低体温・骨盤位分娩・男児など．

肺出血に至る機序は以下の様に考えられる．
- 大量の左右短絡（動脈管開存症など）や急速な循環血液量の増大（RDSに対する人工肺サーファクタント投与後など）により左房圧が急激に上昇し，肺の毛細血管圧が上昇することによって，肺血管が破綻する．
- 血漿膠質浸透圧の低下により，肺血管の透過性が亢進する．
- 障害を受けた内皮で凝固異常が生じる．

【臨床症状】
　呼吸窮迫症状（多呼吸，陥没呼吸，チアノーゼ），徐脈を伴う急激な呼吸状態の悪化，しばしば胃内，気管からの出血を伴う．

【診断・検査】
- X線：片側または両側肺の不透過性が急激に変化する．
- 検査所見：ヘマトクリットの低下，時に凝固異常．
- 上記症状・検査所見より疑い，気管挿管し，挿管チューブからの出血を確認する．

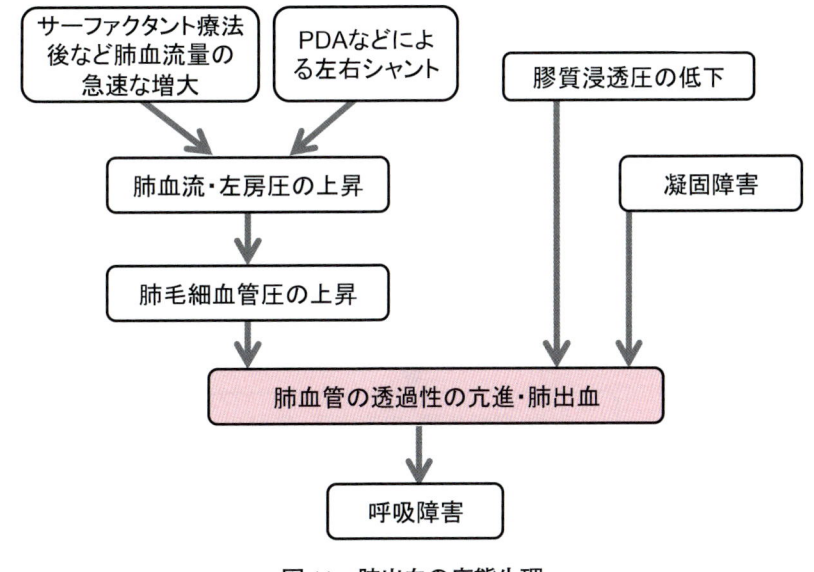

図11　肺出血の病態生理

【治療法】
- 呼吸管理：気管内洗浄，人工肺サーファクタントの補充，IMVでは呼気終末圧（PEEP）を高く設定し（5〜7cmH$_2$O），HFOでは平均気道内圧を高く設定する．
- 赤血球輸血，凝固機能の是正（FFPの投与など）．
- 心機能低下があればカテコラミンを投与する．
- 症候性動脈管開存症（PDA）にはその治療を行う．

【予後】
予後は基礎疾患による．

6 エア・リーク（air leak）

【定義・概念】
過度の，また不均一な換気のために肺胞壁に対し，持続的に裂くような圧がかかり肺胞壁が破れ，そこから空気が漏れ出した状態．

【病因・病態】（図12）
肺胞壁の破綻は種々の部位で生じ，その部位によって，空気の漏れ出る部位が異なるため，以下のような部位別の分類が存在する．
- 気胸：肺胞が破れて空気が直接胸腔内に及ぶ．
- 縦隔気腫：漏れ出た空気がリンパ管や血管周囲の空間を通って中央に集まり，縦隔貯留する．

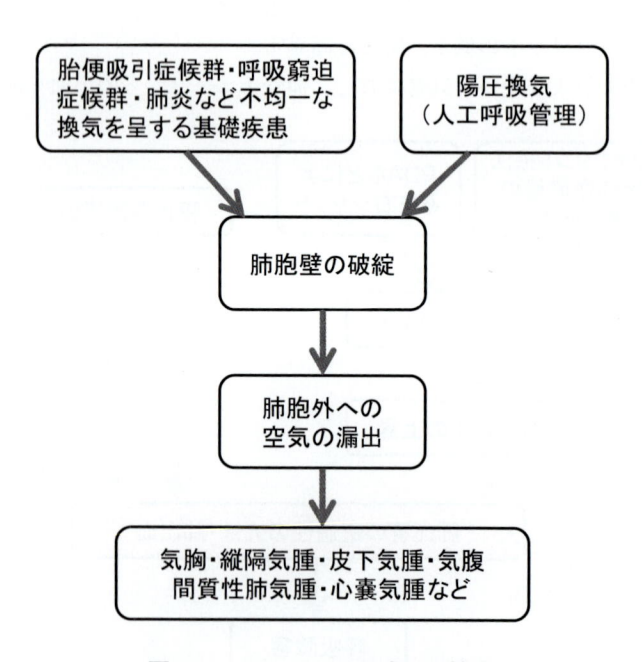

図12 エア・リークの生じる機序

- 間質性肺気腫（PIE）：肺間質の空気が補捉されて生じる．
- 心囊気腫：大血管周囲に沿って破裂した場合や，胸膜と心外膜の結合の近くにある縦隔の結合組織に沿って心膜腔内に破裂した場合に生じる．

以下，もっとも頻度の高い"気胸"について述べる．

A．気胸
【臨床症状】
典型的な"気胸"の場合，多呼吸，陥没呼吸，チアノーゼ，胸郭の非対称，無呼吸発作，徐脈，心尖拍動の変位，呼吸音の変化，低血圧などが生じることがある．ただし，程度が軽い場合には，ルーチンに撮影されたX線で初めて気づかれることも少なくない．

【気胸の診断・検査】
- 透光試験：部屋を暗くし強い光源を前胸壁に当て，漏出した空気（いわゆる「ぼんぼり」）や縦隔偏位を確認する．
- 胸部X線：前後像，仰臥位のままの側面像（cross table lateral view），気胸が疑われる側を上にした側面のデクビタス像．

【気胸に対する治療法】
1）保存的治療
　　肺に基礎疾患がなく，気胸を増悪する可能性のある治療（陽圧換気など），呼吸障害がない児は，なるべく泣かせないようにし，十分な観察と胸部X線のフォローを行う．通常24～48時間で吸収される．酸素濃度は高めの方が気胸の吸収を早めるとされている．
2）穿刺吸引
　　呼吸循環障害を伴い極めて重篤な児に対しては穿刺吸引を行う．また，陽圧換気中など，エア・リークが持続する場合には持続吸引を行う．

【予後】
適切な処置を施せば，気胸自体の予後はさほど悪くないが，予後は基礎となる呼吸器疾患による．

7 新生児慢性肺疾患 (chronic lung disease of the newborn; CLD)

【定義・概念】
　先天奇形を除く肺の異常により，酸素投与を必要とするような呼吸窮迫症状が新生児期に始まり，生後 28 日あるいは修正 36 週を越えて続くもの．

【病因・病態】

表 4　病型分類（厚生省研究班 1995 年 3 月）

I 型	RDS が先行／出生前感染なし [CAM; chorioamnionitis（絨毛膜羊膜炎）（-），IgM 高値（-）] 胸部 X 線上，びまん性の泡沫状 or 不規則索状・気腫状陰影（+）
II 型	RDS が先行／出生前感染なし [CAM（-），IgM 高値（-）] 胸部 X 線上，びまん性の不透亮像（+）泡沫／索状／気腫状陰影（-）
III 型	RDS が先行しない／出生前感染の疑いが濃厚 [CAM（+），IgM 高値（+）] 胸部 X 線上，びまん性の泡沫状 or 不規則索状・気腫状陰影（+）
III' 型	RDS が先行しない／出生前感染の疑いが濃厚 [CAM（+），IgM 高値（+）] 胸部 X 線上，びまん性の不透亮像（+）泡沫／索状／気腫状陰影（-）
IV 型	RDS が先行しない／出生前感染が不明 胸部 X 線上，びまん性の泡沫状 or 不規則索状・気腫状陰影（+）
V 型	RDS が先行しない／出生前感染が不明 胸部 X 線上，びまん性の不透亮像（+）泡沫／索状／気腫状陰影（-）
VI 型	その他

表 5　CLD／BPD の重症度分類（日米の対比）

	日本	NICHD（米国）	
		生後 28 日で酸素投与が必要	
在胎週数	全ての週数	32 週未満	32 週以上
判定時期	修正 36 週	修正 36 週または退院時のいずれか早い方	生後 56 日または退院時のいずれか早い方
軽症	酸素投与不要	酸素投与不要	酸素投与不要
中等症	規定なし	30％未満の酸素投与が必要	
重症	酸素投与が必要	30％以上の酸素投与あるいは陽圧換気（CPAP を含む）が必要	

　CLD の病態に関しては，かつては，人工換気療法に伴う酸素毒性・圧損傷や，感染・炎症といった外因が重要な位置を占めると考えられていた（**図 13, old BPD**）．

しかし近年，超早産児のCLD重症例が増えたことから，近年増加している重症CLDは発達途上の肺胞が発達停止をきたしているという概念が提唱されている（図14, new BPD）．

【臨床症状】

早産児とりわけ，超早産児に好発する病態で，酸素投与を必要とするような呼吸窮迫症状が新生児期に始まり，生後28日あるいは修正36週を越えて続く．重症例では，低酸素血症が肺高血圧症を招き，重症化する．

重症CLD児は，栄養障害を伴うことが多いこと，治療で糖質コルチコイドの投与を受ける機会が多いことなどから発達予後も不良な例が多い．

【診断・検査】

定義上，臨床診断が主な病態であるが，病型分類に示したX線所見はそれぞれの病型において診断上有用である．

図13　CLDの病態（old BPD）

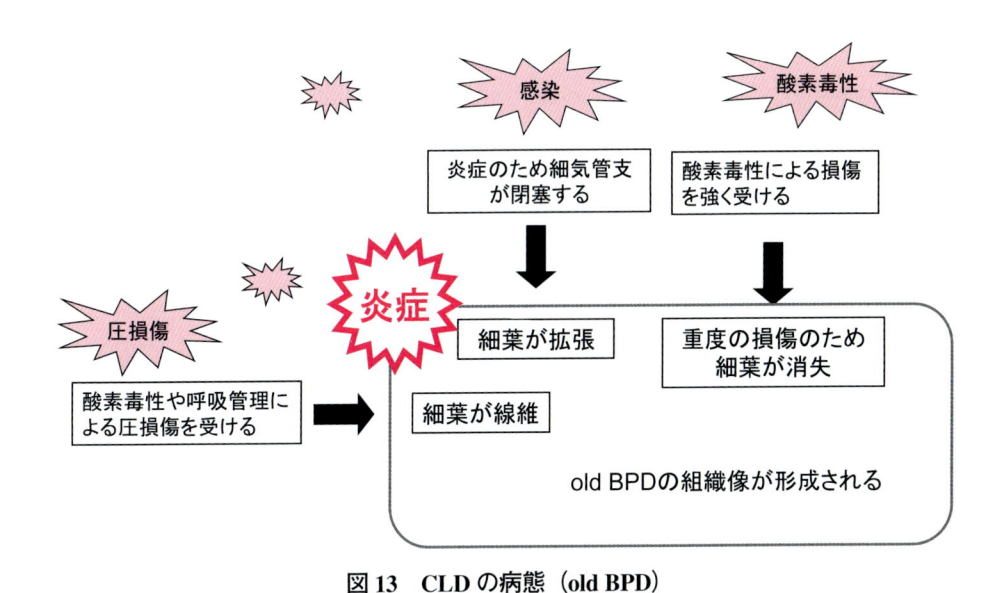

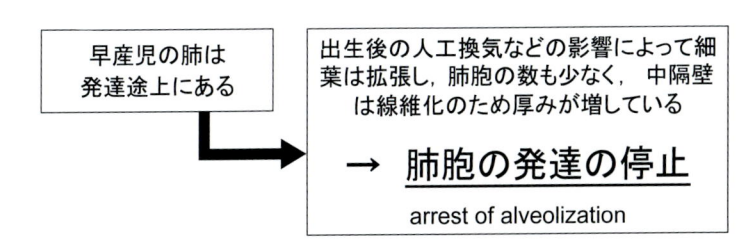

図14　CLDの病態（new BPD）．絨毛羊膜炎などによる炎症性サイトカインへの曝露やステロイド投与は，サーファクタント生成を促進するが，肺胞の発達を妨げる作用がある．

> **MEMO** CLD のリスク因子
>
> 日本では子宮内感染が CLD の重症化と関連するという考えが一般的だが，海外に目を向けると正反対の意見も存在する．そこで CLD と感染に関する相反する 2 つの論文を紹介する．
>
> **母体感染症（絨毛膜炎）は CLD のリスクとなる！**
>
> 明らかな感染症状を伴わないような胎盤の組織学的な絨毛膜炎が，早産児の肺の発達を促進し，RDS を軽減させることが明らかとなっている．一方で，このような炎症の存在は出生後の肺損傷のリスクを高め，CLD のリスクを上昇させる．加えて，絨毛膜羊膜炎は児の炎症性サイトカインの産生促進，脳血液関門の透過性亢進などを生じさせ，脳室周囲白質軟化症などの中枢神経障害をもたらす[1]．
>
> **母体感染症（絨毛膜炎）は CLD のリスクとならない！**
>
> 感染によって早産になるような児は，背景に vascular disorders（母体妊娠高血圧症候群や胎児発育不全）を有さないことが多い．vascular disorders こそが CLD のリスク因子であり，感染がメインで出生する早産児は，むしろ CLD のリスクが低い[2]．
>
> ［文献］
> 1) Thomas W, et al. Chorioamnionitis: important risk factor or innocent bystander for neonatal outcome? Neonatology 2011; 99: 177-187.
> 2) Durrmeyer X, et al. Perinatal risk factors for bronchopulmonary dysplasia in extremely low gestational age infants: a pregnancy disorder-based approach. J Pediatr 2012; 160: 578-583.

【治療法】

1) 酸素化と換気

　適正な酸素化を行い，肺高血圧を予防・治療する．重症例では，人工換気が必要だが，機械呼吸は CLD を増悪させる最も危険な因子であることに注意が必要である．このため，HFO，patient triggered ventilation（PTV），INSURE など種々の呼吸療法が考案されている．これらについては，別に述べる．

2) 水分制限と栄養補給

　過度な水分投与は CLD を悪化させるため，水分制限が必要だが，CLD を改善させる最も重要な因子は十分な栄養補給であり，両者のバランスを保つことが重要である．

3) 薬物療法

　①利尿薬：利尿剤は「肺水の再吸収」と「尿量の増加」の 2 つの効果によって，呼吸機能を改善する．

　②糖質コルチコイド（ステロイド）療法：強力な抗炎症作用，間質の水分を低下させる抗浮腫作用およびⅡ型肺胞上皮に作用して，サーファクタントの分泌を促す作用により，呼吸状態を改善させる．

【予後】

　予後は重症度によるが，重症例の予後は不良であり，わが国の早産児治療において，CLD の克服は最も重要な課題である．

> **MEMO　CLD に対するステロイド療法**
>
> 　CLD は NICU における最も重要な病態の 1 つであり，炎症がその発症機序に重要であるため，従来から強力な抗炎症作用を有するステロイドが予防・治療に用いられてきた．ステロイドが短期的な呼吸機能を改善し，人工呼吸管理日数を短縮することはコクランなどでも確認されている．しかし，高血糖・高血圧・消化管穿孔などステロイド療法には合併症のリスクがつきまとう．また，出生後早期のデキサメタゾン投与は，脳性麻痺・発達障害のリスクを増すことが報告されている〔Halliday HL, et al. Early (<8days) postnatal corticosteroids for preventing chronic lung disease in preterm infants. Cochrane Database Syst Rev 2010: CD001146〕．
> 　このため，副作用の少ないステロイドの使用方法を探る試みが種々報告されている．デキサメタゾンではなく，ハイドロコーチゾンの方が発達予後に及ぼす影響が少ないのでは？という意見も多いが，逆に，ハイドロコーチゾンの使用では重症 CLD が増えてしまうといった意見もあり，結論は出ていない．

> **MEMO　New BPD と old BPD**
>
> 　病態のところで記したように，以前は炎症を阻止することが CLD 治療の最も重要なポイントと考えられ，それがステロイド療法を肯定する最も大きな根拠であった．しかし，new BPD の概念，すなわち CLD を肺胞の発達停止と捉えた場合，ステロイド療法は肺胞の発達を阻害するリスクが考えられるため，その適応には慎重になるべきであろう．しかし，現状では，ステロイドに勝る薬剤が存在しないのが現実である．
> 　Philip AG. Bronchopulmonary dysplasia: then and now. Neonatology 2012; 102: 1-8.

第3章 循環器

1 先天性心疾患

先天性心疾患は多彩であり，その診断・管理は専門性を有する分野である．本書では，その全体像を捉えることに努める．

1. 先天性心疾患の群分類

先天性心疾患は大きく以下の4群に分けて考えると理解しやすい．
- 肺血流増加型
- 肺血流減少型
- 左心系閉鎖型（＝非チアノーゼPDA依存型）
- 肺うっ血型

以下，それぞれの病態を概説する．

A. 肺血流増加型心疾患
【疾患】
(1) 非チアノーゼ性左右短絡性疾患：PDA, VSD（**図1**），ASD, ECD, DORVなど．

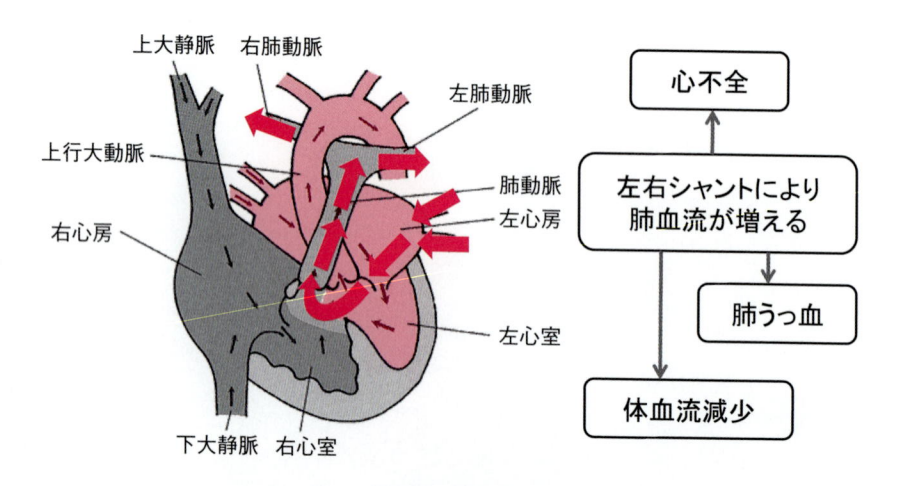

図1 心室中隔欠損症（VSD）

（2）肺動脈狭窄を伴わないチアノーゼ性心疾患：短絡のある TGA，単心室，DORV など．

【病態】肺血流の増大による呼吸不全，心仕事量の増大による心不全，体血流の減少が問題となる．

【治療】治療戦略は，いかに肺血流を低下させるか？すなわち，水分制限・利尿剤投与が重要で，肺血管抵抗を低下させる酸素投与は禁忌となる．

重症例においては，鎮静・気管挿管下に"低換気療法"（$PaCO_2$ を高値に保つ呼吸管理）によって肺血流を低下させ，体血流を維持して手術までの管理を行うこともある．

B. 肺血流減少型心疾患

【疾患】ファロー四徴症など肺動脈狭窄・閉鎖を伴う心疾患．

【病態】肺血流減少による低酸素血症が問題となる．肺動脈狭窄・閉鎖のために肺血流がPDAによって維持されている場合（PDA依存型）と一部のファロー四徴症のように肺血流は少ないもののPDAには依存していない場合（PDA非依存型）がある．

【治療】内科的な治療戦略は肺血流を維持し，鎮静などにより身体の酸素消費量を減少させることである．

PDA依存型の場合は，PGE1製剤によってPDAを維持することが重要で，酸素投与は動脈管の閉鎖を促進させるので禁忌である．一方，PDA非依存型のファロー四徴症の場合，βブロッカーによる右室流出路狭窄の軽減を行うなどの治療が必要となる．

また，肺動脈閉鎖においては，卵円孔が小さいと静脈還流が阻害され，左心系の容量が保てなくなるためBASが必要となる．

C. 左心系閉鎖型（＝非チアノーゼPDA依存型）心疾患

【疾患】大動脈縮窄・大動脈離断（図2），左心低形成（図3）などで，VSDを伴うことが多い．

MEMO　動脈管依存性心疾患と ductal shock（図2，3）

大動脈離断症・大動脈縮窄症・左心低形成といった非チアノーゼPDA依存型心疾患は，産婦人科退院後1ヵ月検診までに突然死する児の最も重要な原因とされている．これは，動脈管が開存している間は症状に乏しく，動脈管閉鎖とともに突然死（ductal shock）をきたす危険性が高いためである．

近年，産科退院前に，本病態をスクリーニングする試みが提唱されている．これは，酸素飽和度をモニタリングすることで重篤な先天性心疾患をスクリーニングする方法である．パルスオキシメーターを上肢および下肢に装着し，生後24時間以降になっても，上肢・下肢いずれかの酸素飽和度が95％未満である，あるいは上肢・下肢の差が2％を超える場合を異常とするというものだ．この方法で，動脈管依存性心疾患の多くがスクリーニング可能となると報告されている（Thangaratinam S, et al. Pulse oximetry screening for critical congenital heart defects in asymptomatic newborn babies: a systematic review and meta-analysis. Lancet 2012; 379: 2459-64）．

なお，非チアノーゼ型動脈管依存性心疾患の診断のもう1つのポイントは下腿動脈の拍動を触れにくいことである．動脈管を介する血流は右心室から駆出されたものであり，血圧が低く脈圧差も少ないため，拍動を触れにくいのである．

【病態】体血流が肺動脈＞動脈管＞大動脈という流れでのみ維持されており，動脈管の閉鎖は体血流の途絶（ductal shock）を意味する．

【治療】治療戦略は PGE1 製剤によって PDA を維持し，外科的治療までの体血流を維持すること．左心低形成の場合，肺動脈閉鎖同様，卵円孔が小さいと静脈還流が阻害され，左心系の容量が保てなくなるため BAS が必要となる．

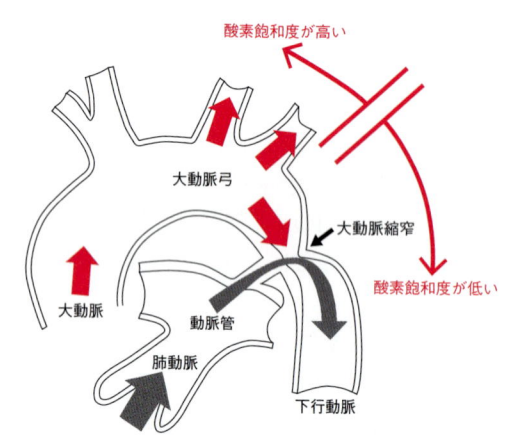

図2　大動脈縮窄症・大動脈離断症

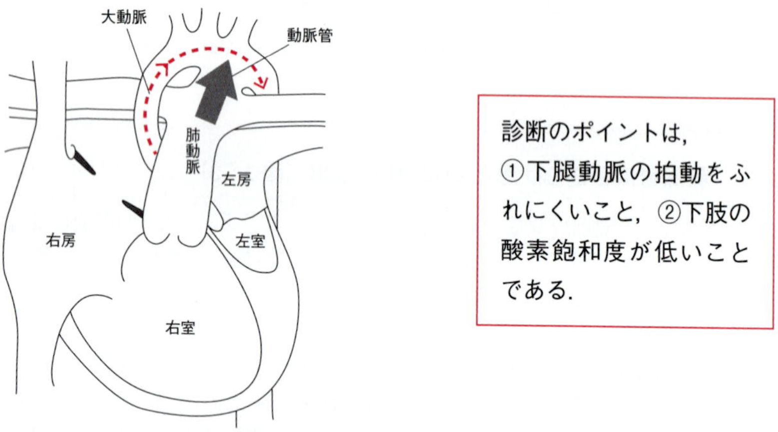

診断のポイントは，①下腿動脈の拍動をふれにくいこと，②右上肢と下肢とで酸素飽和度に差があることである．

図3　左心低形成症候群

診断のポイントは，①下腿動脈の拍動をふれにくいこと，②下肢の酸素飽和度が低いことである．

D. 肺うっ血型心疾患

【疾患】総肺静脈還流異常症など．

【病態】肺うっ血によるガス交換不良と肺高血圧によってチアノーゼと右心不全を生じる．

【治療】根本的には緊急の心内修復術が必須．卵円孔が小さいと静脈還流が阻害され，左心系の容量が保てなくなるため，手術までのつなぎに BAS を行うこともある．

先天性心疾患の診断と管理の流れ

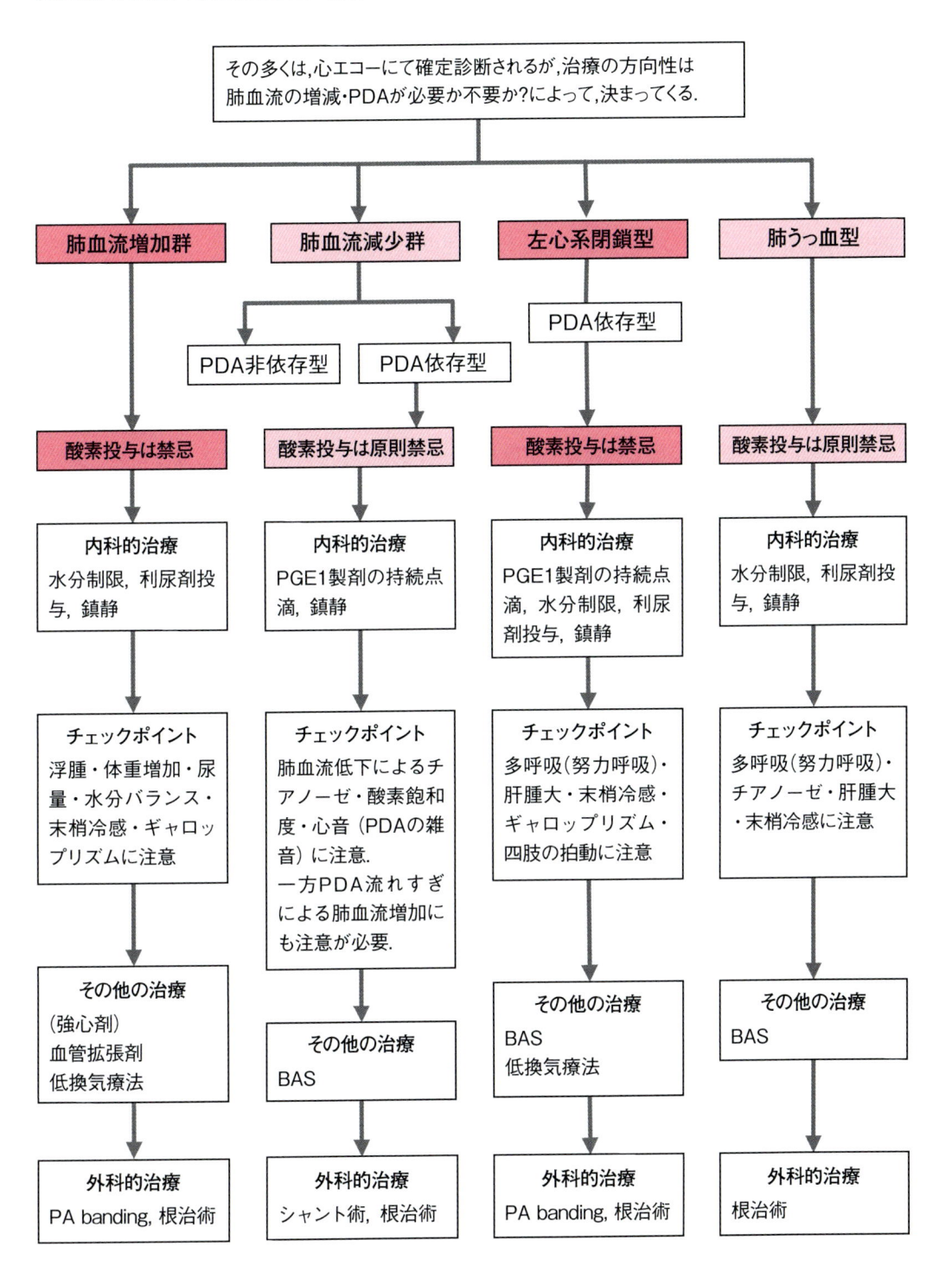

```
┌─────────────────────────────────────┐
│ その多くは，心エコーにて確定診断されるが，治療の方向性は │
│ 肺血流の増減・PDAが必要か不要か？によって，決まってくる． │
└─────────────────────────────────────┘
```

肺血流増加群	肺血流減少群	左心系閉鎖型	肺うっ血型
	PDA非依存型 / PDA依存型	PDA依存型	
酸素投与は禁忌	酸素投与は原則禁忌	**酸素投与は禁忌**	酸素投与は原則禁忌
内科的治療 水分制限，利尿剤投与，鎮静	**内科的治療** PGE1製剤の持続点滴，鎮静	**内科的治療** PGE1製剤の持続点滴，水分制限，利尿剤投与，鎮静	**内科的治療** 水分制限，利尿剤投与，鎮静
チェックポイント 浮腫・体重増加・尿量・水分バランス・末梢冷感・ギャロップリズムに注意	**チェックポイント** 肺血流低下によるチアノーゼ・酸素飽和度・心音（PDAの雑音）に注意．一方PDA流れすぎによる肺血流増加にも注意が必要．	**チェックポイント** 多呼吸（努力呼吸）・肝腫大・末梢冷感・ギャロップリズム・四肢の拍動に注意	**チェックポイント** 多呼吸（努力呼吸）・チアノーゼ・肝腫大・末梢冷感に注意
その他の治療 （強心剤） 血管拡張剤 低換気療法	**その他の治療** BAS	**その他の治療** BAS 低換気療法	**その他の治療** BAS
外科的治療 PA banding，根治術	**外科的治療** シャント術，根治術	**外科的治療** PA banding，根治術	**外科的治療** 根治術

2 未熟児動脈管開存症

【定義・概念】

子宮内では必要不可欠な動脈管であるが，出生後は不要となる．通常は出生後数日以内に自然に閉鎖するが，早産児では出生後も開存し続けることがある．在胎週数が少なく，出生体重が小さい早産児ほど，動脈管の自然閉鎖率は低下する．動脈管が閉じないために症状を有する場合を未熟児動脈管開存症と称する．

【病因・病態】

出生後，胎盤から産生されていたPGE2（＝動脈管開存状態を維持する原動力）から切り離された児は，出生後は高濃度酸素環境に置かれることとなる．酸素は動脈管の機械的な収縮に加えて，胎児期後半から始まっていた血管内膜の肥厚を促し，両面から動脈管の閉鎖を促進させる．機能的には，24時間で50％，48時間で90％，96時間でほぼ100％が閉鎖すると言われるが，解剖学的閉鎖には数週間〜数ヵ月を要する．

しかし，早産児は，動脈管の血管平滑筋が十分に発達する前に出生してしまうため，動脈管閉鎖の準備段階である血管内膜の肥厚が生じておらず，成熟児に比べて閉鎖しにくい．このため，未熟な児では動脈管の閉鎖が遅れやすく，動脈管開存症を発症しやすい．また，成熟児ではたとえ動脈管の閉鎖が遅れても，それによる症状は現れないことが多いが，早産児で動脈管が閉鎖しないと，未成熟な心筋から構成される左心室が容易に心不全をきたしてしまう．加えて，他の全身臓器の未熟性も加わって，以下のような全身症状をきたしやすい．

動脈管開存症では，動脈管を介する左右シャント（左心室から駆出された血液が動脈管を介して肺へと流れる）のため，以下の病態が生じる（図4）．

- 肺血流が増加し，肺うっ血・肺出血を招く．
- 肺血流が増加すると，肺から左心系に戻る血液量が増加し，心不全（左心不全）をきたす．

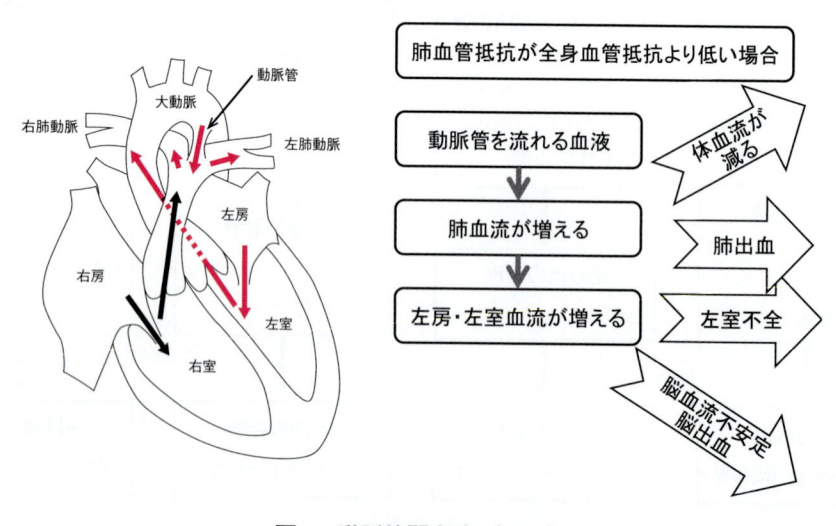

図4 動脈管開存症（PDA）

- 肺血流が増えると体血流が減り，腎臓・消化管などの臓器への血流が減少する．
- 脈圧が大きくなり（拡張期血圧の低下による），脳血流が不安定となり，脳内出血のリスクが高まる．

【臨床症状】
- 心拍数，呼吸数の上昇
- 血圧：脈圧上昇 ≧ 35mmHg（bounding pulse），平均血圧低下 ≦ 30mmHg
- 心雑音（生後早期は聴取できないことが多い）：連続性雑音または収縮期雑音．シャント量が多くなると，動脈管内を通る血液による音よりも相対的肺動脈狭窄による収縮期雑音が主体となる．
- 心不全・肝腫大・頭蓋内出血
- 肺出血
- 皮膚色不良（末梢循環不全）
- 乏尿・腎不全
- 腹部膨満（腸管蠕動の不良），消化管穿孔など

MEMO　PDAのエコー評価

(1) PDAのflow pattern
- 胸骨左縁短軸断面で，肺動脈分岐レベルを描出する．この断面でPDAに軸を合わせてM modeにする．
- M-shaped, pulsatile patternはシャント量が多く，閉鎖傾向にないと考えられる．
- 閉鎖傾向にある場合にはflowは早くなり，またflowを捉えにくくなる．

(2) PDAの径（肺動脈側）
- 経時的に評価する．

(3) Lt PA d/s（左肺動脈の拡張期最大血流速度／収縮期最大血流速度）
- 拡張期のflowの程度によって判断する．ただし測定点によってはflowが多くないこともあり，必ず数ポイントの測定点をとる必要がある．
- Lt PA d/s ≧ 0.4 が有意

(4) LA/Ao
- 胸骨左縁長軸断面のLA，Aoが水平になり，A弁が横に描出される位置で，そのA弁を貫くような面でM modeにする．LAは最大径を測る．
- LA/Ao ≧ 1.4 は要注意．経時的変化に注意する．

(5) LVIDd
- 1000g以下の早産児で12mm以上は拡大．

(6) 臓器血流
- RA-RI（腎動脈の拡張期血流パターン）
- SMA-RI（上腸間膜動脈の拡張期血流パターン）
- ACA-RI（前大脳動脈の拡張期血流パターン）

＊詳しくは，河井昌彦著「NICUベッドサイドの診断と治療，第3版（2012）p48-49」を参照されたい．

【診断・検査】
- 臨床症状（上記）
- 胸部 X 線：血管陰影増強，肺うっ血，心拡大
- エコー診断：MEMO「PDA のエコー評価」を参照する（☞ 前頁）．

【治療法】
　薬物治療としては，シクロオキシゲナーゼ阻害剤（インドメタシン）が広く用いられている．しかし，予防投与・症候性動脈管開存症に対する選択的投与など，その使用方法は施設によって大きく異なっているのが現状である．

　また，外科的治療（動脈管結紮術）の適応も施設によって大きく異なっている．このため，わが国では 2010 年に「未熟児動脈管開存症治療ガイドライン」が作成された．

　このガイドラインは，日本未熟児新生児学会のホームページ（http://jspn.gr.jp）でも参照できる（日本未熟児新生児学会・標準化検討委員会．根拠と総意に基づく未熟児動脈管開存症治療ガイドライン）．

【予後】
　超早産児においては，予後を左右する最も重要な合併症の 1 つである．予後すなわち治療成績は，施設によって大きく異なる．

3 新生児遷延性肺高血圧症（persistent pulmonary hypertension of the newborn; PPHN）

【定義・概念】
　肺血管の機能的な異常，肺血管または肺血管平滑筋の構造上の異常により，出生後も肺動脈圧が異常に亢進しているため肺循環への血流が少なく，動脈管あるいは卵円孔を介する右左シャントが持続する状態（**図 5**）．

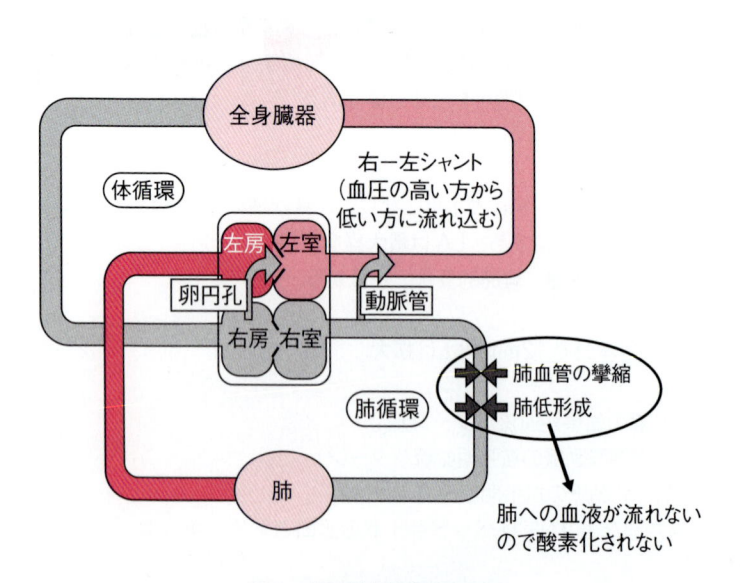

図 5　遷延性肺高血圧症

【病因・病態】
1) 単純型（心筋障害を伴わない．肺動脈圧の絶対値が高い）
   a) 特発性：胎内で異常筋層化した肺血管床が出生後わずかのストレスに過剰反応する．
   b) 二次性：肺血管抵抗を高める基礎疾患を有するもの．
      ①肺実質疾患：胎便吸引症候群（MAS），呼吸窮迫症候群（RDS），肺炎，気胸
      ②肺血管床減少：先天性横隔膜ヘルニア，肺低形成
      ③血液疾患：多血症，心内膜血栓
      ④代謝疾患：低カルシウム血症，低血糖，代謝性アシドーシス，低体温
      ⑤感染症：B群溶連菌（GBS），Ureaplasma，echovirus 2 肺炎
      ⑥機序不明：腹壁破裂，胎児ヒダントイン症候群，肝の動静脈奇形
2) 複合型（心筋障害による相対的肺高血圧）
   a) 新生児一過性心筋虚血（myocardial dysfunction）
   b) 周産期の大量出血（hypovolemic shock）

【臨床症状】
低酸素血症，とりわけ differential cyanosis が特徴的である（図6）．

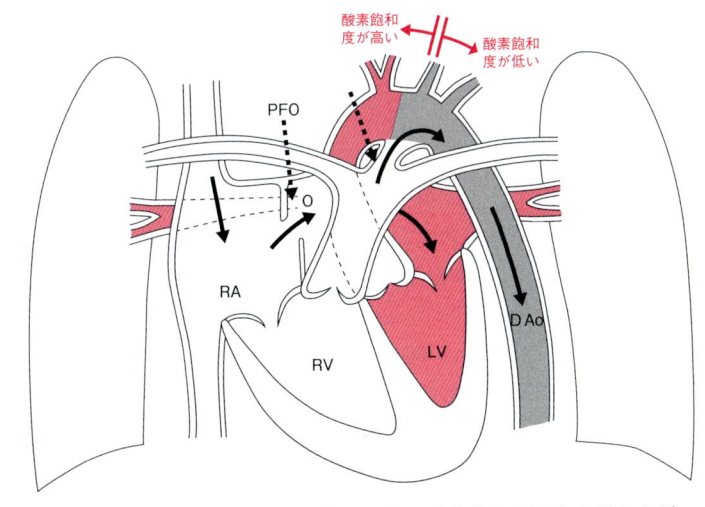

図6 新生児遷延性肺高血圧症．下肢の酸素飽和度が右上肢より低い．

【診断・検査】
1) 上下肢の SpO_2 の差

　上半身と下半身（preductal＝右上肢と postductal＝下肢）で SpO_2 に差（PDAを介したシャント）を認めた場合に強く疑われる．ただし，卵円孔レベルでのRLシャントが優位な場合，上下肢の SpO_2 の差を認めないこともあり，上下肢の SpO_2 の差がないことが PPHN を否定する根拠とはならない．

2) 心エコー

　チアノーゼ型先天性心疾患を除外する（とりわけ，総肺静脈還流異常症との鑑別が困難なことがあるため，同症を慎重に除外する）．

動脈管，卵円孔レベルでの右左シャントの証明が確定診断となる（三尖弁逆流，肺動脈血流速度の減弱も参考になる）．

肺高血圧の評価
① 右室圧の推定：三尖弁逆流の最大流速（V）から右室圧が推定できる（簡易ベルヌーイの式より）

$$右室圧 = \Delta P + 5 （\sim 10），\Delta P = 4 \cdot V^2$$

ただし，正常でもわずかな三尖弁逆流や肺動脈弁逆流は存在することがある．

② Main PA での加速時間（AcT；acceleration time）と駆出時間（ET；ejection time）の比 全駆出時間が ET で，立ち上がりからピークまでの時間が AcT．
AcT／ET ≦ 0.25 は肺高血圧がある（正常値は 0.4 前後）．

【治療法】
1) **全身管理**
"minimal handling" を心がけるとともに，鎮静・筋弛緩を使用して安静を保持する．

2) **呼吸管理**
 a) 高濃度酸素吸入療法
   低酸素血症が持続することは肺血管収縮，肺血管抵抗を上昇させる．このため，高濃度酸素投与による PaO_2 の上昇は肺血管抵抗を低下させ，PPHN の悪循環を断ち切るのに有効である．

 b) HFO（高頻度振動換気法）
   平均気道内圧を上げずに PCO_2 を低値に保つことが可能であり，過換気療法による圧損傷を防ぐ人工換気療法で，高濃度酸素吸入のみで改善しない PPHN には早期に導入すべき呼吸方法である．ただし，胎便吸引症候群（MAS）のように気道の閉塞性病変を伴っている場合は振動が肺胞まで伝わらないため，注意を要する．

 c) 過換気療法（hyperventilation）
   肺血管抵抗は血液 pH と反比例の関係にあり，アルカローシスに保つ．あるところまで過換気により CO_2 を抜いてくると卵円孔，動脈管での右左シャントが消失する値があり，critical CO_2 と呼ぶ（PCO_2 で 30mmHg 以下，多くは 25mmHg 前後）．過換気によりそれを維持する（低 CO_2 血症による脳虚血や肺の圧損傷に注意）．通常換気回数は 60／分以上 100／分前後まで必要になる．
   ただし，脳血流の低下により脳室周囲白質軟化症（PVL）のリスクを高めるため，注意が必要である．

3) **薬物療法**
 a) 一酸化窒素（NO）吸入療法
   人工呼吸器回路内へ NO ガスを投与することにより，吸入された NO が肺血管平滑筋へ直接作用し，血管拡張作用を期待する治療法である．
   かつては，種々の経静脈的な血管拡張薬が使用されたが，NO 吸入療法以外の血管拡張薬は体血圧を低下させるため，効果が乏しかった．しかし，吸入によって肺胞内に投与された NO は体血圧に影響せず，肺血管抵抗のみを低下させるのが特徴である．

【予後】
　NO吸入療法の出現によって，治療が大きく変化した疾患である．しかし，横隔膜ヘルニア・肺低形成などを基礎に持つ場合の予後は相変わらず不良である．

> **MEMO　NO（一酸化窒素）吸入療法**
>
> 　人工呼吸器回路内へNOガスを投与することにより，吸入されたNOが肺血管平滑筋へ直接作用し，血管拡張作用を期待する治療法．NOは肺血管内に拡散すると，ただちに不活性化され，体血圧に影響しない．
>
> 　2008年7月にNOガス「アイノフロー®吸入用800ppm」が医薬品として，またNO投与装置「アイノベント」が医療機器として，製造販売承認され，現在，新生児遷延性肺高血圧症に対する標準治療となっている．新生児遷延性肺高血圧症に対しては，他の薬物療法と比べて効果に優れ，副作用も少ない．しかし，少ないながらも以下の副作用に注意が必要である．
>
> | 副作用 | 作用機序 |
> |---|---|
> | 肺胞上皮の障害 | フリーラジカルとしての作用 |
> | メトヘモグロビン血症 | NOとヘモグロビンの結合 |
> | 出血傾向 | 血小板凝集の抑制 |
> | 動脈管開存症の悪化 | 肺血流の必要以上の増加 |
> | 肺出血 | 血小板機能低下，肺血流増加 |

4　双胎間輸血症候群（twin to twin transfusion syndrome; TTTS）

【定義・概念】
　一絨毛膜二羊膜性双胎（monochorionic diamniotic twins; MD twins）の胎盤における2児由来の血管の吻合に起因する慢性的な血流不均衡によって生じる不均衡双胎．

【病因・病態】
　供血児から受血児への胎盤を介する慢性的な血液の移行によって，供血児の循環血液量不足と受血児の循環血液量過剰が生じる（図7）．

1) 供血児の病態生理

　循環血液量の不足によって，低血圧・乏尿・羊水過少をきたす．内分泌学的には，レニン・アンジオテンシン・アルドステロン（RAA）系の亢進・ANP，BNPなど利尿ホルモンの抑制が見られる．

2) 受血児の病態生理

　循環血液量の過剰によって，高血圧・多尿・羊水過多をきたす．
　内分泌学的には，受血児のRAA系は抑制され，ANP，BNPなど利尿ホルモンは亢進した状態となる．しかし，供血児から，RAA系ホルモンが移行するため，循環血液量過剰にもかかわらず，RAA系が亢進した矛盾した環境（paradoxical RAAS activation）となり，受血児の末梢血管は強く収縮し，後負荷が高い状態となる．その結果，受血児の心筋は肥大する．

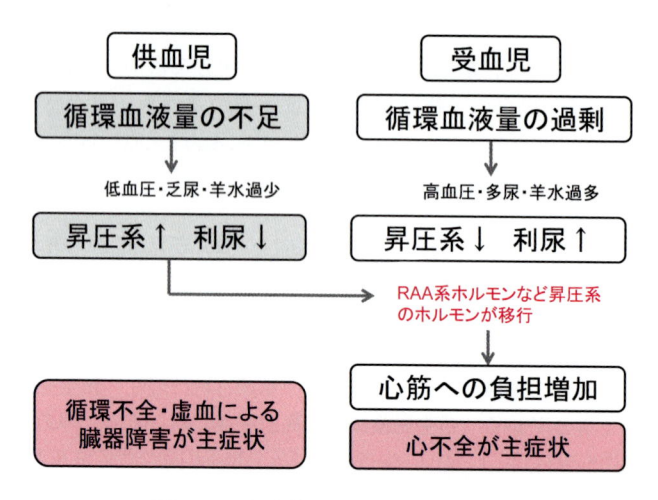

図7 双胎間輸血症候群の病態生理

また，循環血液量過剰による前負荷高値とRAA系の亢進による後負荷高値の両者による心筋へ負荷の結果，うっ血性心不全に陥り，胎児水腫に陥ることもある．

【臨床症状】
- 供血児の症状：低血圧・乏尿・羊水過少・dry lung・肺低形成・虚血による臓器障害・子宮内発育不全（FGR）によるSGAなど
- 受血児の症状：高血圧・多尿・羊水過多・肥大型心筋症・うっ血性心不全・胎児水腫など

【診断・検査】
QunteroのTTTSのStage分類が用いられることが多い（表1）．

表1 QunteroのTTTSのStage分類

Stage I	羊水の過多・過少（羊水最大深度8cm以上と2cm以下）が存在するが，供血児の膀胱がまだ見える．胎児血流異常を認めない．
Stage II	供血児の膀胱が見えない．
Stage III	以下に示す胎児血流異常をいずれかの児に認める． ・臍帯動脈の拡張期途絶・逆流 ・臍帯静脈の連続した波動 ・静脈管血流の逆流
Stge IV	いずれかの児に胎児水腫を認める．
Stage V	いずれかの児に胎児死亡を認める．

【治療】
- 胎児期の治療：従来，胎児期の治療としては，羊水過多のある児の羊水を除去することで妊娠期間を延長させることくらいしかなかったが，近年，妊娠26週未満の症例に対して，胎児鏡下胎盤吻合血管レーザー凝固術の有効性が報告されている．

- 出生後の治療：供血児においては，虚血による臓器障害・子宮内発育不全に伴う諸症状に対する治療が必要となる．受血児においては，循環管理がとりわけ重要となる．

【予後】
　重症例では，なお予後は芳しくないが，胎児治療の効果が期待できる病態であり，予後は妊娠中の管理に大きく依存している．

> **MEMO　出生後の受血児の循環管理**
> 　以下のような要因を考慮し，逐次，超音波検査などで循環動態を評価しながら管理する必要がある．
> - 胎生期の利尿亢進状態が出生後も持続する．
>   - 出生後，十分な補液を行わないと，循環虚脱に陥ってしまう．
>   - 胎児期の心筋への負荷によって心不全をきたしている場合，出生後の輸液過多は心不全を増悪させる．
> - 供血児から移行していたRAA系など昇圧ホルモンが，出生後急速に低下する．
>   - 急速なホルモン環境の変化によって，循環不全に陥るリスクがある．

第4章 神経

1 新生児低酸素性虚血性脳症
(neonatal hypoxic ischemic encephalopathy; neonatal HIE)

【定義・概念】
　主として分娩中に生じた，低酸素・虚血によってもたらされる中枢神経系の不可逆的な損傷．胎児・新生児死亡や脳性麻痺，精神発達遅滞の原因となる．

【病因・病態】
　以下の機序によって，新生児の中枢神経組織・機能が障害される（図1）．
- 低酸素によるエネルギー代謝の障害
- 再灌流後の興奮毒性・活性酸素・一酸化窒素などによる組織障害

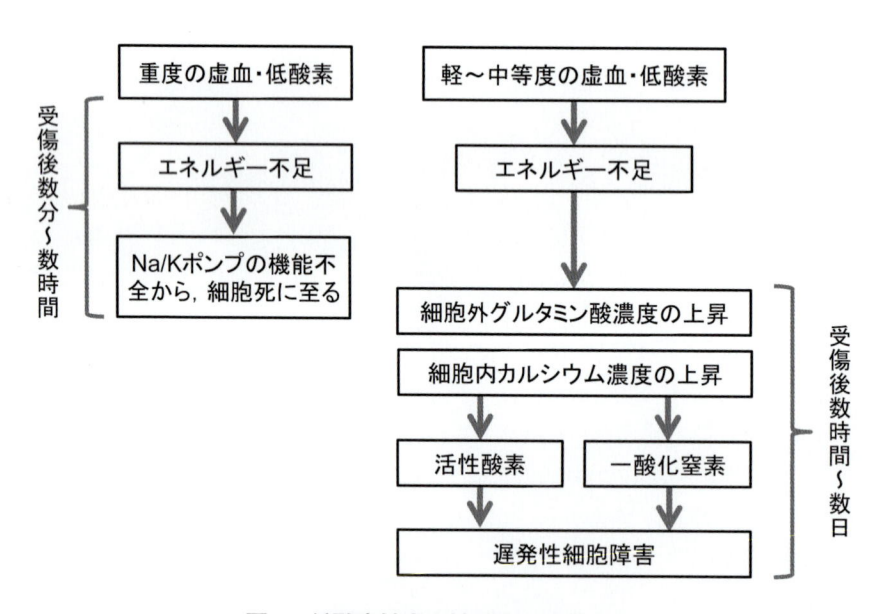

図1 低酸素性虚血性脳症の病態生理

【臨床症状】
　臨床症状は，重症度および受傷からの時間経過によって大きく変化する．Sarnat分類が広く用いられている．

表 1　正期産児の低酸素性虚血性脳症の病態分類

	Stage 1（軽症）	Stage 2（中等症）	Stage 3（重症）
意識レベル	過覚醒・不穏	嗜眠・鈍麻	昏迷
筋緊張	正常	軽度低下	弛緩
姿勢	軽度の遠位部屈曲	高度の遠位部屈曲	間歇的除脳姿勢
腱反射	亢進	亢進	減弱～消失
原始反射（吸啜・Moro）	容易に誘発	減弱	消失
瞳孔	散瞳（4mm以上）	縮瞳（1mm未満）	不等，対光反射低下
痙攣	なし	あり	通常なし
脳波	正常	低電位，痙攣時電位変動	バーストサプレッション
予後	死亡率0% 重度後遺障害5%	死亡率5% 重度後遺障害30%	死亡率70% 重度後遺障害100%

（Sarnat HB, et al. Arch Neurol 1976;33:696-705 を一部改変）

【診断・検査】

1）新生児仮死の定義・診断

新生児仮死は①胎児または新生児への低酸素血症，②ガス交換の欠如，③主要臓器への灌流障害がもたらされた状態を指し，以下の4項目を満たすものと定義される．

（1）臍帯動脈血のpHが7.00未満の重篤な代謝性または混合性アシドーシスを認める．
（2）アプガー・スコアが0～3点の状態が5分以上持続している．
（3）痙攣・筋緊張低下・昏睡・低酸素性虚血性脳症などの神経症状がある．
（4）多臓器にわたる機能不全を示す所見がある．

2）新生児低酸素性虚血性脳症（HIE）の診断

出生時の状況・臨床症状（意識状態・神経症状）などから，新生児脳症（neonatal encephalopathy; NE）の診断は容易である．

しかし，HIEすなわち，脳症が虚血・低酸素血症によるものか否かの判断は必ずしも容易ではない．このため，HIEという用語は用いるべきではなく，NEという用語を用いるべきだという意見も出ている．以下，その意見を紹介する．

Dammann O, et al. Neonatal encephalopathy or hypoxic-ischemic encephalopathy? Appropriate terminology matters. Pediatr Res 2011; 70: 1-2.

新生児期のNEに対して，neonatal HIEという用語が広く用いられているが，我々はこの用語は用いるべきではないと考えている．なぜなら，NEが低酸素や虚血といった単独の要因によって生じていると証明するのは困難であり，多くの場合それを証明することは不可能だからである．我々はHIEという用語を用いるべきではないと考える根拠を列記する．

①ヒトにおいて，虚血・低酸素がNEを引き起こしたことを証明するのは困難であり，HIEは動物実験のみに用いるべき用語である．
②NEという用語は"脳性麻痺"のように病態を指す用語であり，病因を限定するものではない．よって，NEにHIEなど間違ったラベルを貼るべきではない．

③NE に HIE であるという間違ったラベルを貼ることで，NE の病因が分かった気になってしまっているという事実が，NE の本態を追及する研究の障壁になっている．
④脳の実際の酸素飽和度・脳血流などを測定せずに HIE だという病名を付けたことによって，無実の産科医が責められる結果になっているケースが多々ある．HIE という病名は，あと 20 分帝王切開が早ければ，障害は起きなかったとの間違った誘導をなすものである．

以上の考えを基に，我々は新生児脳症（NE）という用語を用いるべきであって，新生児低酸素性虚血性脳症（neonatal HIE）などという根拠のない用語は用いるべきではないと考えている．

一方，NE という用語はあまりに漠然としており，やはり，低酸素・虚血によることが明らかな病変に限って，HIE という用語を用いるべきだとの意見もある．以下，その意見を紹介する．

Volpe JJ. Neonatal encephalopathy: an inadequate term for hypoxic-ischemic encephalopathy. Ann Neurol 2012; 72: 156-166.

背景：NE は neonatal HIE を原因とすることが多いが，他の原因による脳症も含む広い概念を示す用語である．近年，neonatal HIE という用語を避け，NE という用語が広く使われるようになってきたが，筆者は HIE という用語を使用すべきだと考えている．

新生児脳症（NE）の概念：新生児の神経学的症候群で，脳疾患の臨床徴候（意識レベルの低下・呼吸抑制・筋緊張や筋力の異常・脳神経系の異常【哺乳障害・痙攣など】）がある病態．

新生児脳症（NE）の原因：原因には以下の病態がある．
- 低酸素・脳虚血
- 頭蓋内出血
- 低血糖
- 高ビリルビン血症
- 代謝異常（高アンモニア血症・非ケトン性高グリシン血症・ミトコンドリア異常など）
- てんかん
- 神経変性疾患
- 中枢神経系感染症（髄膜炎・脳炎）

新生児低酸素性虚血性脳症（neonatal HIE）の診断：診断には以下の情報が必要である．
- NE の症状
- 臍帯動脈血がアシドーシスを示す
- アプガー・スコア低値
- 低酸素／虚血を示唆する画像所見

neonatal HIE の疫学：
先進国での頻度は 1～6 人／1000 出生であり，オーストラリアの報告では，分娩時のみの受傷によるものは 5%のみで，分娩前および分娩時の受傷が 24%，分娩前のみの受傷によるものが 69%となっている．

臨床情報・脳波・MRI を基にすると，NICU に入院する NE の 50～80%が NE であり，HIE 症例は 15%が死亡，25%が神経学的後遺症を残す．

> **neonatal HIE の病理**：
> - 障害を受けやすい部位：傍矢状皮質・白質・3つの主要血管の境界領域・脳回の深部・短い穿通枝の終末領域・基底核・視床・脳幹・椎骨動脈／脳底動脈の終末や辺縁部位．
> - 重篤で急激な total asphyxia event では，深部核や脳幹が特に影響を受ける．
> - 髄鞘化前のオリゴデンドロサイトは特に脆弱であり，障害を受けやすい．
>
> **neonatal HIE の MRI 所見**：
> - 正常 MRI：15～30%
> - 基底核・視床病変：40～80%
> - 傍矢状病変：40～60%
> - 基底核・脳幹病変：10～20%
>
> **neonatal HIE における MRI 所見と予後の関連**：
> - MRI が正常な場合，大きな運動・認知障害は見られない．
> - 基底核・視床病変障害が目立つ場合，運動・認知の予後は悪い．
> - 白質障害を主体とする場合，運動よりも認知機能の障害が目立つ．
>
> **neonatal HIE の用語について**：
> 　　neonatal HIE という用語は，虚血イベントを避ければ障害が回避できたのでは？もう少し，早く娩出しておけば障害が回避できたのでは？との考えを引き出しやすく，産科の不適切な対応との関連を強調しやすい用語である．しかし，典型的な HIE は受傷の時期が不明なことが多く，80～90%の症例では明らかな指標となるイベントは存在しないという報告もある．
> 　　このような点を差し引いても，新生児脳症（NE）という用語はあまりに漠然としており，治療・予後などを考えるには不適切だと考える．

【治療法】

グルタミン酸受容体拮抗作用を期待した硫酸マグネシウム投与，活性酸素による障害抑制を目的としたラジカルスカベンジャーの投与，脳代謝を抑制する目的での抗痙攣剤投与など，これまで種々の治療が試みられてきたが有効性が確認されたものはなかった．しかし，低体温療法が唯一 Class I のエビデンスのある治療として認められ，現在わが国でも急速に普及しつつある．

【予後】

出生時の蘇生が予後の改善に最も重要であり，現在 NCPR の普及事業が推進されている（次頁参照）．

受傷の重症度によって予後は大きく左右される．受傷後6時間以内の低体温療法がその予後を改善させることが期待されている．重症例には無効だが，中等度の脳症ではその有効性が確認されている．

新生児蘇生法（neonatal cardiopulmonary resuscitation; NCPR）

出生は一生の中で最も死の危険にさらされる瞬間であり，世界中で毎年 500 万人の新生児死亡が発生しているが，そのうち約 2 割が出生時の仮死によるものである．このため，国際蘇生連絡委員会（ILCOR）が中心となって，正しい蘇生法を世界中に広める活動が展開されてきた．

わが国においても，「すべての分娩に新生児蘇生法を習得した医療スタッフが新生児の担当者として立ち会うことができる体制」を目指して新生児蘇生法（NCPR）普及事業が 2007 年から開始されている．

NCPR は呼吸・筋緊張の不良な児に呼吸循環を維持するために行うべき処置を迅速かつ的確に行うために，エビデンスに基づく行動規範を示したものである．以下にアウトラインを記す．

出生直後のチェックポイント
☐ 早産児
☐ 弱い呼吸・啼泣
☐ 筋緊張低下

3 項目をすべて認めない場合は「ルーチンケア」，
1 項目でも認める場合は「蘇生の初期処置」
に進む．

ルーチンケア
- 保温
- 気道開通：気道を確保する体位を取らせること．ルーチンの気道吸引は不要．
- 皮膚乾燥：羊水を素早く拭き取り，濡れたリネンは取り替える．
- 更なる評価

蘇生の初期処置
- 保温
- 体位保持
- 気道開通（胎便除去を含む）
- 皮膚乾燥と刺激

蘇生の初期処置の評価と次の処置
蘇生開始 30 秒後もしくは蘇生の初期処置が終わったら，
☐ 呼吸の評価
☐ 心拍数の評価

> 自発呼吸があり，かつ心拍数が 100 回/分以上の場合
> - 努力呼吸，中心性チアノーゼが共にない場合：蘇生後のケアに移る．
> - 努力呼吸 and/or 中心性チアノーゼがある場合：
> (a) 皮膚色によるチアノーゼの評価は不正確なため，パルスオキシメーターを右上肢に装着し，酸素飽和度を客観的に評価する．
> (b) 蘇生処置としては，まず空気を使用して，持続的気道陽圧（CPAP）を開始する．
> (c) CPAP が維持できない状況ならば，フリーフロー酸素投与を行う．
> - これらの処置を 30 秒間行い，すべてが解消すれば蘇生後のケアへ移る．
> - 一方，これらの処置を 30 秒間行っても，努力呼吸・中心性チアノーゼが改善しない場合は，人工呼吸の処置へと進む．
> 【注】酸素過剰にならないよう，原則空気で蘇生を開始すべきであり，酸素投与はパルスオキシメーターの測定値を見ながら，酸素過剰にならないようにする必要がある．

> 自発呼吸なし，あるいは心拍数が 100 回/分未満の場合および，
> CPAP あるいは酸素投与を行っても，努力呼吸あるいはチアノーゼが改善しなかった場合
> 「蘇生の初期処置」を行っても，呼吸・心拍数の安定（自発呼吸が確立し，心拍数 100 回/分以上）が得られない場合，「CPAP または酸素投与」を行っても努力呼吸あるいは中心性チアノーゼが残る場合には，バッグマスクによる人工換気を開始する．

> 30 秒間人工換気を行っても，心拍数が 60～100 回/分である場合
> - バッグマスク換気が適切に行われているかを確認する．その上で，更に 30 秒間のバッグマスク換気を行った後に再評価する．

> 30 秒間人工換気を行っても，心拍数が 60 回/分未満である場合
> - 胸骨圧迫を開始する（人工呼吸：胸骨圧迫＝ 1：3）．
> （注）成人領域では，CPR の際の胸骨圧迫の重要性が近年より重視されるようになり，原則換気は行わず，胸骨圧迫に専念することが重要と考えられるようになった．しかし，新生児の蘇生においては，やはり「換気（人工呼吸）」が重要であるため，人工呼吸：胸骨圧迫＝ 1：3 が適当と考えられる．

> 人工呼吸・胸骨圧迫を 30 秒間実施しても心拍数が 60 回/分未満である場合
> - エピネフリン（ボスミン®）を投与する．

> **MEMO　低体温療法**
>
> **低体温療法の実際**
> 　低体温療法には，全身冷却と選択的頭部冷却の 2 つの方法があるが，現在は，全身冷却が推奨されている．一般に目標とする核温は全身冷却で 33.5℃ とされている．導入は，イベント発症後 6 時間以内に，目標とする核温に達するようなるべく早期に冷却を開始すべきであり，開始後 72 時間低体温を維持し，その後 1 時間当たり 0.5℃ を超えない速度で，12 時間以内に復温を完了させるのが通常の方法である．
>
> **低体温療法の適応**
> [適応基準 A]
> 　在胎 36 週以上で出生し，少なくとも以下のいずれか 1 つに該当する．
> 　（1）アプガー・スコアの 10 分値が 5 以下．
> 　（2）10 分以上の持続的な新生児蘇生（気管挿管・陽圧換気など）が必要．
> 　（3）生後 1 時間以内の血液ガス分析で，pH 7.00 未満．
> 　（4）生後 1 時間以内の血液ガス分析で，base deficit 16mmol/L 以上．
> [適応基準 B]
> 　中等度以上の脳症の所見（Sarnat 分類 2 度以上に相当）すなわち，意識障害（傾眠・鈍麻・昏睡）を呈し，その上で，少なくとも以下の神経学的所見のいずれか 1 つに該当する．
> 　（1）緊張低下
> 　（2）人形の目反射もしくは異常反射（眼球運動や瞳孔異常を含む）
> 　（3）吸綴の低下もしくは消失
> 　（4）臨床的痙攣
> [適応基準 C]
> 　少なくとも 30 分以上の aEEG の記録で，中等度以上の異常背景活動，あるいは，発作波が存在する．
> [除外規定]
> 　以下のいずれかに該当する場合は除外する．
> 　（1）在胎週数 36 週未満の児
> 　（2）出生体重 1800g 未満の児
> 　（3）大奇形がある
> 　（4）現場の医師が全身状態や合併症から低温療法によって利益を得られない，あるいは，低体温療法によるリスクが利益を上回ると判断した場合
> 　（5）必要な環境が揃えられない場合

2　新生児痙攣・新生児発作（neonatal seizure）

【定義・概念】
　新生児発作の定義は，新生児期に生じる，大脳皮質起源の異常放電に起因する発作イベント，となるがその定義は曖昧である．

【病因・病態】

頻度の高い病態	頻度の低い病態
低酸素性虚血性脳症 代謝障害：低血糖，低カルシウム血症，低マグネシウム血症，低ナトリウム血症，高ナトリウム血症など 感染症：敗血症，髄膜炎，脳炎など 頭蓋内病変：頭蓋内出血，脳梗塞など	先天性奇形症候群・染色体異常・脳奇形 先天代謝異常症：アミノ酸代謝異常症，尿素回路異常症，有機酸代謝異常症，ペルオキシゾーム病，ミトコンドリア異常症など 遺伝性痙攣性疾患：良性家族性新生児痙攣，良性新生児痙攣など 薬物・毒物など 先天性悪性新生物

【臨床症状】

　文字通り「新生児期の発作」が臨床症状であるが，近年，臨床症状のみによる判断は著しく客観性に欠けることが指摘されている．

　すなわち，新生児発作では，脳波異常と臨床症状が必ずしも一致しない症例が多く，新生児発作と呼ぶべきではない（脳波異常を伴わない）動きが新生児発作と診断されたり，逆に脳波異常を伴う新生児発作が数多く見落とされたりしている．

【診断・検査】

　臨床症状の項で説明した通り，新生児発作は脳波記録がないと診断することは困難である．これまで，新生児で脳波を記録することは必ずしも多くの施設で実施可能な状況ではなかったが，近年 aEEG が普及し，多くの施設で新生児脳波が評価されるようになった．また，新生児発作であることを確認したら，その基礎疾患の鑑別が重要である（図2）．

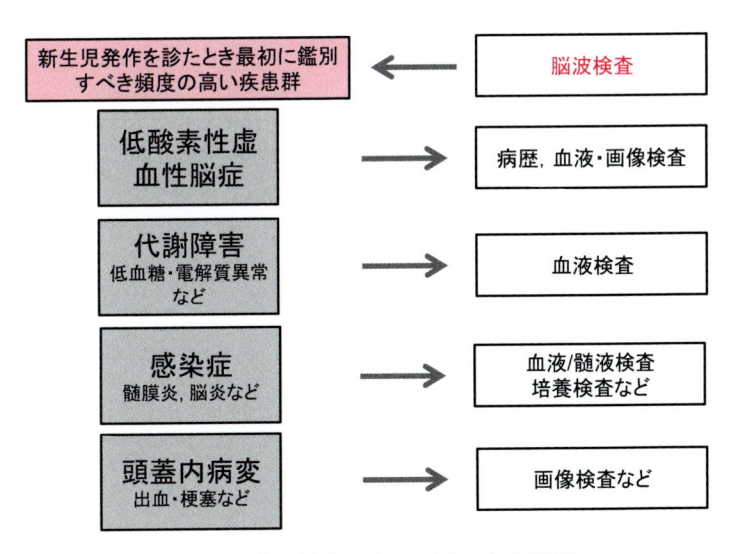

図2　新生児発作の主要病態と鑑別診断

【治療法】

何らかの基礎疾患に随伴する痙攣（発作）は，基礎疾患に対する治療が重要である．発作そのものを止める薬物療法（抗痙攣薬の投与）に関しては，治療の適応・有効性について必ずしも確固たるエビデンスは存在しないが，一般に以下の薬剤が多く使用されている．

- 第1選択薬：フェノバルビタール
- 第2選択薬：リドカイン，ミダゾラム

【予後】

予後は基礎疾患による．

2013年のReviewに記載された基礎疾患と予後の関係を示す．

Uria-Avellanal C, et al. Outcome following neonatal seizures. Semin Fetal Neonatal Med 2013; 18: 224-232.

新生児発作は新生児期の神経学的異常の最も重要なものであり，予後を左右する重要な症候である．正期に出生し，新生児発作を起こした児の生命予後は，1990年代以降，著しく改善している（1990年代には33%であった死亡率は，現在では10%）．一方，新生児発作を生じた児が神経学的後遺症を残す頻度は約46%とさほど変わっていない．

新生児発作を生じた児の予後を規定する因子の中で最も重要なものは，基礎疾患（病因）・背景脳波である．また，早産で新生児発作を起こす場合，脳の器質的な病変による場合が多く，後遺障害に直結することが多い．

	後遺症なし(%)	死亡(%)	障害発生率(%)	生存者中の障害発生率(%)
全体	40	12	46	54
広汎なHIE	31	35	46	61
脳梗塞	38	0	46	46
脳形成異常	5	38	59	95
感染	44	28	34	44

なお，早産児と正期産児の発作の予後を比較すると，早産児の方が予後は不良である．

	早産児	正期産児
死亡（%）	42	16
障害（%）	46	39
脳性麻痺（%）	53	17
てんかん（%）	40	18
発達障害（%）	40	14

MEMO　aEEG（amplified electroencephalogram）（図3）

aEEGとは？
　脳波記録を基に，時間軸（横軸）を圧縮して表示したもので，波形は一定区間内の脳波の最大振幅値と最小振幅値を1本の帯として連続表示したものである（**図3A**）．多数の電極で測定する通常脳波とは異なり，両側頭頂部あるいは両側中心部のみに電極を置いて測定することが多いため，簡便に測定できることが最大の利点である．

aEEGによる診断のポイント
(1) 正常aEEG
- aEEGの下限のラインが5μVより上にある（＝連続性背景）（**図3A**）

(2) 異常aEEG
　①背景脳波の異常
　　(a) 非連続性背景（**図3B**）：aEEGの下限のライン（＝最小振幅値）が5μVより下となる．
　　(b) バースト・サプレッション（burst suppression）（**図3C**）：aEEGの下限のライン（＝最小振幅値）が0〜1μVで固定する．なお，最大振幅値は10〜25μV以上となる．
　　(c) 低振幅（low voltage）（**図3D**）：最大・最小振幅値がともに5μVあたりで持続する．
　　(d) 平坦（flat）（**図3E**）：最大振幅値が5μV以下で持続する．
　②発作性異常
　　(a) 突如として最少振幅値が上昇し，最大振幅値と最小振幅値の差が減少する（**図3F**）．
　　(b) 重責発作の場合は，aEEGは鋸歯状となる（**図3G**）．

A. aEEGの原理

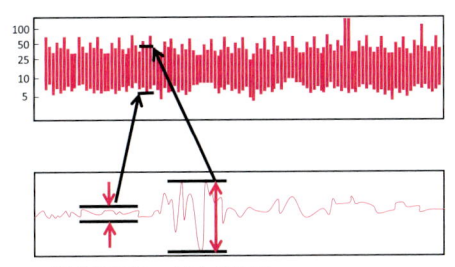

最小振幅値　最大振幅値

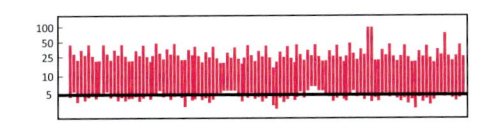

B. 非連続性背景パターン
最小振幅値がしばしば5μVを下回っている

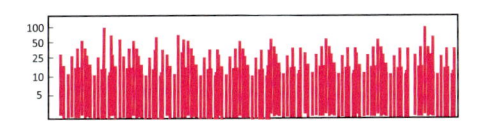

C. バースト・サプレッション
最小振幅値が0〜1μVで固定している
最大振幅値は通常10〜25μV以上である

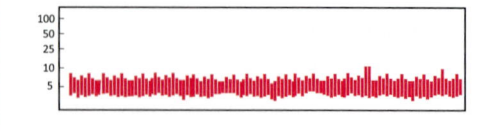

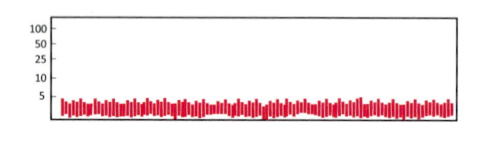

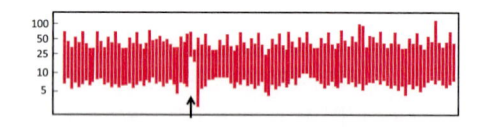

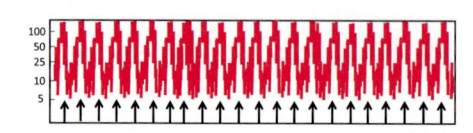

D. 低振幅背景活動パターン
最大・最小振幅値がともに5μVあたりで持続する

E. 平坦背景活動パターン
最大振幅値が常に5μV以下で持続する

F. 新生児発作による発作性異常
突然, 最小振幅値が上昇する.
低振幅成分が消失・高振幅成分のみからなる発作波を反映する

G. 新生児発作重責
発作が繰り返し反復するため, 鋸歯状（saw-tooth）パターンを呈する.

MEMO　ミダゾラムは未熟児の神経を興奮させる!?

　GABA受容体には, A, B, C 3つのサブタイプがあり, GABA-A受容体にベンゾジアゼピン系薬剤（ミダゾラムなど）が結合すると, Cl^-イオンチャネルが開口し, Cl^-イオンの細胞内外の移動が生じる.

　通常の成人では, Na^+-K^+-Cl^-共役担体（NKCC）, Na^+-Cl^-共役担体（NCC）, K^+Cl^-共役担体（KCC）, HCO_3-Cl^-交換輸送体などの働きによって, 細胞内のCl^-イオンは細胞外より低く維持されている. このため, Cl^-イオンが開口すると, 細胞外から細胞内へのCl^-の透過性が亢進し, 細胞内の電位が下がり（過分極）, 神経細胞の興奮が抑制される.

　一方, 未熟児では, 細胞内のCl^-イオンを低く保つ機構が未熟なために, 細胞内のCl^-イオン濃度は細胞外より高くなっている. このため, Cl^-イオンが開口すると, 細胞内から細胞外へのCl^-の透過性が亢進し, 細胞内の電位が上がる（脱分極）. よって, 未熟児に対するベンゾジアゼピン系薬剤の投与は, 逆に興奮性を惹起する可能性があるかもしれないと考えられている.

3 脳室内出血（intraventricular hemorrhage; IVH）

【定義・概念】
　早産児において，脳室上衣下胚層（subependymal germinal matrix）からの出血（subependymal hemorrhage; SEH）が生じ，これが脳室内に穿破したものが脳室内出血（intraventricular hemorrhage; IVH）である．

【病因・病態】
　早産児では，脳室上衣下胚層の未熟性に，血圧・血流の急激な変化（虚血・再灌流）が加わり，脳室上衣下胚層から出血が起こりやすい．上衣下胚層を流れる脈絡叢からの静脈還流はうっ滞しやすい構造にあるため，容易に側脳室内に穿破してしまう（図3）．

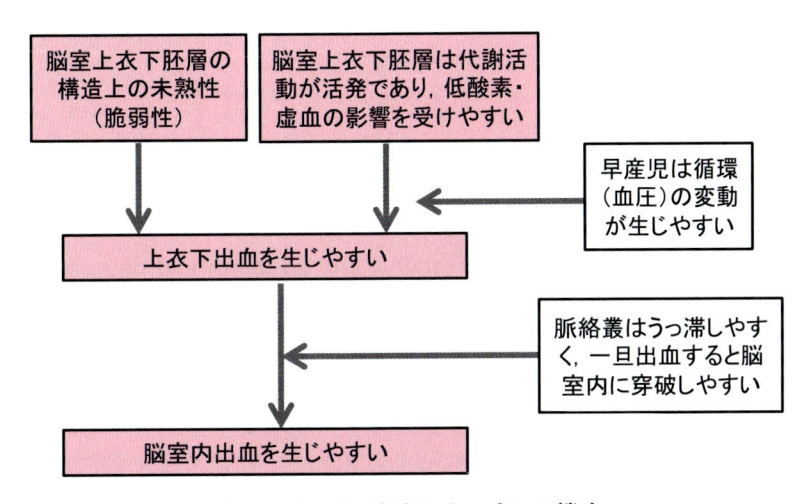

図3　早産児脳室内出血の生じる機序

　また，出血の程度（広がり）によって，以下のように分類されている．

Papil 分類
I 度　：脳室上衣下層に限局
II 度　：脳室内出血
III 度　：脳室拡大を伴う脳室内出血
IV 度　：脳実質へ穿破

【臨床症状】
　施設によって，発症頻度は大きく異なるが，在胎28週以下の児の十数％で発症すると言われている．生後72時間以内の発症が90％とされるが，病初期には特異的な臨床症状を欠くことも多い．一方，急速に進展すると，ショックに陥ることもある．

【診断・検査】
　ハイリスクの状態にある児（早産で出生し，生後72時間以内）では，頭部超音波検査を適宜行い，早期発見に努めることが重要である．

【治療法】

根本的な治療法はなく，発症を予防することが重要である．

生前の予防法で重要なことは，

1) 母体へのステロイド投与
2) 超早産出生が予想される場合は，適切な施設へ母体搬送すること

生後の予防で重要なこととして，

3) 適切な蘇生（NCPR の実践）
4) 適切な体温管理・minimal handling
5) 生後 24 時間以内のインドメタシン予防投与
6) 安定した呼吸循環管理

などが挙げられる．

【予後】

病変の進展の程度・出血後水頭症の有無が予後を左右する．

ただし，一旦 IVH を発症してしまった超早産児であっても，その後，感染・壊死性腸炎・慢性肺疾患など他の合併症を回避できれば，予後を改善させうるとの報告もあり，発症後の全身管理も予後を改善する上で重要である（Goldstein RF, et al. 2013）．

Goldstein RF, et al. Influence of gestational age on death and neurodevelopmental outcome in premature infants with severe intracranial hemorrhage. J Perinatol 2013; 33: 25-32.

背景：早産児にとって，Ⅲ度以上の脳室内出血（INH）は予後を決定する重大な合併症である．とりわけ，IVH を生じた超早産児の予後は不良と考えられる．しかし，IVH を生じた児の予後を決定する因子は，早産出生であること以外にも存在するのか？については，明確な見解はない．

方法と対象：在胎 23〜28 週で出生した早産児の診療録を収集し，生後 18〜22 ヵ月の発達指数との関連を後方視的に解析した．

結果：6638 名の児が対象となったが，61.8%は IVH なし，13.6%が重度の IVH を起こしていた．なお，生存児の 39%が発達障害を有していた．当然だが，在胎週数が短いほど，死亡あるいは重度発達障害のリスクが高かった．Ⅲ〜Ⅳ度の IVH を生じた児の予後を検討した結果，在胎週数は予後不良因子とはならず，男児であること・出血後水頭症に対するシャント術を要すること・壊死性腸炎・慢性肺疾患・出生後のグルココルチコイドが予後不良因子となることが分かった．

Ⅲ度，Ⅳ度の児の発達予後不良に関与する因子

	IVH Ⅲ度		IVH Ⅳ度	
	脳性麻痺	精神運動発達指数 <70	脳性麻痺	精神運動発達指数 <70
男性	1.48 (0.64-3.41)	2.23 (1.20-4.13)	1.31 (0.69-2.49)	2.21 (1.16-4.21)
外科治療を要する壊死性腸炎	1.73 (0.49-6.10)	3.14 (1.00-9.82)	4.13 (1.32-12.89)	4.99 (1.21-20.61)
慢性肺疾患	3.43 (1.33-8.84)	1.91 (0.97-3.77)	1.36 (0.67-2.77)	1.08 (0.55-2.15)

| 出生後のグルコ
コルチコイド使
用 | 3.93 (1.63-9.50) | 3.33 (1.60-6.95) | 1.23 (0.58-2.62) | 1.15 (0.56-2.38) |
| VP シャント術 | 6.30 (2.54-15.62) | 7.99 (3.34-19.1) | 5.07 (2.49-10.31) | 7.61 (3.05-18.09) |

(注) 赤字で示した項目が有意なリスク因子となる

結論：一旦 IVH を発症してしまった超早産児であっても，その後，感染・壊死性腸炎・慢性肺疾患など他の合併症を回避できれば，予後を改善させうる．

4 脳室周囲白質軟化症 (periventricular leukomalacia; PVL)

【定義・概念】
　早産児の脳室周囲白質部に生じる虚血性病変のことで，側脳室三角部から後角の上部および外側部の脳室周囲白質に好発する．

【病因・病態】（図4）
　早産児では脳血管構築が未熟である上に，脳血管の自動調節能が未熟であるため，低酸素・虚血によって脳低灌流が生じやすく，これらのために PVL が生じると考えられる．
　障害発生後3時間より虚血性凝固壊死が生じる．その組織反応として3時間～1日でミクログリアが活性化され，2日より壊死巣の周囲に軸索変性が生じ，3～5日より脂肪顆粒細胞が出現，ついで反応性アストログリアや血管新生が明瞭に出現する．空洞形成は13～14日頃にみられる．

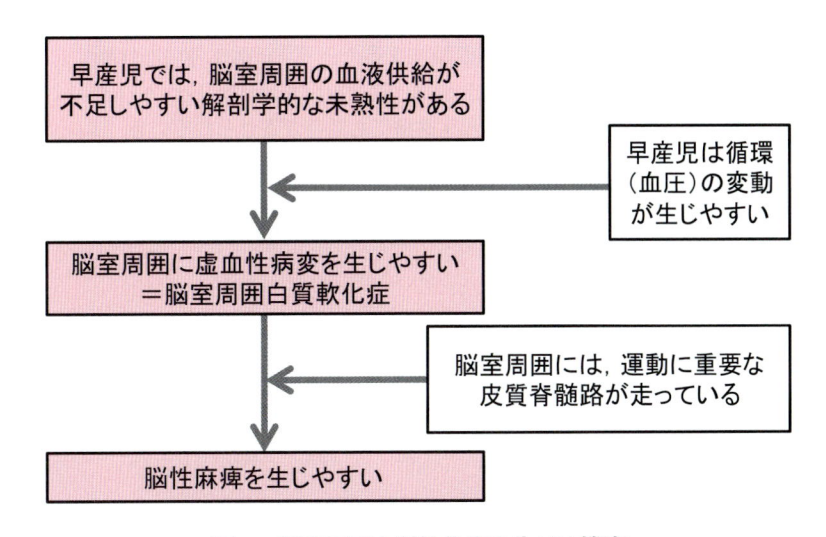

図4 脳室周囲白質軟化症の生じる機序

PVL のリスク因子として以下のものが挙げられる．

在胎週数	早産児
多胎児	とりわけ，双胎間輸血症候群では高率に生じる
出生前因子	子宮内発育遅延（IUGR），胎児仮死，前置胎盤，前期破水，子宮内感染症など
出生時因子	新生児仮死，胎児母体間輸血症候群，胎児胎盤間輸血症候群
出生後因子	徐脈を伴う重症無呼吸発作，症候性動脈管開存症，敗血症性ショック，低 CO_2 血症，エア・リーク，晩期循環不全症など

【臨床症状】
　初期症状は特異的なものを欠くため，ルーチンの画像診断で見つかることが多い．

【診断・検査】
　囊胞病変を形成するような典型例（cystic PVL）は，頭部超音波検査で診断される．一方，びまん性病変のみの場合（diffuse PVL）は，頭部 MRI 検査で診断がなされる．

【治療法】
　根本的な治療はなく，発症を予防することが重要である．

【予後】
　脳室周囲白質軟化症の好発部位は側脳室後角であるが，この部位に皮質脊髄路が存在し，特に下肢を支配する神経が脳室周囲を走行しているため，ここが障害を受けると下肢の痙性麻痺を生じるリスクが高い．このため，PVL は早産児の脳性麻痺の最も重要な原因となる．

　なお，根本的治療はないと書いたが，近年，治療の可能性を示す報告が出ている．

> **MEMO　エリスロポエチンの脳保護作用**
>
> 　エリスロポエチンの作用は，造血だけではなく，強い脳保護作用を有することが近年明らかとなってきた．エリスロポエチンを大量に投与することで，低酸素性虚血性脳症による障害を軽減する試みが始まっている(Elmahdy H, et al. Pediatrics 2010: 125: e1135-1142)．また，自己臍帯血幹細胞や iPS 細胞等を用いた再生医療にも期待が寄せられている．

第5章 感染・免疫

1 胎児〜新生児の免疫能

　胎児新生児は免疫能が乏しく，成人にとっては弱毒菌であっても，重篤な感染症状を呈することがある．一方，近年，新生児においても，血球貪食性リンパ組織球症（hemophagocytic lymphohistiocytosis; HLH）やサイトカイン・ストームなど免疫能の異常な活性化が問題となる病態が起こりうることが明らかとなっている．胎児〜早産児〜新生児の免疫機能の特徴について概説する．

1. 易感染性

1）貪食機能
　補体はオプソニン作用（病原体に補体が結合し，貪食細胞は病原体と結合した補体を認識して，貪食細胞は病原体を貪食する）などによって，貪食能を高める．しかし，新生児では補体の活性が低く，成人レベルに達するのは生後3〜4ヵ月であるため，新生児は貪食能が乏しい．

2）好中球の遊走能
　好中球が病原体の存在する部位に遊走するためにも，補体は必要である．加えて，好中球の細胞骨格が硬く，変形しにくいため，新生児では好中球が感染局所に到達しにくい．

3）好中球の殺菌能
　新生児では，GBS・ブドウ球菌・緑膿菌などに対する殺菌能が劣っているとされる．また，早産児の殺菌能は一層劣っている．

4）NK（natural killer）細胞活性
　ウイルス感染細胞の攻撃に重要なNK細胞が成人レベルまで発達するのは，生後9〜12ヵ月である．すなわち，胎児〜乳児期早期はウイルス感染に対する抵抗力が弱い．

5）免疫グロブリン
　IgGの経胎盤移行は在胎28週頃から始まるが，量が急速に増えるのは在胎34週以降である．また，新生児のIgG産生能は成人の10%程度に過ぎない．このように，新生児とりわけ早産児の抗体産生能は著しく劣っている．

　ただし，早産児の抗体産生能は生後1ヵ月間は非常に弱いが，生後1ヵ月を過ぎると正期産児とさほど変わらなくなるところまで成長する．そのため，早産児であっても，ワクチン接種は原則，暦年齢（月齢）通りに実施してよいとされている．

6）皮膚の未熟性

皮膚は外界の病原体から身を守るバリアである．皮膚表面の角質層はバリア機能の重要な役割を担うが，皮膚表面の広い部分が角化を始めるのは在胎24週頃からである．このため，早産児は皮膚のバリア機能が弱い．ただし，超早産児においても，出生後2〜4週で皮膚は急速に角化してゆく．

7）常在菌叢の問題

外界で生活していると，皮膚・消化管などに多数の細菌が生息し，常在細菌叢を形成しているが，これは，病原菌が急速に増殖するのを抑制する働きを担っている．一方，子宮内は無菌であるため，出生直後の新生児は常在細菌叢を有していない．このため，出生直後あるいは，産道など出生時に病原菌に暴露された場合，重篤な感染を生じやすい．

8）NICUにおける医療

NICUでの医療は高度化しており，胃チューブ・気管チューブ・中心静脈ライン・動脈ラインなど多数の医療器具が留置されることが稀ではない．このような医療器具は感染源としても重要である．

2．免疫調節機能の異常

1）血球貪食性リンパ組織球症（hemophagocytic lymphohistiocytosis; HLH）・サイトカイン・ストーム

HLHはリンパ球・組織球・マクロファージが異常に活性化して，高サイトカイン血症を生じた結果，全身諸臓器の障害をきたすものである．従来，免疫応答が弱いと考えられてきた新生児だが，ヘルペスウイルスなどの感染を契機としてHLHを発症する例が多数報告されている（Suzuki N, et al. Characterization of hemophagocytic lymphohistiocytosis in neonates: a nationwide survey in Japan. J Pediatr 2009; 155; 235-8）．このことは，新生児の免疫異常は，単なる免疫機能の低下のみならず，免疫調節機構が破綻しやすいことを意味している．

> **MEMO　新生児のヘルペス感染**
>
> 新生児のヘルペス感染は，劇症肝炎・DIC・ショックといった重篤な症状で発症することが多い．これには，免疫応答の異常が関与している．このため，早期新生児期でこのような所見をみた場合，ヘルペス感染を念頭に入れ，アシクロビルの投与をなるべく早期に開始することが重要である．
>
> なお，外陰部ヘルペス感染妊婦では，帝王切開による分娩が推奨されるが，実際に新生児ヘルペスを発症した児を出産した妊婦で，外陰部ヘルペスを認めるのは30％に過ぎないとの報告がある．よって，外陰部ヘルペスと診断した妊婦を帝王切開するだけでは，新生児ヘルペスは予防できない．

2 細菌感染症

1. 敗血症・髄膜炎・肺炎

【定義・概念】

新生児期の感染症は単一臓器の感染にとどまることは少なく，敗血症は髄膜炎・肺炎など全身の感染を巻き込んで発症することが多い．とりわけ，早発型（生後72時間以内の発症）ではその傾向が強い．

【病因・病態】

新生児の感染症は一般に生後72時間以内に発症したものを「早発型」，それ以降に発症したものを「遅発型」と分けて考える．

	早発型	遅発型
感染経路	子宮内での経胎盤血行感染 上行性/出生時の産道感染	産道感染 出生後の水平感染
病原菌	経胎盤感染： 　梅毒・結核・リステリアなど 産道感染： 　腟内常在菌（GBS，大腸菌など）	産道感染： 　腟内常在菌（GBS，大腸菌など） 水平感染： 　GBS，大腸菌，MRSA，CNS，緑膿菌，真菌など
臨床症状	呼吸不全・循環不全・無呼吸・低体温・腹部膨満・黄疸など非特異的	早発型同様，非特異的であることが多い
治療	抗菌薬の第1選択は以下の2剤併用 ・アンピシリン ・アミノグリコシド系（ゲンタマイシン）またはセフォタキシム	菌に感受性のある抗菌薬
予後	死亡率は3～50％と予後不良	死亡率は2～40％と予後不良

【診断・検査】

- 血液検査：白血球増多・減少，血小板減少，CRP陽性，高血糖，膿尿
- X線写真：肺炎像などの異常陰影
- 各種培養：尿・血液・気管吸引物・脳脊髄液

> **MEMO　GBS 感染症**
>
> **疫学**：GBS（group B streptococcus）は直腸・腟の常在菌であり，わが国の妊婦の保菌率は 10 ～ 20％とされる．保菌妊婦から出生した児の約 50％から GBS が分離され，そのうち約 1 ～ 2％が GBS 感染を発症するとされている．
>
> **予防**：GBS 保菌妊婦に対する予防が世界的になされており，CDC に準拠したわが国の**産婦人科診療ガイドライン（2011 年度版）**には以下のように記されている．
>
> - 妊娠 33 ～ 37 週に腟周辺の培養検査を行う（推奨度 B）
> - 以下の妊婦には経腟分娩中あるいは前期破水後，ペニシリン系薬剤静注による母子感染予防を行う（推奨度 B）
>   - 前児が GBS 感染症（今回のスクリーニング陰性であっても）
>   - GBS 陽性妊婦（破水／陣痛のない予定帝王切開の場合には予防投与は必要ない）
>   - GBS の保菌状態について不明の妊婦
> - GBS 陽性妊婦や GBS 保菌不明妊婦が前期破水した場合（主に早産期），GBS 除菌に必要な抗菌剤投与は 3 日間とする（推奨度 C）

> **MEMO　大腸菌感染症**
>
> **背景**：大腸菌は腸管感染症を引き起こす下痢原性大腸菌（diarrheagenic E. Coli）と腸管外感染症を引き起こす腸管外原性大腸菌（extraintestinal pathogenic E. Coli）に大別されるが，新生児期に問題となるのは後者である．後者の一つである新生児髄膜炎起因大腸菌（neonatal meningitis-associated E. Coli）は妊婦の大腸に常在する菌で，児の腸管から容易に血管内に侵入し，敗血症・髄膜炎を惹起しうる．
>
> **抗菌薬**：抗菌薬はセフォタキシムなどのセフェム系が第 1 選択薬とされる．新生児敗血症として，重要な菌種の第 1・第 2 が GBS・大腸菌であり，化膿性髄膜炎の第 3 の起炎菌はリステリアであり，これにはアンピシリン・アミノグリコシドが有効である．
>
> これらを総合して，起炎菌が判明するまでの，新生児の敗血症の第 1 選択薬として，アンピシリン＋セフォタキシムの 2 剤併用療法を行う施設が多い．

MEMO MRSA 感染症

背景：MRSA は 1960 年に英国で初めて報告され，わが国では 1980 年代になって院内感染原因菌として注目されるようになった．2000 年頃には，全国の NICU の約 90％に広がっていることが判明，現在も NICU における最も重要な病原菌の一つである．

病態：ブドウ球菌であり，細胞破壊性を持つため，血行性に全身の諸臓器に膿瘍性病変を形成しうる．また，毒素を産生し，ブドウ球菌性熱傷様皮膚症候群（SSSS）や，NTED（neonatal TSS-like exanthematous disease）など特徴的な皮膚症状を生じることもある．

NTED の病態：黄色ブドウ球菌の産生するスーパー抗原性外毒素である TSST-1（toxic shock syndrome toxin-1）が，T 細胞を過剰に活性化し，産生されるサイトカインによって，以下の症状を呈する．

症状：生後 1 週間以内の新生児の全身に，融合傾向のある丘疹状紅斑と，発熱・血小板減少がみられる．成熟児ではほとんど自然軽快するため治療は不要であるが，早産児では呼吸障害や DIC を合併することもある．

NTED の診断基準：以下の 3 項目すべてを満たすこと
1. 原因不明の発疹
   全身性紅斑（突発性発疹様）
2. 以下のうち 1 つ以上を合併
   ①発熱（直腸温 38 度以上）
   ②血小板減少（15 万/mm³ 以下）
   ③CRP 弱陽性（1 ～ 5mg/dL）
3. 既知の疾患は除く
   ※血小板減少は感度・特異度とも高い．

MEMO ウレアプラズマ感染症

　ウレアプラズマは正常女性の腟内の常在細菌の 1 つで，40 ～ 80％の妊婦が保菌しているマイコプラズマ科の菌である．その病原性には議論があり，絨毛膜羊膜炎・流早産・新生児の肺炎・慢性肺疾患など種々の病態に関係しているとの意見と，これを否定する意見がある．最初に記したように，マイコプラズマの仲間であり，細胞壁をもたず，ペニシリン・セフェムといった通常の抗菌薬が無効である．

MEMO クラミジア感染症

　クラミジアは性行為感染症（STD）の主要な病原体の 1 つである．クラミジアが子宮頸管など産道に存在する場合，経腟出産時に垂直感染するリスクがある．クラミジアに感染した母体から出生した児の結膜炎発症率は 25 ～ 50％，肺炎は 5 ～ 20％とされる．抗菌薬としてはマクロライド系・テトラサイクリン系が有効である．出生時の眼病予防に，エコリシン点眼（エリスロマイシン）が使用されるのはこのためである．

> **MEMO　CRP の意義**
>
> 　CRP は臨床医が感染症を疑った際に，最も頻要する検査所見の 1 つである．CRP に関するレビューを紹介する．
>
> **Hofer N, et al. An update on the use of C-reactive protein in early-onset neonatal sepsis: current insights and new tasks. Neonatology 2012; 102: 25-36**
>
> 　敗血症は感染の初期段階で治療開始すれば制御できるが，細菌数が増えてしまえばもはや制御不能となってしまう．このため，早期診断・治療が極めて重要である．CRP は 1930 年代に初めて記載された物質であり，1970 年代には種々の病態で上昇することが分かってきた．CRP の産生は主として IL-6 の刺激によって，肝臓で行われる．急性炎症の際には，CRP の産生は 1000 倍以上にも達し，その上昇は炎症が終息するまで持続し，終息すると急速に低下する．半減期は約 19 時間である．
>
> 　新生児の CRP を考える上で重要なことは，CRP は胎盤を通過しないため，胎児の CRP はすべて胎児が産生した物質であるという事実である．しかし，CRP は感染以外でも上昇するため，必ずしも，感染症の存在を意味するものでないことは，他の年齢の場合と同様である．
>
> 　血液培養で確定された早発型敗血症の CRP の診断の感度は，感染初期には 35％（95％ CI 30〜40％）にとどまるが，8〜24 時間後には 79％（72〜86％）まで上昇する．他にも，継時的に CRP 検査を繰り返すことで，診断の感度は飛躍的に上昇する．また，逆に，24〜48 時間後に再検しても CRP が上昇しない場合は，感染症ではないとの診断が確定する．種々の報告によると，24〜48 時間後に再検しても CRP が上昇しない場合の negative predictive value は 99％に及ぶ．
>
> 　成人では，感染以外にも熱傷・外科手術・悪性腫瘍など種々の病態で上昇することが明らかだが，新生児で CRP が上昇する病態については不明な点が多い．また，出生後早期に一過性の CRP の軽微な上昇が生理的にみられるが，早産児の CRP は正期産児より低値であることが報告されており，CRP 値は在胎週数とも関連している．これら種々の要因が交錯するため，新生児期のカットオフ値（cut off value）を定めることは容易ではない．

3　真菌感染症

【定義・概念】

　真菌は消化管や腟などに常在する微生物であり，病原性は弱く通常は発症しない．病変が皮膚・粘膜に限局する表在性真菌症と，血行性に重要臓器に病変が及ぶ深在性真菌症に分けられる．前者は正常新生児においてもしばしば認められるが（鵞口瘡・おむつカンジダなど），後者は，免疫能の劣る児などにおいて日和見感染として発症する．

　本項では，深在性真菌症のうち，最も頻度の高い深在性カンジダ感染を主体に概説する．

【深在性真菌症の病因・病態】

　深在性真菌症を生じるリスクファクターを記す．
　　①皮膚が未熟な超早産児で，分娩時や処置に伴う損傷がある場合
　　②長期間の広域抗生剤の使用

③ステロイド全身投与
④長期間留置された中心静脈カテーテル
⑤脂肪乳剤の投与
⑥壊死性腸炎
⑦皮膚・気管内吸引物・便より真菌が検出された児
⑧母体腟培養で真菌陽性，子宮内付属物

　カンジダはその他にも血行性に転移して腎盂腎炎，腎・膀胱の fungus ball を形成し得る．腎カンジダとなる率はカンジダ血症となった場合 50％以上である．また，持続的に尿中にカンジダを排泄し，側腹部腫瘤，高血圧，腎膿瘍，乳頭壊死を生じる場合や，fungus ball を腎集合管に形成し尿路閉塞をきたし水腎症になる場合がある．

　その他，脳膿瘍などの中枢神経系合併症（全身性カンジダ症の 3 分の 1 に生じ，髄膜，脳室，大脳皮質に膿瘍を形成する．しかし症状発現は不明確である），肺炎，心内膜炎，眼内炎，肝膿瘍，腹膜炎，関節炎，骨髄炎などの報告もある．

【深在性真菌症の臨床症状】

　臨床症状は細菌感染症と同様に非特異的である．とりわけ高血糖，血小板減少を示す感染では，真菌感染症の可能性を考える．

　前述したように，fungus ball を形成した場合は臓器症状を呈することもある（側腹部腫瘤，高血圧，水腎症，中枢神経症状，肺炎，心内膜炎，眼内炎，肝膿瘍，腹膜炎，関節炎，骨髄炎など）．

【深在性真菌症の診断・検査】

　一般血液検査に加え，血液培養，β-D-グルカン，尿沈査，血清カンジダ抗原，腎エコーなど．血液培養は偽陰性が多く，細菌よりもコロニーが形成されるまでに時間がかかる．

【深在性真菌症の治療法】

　FLCZ（フルコナゾール；ジフルカン®），AMPH-B（アムホテリシン B；ファンギゾン®），FFCZ（ホスフルコナゾール；プロジフ®）などの抗真菌薬の投与を行う．

【深在性真菌症の予後】

　深在性真菌症の予後は一般に不良であり，死亡率は 20～30％になるとされている．

MEMO　表在性真菌症

　鵞口瘡は，口腔内カンジダ症．2～5％の正常新生児に発症し，カンジダを有する母体の腟より分娩時に感染することが多く，生後約 7～10 日で発症する．

　おむつカンジダは特に夏季，おむつを着用している乳児の間擦部の陰部，臀部に好発するカンジダ症．赤色の丘疹をその周囲に伴った癒合性の紅斑を生じ，オブラート状の薄い鱗屑が付着する．

　ともに，抗真菌薬の外用などで治療される疾患で，予後は良い．

4 寄生虫・ウイルス感染症

前に述べた（**1**胎児～新生児の免疫能）ように，胎児は防御能が弱いため，寄生虫やウイルスに感染した場合，これを排除できず，感染が長期に渡って続き，全身に広がることがある．そして，感染が器官形成期に生じると器官形成の異常をきたすことが知られている．本項では，胎児・新生児期に罹患するととりわけ重篤な症状を起こす寄生虫やウイルスについて概説する．

1. トキソプラズマ

【概念】

トキソプラズマはネコ科動物を終宿主とする寄生虫で，ヒトを含む哺乳類・鳥類などを中間宿主とする．一旦感染すると，終生感染が持続するが，多くは症状を呈することはなく，免疫不全状態に陥った場合にのみ発症する（日和見感染）．

妊婦を介して胎児に感染したものを「先天性トキソプラズマ症」と呼ぶが，流産・死産に至るもの，先天異常を呈するものから無症状のものまで病型は多彩である．

【病因・病態】

トキソプラズマは全人類の 10 ～ 80％が感染していると言われる一般的な寄生虫である．通常，ヒトには病的症状を生じないが，胎児は免疫不全状態にあるため，胎児感染が起こった場合，脳や肝臓などの組織で増殖し，症状を呈することがある．

> **MEMO　妊婦の生肉摂取は危険**
>
> トキソプラズマは生肉に寄生していることがある（食肉用の牛肉・豚肉の 5％強に寄生しているとの報告もある）．加熱すれば問題はないが，生で食べると感染が生じる．健常人であれば，さほど問題とはならないが，妊婦は免疫能が低下しているため，妊婦が摂取すると排除されずに，胎盤を介して胎児へと感染してしまう可能性がある．すなわち，妊婦の生肉摂取は先天性トキソプラズマ症のリスクを増大させるのである．

【臨床症状】

- 3 主徴（網脈絡膜炎・脳石灰化・水頭症）
- その他（胎児発育不全・胎児水腫・貧血・血小板減少・てんかん・精神運動発達遅滞など）

【診断・検査】

以下のいずれか 1 つ以上に当てはまれば「感染あり」と診断できるが，当てはまるものがない場合でも除外はできない．

- 臍帯血トキソプラズマ IgM 抗体が陽性である．
- トキソプラズマ抗体あるいはトキソプラズマ IgG 抗体の「臍帯血/分娩時母体血比 ≧ 4」
- 臍帯血または胎盤からトキソプラズマが分離培養される，または遺伝子が検出される．
〔出生直後の先天性トキソプラズマ症の診断（小島俊行ら．Toxoplasama. 産婦の実際 2011; 60: 371-381）〕

1 歳の時点で以下の 3 項目をすべて満たせば，先天性トキソプラズマ症は否定できる．

- トキソプラズマ IgG 抗体が 1 ヵ月ごとに半減していき，生後 6 ヵ月にはほとんど陰性化し，その後，陰性を持続する．
- トキソプラズマ IgM が検出されない．
- 頭部 CT や眼底検査で，異常所見を認めない．

〔先天性トキソプラズマ症の除外診断（小島俊行ら．Toxoplasama．産婦の実際 2011; 60: 371-381）〕

【治療法】
先天性トキソプラズマ症と診断した場合，海外では 1 年間，ピリメタミンとスルファジアジンによる治療が行われることが多いが，これらの薬剤は日本では未承認である．

【予後】
流産・死産するものから不顕感染に終わるものまで症状が多彩であり，診断も難しいことから，母子感染の実態がよくわかっておらず，予後を論じるのは難しい．

2. 風疹

【概念】
一般小児・成人では発熱・発疹・頸部リンパ節腫脹を 3 主徴とする一過性の感染症で，通常予後は良好であるが，妊娠初期（妊娠 12 週まで）に妊婦が風疹に罹患することによって，胎児に先天異常を発症することが重要である（先天性風疹症候群）．

【病因・病態，臨床症状】
妊婦が妊娠初期（妊娠 12 週まで）に風疹に罹患すると，胎児に以下の先天異常を生じる．
- 3 主徴（白内障・先天性心疾患・難聴）
- その他（緑内障・色素性網膜症・紫斑・脾腫・小頭症・精神運動発達遅滞・髄膜脳炎・X 線透過性の骨病変・生後 24 時間以内に発症する早発性黄疸など）

【診断・検査】
上記の臨床症状・母体の感染歴・母体の風疹抗体価の推移などから，本症を疑った場合は，以下の方法で胎児期の風疹の感染を証明する．
1) 咽頭拭い液・唾液・尿
   - 風疹ウイルスの分離同定
   - PCR 法による風疹ウイルス遺伝子の検出
2) 血清
   - 風疹特異的 IgM 抗体の検出
   - 抗風疹ウイルス HI 抗体価が移行抗体の推移から予想される値を超えて持続する（移行抗体であれば，HI 抗体価は 1 ヵ月ごとに半減する）

【治療法】
先天性風疹症候群に対する根本的な治療方法はなく，対症療法のみである．重要なことは，妊婦が妊娠中に初感染しないよう，予防接種を推進することである．

【予後】
それぞれの症状に対して適切な対症療法を行うことで，QOL の改善が期待される．

> **MEMO　妊婦の風疹ワクチン接種**
>
> 　2012～2013年，わが国において先天性風疹症候群のアウトブレイクが生じている．風疹ワクチンは生ワクチンであり，もちろん妊娠中には風疹ワクチンを接種することはできない．しかしながら，現在わが国では，「妊婦の風疹HI抗体価が16倍以下と低い場合は，家族への風疹ワクチン接種とともに，産褥入院中もしくは1ヵ月検診時に風疹ワクチン接種を勧奨すること」が推奨されている．これは，家族が感染することによって，妊婦が感染することを防ぐこと，および，次子の先天性風疹症候群のリスクを減らすことを目的としている．

3．サイトメガロウイルス（CMV）

【概念】
　妊婦がCMVに初感染し，胎児に感染が成立することを先天性CMV症候群と呼ぶ．かつては，わが国では妊婦のCMV抗体保有率が高かったため，本症はあまり問題視されていなかったが，近年妊婦のCMV抗体保有率が低下してきたため（約70％と言われる），社会問題として取り上げられるまでになってきた．

【病因・病態】
　先天性CMV感染症の約90％は出生時には症状を呈さない（無症候性感染）．症状を呈する場合は，子宮内発育不全・小頭症・肝脾腫・網脈絡膜炎・難聴など多彩な臨床像を呈することがある．一方，出生時に症状を呈さない無症候性感染の場合にも，5～10年の経過で，難聴・網脈絡膜炎などが進行する例が存在することが報告されている．

【臨床症状】
　先天性CMV症候群の主な急性期症状を示す．
　子宮内発育不全・小頭症・脳内石灰化・肝脾腫・肝機能異常・貧血・血小板減少・呼吸障害・網脈絡膜炎・痙攣・難聴など．

【診断・検査】
- 羊水：CMVのウイルス分離あるいはCMV DNAの検出（PCR法による場合は，母体血の混入による偽陽性に注意が必要）
- 新生児の検体（生後3週以内に採取した尿・血液・髄液）：CMVのウイルス分離あるいはCMV DNAの検出

【治療法】
　ガンシクロビルなどの抗CMV薬の投与が考慮されるが，6週間以上の長期にわたる治療が必要である．このため，現在もどのような児に投与すべきかの検討が積極的に行われている．

【予後】
　症候性先天性CMV感染症の死亡率は10～30％と，予後は不良である．
　また，新生児期に中枢神経系の合併症を認めない場合でも約30％に発達障害をきたし，新生児期に中枢神経系合併症を有する児では75％に神経学的後遺症を認める．

> **MEMO** ガンシクロビルの投与は 6 週間の治療でもまだ短すぎる!?
>
> Shoji K, et al. Is a 6-week course of ganciclovir therapy effective for choriorentinitis in infants with congenital cytomegalovirus infection? J Pediatr 2010; 157: 331-333.
>
> 　中枢神経系の症状を含む症候性の CMV 感染に対して，6 週間のガンシクロビルの静脈内投与が聴力障害を予防することが報告されているが，網脈絡膜炎に対するガンシクロビルの安全性及び有効性に関してはまだ確立していない．我々の症例は，ガンシクロビル静注投与期間中，網脈絡膜炎は軽快傾向を示したため，6 週間で治療を終了したが，中止後，網脈絡膜炎の再燃を認めた．このため，2 週間後にガンシクロビル静注を再開し，9 週間静注治療を行った後，経口剤に切り替え 7 週間治療を継続した．のべ 6 ヵ月のガンシクロビル投与を行い，治療終了後 1 年以上経過をみているが，今のところ眼病変の再燃は見られていない．
>
> 　抗ウイルス薬を静脈内投与で 6 週間，その後，後療法として内服…といった方法が有効ではないかという報告である．

> **MEMO** 母乳による CMV 感染について
>
> 　CMV 抗体陽性母体の母乳には高率に CMV 排泄が起こる．母乳中の CMV は −20 度，72 時間の冷凍保全で不活化されるとされているが，これでは完全に不活化することはできない．正期産児の場合は胎盤から移行した抗 CMV 抗体が存在するため，重症化することは少なく，さほど問題にはならないが，超早産児の場合，移行抗体も期待できないため，CMV を有する母乳の投与には慎重になる必要がある．

4. HIV-1

【概念】

　HIV はエイズの原因ウイルスである．小児期の HIV 感染の 80～90％は母子感染であり，妊娠中・出生時・授乳期の母子感染予防が重要である．

【病因・病態】

　HIV は妊娠中・出生時・授乳期のいずれの時期においても母子感染が生じる．母体が HIV 感染者である場合，予防対策を全く実施しなければ，妊娠中に 5～10％，出生時に 10～15％，母乳栄養期に 5～20％の児が感染してしまう．すなわち，予防介入をしなければ，HIV 感染妊婦から出生する児の約 40％が HIV に感染してしまう．

【臨床症状】

　通常，新生児期には無症状である．

【診断・検査】

　RT-PCR 法による HIV RNA 定量：生後 48 時間以内，2 週目，生後 1～2 ヵ月，3～6 ヵ月の 4 回実施し，2 回の異なる時期で陽性となった場合，感染が成立していると判断する．

　最終的には，生後 18 ヵ月の検査で，低ガンマグロブリン血症がなく，HIV IgG 抗体陰性で，HIV 感染による症候がない場合，HIV 感染は否定できる．

【母子予防対策】

- 妊娠初期に母体のHIV抗体検査を実施する
- HIV感染妊婦に対して，抗ウイルス療法（ART）を実施し，ウイルス量を減少させる
- 陣痛発来前の予定帝王切開
- 分娩時，母体に抗ウイルス薬（ART）を点滴投与する
- 出生時，児を清拭・洗浄する
- 母乳は禁止する
- 出生した児にAZTシロップを6週間予防内服させる

【予後】

上記すべての予防措置を講じた場合，母子感染成立はほぼ100％阻止できるとされている．

5. HTLV-1

【概念】

HTLV-1（ヒトT細胞白血病ウイルスI型）は，長期にわたる潜伏期間を経た後に，白血病などを引き起こすウイルスである．その生涯発症率は約5％とされている．このように，症状発現率は必ずしも高くないが，キャリアが発症するのを予防する手立てはなく，また，一旦発症した場合の予後は極めて不良であるため，感染予防が重要である．

【病因・病態】

母乳・血液・性行為などを介して感染することが明らかであり，母子感染の主要な感染経路は母乳を介したものである．

すなわち，長期に渡って母乳を与えた場合には約20％で母子感染が成立する．これは，完全人工乳栄養児の母子感染率（2～3％）に比して有意に高率である．

【臨床症状】

出生時・新生児期には無症状である．感染成立児の約5％が生涯のいずれかの時期に，白血病に罹患することとなる．

【診断・検査】

児のHTLV-1抗体で診断するが，HIV感染とは異なり，治療法もなく症状出現率が低いことから，母体からの移行抗体が診断に影響するような乳幼児期に検査を行う必要性は低い．

【予防法】

母乳を禁止することで，感染率を下げることが可能．

> **MEMO　HTLV-1感染妊婦の母乳栄養の問題**
>
> 母乳を長期に投与した場合の母子感染率は約20％だが，このうち，実際に白血病を発症するのは約1％（0.2×0.05）である．一方，完全人工乳にした場合の母子感染率は2～3％であり，その場合の発症率は0.1～0.15％（0.02～0.03×0.05）である．すなわち母乳によって感染のリスクが約10倍上昇することになるが，HTLV-1の場合たとえ母子感染が成立してしまっても，実際に発症するリスクは決して高くないため，母乳を投与することのメリット，断乳することのメリットを十分説明し，どちらを選択するか，症例ごとに決定する必要がある．

【予後】
　感染成立児の約5％が生涯のいずれかの時期に，白血病に罹患することとなるが，一旦発症した場合の予後は極めて不良．

6. パルボウイルスB19

【概念】
　パルボウイルスB19は幼児～学童期に好発する伝染性紅斑（リンゴ病）の原因ウイルスであり，同症は予後良好な疾患である．しかし，同ウイルスが胎内感染すると，胎児に重症貧血をもたらし，胎児水腫が発症することがある．

【病因・病態】
　パルボウイルスB19は赤芽球を標的細胞とし，赤芽球内でウイルス複製を行い，同細胞を変性・融解する．赤芽球の変性は赤血球の産生を低下させる．通常であれば，感染は一過性で，ウイルスは短期間で排除されるため，赤血球産生の低下による貧血は問題とはならない．しかし，胎内感染では，①胎児期は赤血球の産生が極めて亢進している，②胎児赤血球の寿命は成人に比して短い（胎児赤血球の寿命は45～70日），③胎児の免疫能が未熟なためウイルス感染が持続するために，高度の貧血が生じる．
　胎児期の高度な貧血は，全身諸臓器の低酸素血症を招き，心筋障害（心不全）を含む臓器障害・子宮内発育不全・胎児水腫・胎児死亡をきたす．

【臨床症状】
　胎内感染すると約2～10％で胎児水腫を合併するが，肝造血の盛んな妊娠9～16週の感染がハイリスクであり，妊娠20週までの感染例で子宮内胎児死亡率が高い．

【診断・検査】
　伝染性紅斑の流行状況・母体の感染症状から疑う，あるいは，胎児の胎児水腫から疑われることもある．
〔母体感染の診断〕
　①母体の抗パルボウイルスB19-IgM抗体の検出
　②抗パルボウイルスB19-IgG抗体の経時的な上昇
〔胎児の診断〕
　①胎児エコーにて，胎児水腫の有無，中大脳動脈血流速度の上昇の有無をチェック
　②羊水・胎児体液中のパルボウイルスB19 DNAの同定

【治療法】
　妊娠中のパルボウイルスB19感染を予防することが最も重要であり，妊婦への啓蒙が重要である．近年，胎児の重症貧血に対して，胎児輸血を行うことが予後を改善させると報告されている．胎児輸血以外には，胎児腹腔内免疫グロブリン投与が検討されている．

【予後】
　胎児水腫を生じても軽症例では自然寛解することもある．一方，重症例では自然寛解することは期待できず予後不良である．胎児輸血が予後を改善させると報告されている．

7. RSウイルス

【概念】

RSウイルスは気道感染症を引き起こすウイルスだが，新生児〜乳幼児期に罹患すると，重篤な下気道炎を引き起こすリスクが高い．加えて，急性期の感染症状のみでなく，反復性喘鳴・気管支喘息といった病態との関連が強く疑われている．

近年，わが国においても，ハイリスク児に対する抗RSウイルスモノクローナル抗体（パリミズマブ）療法が広く行われている．

【病因・病態】

1歳までに50%，2歳までにほぼ100%が初感染するが，その多くは上気道感染である．しかし，約30%の児で下気道炎に進展し，その場合，以下の機序によって細気管支内腔の狭窄・閉塞が起こり，肺気腫と無気肺が混在し，換気血流不均衡による呼吸不全が起こる．加えて，RSウイルスによって免疫応答への変化が生じ，気道過敏性の亢進が持続する．

〔RSウイルスによる病態〕
1) 気管支上皮細胞の変性・壊死
2) 気管支杯細胞からの粘液分泌の増加
3) 気管支線毛細胞の障害
4) RSウイルス感染により，リンパ球からのIFNγの産生が低下し，Th1/Th2バランスがTh2優位に傾き，気道過敏性の亢進が持続する

潜伏期間は2〜8日，ウイルス排泄期間は5〜12日（乳児では3週間以上持続することもある）と長く，乳幼児間で広まりやすいことが特徴である．また，終生免疫は獲得されず，再感染する症例も多い．

【臨床症状】

軽症では，鼻汁・咳嗽などの感冒症状程度であるが，重症例では，呼吸窮迫症状を認め，無呼吸発作を生じることもある．生後3ヵ月未満の早期感染例は重症化することが多い．

とりわけ，早産児・先天性心疾患を有する児・免疫不全の児が乳児期早期に罹患すると重症化するリスクが高い．

【診断・検査】

鼻汁を用いたRSウイルス検出迅速キットが広く使用されている．

【治療法】

一旦発症した場合，抗ウイルス療法はなく，対症療法のみとなる．

【予後】

新生児〜乳児期早期に罹患した場合，重症化するリスクがあり，保険適応のあるハイリスク児ではパリビズマブによる予防が有用である．

> **MEMO　パリビズマブ（シナジス®）によるRSウイルス感染重症化予防の保険適応**
>
> ●**早産児**
> - 在胎週数が28週以下で，RSウイルス流行開始時に12ヵ月齢以下の児
> - 在胎週数が29〜35週で，RSウイルス流行開始時に6ヵ月齢以下の児
>
> ●**慢性肺疾患を持つ小児**
> - 過去6ヵ月以内に気管支肺異形成症などの呼吸器疾患の治療を受けたことがあり，RSウイルス流行開始時に24ヵ月齢以下の児
>
> ●**先天性心疾患を持つ小児**
> - RSウイルス流行開始時に24ヵ月齢以下の先天性心疾患児で，血行動態に異常がある小児
>
> ●**免疫不全を伴う児・ダウン症候群（平成25年8月に適応追加）**
> 　RSウイルス流行開始時に24ヵ月齢以下の児
>
> （但し，詳細は添付文書などで確認のこと）

第6章 血液

1 貧血

【定義・概念】

新生児のヘモグロビンの正常値は在胎週数・生後日齢で変動するが，早期新生児期は 13.0 g/dL 未満，その後は 10.0 g/dL 未満程度を貧血と考えるのが一般的である．

【病因・病態】

貧血は，赤血球の喪失（失血・破壊の亢進）・赤血球産生の低下によって生じる．その主要な病因を以下に示す．

		病因	代表的な疾患名
赤血球の喪失	失血	産科合併症 胎盤/臍帯の異常	双胎間/母児間輸血症候群など 前置胎盤・胎盤早期剝離など
		児体内への出血	頭蓋内出血・帽状腱膜下出血・頭血腫 その他の臓器出血
		医原性	頻回の採血
	破壊の亢進	免疫性溶血性貧血	血液型不適合（ABO，Rh 不適合など）
		赤血球酵素異常	G6PD 欠損症，PK 欠損症など
		赤血球膜異常症	球状赤血球症など
		異常ヘモグロビン症	サラセミアなど
		DIC	
赤血球産生の減少		赤血球の産生低下	Fanconi 貧血・Diamond-Blackfan 貧血・未熟児貧血など
		感染	パルボウイルス B19 重症感染症など
		栄養欠乏	鉄・葉酸・ビタミン B_{12} 欠乏など

【臨床症状】

頻脈・多呼吸・無呼吸発作・活動性低下・哺乳障害・成長障害など．臓器の低酸素が著しくなると，乳酸性アシドーシス・臓器障害が出現する．

【診断・検査】

貧血の有無は，血液検査で容易に確認できるが，動脈・末梢静脈・毛細血管など検体を採取

する部位によって，血液の濃さが異なることに注意が必要である．
【治療法】
　対症的には赤血球輸血になるがその適応は児の状態による．一方，それぞれの原因に対する治療が必要な場合はそれを行う．
【予後】
　基礎疾患（病因）による．

　以下，貧血をきたす代表的な疾患について，解説する．

1．赤血球の破壊亢進をきたす病態

1）免疫性溶血性貧血
　この項目に関しては，黄疸の項で述べる．

2）グルコース6リン酸脱水素酵素（G6PD）欠損症
　G6PDはNADP$^+$を還元しNADPHを産生する酵素である．G6PD欠損のためにNADPHが不足すると，活性酸素を除去する還元型グルタチオンが不足してしまう．赤血球は酸素を媒介するため活性酸素の影響を受けやすく，G6PD欠損症では，赤血球膜が活性酸素によって障害され，溶血してしまう．
　このような病態から，極めてよく知られた伴性劣性遺伝疾患だが，わが国では稀である．

3）ピルビン酸キナーゼ（PK）欠損症
　PKはATP産生に重要な酵素であり，PK欠損症ではエネルギー産生が障害される．赤血球のエネルギー産生が阻害されると，ATP依存性Na/Kチャネルが作動せず，赤血球内のK高値・Na低値といった電解質の維持ができなくなり，溶血してしまう．よく知られた常染色体劣性遺伝疾患だが，わが国では稀である．

4）球状赤血球症
　赤血球の細胞骨格の異常のために，球状の赤血球となる疾患で，常染色体優性遺伝する．球状赤血球は形態変化能が乏しいため，脾臓で破壊されやすく，溶血しやすい．わが国では，先天性溶血性貧血の過半数を占める比較的頻度の高い病態である．診断は形態異常によるが，新生児期には診断が難しい．

5）サラセミア
　ヘモグロビンを構成するグロビン遺伝子の異常によって，赤血球の形態異常を呈する疾患で，赤血球が脾臓で破壊されやすいため溶血を生じる．αサラセミアはわが国では稀である．βサラセミアの軽症例は日本でも多いが（1人/1000人），見逃されていることが多い．

2．赤血球の産生低下をきたす病態

1）Fanconi貧血
　DNA障害の修復機構の異常のために細胞死が起こりやすく，骨髄の赤血球・白血球・血小板すべての系列の造血幹細胞が障害される（再生不良性貧血）．常染色体劣性遺伝する．
　汎血球減少のほかに，低身長・小頭症/母指欠損/橈骨欠損/心奇形/腎の形態異常などの多発奇形・皮膚の色素沈着・性器発育不全・下垂体機能不全などを合併することがある．本症の発

症頻度は1人/10万〜40万人とされる．

2) Diamond-Blackfan貧血（先天性赤芽球癆）

赤血球造血のみが障害される先天性の造血不全症である．骨髄は正形成であるが赤血球系細胞のみが著減し，大球性正色素性貧血を呈する．新生児期から顔色不良で発見されることが多く，1歳までに90％が発症する．約50％の例は種々の奇形（大頭，小頭，大泉門開大，顔貌異常，小顎，口唇口蓋裂，上肢の異常，腎奇形，心奇形など）や発育障害を合併する．

ほとんどが散発例であるが，約10〜20％の症例では家族歴があり，常染色体性優性あるいは劣性遺伝の形式をとる．発症頻度は，出生人口100万人当たり約4〜5人と推定されている．

3) 未熟児貧血

① **未熟児早期貧血**：早産児では，エリスロポエチンの相対的不足・作用不全によって，赤血球の産生が体重増加に追い付かず，出生後早期から貧血に陥ることが多い．このような貧血に対しては，近年，エリスロポエチン療法が広く行われている．

② **未熟児後期貧血**：生後およそ3ヵ月以降に生じる後期貧血は，主として鉄欠乏によることが多く，鉄分の適切な補充が重要である．

2 多血症

【定義・概念】

子宮内は低酸素環境であるため，胎児は多血傾向にある．このため，新生児は生理的に多血傾向にある．しかし，過剰な赤血球の産生（病的な多血症）は，過粘度症候群をもたらし，腎静脈塞栓症・脳静脈洞塞栓症などのリスクを高める．

【病因・病態】

多血をきたす代表的な病態を以下に示す．

胎児期の低酸素環境	胎児発育不全 糖尿病母体児・母体妊娠高血圧症候群・母体の喫煙 母体の低酸素血症をきたす疾患（心疾患など）
児の疾患	チアノーゼ性心疾患など
胎盤などからの輸血	双胎間輸血症候群・母児間輸血症候群 臍帯結紮の遅延など

【臨床症状】

1) **低血糖**：赤血球増多のため，血中グルコースが消費されやすい．
2) **高ビリルビン血症**：赤血球の崩壊が多く，ビリルビンの産生が多い．
3) **血小板減少**：低酸素の影響・多血による血栓形成による消費による．
4) **低カルシウム血症**：赤血球崩壊による血中リンの増加によると考えられる．
5) **チアノーゼ**：多血症では還元ヘモグロビンが高値となる．
6) **呼吸障害**：多血症では後負荷の増加により，右心不全・左心不全がともに生じやすく，肺うっ血をきたしやすい．
7) **哺乳障害**：腸管血流の低下による消化管の機能障害・脳への血流低下による中枢神経障

害による．
8) 壊死性腸炎：腸管血流の低下．
9) 腎静脈塞栓症・脳静脈洞塞栓症など血栓症：過粘度症候群による．

【診断・検査】
中心静脈血での Ht 65％以上，Hb 22g/dL 以上を多血症と呼ぶことが多い．

【治療法】
軽度であれば，投与水分量を増やす・多めに採血するといった方法で経過をみることが多いが，程度が強い/臨床症状を伴う場合には部分交換輸血を行う．

【予後】
予後は基礎疾患によることが多い．

3 出血性疾患

【定義・概念】
止血機構には，血小板・凝固/線溶系・血管の3つの要素が重要である．これらの要素のいずれかに障害が存在する場合，出血性疾患を発症する．新生児では，これらの機能の未熟性に循環動態の不安定さが加わり，重篤な出血症症状を呈することが少なくない．

【病因・病態】
新生児期に出血をきたす代表的な病態を以下に示す．

血小板の異常		
1. 血小板減少症		
• 血小板の破壊の亢進	免疫性血小板減少症 　自己免疫性血小板減少症母体児（ITP，SLEなど） 　同種免疫性血小板減少症（NAIT） 非免疫性血小板減少症 　子宮内発育不全・感染・仮死など	
• 血小板の産生の低下	新生児一過性骨髄異形成症（TAM），再生不良性貧血，新生児白血病など	
• 血小板の分布の異常	脾機能亢進	
• 遺伝性血小板減少症	Wiskott-Aldrich症候群，Alport症候群など	
2. 血小板機能異常症		
	Von Willebrand病など	
血液凝固・線溶系の異常		
1. 凝固因子の異常		
• 先天性凝固因子異常症	血友病A，Bなど	
• 二次性凝固因子異常症	ビタミンK欠乏症（新生児メレナ），DICなど	
2. 抗凝固因子の異常		
• 先天性抗凝固因子異常症	プロテインC欠乏症，プロテインS欠乏症など	

• 二次性抗凝固因子異常症	DIC など
3. 線溶系の異常	
• 先天性線溶異常症	$α_2$ プラスミンインヒビター欠乏症など
• 二次性線溶異常症	DIC など
血管の異常	
1. 血管の破綻	
• 胎盤の異常	前置胎盤・胎盤早期剥離など
• 胎児・新生児の異常	帽状腱膜下出血・頭血腫・頭蓋内出血など
2. 血管の機能異常	
	Kasabach-Merritt 症候群

以下，この表のうちのいくつかの病態について解説する．

1. 特発性血小板減少性紫斑病（ITP）母体児

母体の有する抗血小板抗体が児に移行し，児の血小板膜抗原と結合し，脾臓での血小板の破壊亢進が生じる病態である．

妊娠中および分娩時の母親の血小板数や PAIgG などの検査値，治療内容と，児の血小板数は相関せず，出生前に児の血小板数を推定することは難しいため，出生した児の血小板数を測定することが重要である．血小板数は，出生直後よりも，日齢 3 ～ 4 に最低値をとることが多く，たとえ出生後の採血で血小板数が正常でも，再検が必要である．

頭蓋内出血の発生率は，全体の 0 ～ 1.5％と低いが，5 万未満の重症血小板減少は，10％前後の頻度で発生する．

血小板が 3 万未満ならば，γグロブリン大量療法が適応となる．また，重篤な出血をきたした場合は血小板輸血を要することもある．

2. 同種免疫性血小板減少症（NAIT）

母体内で生じた血小板同種抗体（父の HPA あるいは HLA に対する抗体）が児に移行し，父由来の血小板膜抗原を攻撃する病態である．重篤な出血をきたすことがあり，血小板減少が高度な場合は，γグロブリン大量療法が適応となる．また，血小板輸血を要することもある．

3. 子宮内発育不全

子宮内発育不全児に血小板減少が多いことは良く知られているが，その機序については確立していない．胎盤機能不全によって，母体の血小板同種抗体が移行しやすくなること，低酸素血症のため赤血球系の産生促進が生じ，血小板の産生が抑制されるなどの機序が想定されている．

4. 血友病

血友病は，血液凝固因子のうち第 VIII 因子（血友病 A），IX 因子（血友病 B）の欠損ないし活性低下による遺伝性血液凝固異常症である．伴性劣性遺伝し，男児出生数の 5000 人～ 1 万人に

1人が血友病患者である．血友病Aは血友病Bの約5倍．出血様式は深部出血が中心で，特に関節内や筋肉内で内出血が起こりやすく，進行すると変形や拘縮をきたす．

5. ビタミンK欠乏症（新生児メレナ）

ビタミンKは肝臓で産生されるビタミンK依存性凝固因子（プロトロンビン，VII，IX，X因子）の凝固因子活性獲得に必須のビタミンである．このため，ビタミンK欠乏では，これらの凝固因子の活性が失われ，出血傾向が出現する．以下の病因のために，新生児ではビタミンK欠乏を生じやすい．

①ビタミンKは胎盤透過性が低く，胎児新生児はビタミンKが不足しやすい．
②母乳はビタミンK含有量が少ない．
③母乳栄養児の腸内細菌叢はビフィズス菌優位で，ビタミンK産生に乏しい．
④新生児肝炎・胆道閉鎖症など種々の胆汁うっ滞性肝障害では，ビタミンKの吸収が悪い．

診断は，プロトロンビン時間（PT）・活性化部分トロンボプラスチン時間（APTT）の延長・ヘパプラスチンテストの低下・PIVKA IIの高値でなされる．

ビタミンKの予防的な投与が重要である．

6. DIC（播種性血管内凝固症候群）

DICは種々の基礎疾患を背景に，血液凝固系が活性化され，トロンビン形成が促進されることによって血管内凝固をきたし，その結果，線溶系の亢進を伴う病態を指す．

DICを生じる基礎疾患の代表的なものを挙げる．

①分娩合併症：双胎の1児死亡，仮死など

> **MEMO SLE（全身性エリテマトーデス）母体児の問題点**
>
> SLEなど膠原病母体児では，血小板減少が問題になることがあるが，その他にも重要な問題を生じることがあるため，ここで触れることとする．
>
> **抗SSA抗体**
>
> 抗SSA抗体は，SLE，シェーグレン症候群，MCTD（混合性結合組織病）などの膠原病罹患者の血液中に認められることがある自己抗体である．抗SS-A抗体は胎盤を介して胎児に移行し，"新生児ループス"と呼ばれる症候群を発症することがある（なお，抗SS-B抗体，抗RNP（ribonucleoprotein）抗体陽性でも，新生児ループスを発症することがある）．
>
> **新生児ループス**
>
> 新生児ループスの主な症状は以下のとおりである．
> - 発疹（日光の当たる部位にできる輪状紅斑）
> - 汎血球減少
> - 肝障害
> - 不整脈（房室ブロック）…完全房室ブロックの場合は緊急ペースメーカーの適応となる重要な合併症である．
>
> 母親の抗SS-A抗体が陽性で，児が房室ブロックを発症する頻度は2％と高くはないが，前児が房室ブロックを発症している場合には，そのリスクは18％まで上昇するとされている．

②感染症・壊死性腸炎
③巨大血管腫（Kasabach-Merritt 症候群）
④低体温・循環不全など

止血困難な出血症状・血栓形成による臓器障害が病態を形成する．

　PT，APTT の延長・血小板減少・フィブリノゲンの減少・FDP（D-dimer）の増加・AT の低下などが特徴的な所見であり，これらを総合的に判断して診断する．わが国では，白幡の基準（白幡聡．新生児の DIC．周産期医学 2009; 33: 347-350）が広く知られているが，現在の検査法で測定すると，ほとんどの新生児で DD が異常高値となってしまい，偽陽性が多いため，京都大学では次に示す基準を提唱している．この基準は，血小板数・PT・フィブリノゲンの 3 つのパラメーターのみで診断する方法で，線溶系の指標が入っていない．これは，前述したように新生児では現在ルーチンに測定されている線溶系の指標に適切なマーカーがないためである．

京都大学 NICU が提唱している新生児の DIC 診断基準

1) **出生体重 1500g 未満**
　（1）PT：17 秒以上（活性値 40％以下，INR1.9 以上）を 2 点
　（2）フィブリノゲン：70mg/dL 以下を 1 点
　（3）血小板数：10 万/mm³ 以下を 1 点とし，
　3 点以上を確診とする．

2) **出生体重 1500g 以上 2500g 未満**
　（1）PT：16 秒以上（45％以下，1.8 以上）を 2 点
　（2）フィブリノゲン：90mg/dL 以下を 1 点
　（3）血小板数：15 万/mm³ 以下を 1 点，10 万/mm³ 以下を 2 点とし，
　3 点を疑診，4 点以上を確診とする．

3) **出生体重 2500g 以上**
　（1）PT：16 秒以上（45％以下，1.8 以上）を 2 点
　（2）フィブリノゲン：120mg/dL 以下を 1 点
　（3）血小板数：15 万/mm³ 以下を 1 点，10 万/mm³ 以下を 2 点とし，
　3 点を疑診，4 点以上を確診とする．

河井昌彦他　日本周産期新生児医学会雑誌 2007: 43; 10-14

MEMO　血液の凝固・抗凝固

血液の凝固作用（図1）
　出血を生じた場合，まず血管の破れを血小板が塞ぎ，一次止血が完了する．次に，組織因子をはじめとした凝固因子が次々に反応して，フィブリンの網の膜が血小板血栓を覆い，フィブリン血栓ができる（二次止血）．

血液凝固を制御する仕組み（図2）
　二次止血は，主に血管内の二種類の反応系で制御されている．一つは，アンチトロンビン（AT）による制御系，もう一つはトロンボモジュリン（TM）とプロテインC（PC）による制御系である．
　これらの制御系は以下の働きを持つ．
- 凝固が血管の破れたところにだけ起こるようにする働き
- 血栓が不必要にできすぎないようにする働き

ATによる制御
　ATは，凝固の連鎖反応（カスケード）の中で生じる，トロンビン（活性化第II因子，IIa），活性化第X因子（Xa），活性化第IX因子（IXa）などと結合して，これらの働きを停止させる．このため凝固反応の最終段階であるトロンビンの量が減少して，フィブリノゲンがフィブリンに変換できなくなり，フィブリン膜が生成されなくなる．ATは血中のトロンビン阻害作用の約80％を占める．

トロンボモジュリン・プロテインCによる制御
　凝固反応が進む中で作られるトロンビンは，血管の内皮細胞から血管内に突き出た膜タンパク質トロンボモジュリンにつかまる．トロンボモジュリンとトロンビンが結合した複合体は，次に血液中を流れているプロテインCと接触して，このタンパク質を活性化プロテインC（aPC）に変える．活性化プロテインCはプロテインSを補酵素として，凝固反応で生じた活性化第VIII因子（VIIIa）と活性化第V因子（Va）を分解する．凝固反応の中間段階の反応物質（VIIIaとVa）が減少するため，最終産物であるフィブリンが形成されず，フィブリン血栓形成に終止符が打たれる．
　AT，トロンボモジュリン，プロテインC，プロテインSといった抗凝固因子が不足すると，過剰な血栓形成が生じ，その結果，凝固因子の枯渇・線溶系の亢進を招き，血栓症のみならず出血症状を呈することとなる．

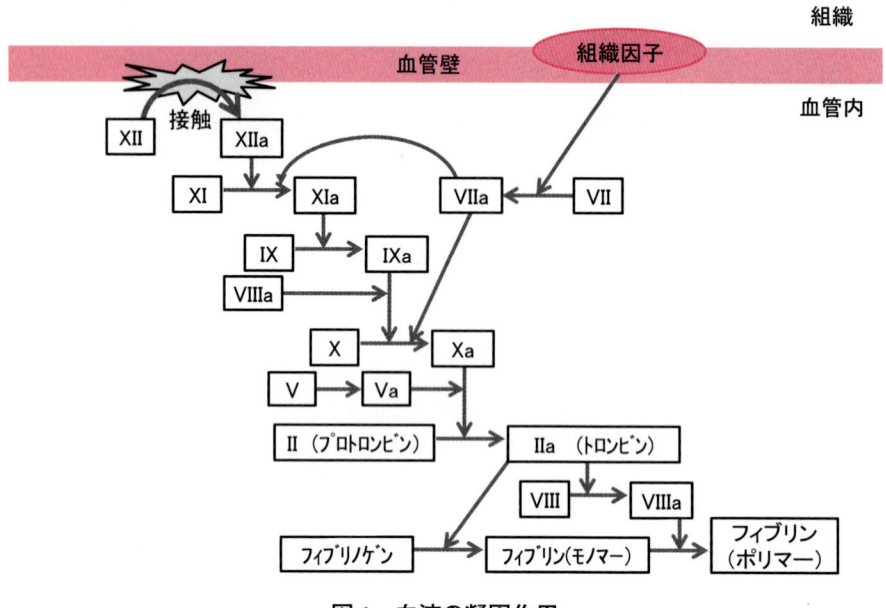

図1　血液の凝固作用

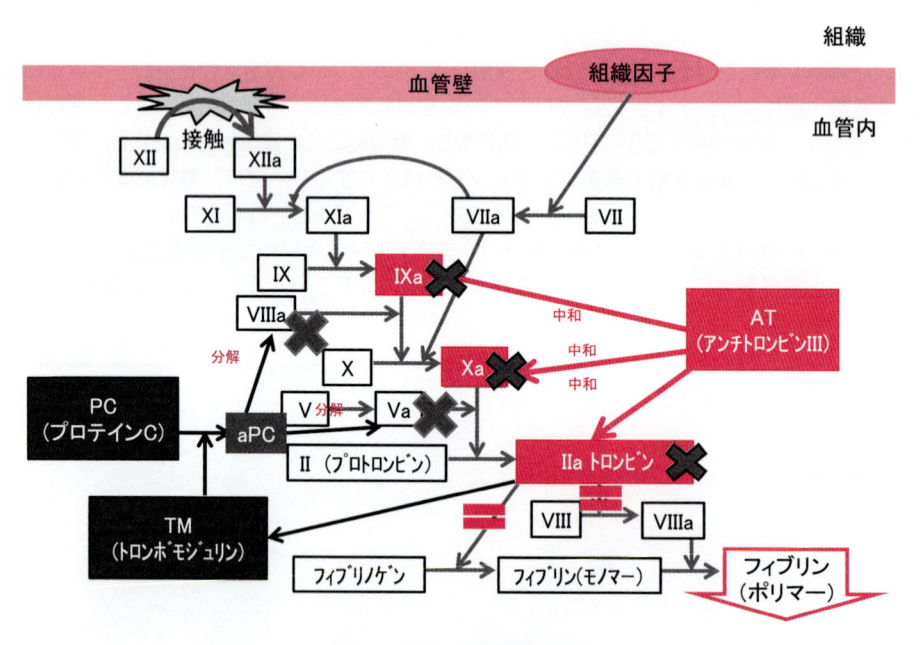

図2　血液の抗凝固作用

第7章 黄疸

1 生理的黄疸

新生児は，以下の理由から生理的に黄疸をきたしやすい．

- 生理的に多血であり，赤血球寿命も短いために，ビリルビン産生量が多い．
- 生後しばらくは肝機能が未熟であり，ビリルビンの抱合・排泄能が低い．
- 胎児期は腸肝循環によって，消化管内に分泌されたビリルビンを血液中に再吸収し，胎盤で処理・排泄されていたが，新生児期はまだ腸肝循環が亢進しているため，ビリルビンの便からの排泄が阻害されている．
- 母体・母乳から由来する女性ホルモンはグルクロン酸抱合を阻害する．

新生児期に黄疸が発生しやすい理由

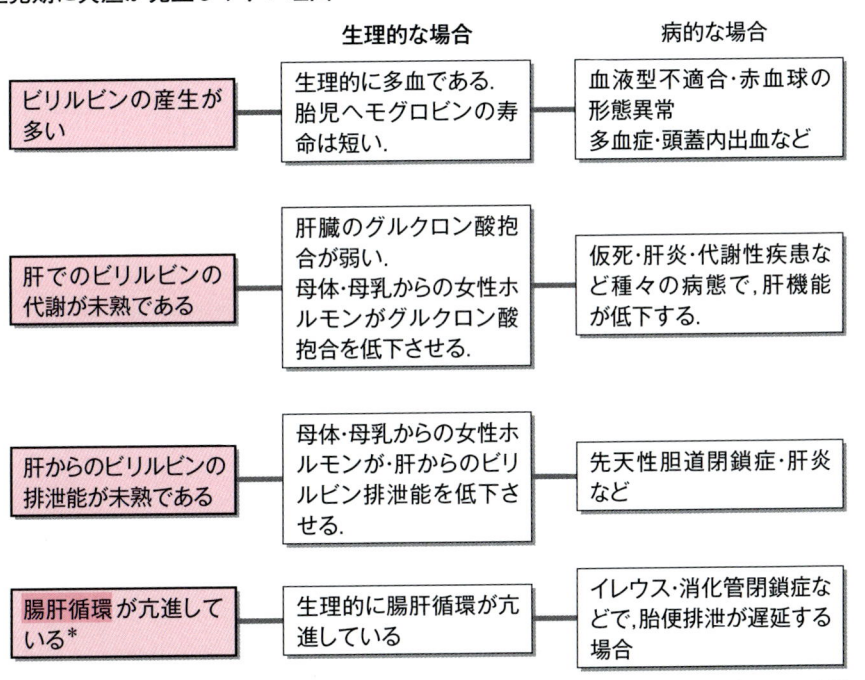

	生理的な場合	病的な場合
ビリルビンの産生が多い	生理的に多血である．胎児ヘモグロビンの寿命は短い．	血液型不適合・赤血球の形態異常　多血症・頭蓋内出血など
肝でのビリルビンの代謝が未熟である	肝臓のグルクロン酸抱合が弱い．母体・母乳からの女性ホルモンがグルクロン酸抱合を低下させる．	仮死・肝炎・代謝性疾患など種々の病態で，肝機能が低下する．
肝からのビリルビンの排泄能が未熟である	母体・母乳からの女性ホルモンが，肝からのビリルビン排泄能を低下させる．	先天性胆道閉鎖症・肝炎など
腸肝循環が亢進している*	生理的に腸肝循環が亢進している	イレウス・消化管閉鎖症などで，胎便排泄が遅延する場合

*腸肝循環：胎児期には，腸管に分泌された直接ビリルビンは腸管粘膜で脱抱合され，間接ビリルビンとして血液中に戻り，胎盤を介して母体で処理していた．成人では，この腸肝循環は抑制されるが，出生後しばらくは亢進した状態が続く．

（河井昌彦．1週間で学ぶ新生児学（改訂3版），p.58，金芳堂，2010より引用）

以下，黄疸が遷延・重症化する病態について解説する．

2 母児間血液型不適合

【定義・概念】
　母体と胎児の血液型が異なる場合に，胎児赤血球が妊娠中/分娩時に母体内に流入するなどの理由で，母体内に胎児の赤血球血液型抗原に対するIgG型免疫グロブリンが産生される．これが胎盤を介して胎児に移行した結果，胎児の赤血球が破壊され，溶血が生じる病態である．ABO不適合が最も多く，次にRh不適合が多い．以下，ABO不適合とRh不適合について，分けて解説する．

1. ABO不適合

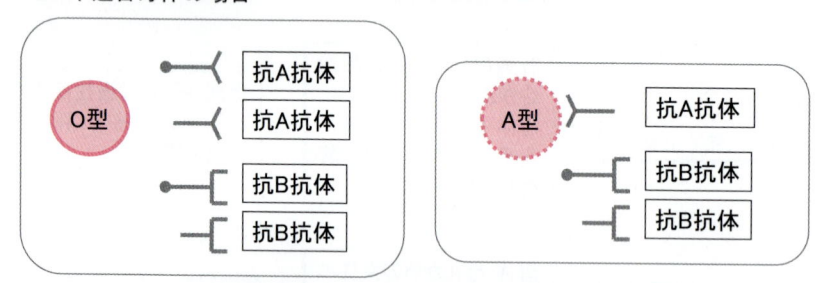

ABO不適合は母体がO型で，児がA，B，AB型のいずれかの血液型の時に起こりうる．妊娠歴に関係なく発症する（図1）．

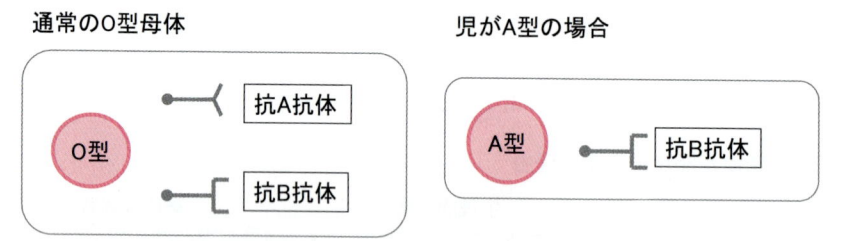

図1　ABO不適合の病態

【臨床症状】
　軽症であることが多いが，時に重症例もみられる．

【診断・検査】
　溶血所見・母児の血液型・直接/間接クームス試験陽性・COHb（一酸化炭素ヘモグロビン濃度）高値などから診断する．

> **MEMO　高ビリルビン血症とCOHbの関係**
>
> 　赤血球が分解される際，ヘムはヘムオキシゲナーゼによって，等モルのビリルビン・CO（一酸化炭素）・Fe^{2+}を産生する．COはヘモグロビンと結合してCOHbとなるため，COHbはビリルビン産生量の指標となる．

【治療法】

　ガンマグロブリン大量療法・光線療法などを早期に開始し，交換輸血を回避することが重要である．

血清総ビリルビン濃度による光線療法・交換輸血の適応基準（単位 mg/dL）

出生体重	<24時間 光線/交輸	<48時間 光線/交輸	<72時間 光線/交輸	<96時間 光線/交輸	<120時間 光線/交輸	>5日 光線/交輸
<1000g	5/8	6/10	6/12	8/12	8/15	10/15
<1500g	6/10	8/12	8/15	10/15	10/18	12/18
<2500g	8/10	10/15	12/18	15/20	15/20	15/20
>2500g	10/12	12/18	15/20	18/22	18/25	18/25

血清アンバウンドビリルビン濃度による基準

出生体重	光線療法	交換輸血
<1500g	0.3 μg/dL	0.8 μg/dL
≧1500g	0.6 μg/dL	1.0 μg/dL

【予後】

　適切に管理すれば，一般的に予後は良好．

2．Rh不適合

　Rh不適合は母児間のRh型抗原の不一致で発症する．Rh型抗原には，C，c，D，E，eの5種類が存在する．このうち，RhD抗原が最も免疫原性が強く，RhD不適合は重症化する．ただし，RhD不適合は，妊娠中・分娩直後の母体への抗Dグロブリン療法が普及し，その頻度は減少している．

　一方，RhD抗原の次にRhE抗原の不適合が問題となるが，これに対しては予防措置はなく，ルーチンには妊婦の抗原検索もなされていないため，しばしば早発黄疸の原因として問題になる．

【臨床症状】

　RhD不適合は重症例が多く，RhE不適合はそれに比し軽症であることが多いが，重症化することもある．

【診断・検査】

　溶血所見・母児の血液型・直接/間接クームス試験陽性・COHb（一酸化炭素ヘモグロビン濃度）高値などから診断する．

【治療法】
　ガンマグロブリン大量療法・光線療法などを早期に開始し，できる限り交換輸血を回避するべきだが，必要であれば交換輸血を実施してでも，核黄疸を回避することが重要である．
【予後】
　適切に管理すれば，一般に予後は良好．光線療法・交換輸血の基準はABO不適合の項で示したものと同様である．

> **MEMO　ビリルビン脳症（核黄疸）**
>
> 【定義・概念】
> 　核黄疸はビリルビンによる大脳基底核や小脳の黄染を表す病理学的用語で，ビリルビン脳症はビリルビンの神経毒性による脳障害を指す用語だが，ほぼ同じものとして用いられている．
>
> 【病因・病態】
> 　通常，血中ビリルビンはアルブミンと結合して存在しており，血液脳関門（BBB）を通過することができない．しかし，血中ビリルビン濃度が著しく高値となると，アルブミンと結合できない遊離ビリルビンがBBBを通過し，中枢神経系に沈着，毒性を発揮する．この病態は，著しい高ビリルビン血症・低アルブミン血症・新生児などBBBが未熟な状態で生じやすい．
> 　なお，BBBの透過が問題になるのは脂溶性の間接ビリルビンであり，親水性の直接ビリルビンはBBBを透過しない（直接型高ビリルビン血症の項を参照）ため，間接型ビリルビン優位の高ビリルビン血症で問題となる．
>
> 【臨床症状】
> ・急性期症状：初期には，傾眠傾向・哺乳不良・筋緊張低下を呈し，進行すると，嗜眠・易刺激性・筋緊張亢進など．
> ・慢性期症状：ジストニア/アテトーゼを伴う運動障害・小脳失調・難聴・眼球運動障害・歯牙エナメル質形成不全など．
>
> 【診断/検査】
> 　聴性脳幹反応（ABR）・MRIで診断する
>
> **核黄疸のMRI所見**
> 1) 急性期：T1強調画像で両側淡蒼球（視床下核・海馬）に対称性の高信号域を認める．
> 2) 慢性期：T1での淡蒼球の病変は消失，T2で淡蒼球に高信号域を認めるようになる．
>
> 【治療法】一旦発症すると，根本的な治療法はないため予防が最優先される．
> 【予後】予後不良．

> **MEMO　早産児の核黄疸**
>
> 　早産児の核黄疸は，光線療法・交換輸血基準の適応だけでは完全には予防できない．早産児では従来の交換輸血基準を超えていないにもかかわらず，核黄疸を発症する例がしばしば報告されている．このため，早産児の核黄疸予防のための治療基準を作成することが望まれるが，現状では，低アルブミン血症・アシドーシスなどの核黄疸の危険因子をチェックし，早期からこれらを是正することが重要である．

> **MEMO　欧米における核黄疸事情**
>
> 　わが国では，早産児の核黄疸が近年クローズアップされているが正期産児で典型的な核黄疸をみることはまずない．一方，欧米では核黄疸は今なお深刻な問題である．これは，欧米は，産科からの退院が日本に比べて非常に早いため，帰宅後の高ビリルビン血症で核黄疸となる症例が少なくないためである．そんな問題を取り上げたレビューがKaplan M, et al: Severe neonatal hyperbilirubinemia and kernicterus: are these still problems in the third millennium? Neonatology 2011;100:354-362 である．

3　母乳性黄疸

【定義・概念】
　新生児期は生理的に間接ビリルビンが体内に蓄積しやすく，黄疸が可視化されやすい．その中で，母乳以外に原因となる病態が存在しないにもかかわらず，母乳栄養に関連した顕在性黄疸を認める場合，これを母乳性黄疸と呼ぶ．

【病因・病態】
以下の機序によって，母乳がビリルビン代謝を阻害すると考えられている．
1) 母乳に含まれる女性ホルモン（プレグナンジオール）が肝臓でのグルクロン酸抱合を阻害する．
2) 母乳に含まれるβグルクロニダーゼが腸肝循環を亢進させ，ビリルビンの再吸収を増加させる．

【臨床症状】
　一般に黄疸以外に特異的な症状はなく，全身状態は良好である．
　ただし，間接ビリルビンの高値は，原因によらずビリルビン脳症・核黄疸をきたす危険性があるため，哺乳不良・嗜眠傾向・筋緊張低下などの症状に注意が必要である．

【診断・検査】
　間接ビリルビンの高値，他の病態の除外診断からなされる．

【治療法】
　生後早期の高ビリルビン血症に対しては，前述の基準に準じた治療（主として光線療法）が必要であり，光線療法・交換輸血の基準はABO不適合の項で示したものに準じる．
　一方，早期新生児期以降の遷延性黄疸に対して行う治療に関しては，コンセンサスは得られていない．母乳性黄疸によって核黄疸は生じないといった極論も見られるが，原因の如何を問わず，間接ビリルビンの高値は核黄疸をきたす危険性があり，米国小児科学会は，成熟児においても，血清総ビリルビン値を25mg/dL以下に保つべきだと推奨している．他にも種々の意見があり，必ずしもコンセンサスは得られていないが，20mg/dL未満であれば治療の必要はない．それ以上の場合は注意深い観察あるいは治療を考えるというのが一般的であろう．

【予後】
　基本的に予後良好な病態であり，不必要な母子分離・母乳中断は避けるべきである．

4 直接型高ビリルビン血症

【定義・概念】
　赤血球の崩壊によって生じたヘモグロビン分解産物は脂溶性のビリルビン（非抱合型ビリルビン＝間接ビリルビン）に変換され，肝臓に運ばれる．これが肝臓でグルクロン酸と抱合され，親水性の抱合型ビリルビン（＝直接ビリルビン）へと変換される．抱合型ビリルビンは肝細胞から分泌され，胆汁として消化管に排泄される．この抱合型ビリルビンの排泄障害によって，血中直接ビリルビンが高値をとる病態が直接型高ビリルビン血症である．
　総ビリルビン値 ≦ 5mg/dL で直接ビリルビン ≧ 1mg/dL の場合と，総ビリルビン値 > 5mg/dL で直接ビリルビンが総ビリルビンの 20％以上の場合を直接型高ビリルビン血症と呼ぶ．

【病因・病態】
　直接型高ビリルビン血症をきたす病態を表で示す．

肝外胆汁うっ滞	胆道閉鎖症・胆管拡張症など	
肝内胆汁うっ滞	非家族性	・感染症（細菌・ウイルスなど） ・経静脈栄養 ・薬剤性 ・低酸素血症・循環不全による肝障害 ・その他
	家族性	・遺伝性 　＊アラジール症候群・$α_1$アンチトリプシン欠損症など ・代謝異常症 　＊アミノ酸代謝異常症（チロシン血症・シトリン欠損症など） 　＊糖質代謝異常症（ガラクトース血症・フルクトース血症・糖原病など） 　＊金属代謝異常（ヘモクロマトーシスなど） 　など ・内分泌疾患 　＊甲状腺機能低下症，ACTH 分泌不全症，成長ホルモン分泌不全症など ・その他

【臨床症状】
　黄疸のほか，白色便，肝腫大がみられる．脂溶性ビタミンの吸収不全によるビタミン K 欠乏が出血を招くことがあり，注意が必要である．

【診断・検査】
　直接型高ビリルビン血症の診断は容易だが，表に挙げたような疾患を鑑別していく必要がある．

【治療法・予後】
　原因となる疾患による．

以下に，高ビリルビン血症を呈する代表的な新生児疾患について解説する．

1) 胆道閉鎖症

　肝内・肝外の広汎な炎症と，続発する進行性の線維化によって胆汁排泄障害を生じる病態で，かつては「先天性」胆道閉鎖症と呼ばれたが，出生後に病態が完成することが稀ではないため，先天性とは呼ばれなくなった．

　このように出生後に病態が完成する症例では，出生後早期は白色便ではなく，日齢を経た後に白色便になることがあり，注意を要する．

　診断：超音波検査で，肝門部の線維組織塊（triangular cord sign）・胆囊の萎縮・哺乳によって胆囊が収縮しないといった所見があれば，同症である可能性が極めて高い．生後30日以内の早期手術が予後の改善に必要であり，疑わしいが確定診断できない場合には開腹生検も必要である．

2) アラジール症候群

　肝内胆管の減少・低形成を呈する先天性疾患で，顔貌異常（突出した前額・尖った顎・鞍鼻など）・末梢性肺動脈狭窄・椎体異常・眼科的異常・腎臓の異常を合併することがある．原因遺伝子として Notch シグナル伝達系の JAG1 と Notch2 の2つの遺伝子が同定されている．発症頻度は1人／10万出生．

3) α_1-アンチトリプシン欠損症

　α_1-アンチトリプシン（α_1-AT）は，肝臓で合成される糖蛋白でプロテアーゼインヒビターである．α_1-AT 欠損症では，α_1-AT の量的あるいは質的異常により，プロテアーゼが阻害されず，肺・肝臓を傷害し，肺気腫と肝障害をきたす先天的代謝異常症である．欧米では，1人／2,000人と頻度の高い疾患だが，わが国では極めて稀である．

4) サイトメガロウイルス肝炎

　TORCH 症候群の1つだが，しばしば肝障害をきたす．詳しくは，感染症の項を参照．

5) チロシン血症Ⅰ型

　遺伝性高チロシン血症Ⅰ型はフマリルアセト酢酸ヒドラーゼが欠損することで発症するアミノ酸代謝異常症で，低血糖・凝固因子の低下・肝不全などが進行する．近位尿細管においても細胞障害が出現し，アミノ酸尿・糖尿・代謝性アシドーシスなどの Fanconi 症候群が発症する．頻度は1人／10万〜12万人以下と推定されている．

6) シトリン欠損症

【病態生理】

　シトリン（遺伝子は SLC25A13）はミトコンドリア内膜に存在する膜輸送体で，malate-aspartate shuttle（リンゴ酸-アスパラギン酸シャトル；以下 MA シャトル）を司っており，以下の機序で細胞の代謝活動に重要な役割を果たしている．

　①細胞質のリンゴ酸をミトコンドリア内に移送し，オキザロ酢酸を供給することによって，TCA 回路/糖新生系を回す（図2, 3）．

　②グルタミン酸をミトコンドリア内に移送し，アスパラギン酸への変換を可能にし，産生されたアスパラギン酸を細胞質に移行させることによって，尿素回路を回す（図2, 4）．

　③リンゴ酸が細胞質からミトコンドリアへ移動する際に，細胞質で産生された NADH をミトコンドリアへ持ち込み，電子伝達系・脂肪酸β酸化を回す．この作用は，細胞質に

NADHが過剰に蓄積することを防いでいる（図2）.

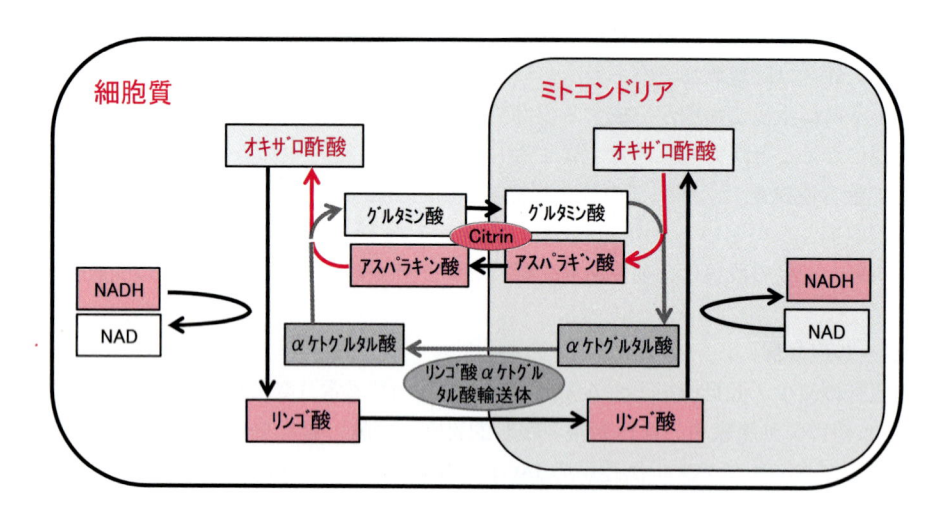

図2　リンゴ酸 - アスパラギン酸シャトル（malate-aspartate shuttle）．この系は，リンゴ酸が細胞質からミトコンドリアへ移動する際に，細胞質で産生された NADH をミトコンドリアへ持ち込む働きがある．また，この系が回らなくなると細胞質は NADH 優位に傾くため，解糖系も回らなくなる．

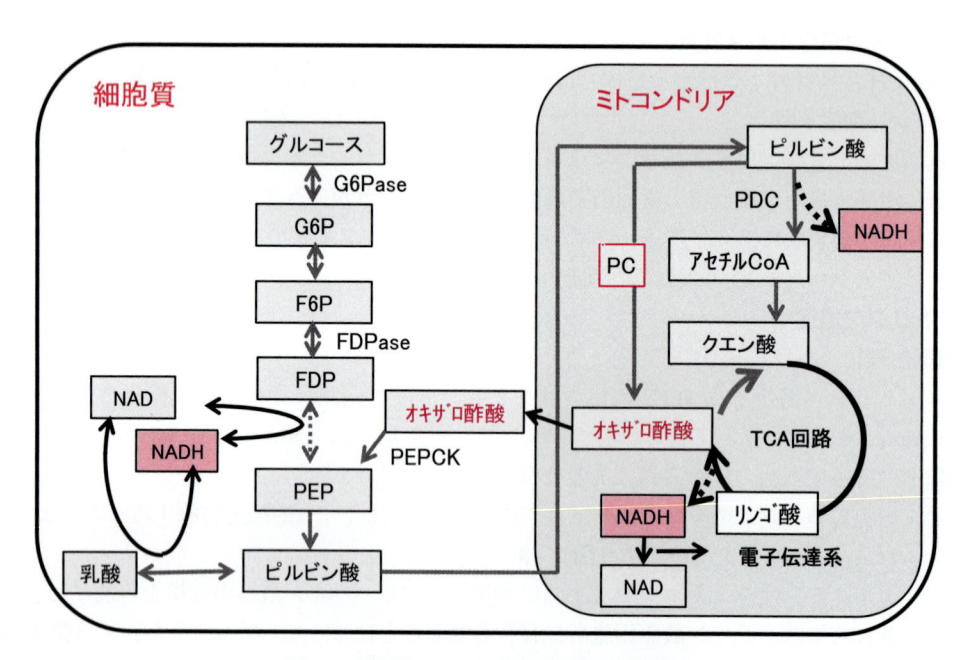

図3　解糖系〜TCA 回路〜電子伝達系

第7章 黄疸　**345**

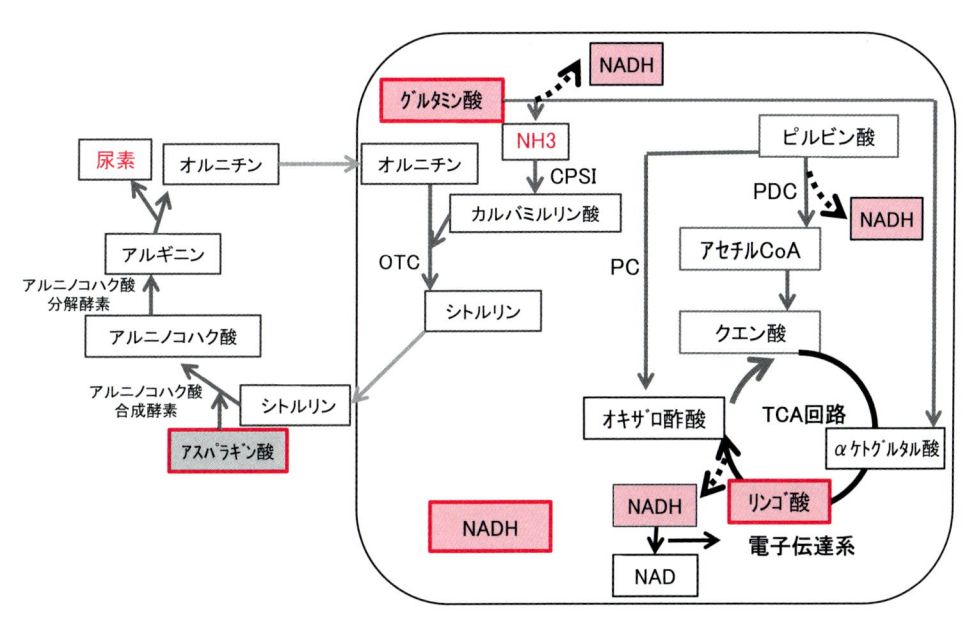

図4　TCA回路〜尿素回路

　以上をまとめると，MAシャトルがもたらす作用は**図5**のようになる．シトリン欠損症では，MAシャトルが作動しないために，解糖系・糖新生・TCA回路・β酸化・電子伝達系といった主要な代謝回路全てに障害が生じるのである．
　④細胞質内にNADHを移送することは極めて重要なため，MAシャトルが機能しない場合，代わりにMCシャトル（リンゴ酸クエン酸シャトル，**図6**）が働く．その結果，リンゴ酸・NADHはミトコンドリア内に入るが，代わりにクエン酸が細胞質に移行する．細胞質に移行したクエン酸は，脂肪酸の合成を促進し，脂肪肝の原因となる．
　⑤シトリンが存在するのは，肝臓・腎臓・心臓である．ただし，腎臓・心臓にはAG（アスパラギン酸・グルタミン酸）シャトルを回す，別の遺伝子由来蛋白"アララー"が存在するため，シトリン欠損の症状が出るのは，肝臓のみということになる．

MEMO　母子手帳

　母子手帳は10年ごとに改訂されている．平成24年（2012年）の主な改訂点を以下に記す．
　　①便色スケール（カラー版）が付記された．
　　②乳幼児の身体発育評価に平成22年度の統計が引用された．
　　③予防接種欄が現状に即するように一新された．
　便色スケールに関しては，胆道閉鎖症の早期診断を目指してのものである．これまでにも，1ヵ月検診の主要なチェックポイントの1つは，顕性黄疸の有無・便色（白っぽいウンチか否か？）にあったが，これまで，どの色を持って白っぽいというのか曖昧だった．カラースケールによって，見落とし例が減ることが期待される．

Ⅴ　臨床新生児学

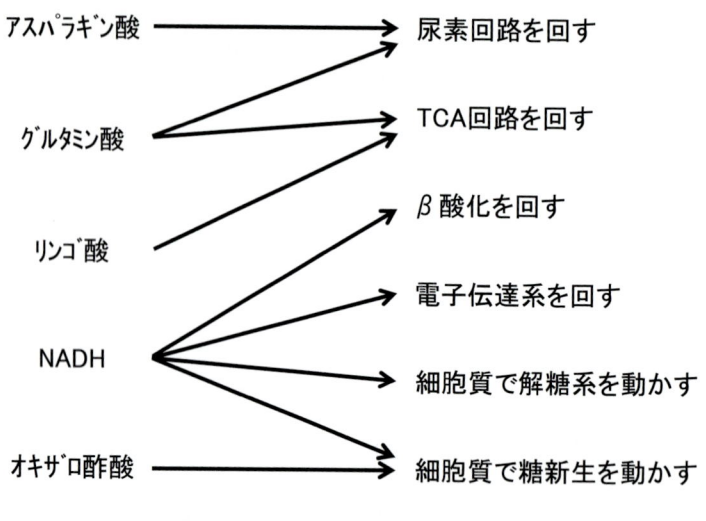

図5 MAシャトルがもたらす機能

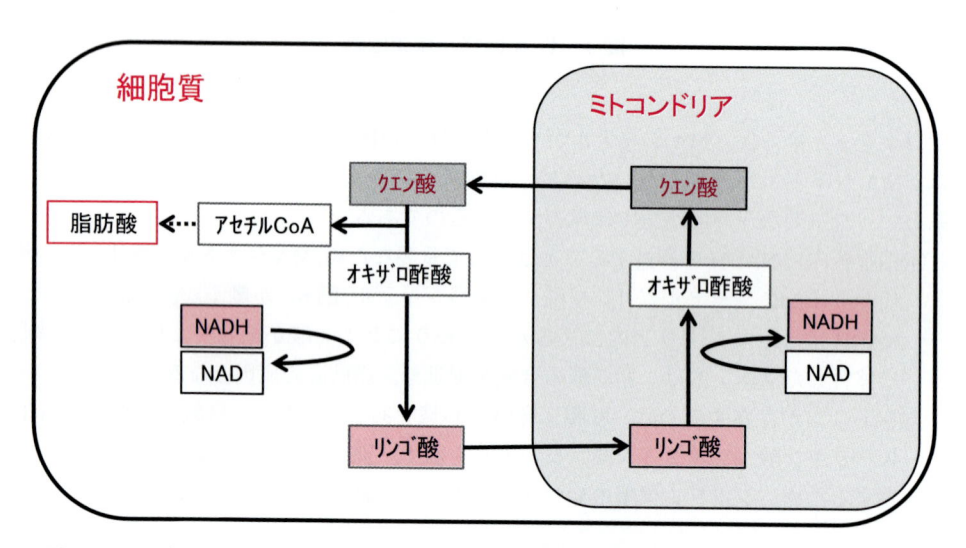

アスパラギン酸 → 尿素回路を回す
グルタミン酸 → TCA回路を回す
リンゴ酸 → β酸化を回す
NADH → 電子伝達系を回す
NADH → 細胞質で解糖系を動かす
オキザロ酢酸 → 細胞質で糖新生を動かす

図6 リンゴ酸-クエン酸シャトル (malate-citrate shuttle). MAシャトルが機能しない時, ミトコンドリア内にNADHを移送するため, MCシャトルが働く.

MEMO　シトリン欠損症の児にグリセロール投与は禁忌である

シトリン欠損症の児ではMAシャトルが回らないため, 糖新生・β酸化といった代謝経路が抑制され, グリセロールは利用できない. このため, 過剰なグリセロールが投与された場合, それを代謝することができず, 血清浸透圧の過剰な上昇をきたしてしまう.

【臨床症状】
　シトリン欠損症は，新生児・乳児期には胆汁うっ滞症，高シトルリン血症，幼児・青年期では原則無症状ながら食癖異常などを示し，成人期にはその代償機構の破綻によって，約20％の患者がシトルリン血症2型（CTLN2）を発症する．CTLN2は，肝不全・精神症状をきたす予後不良な疾患である．

【頻度・遺伝形式】
　わが国での頻度は，1人／17,000出生で，常染色体劣性遺伝する．

7）ガラクトース血症：生化学の項を参照．

8）糖原病：生化学の項を参照．

9）新生児ヘモクロマトーシス
　新生児ヘモクロマトーシスは，肝臓・心臓・膵臓・唾液腺などの組織に鉄の沈着をきたす病態である．鉄が臓器に過剰に沈着して臓器障害を起こすため，ヘモクロマトーシスと呼ばれるが，遺伝性ヘモクロマトーシスとは全く異なる疾患で，今日に至るまで遺伝子異常は認められていない．
　現在想定されている最も有力な病態は母子間の同種免疫疾患である．なお，ダウン症に伴う一過性骨髄異常増殖症（TAM），血球貪食症候群，ミトコンドリア肝症など胎児期に重篤な肝障害を伴った場合も同様の病像を呈する．予後は様々だが，肝不全に至る場合も多い．

10）下垂体機能低下症
　成長ホルモン・ACTH・甲状腺機能低下症では，肝障害を伴うことが多い．その他の下垂体機能低下に伴う症状を合わせて認める．

第8章 消化器

　消化器疾患は，診断・治療に緊急性を要するものが多い．一方，腹部膨満・嘔吐といった症状は，健常児にもみられることが多く，診断が必ずしも容易ではないことも多い．本章では，新生児期の代表的な消化器疾患について解説する．

1 食道閉鎖症

【概念】
　胎生期の食道と気管の分離不全によって，食道の閉鎖または食道気管支瘻を生じる病態．頻度は1人/3,500〜4,500人であり，食道と気管の両者に異常があることが多く，食道気管異形成症と呼ぶこともある．

【病因・病態】
　食道と気管の関わりからGrossのA〜Eの5型に分類される（**図1**）．C型（上部食道が盲端に終わり，下部食道と気管の間に気管食道瘻がある）が85〜90％，気管食道瘻のないA型が7％で，残りがB，D，E型である．約半数の症例に他の合併奇形が存在する．

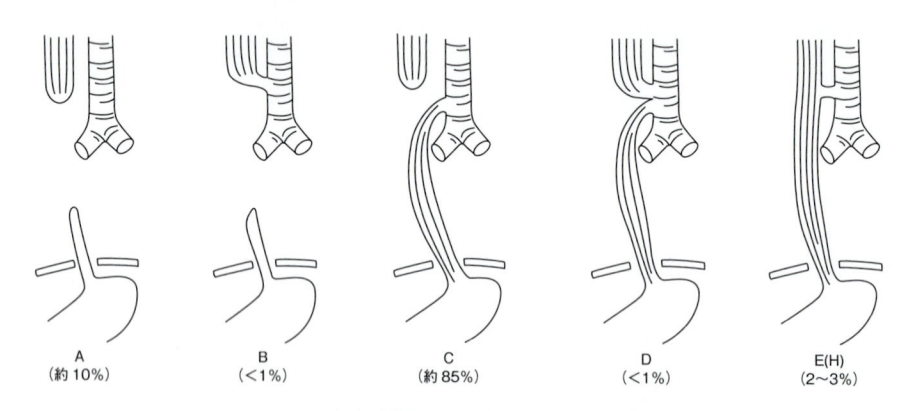

図1　食道閉鎖症の分類（Gross分類）

A（約10%）　B（<1%）　C（約85%）　D（<1%）　E(H)（2〜3%）

【臨床症状】
　出生後早期から泡沫状の唾液流出，むせこみ，呼吸障害などが出現する．胃内チューブが挿入できないことを契機に発見されることも多い．下部食道との気管食道瘻があれば腹部膨満を生じる．

【診断・検査】
　胎児超音波検査では羊水過多と胃泡の消失から診断される．出生後に太めのカテーテルを食道内に挿入し，胸腹部 X 線で上部食道内に coil-up sign が見られれば診断は確実である．腸管ガスの分布を同時にみることで，気管食道瘻の有無も鑑別可能である．
【治療】
　合併奇形の有無が予後を左右するため，その精査を行った後に，外科的治療を行う．
【予後】
　染色体異常・他の奇形を合併することが多く，予後はこれらに左右される．

2　十二指腸閉鎖症

【概念】
　十二指腸が閉鎖した先天奇形．頻度は 1 人/6,000 〜 10,000 人である．
【病因・病態】
　閉塞部が Vater 乳頭より口側のもの（prepapillary type）と肛側のもの（postpapillary type）があり，後者の頻度が高い．また，閉塞の病型は膜様閉鎖の頻度が最も高い．本症の約 30％にダウン症候群を合併する．
【臨床症状】
　出生後早期から嘔吐，上腹部に限局した腹部膨満，胎便排泄異常，黄疸が出現する．嘔吐は prepapillary type では非胆汁性だが，postpapillary type では胆汁性である．胎便排泄は認めないか少量であることが多く，postpapillary type では灰白色便となる．
【診断・検査】
　胎児超音波検査では羊水過多と double bubble sign により診断する．出生後の腹部単純 X 線でも同様に double bubble sign により診断される．注腸造影は腸回転異常の有無を確認するために必須である．
【治療】
　外科的治療を行う．
【予後】
　十二指腸閉鎖症のみの場合，予後は良好だが，予後は他の合併奇形の有無による．

> **MEMO　消化管閉鎖症の X 線所見**
>
> 　double bubble sign は胃泡と十二指腸球部のガスの 2 個のエアをみているものだが，このように消化管閉鎖症にとって，X 線は極めて重要な意味を持っている．そこで，各種疾患と X 線像の関係を**図 2** に示す．

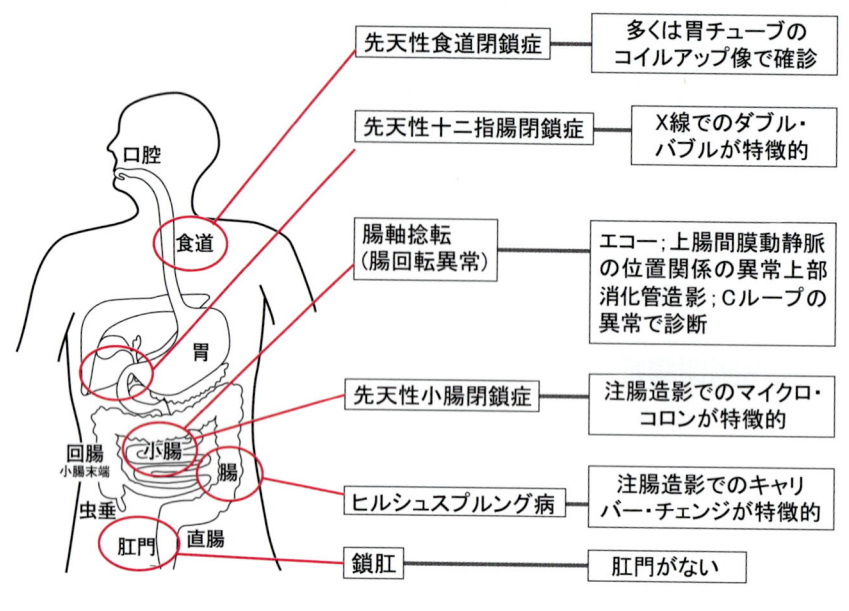

図8-2 消化管閉鎖の診断

3 小腸閉鎖症

【概念】
　先天的に小腸が閉鎖し，通過障害を生じる病態．頻度は1人/5,000〜10,000人である．

【病因・病態】
　回腸閉鎖の方が空腸閉鎖より多い．食道閉鎖や十二指腸閉鎖に比較して心奇形や染色体異常の合併頻度は低いが，腸回転異常や胎便性腹膜炎などの消化管奇形・疾患の合併頻度が高い．

【臨床症状】
　空腸閉鎖では，比較的早期に胆汁性嘔吐が出現する．腹部膨満は上腹部に限局する．一方，回腸閉鎖では，胆汁性嘔吐の出現時期は遅れ，腹部全体が膨満する．胎便排泄は遅延し，灰白色や淡緑色便となる．黄疸もみられることがある．

【診断・検査】
　胎児超音波検査では羊水過多と拡張腸管により診断する．出生後は臨床症状と腹部単純X線写真で診断可能である．閉塞部位が高位の場合は triple bubble sign がみられ，閉塞部位が下位になるにしたがい，鏡面像が左上腹部から右下腹部に向かって増える．注腸造影は他疾患との鑑別，腸回転異常の有無を確認するのに必要である．

【治療】
　外科的治療を行う．

【予後】
　合併症がなければ予後は良好である．

> **MEMO** 胎便性腹膜炎
>
> 　胎生期に小腸閉鎖・軸捻転・腸重積などが原因で腸穿孔を起こし，胎便が腹腔内に漏れ出て，腹膜炎を生じることがあり，これを胎便性腹膜炎と呼ぶ．（二次的に）小腸閉鎖を生じ，腸管拡張・羊水過多などで気づかれることがある．発症時期・腹膜炎の程度によって重症度に差が大きいが，前述した先天性小腸閉鎖とは異なり，出生直後に緊急手術を要することもあり，注意が必要である．なお，腸管穿孔が早い時期に生じた場合は，腹腔内の石灰化病変など特徴的なX線所見を呈することがある．

4　鎖肛（直腸肛門奇形）

【概念】
　会陰部の肛門窩に正常肛門がない奇形のことである．頻度は1人/5,000人で男児に多い．

【病因・病態】
　瘻孔を形成しているものが約80％である．直腸盲端部の位置と排便機能上重要な恥骨直腸筋との位置関係から，高位型，中間位型，低位型に分類される．低位型が過半数で最も多い．他の合併奇形が存在することも多い．

【臨床症状】
　出生後の直腸検温時に肛門が見つからないことで気づく．便秘，便が細いといった排便障害から瘻孔の存在に気づくこともある．瘻孔から少量の胎便排泄があることで発見が遅れると，腹部膨満や嘔吐といったイレウス症状が出現する．

【診断】
　視診により診断は容易である（図3）．病型診断は治療方針を左右するため，腸管ガスが直腸に達する生後12時間以降に，肛門窩にマーカーを置いて倒立位腹部単純X線撮影を行う．瘻孔があれば，瘻孔造影も行う．
　鎖肛には，泌尿・生殖器系の異常を合併することも多く，合併症の検索も重要である．

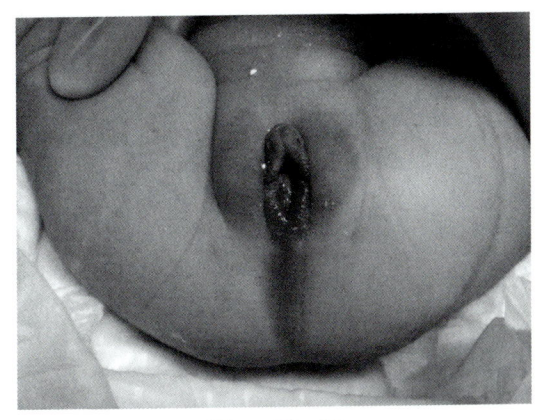

図3　鎖　肛

【治療】

　高位型，中間位型では新生児期に人工肛門を造設する．その後，膀胱尿道造影や直腸造影を行い正確な病型を診断する．体重が8〜9kg程度になれば根治術を行い，その2〜3ヵ月後に人工肛門を閉鎖する．
　低位型では原則として，新生児期に根治術を行う．

【予後】

　鎖肛根治術後の排便機能予後は病型によって異なる．すなわち，低位・中間位の場合，機能は良好であることが多い．

5 ヒルシュスプルング病（Hirschsprung disease）

【概念】

　機能的腸閉塞疾患で，肛門側腸管の腸管壁内神経節細胞の先天的欠如に由来する．頻度は1人／5,000人で男児に多い．合併奇形は少ないが，ダウン症候群児に比較的多い．

【病因・病態】

　腸管壁の筋層にあるアウエルバッハ（Auerbach）神経叢と粘膜下層にあるマイスネル（Meisner）神経叢が欠如している．このため，無神経節腸管では正常の蠕動運動がみられなくなり，イレウス症状を呈する（発生学の項を参照のこと）．

【臨床症状】

　出生後早期から胆汁性嘔吐，腹部膨満，頑固な便秘，排便障害，胎便排泄遅延などを呈する．ただし，症状は無神経節腸管の長さや排便処置の有無によりかなり個人差があり，浣腸や肛門ブジーなどにより排便することも少なくない．また，腸炎を反復し下痢を繰り返すこともある．

【診断・検査】

　注腸造影によって，無神経節腸管は"narrow segment"（狭小部）として造影され，口側の正常結腸は拡張し"caliber change"（径の変化）を認めることが特徴的である．narrow segment の範囲により病型分類される．全結腸または回腸まで無神経節腸管が広がる場合は caliber change がみられない．また，新生児早期には腸管の拡張が明瞭でないため caliber change が不明瞭なこともある．
　直腸粘膜生検を行い，アセチルコリンエステラーゼ（Ach-E）染色を行い，Ach-E 活性が著しく増強していれば診断確定である．

【治療】

1) 保存的治療：浣腸，ブジーなどの排便処置を繰り返しながら保存的治療を試みる．保存的治療が可能で無神経節腸管が短ければ，体重増加を待って生後2〜3ヵ月頃に外科的治療を行う．
2) 保存的治療が不可能な場合は人工肛門を造設し，体重増加を待ってから根治術を施行する．

【予後】

　無神経節腸管が広がる距離が長いものは予後不良であるが，短いものの予後は良好．

6 先天性横隔膜ヘルニア（CDH）

【概念】

胎生5～10週に形成されるはずの横隔膜に欠損部がある．頻度は1人/3,000～4,000人で，最も多いのは左後部のボホダレク（Bochdalek）孔である．胃，小腸，大腸，肝，脾などが胸腔に脱出する．腸回転異常症や先天性心疾患の合併が多い．

【病態】

胎生期からの胸腔内への臓器脱出は，肺の低形成をもたらす．縦隔が健側に圧排されるため，健側肺も低形成となる．妊娠中期に胎児診断されるような児では，著明な肺低形成であることが多い．また，肺血管の形成異常も伴っており，新生児遷延性肺高血圧症（PPHN）に陥りやすい．肺低形成による呼吸不全から高炭酸ガス血症，低酸素血症，アシドーシスとなる上に，これらを誘因として PPHN を発症するため，ますます低酸素血症が増悪し，循環不全が進行する．

【臨床症状】

重症例では，出生直後から重度の呼吸窮迫症状を認める．胸郭は膨隆し，腹部は陥凹する．患側肺の呼吸音は減弱または消失し，心音は健側で聴こえる．気胸を合併すればさらに呼吸音は減弱する．

【診断・検査】

1. 出生前診断

胎児期の評価で最も重要なものは，健常肺がどれだけ存在するか？肺血管抵抗がどれだけ高いか？であり，以下の指標が用いられる．

① LT 比（lung-thorax transverse area ratio）：0.26 未満は重症
② CTAR（chest-thorax transverse area ratio）：13 未満は重症
③ TPAI（total pulmonary artery index）：
   TPAI ＝〔（RPA (mm) ＋ LPA (mm)〕/ body surface are (mm^2)：30 未満は重症
④ AT / ET 比（左右肺動脈の acceleration time / ejection time ratio）
   右：正常値（mean ± 2SD）＝ 0.17 ± 0.04
   左：正常値（mean ± 2SD）＝ 0.15 ± 0.04
   − 2SD を下回った場合，重度の肺低形成と診断される．
⑤ 肝臓の脱出の有無：肝臓脱出は重症．

文献 1）Inamura N, et al. J Pediatr Surg 2005; 40: 1315-1319
　　 2）Fuke S, et al. Am J Obstet Gynecol 2003; 188: 228-233

2. 出生後診断

症状から横隔膜ヘルニアを疑えば胸部単純X線写真を撮影する．本来腹腔内にあるはずの消化管ガス像が胸腔内に見られ，縦隔が健側に偏位していれば診断は容易である．胎児超音波検査でも同様に，胸腔内に腸管を認め，心臓や縦隔が健側に偏位していることから診断する．

先天性心疾患合併例では特に予後不良であることから，心臓超音波検査は必須である．

【治療】
1. 術前管理
1) PPHNの増悪因子を排除する
　鎮静・筋弛緩下にHFOで呼吸管理を行い，minimal handling，適正な体温管理・pHの維持を心がける．
2) 「右室の後負荷の軽減」・「左室の前負荷の増加」のために積極的な呼吸管理を行う
　①右室の後負荷の軽減：動脈管の開存状態を維持する．これは，右室を駆出された血液を動脈管を介して全身に流すことによって「体循環の維持」「右室負荷の緩和」を目的としたものである．
　②左室の前負荷の増加：胎児期の肺血流が乏しかった重症例では左室の発育が不十分なため，NOを使用して肺血流を増加させ，前負荷をかけることによって左室の拡張障害を早期に取り除くように努める．
2. 手　術
　呼吸循環動態を安定させたのちに外科的治療を行うことが重要である．

【予後】
　横隔膜ヘルニア全体の予後は，生存率50〜70％と低値である．また，心疾患を合併した場合の生存率は20％に満たない．

7　腸回転異常症

【概念】
　腸管の発生過程における腸管回転が障害されたものである．頻度は1人/5,000〜10,000人で男児に多い．回転・固定の時期や程度によって，様々な病型に分類される．臍帯ヘルニアや横隔膜ヘルニアに高率に合併し，他の消化管奇形を合併することもある．

【病因・病態】
　正常の腸管は，胎生11〜12週ごろまでに上腸間膜動脈を中心に反時計方向に270度回転して後腹膜に固定されるが，本症ではこの正常の腸回転が途中で止まってしまう．上行結腸と右側腹壁の間に形成されるLadd靱帯により十二指腸が圧迫される．また，腸間膜が後腹膜に固定されていないため上腸間膜動脈を軸として中腸軸捻転を起こし，絞扼性イレウスを発症する．

【臨床症状】
　本症の80％は新生児期に発症する．それまで哺乳や胎便排泄に問題なかった児に，突然の胆汁性嘔吐と腹部膨満が出現する．嘔吐は十二指腸の閉塞症状のことが多く，先天性十二指腸閉鎖症と比較して出現時期が遅いことが多い．また新生児期発症例の約80％に中腸軸捻転を伴うため，下血や全身状態不良の児ではこれを疑う．

【診断・検査】
(1) 哺乳を開始して日齢3〜5に突然の胆汁性嘔吐と腹部膨満が出現したら，本症を疑う．
(2) 診断は以下の画像所見などから確定される．
　①腹部単純X線："double bubble sign"を認めることもある．一般に下部消化管ガスは少ないが，軸捻転を起こした場合は鏡面像などを認める．

②超音波検査：80％の児で上腸間膜動静脈の位置関係が逆転し，上腸間膜静脈が上腸間膜動脈の左側に描出される．中腸軸捻転では，上腸間膜動脈の周囲で上腸間膜静脈が反時計方向に渦巻く所見（whirlpool sign）がみられる．
③上部消化管造影：トライツ（Treitz）靭帯の位置異常を認める．中腸軸捻転では造影剤の通過障害や，空腸の"corkscrew sign"がみられる．

【治療】
中腸軸捻転の合併がある場合は緊急手術を行う．

【予後】
軸捻転発症から時間を経た場合，腸管の大量切除を余儀なくされることがあり，この場合の予後は不良である．

8 胎便栓症候群

【概念】
新生児の腸管運動障害の一種で，胎便排泄が遅延し，イレウスを呈する状態．低出生体重児特に子宮内発育遅延（IUGR）児にみられる一過性のもので，嚢胞線維症（cystic fibrosis）における胎便性イレウス（meconium ileus）とは別の病態である．低出生体重児の場合を胎便病（meconium disease），成熟児の場合を胎便栓症候群（meconium plug syndrome）と区別することもある．

【病因・病態】
腸管自体の未熟性に加え，消化管運動が順調に開始できない，低酸素や低血糖その他のストレスにより腸管血流が低下するなどの結果，腸管運動が低下するために胎便排泄が遅延する．

【臨床症状】
腹部膨満，胎便排泄遅延，嘔吐などがみられる．

【診断・検査】
上記症状に加え，単純X線写真で腸管拡張像を認めた場合や，注腸造影で"microcolon"，胎便による陰影欠損，それより口側の腸管拡張像などを認めた場合は本症の可能性がある．ヒルシュスプルング病との鑑別を慎重にする．

【治療】
グリセリン浣腸を施行し，排便を促す．これが無効な場合，診断的治療として注腸造影を試みる．造影によって，胎便排泄が促され，これにより劇的に改善する例も多い．
これらの治療が無効な場合，外科的に治療する．

【予後】
腸管穿孔などがなければ，一般に予後は良好である．

9 壊死性腸炎（NEC）

【概念】
　未熟腸管の凝固壊死を伴う炎症を特徴とする後天性の消化器疾患．超低出生体重児が全体の2/3 以上を占め，超低出生体重児に限ると壊死性腸炎発生頻度は 2～3%，死亡率は 55～70% と高い．好発部位は空腸，次いで上行結腸，盲腸，横行結腸，S 状結腸だが，穿孔は回盲部周辺に多い．

【病因・病態】
1. **未熟腸管**
   (1) 腸管機能の未熟性
   - 在胎 35～36 週以降で発生頻度が急激に低下する．
   - ステロイドの出生前投与により発生頻度が低下する．

   (2) 腸管局所の感染防御機構の未熟性
   - ムチン，ラクトフェリン，リゾチーム，IgA の量・活性の不足．
   - 母乳栄養により発生頻度が低下する．

   (3) 炎症修復能の未熟性

2. **腸管虚血・低酸素状態**
　出生直後の低血圧，低体温，低酸素，アシドーシスなどのストレス，仮死，diving reflex，動脈管開存症（PDA），呼吸窮迫症候群（RDS），臍動脈カテーテル留置，経腸栄養など．

3. **薬物**
　インダシン（腸管血流を維持するプロスタグランディンを阻害する），デキサメサゾンなど．

4. **感染**
　E. coli，Klebsiella，Clostridium などの検出率が高い．母乳栄養児の発生が少ない．エンテロウイルス感染も注目されている．

5. **経腸栄養**
　一般には授乳開始後の発症が多いが，超低出生体重児や IUGR 児では栄養開始前に発症することも多い．人工栄養では免疫成分の欠如，高浸透圧，アレルギーが関与し，未消化カゼインが炎症をきたす．脂肪酸が上皮障害や腸管の透過性を亢進させるとも言われる．母乳は毒性の低い脂質を含み，IGF-1，EGF などの成長因子や甲状腺ホルモンをも含んでいるため，母乳栄養児は壊死性腸炎の頻度が少ないとされている．
　一方，長期の飢餓は腸管粘膜の萎縮，炎症の増強を助長するため，特に早産児では早期授乳が推奨され，その結果，壊死性腸炎発症が減少したという報告もある．

【臨床症状】
* 初期には胃残乳の増加，腹部膨満のみであり，進行すれば胆汁性嘔吐，便潜血陽性，粘血便，腹壁発赤，腹部腫瘤触知などが出現する．
* 全身状態が悪化するとショック，DIC など敗血症と区別がつかない．多くは急激な経過をたどり発症後 12～24 時間で腸管壊死をきたすが，なかには軽症例もあり様々である．
* 超低出生体重児の一部では段階的な経過を辿らず，経管栄養開始前でも X 線上腸管ガスの

欠如した状態（gasless abdomen）から突然腹部膨満，腹壁色の青変を呈し消化管穿孔に至るため，注意が必要である．

【診断・検査】
(1) まず疑うことが重要である．臨床症状とX線所見から診断する．
(2) 厚生省研究班の診断基準（**表1**），修正Bellの分類（**表2**）．
(3) 以下の検査所見も参考にする．

①X線所見
- 初期には腸管拡張像，腸管ループ固定像（fixed gas pattern），腸管壁肥厚像を認める．
- 古典的には進行例で腸管壁内ガス像，門脈内ガス像，腹水，穿孔すればフリーエアを認める．
- 超低出生体重児ではgasless abdomenも多く，この場合，穿孔してもフリーエアはない．

②腹部超音波所見
- 中心部高エコー，周囲が低エコーで肥厚した腸管像（pseudo-kidney signあるいはbull's eye sign）を認める．
- 超音波による門脈内ガスはX線よりも早い時期に見られ，診断的価値が高いと言われている．

表1 壊死性腸炎の診断基準（厚生省研究班より）

Ⅰ．疑診
 1) 臨床所見
　腹部膨満：次第に増強，硬度を増し，腸管ループの透視，さらに光沢を呈するようになる．
　胃内容停滞：授乳前の吸引量増加，さらに胆汁の混入をみるようになる．
　血便：潜血反応陽性から肉眼的出血まで，さまざま．下痢を伴うことが多い．
 2) X線所見
　腸管拡張像：小腸ガスを主体とした大小さまざまな拡張が混在，しかも分布が不規則となる．
　◎上記のような消化器症状およびX線所見を，特に未熟児にみた場合，本症を疑う．
　◎種々の原因による低酸素症，授乳，感染因子を有する極少未熟児に，無呼吸，徐脈，体温不安定，活動性の減弱をみせる場合は，さらに疑わしい．
　◎あくまでも疑いの段階であるが，急激に増悪する重篤な疾患であり，この段階から治療を開始する．
　◎綿密な臨床症状の観察と，治療効果をみながらの方針決定によりover-treatmentを避ける．

Ⅱ．確診
疑診の症状，所見に加え，次のX線所見のいずれかを認めた場合，臨床的にNECと確信する．
 1) 腸壁内ガス像　intramural gas (IMG)
 2) 門脈内ガス像　portal venous gas (PVG)
　　◎X線診断のコツ
　　　前後像だけでなく，側面像(cross-table view)を併用する．
　　　少なくとも疑診後は8〜12時間ごとに追視する．
　　　回盲部に病変を生じやすいため，注意する．

③血液検査所見
- 血小板減少，代謝性アシドーシス，低Na血症，白血球増多，核左方移動，CRP陽性など．
- 敗血症に類似しており，特有の所見はない．

【治療】
早期からの積極的内科的治療により重症化が防げることも多いため，疑わしきは治療するべきである．本症の予後を考えると多少のover treatmentはやむを得ない．

1. 予 防

全身状態を安定させ，先行因子を排除するのが第一である．壊死性腸炎が疑わしい場合は禁乳として経過観察する．しかしそうでなければ，早期授乳の観点からは，注入前の胃内容物を確認しながら母乳を少量からゆっくり増量していくことも必要である．

2. 内科的管理・治療

- 先行因子・増悪因子を排除する．
- 全身管理としての呼吸・循環・体温・栄養・感染管理を行う．
- 血液培養を施行した上で抗生物質投与，場合により免疫グロブリンや抗真菌剤の投与を考慮する．

表2 Bellの壊死性腸炎の病期別診断基準（修正）（Walsh, 1986）

病期	全身徴候	腸管徴候	X線所見	治療
ⅠA〔NECの疑い〕	体温不安定，無呼吸，徐脈，嗜眠	授乳前残乳増加，軽度腹部膨満，嘔吐，便潜血陽性	正常あるいは腸管拡張，軽度イレウス	経口禁止，抗生剤3日間，培養結果待ち
ⅠB〔NECの疑い〕	同上	鮮紅血便	同上	同上
ⅡA〔NECの疑い，明らかなNEC軽症〕	同上	同上，加えて腸管雑音消失，腹部圧痛（±）	腸管拡張，イレウス，腸管壁内ガス	経口禁止，抗生剤7-10日間（もし検査が24-48時間で正常化すれば）
ⅡB〔中等症NEC確定〕	同上，加えて軽度代謝性アシドーシス，軽度血小板減少	同上，加えて腸管雑音喪失，明らかな腹部圧痛，腹壁蜂窩織炎（±），または右下腹部腫瘤（±）	ⅡAと同じ，加えて門脈内ガス，腹水（±）	経口禁止，抗生剤14日間，アシドーシスに対してNaHCO3
ⅢA〔進行したNEC，NEC極めて重症，小腸穿孔なし〕	ⅡBと同じ，加えて低血圧，徐脈，重症無呼吸，混合性アシドーシス，DIC，好中球減少	ⅡBと同じ，加えて汎発性腹膜炎症状，著明な腹部圧痛，腹部膨満	ⅡBと同じ，加えて明らかな腹水	同上，加えて200mL/kg以上輸液，強心剤，人工換気，腹腔内穿刺
ⅢB〔進行したNEC，小腸穿孔あり〕	ⅢAと同じ	ⅢAと同じ	ⅡBと同じ，加えて気腹	同上，加えて外科的治療

- 必要に応じて，輸液・輸血，アシドーシス・電解質の補正，強心剤，利尿剤，抗DIC療法などを行う．

3. **外科的治療**
    - 方法：腹腔ドレナージ，腹腔洗浄，腸切除，腸吻合，腸瘻増設など．
    - 適応：穿孔例が絶対適応．内科的治療抵抗例はケースによっては外科的治療の適応となる．

【予後】

消化管穿孔を伴うような重症例の予後は不良である．

第9章 腎・泌尿器

「肝心要（かんじんかなめ）」とは，元来は「肝腎要（かんじんかなめ）」である．すなわち，肝臓・腎臓はとりわけ重要なものであるとの古くからの言い伝えであり，昔の人の心理を見抜く力には敬服するほかない．さて，その腎臓，新生児にとっても極めて重要な「血液の濾過・排泄」に加えて，「電解質の調節など」様々な機能を果たす重要臓器である．本項では，泌尿器系の新生児期に問題となる異常症について概説する．

1 急性腎不全

【概念・定義】
　急性腎不全は，突然に腎機能が障害されて腎から老廃物を十分に排泄できなくなった状態である．

【病因・病態】急性腎不全は，その病態から以下のように分類される．

	頻度	病態	疾患（病態）
腎前性腎不全	85%	腎血流の低下による	仮死・低酸素血症 ショック インドメタシンなど薬剤性など
腎性腎不全	11%	腎臓の器質的障害による	急性尿細管壊死・虚血性腎実質障害・腎塞栓症・薬剤性腎障害・先天性腎奇形など
腎後性腎不全	3%	尿路の閉塞による	後部尿道弁・その他の尿路奇形 尿路結石・神経陰性膀胱など

【臨床症状】
　一般に，尿量が1mL/kg/時間未満となった場合に腎不全を疑うが，糸球体濾過量が減少しても，尿細管の再吸収機能が障害された場合には，尿量は維持される．つまり尿量が維持されていることで，腎不全が否定されるわけではない．

【診断・検査】
1) 血清クレアチニン値
　　血清クレアチニン値は糸球体濾過率を反映するため，新生児でも重要な指標である．ただし出生時は，母体とほぼ同値をとるため，出生後早期の児のクレアチニン値は母体の腎機能を反映しているにすぎないことに注意が必要である．日齢とともに，0.2〜0.3mg/dL/日以上の上昇をきたすようであれば，腎不全が存在すると考えるべきである．

2）尿中ナトリウム排泄

腎前性腎不全の場合，糸球体濾過量が減少するため，尿細管は Na 再吸収を促進し，尿中 Na 濃度は低下する．一方，腎性腎不全では，尿細管の Na 再吸収能が障害されるため尿中 Na 濃度は上昇する．より正確な指標が FENa（尿中 Na 再吸収率）である．

FENa（％）＝ {（尿 Na／血清 Na）／（尿クレアチニン／血清クレアチニン）} × 100

腎性腎不全の評価に用いる場合，早産児ではもともと尿細管での Na 再吸収率が低く，FENa が高値となることへの注意が必要である．

3）尿浸透圧

尿濃縮力が上昇する場合に腎前性，低下する場合に腎性を考える指標となるが，早産児・新生児で低値となるため注意が必要である．これは，生理学の章で述べたとおり，新生児では腎間質の浸透圧が低く，たとえ抗利尿ホルモンが十分分泌されていても，尿再吸収能に限界があるためである．

4）その他の指標

検尿所見・BUN などの血液生化学・血清電解質・血液ガス分析・超音波検査などの指標も，成人同様，重要である．

【治療】原因疾患による．
【予後】原因疾患による．

2 尿路系の先天奇形

【定義・概念】腎〜尿道までの先天奇形を一般に尿路系の先天奇形と称する．

【病因・病態】

腎から尿管を上部尿路，膀胱以下を下部尿路と分類し，以下に比較的頻度の高い代表的な疾患を記す．

	代表的な疾患
上部尿路奇形	多嚢胞性異形成腎（MCDK） 多発性嚢胞腎（PKD） 腎盂尿管移行部狭窄症 膀胱尿管逆流症
下部尿路奇形	後部尿道弁 尿道下裂

3 多嚢胞性異形成腎（multicystic dysplastic kidney; MCDK）

【概念・病態】

発生の異常による腎の異形成で，腎実質となるべき部分が多数の嚢胞に置き換わった状態で，正常の皮質/髄質といった腎の構造を認めない．

発症率は 1 人／3,000 〜 4,000 出生と比較的頻度が高い．

【臨床症状】
　通常は一側性の病変であり，臨床症状を伴わない．腎盂尿管移行部狭窄・VUR などを伴う場合，尿路感染を起こすことがある．

【診断・検査】
　胎児超音波検査でみつかることが多い．
　患側腎に多数の大小不同の囊胞性病変を認め無機能であること，健側腎に異常がないことを確認する（対側腎に奇形を認めることが 15～50％と多い）．

【治療】
　患側腎は自然に縮小・消退することが多く，経過観察のみでよいことが多い．
　周辺臓器への圧迫症状がある，高血圧を伴う，悪性化が疑われる場合，摘出術の適応を考える．

【予後】
　一般には，健側腎に異常がない限り予後良好．

4　腎盂尿管移行部狭窄症

【定義・概念】
　腎盂尿管移行部の通過障害によって腎盂の拡張（＝水腎症）をきたした状態．

【病因・病態】
　尿管筋層の先天的異常・結合織の増生によることが多いが，周辺組織（血管など）からの圧迫によって狭窄が生じることもある．

> **MEMO　多発性囊胞腎（polycystic kidney）**
>
> 　MCDK と似て非なる疾患が，両側の腎臓に囊胞が無数に生じる多発性囊胞腎で，こちらは遺伝性疾患である．
> 　多発性囊胞腎には，常染色体優性多発性囊胞腎（autosomal dominant polycystic kidney disease, ADPKD）と常染色体劣性多発性囊胞腎（autosomal recessive polycystic kidney disease, ARPKD）とがある．
> 　ADPKD には，2 種類の遺伝子異常（PKD1, PKD2）が知られており，各々蛋白として Polycystin 1（PC1）と Polycystin 2（PC2）をコードしている．ADPKD 患者の約 85％が PKD1 の遺伝子変異，残り約 15％では PKD2 遺伝子変異が原因である．PKD1 は PKD2 より一般に臨床症状が重い．PC1 と PC2 は共に尿細管細胞繊毛（cilia）に存在する Ca 透過性陽イオンチャンネルである．成人後に血尿・腹痛などで発症することが多く，最終的に腎不全に至ることが多い．
> 　ARPKD は，多くは出生直後から発症し，新生児期に 30％が呼吸不全で死亡する重篤な疾患である．重症型は，胎児期腎の形成不全のため羊水過少となり，それによって，胎児は圧迫され，発育障害，四肢の変形，肺低形成などを起こす Potter Sequence（ポッター症候群）として知られている．

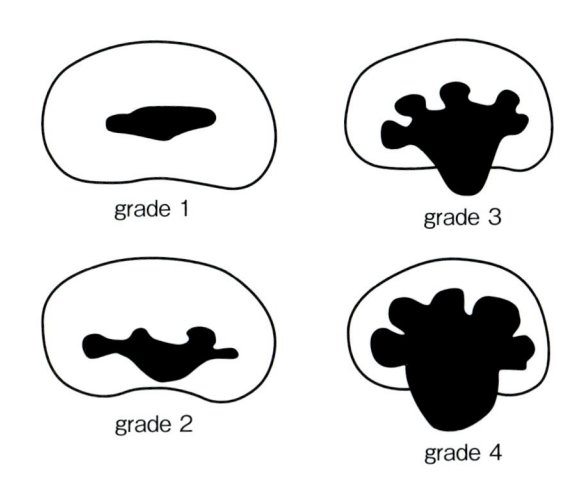

Grade 1：軽度拡張した腎盂のみがみえる
Grade 2：腎盂拡張に加え，1個ないし数個の拡張した腎杯がみえる
Grade 3：すべての腎杯が拡張するが，腎実質は厚い
Grade 4：Grade 3の所見に加え，腎実質の菲薄化がみられる

図1　日本小児泌尿器科学会による水腎症のGrade分類

【臨床症状】

胎児超音波検査で発見されることが多いが，水腎症の程度が強くなると，腹部腫瘤・血尿・尿路感染などの症状を呈するようになる．

【診断・検査】

超音波検査：水腎症の程度を評価することが重要である（図1）．
レノグラム：通過障害の程度，分腎機能をみるために行う．

【治療】

乳児期に自然寛解する症例が多いこと，一側性の場合が多いことなどから，手術は行わず経過観察されることが多い．ただし，腎機能の低下がみられるような場合には外科的治療が考慮される．

【予後】

症例によって異なるが，自然治癒する症例も多い．

5　膀胱尿管逆流症

【定義・概念】

本来，尿管から膀胱への流れは一方向性であるが，膀胱から尿管への流れが存在する病態が膀胱尿管逆流症である．

【病因・病態】

膀胱尿管移行部の先天的な形成不全による場合を原発性，尿道狭窄・神経因性膀胱など下部尿路の通過障害によるものを二次性と分けることができる．

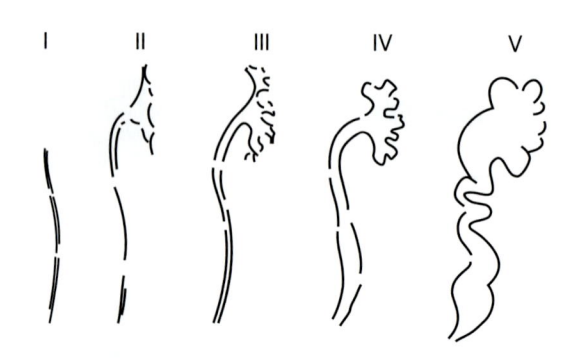

Grade Ⅰ：尿管のみへの逆流
Grade Ⅱ：腎盂まで逆流するが，腎盂腎杯拡張のないもの
Grade Ⅲ：腎盂まで逆流し，中等度までの腎盂腎杯拡張を伴うもの
Grade Ⅳ：高度の逆流で，強い腎盂腎杯拡張と尿管の屈曲蛇行を伴うもの
Grade Ⅴ：高度の逆流で，腎盂腎杯拡張と尿管の屈曲が著明なもの

図2　国際分類によるVUR grade

【臨床症状】
　逆流そのものは通常無症状だが，尿路感染（腎盂腎炎）を起こすと，その症状が出現する．

【診断・検査】
- 排泄時膀胱尿道造影（VUCG）：VURの程度を評価するために必要な検査で，図2に示す国際分類が広く用いられている．
- レノシンチ：分腎機能等を評価する際に行われる．

【治療】
　自然治癒傾向があるため，Ⅴ度の重症例以外は，経過観察されることが多い．尿路汗腺に対する予防的な抗菌薬の投与は意見が分かれる．

【予後】
　予後は良好な症例が多い．

6　後部尿道弁

【定義・概念】
　尿道に存在する膜様構造物（＝弁）のために，通過障害が起こる病態．

【病因・病態】
　前立腺部尿道に発生する先天性の膜様構造物（＝弁）によって，尿の通過障害が生じ，膀胱・両側尿管・両側腎盂の拡張をきたす．

【臨床症状】
　胎生期から，尿道の通過障害を認め，膀胱・両側尿管・両側腎盂の拡張をきたすため，胎児超音波検査で診断されることが多い．
　重症例では，胎生期から腎機能障害をきたし，羊水過少による肺低形成を生じることもある．

【診断・検査】
　超音波検査で診断される．
　VUCG では，後部尿道の途絶が確認される．
【治療】
　可及的速やかに尿ドレナージを行った後に，外科的治療を行う．
【予後】
　出生時すでに，腎機能低下を認めるような重症例の予後は不良である．

7 尿道下裂

【定義・概念】
　外尿道口が正常の亀頭先端ではなく，亀頭から会陰部の間の陰茎腹側に開口している病態．
【病因・病態】
　陰茎腹側の尿道板が管状化して尿道を形成するが，尿道板が癒合不全を起こすことによって，尿道が不完全にしか形成されない場合に生じる．尿道の形成には男性ホルモンの働きが重要であり，男性ホルモン作用が減弱する病態で生じる．
【臨床症状】
　尿道下裂が中等度～高度の場合，立位での排尿が不能となる．また，尿道下裂には陰茎の腹側屈曲を伴うことが多く，放置すると将来の性交の障害につながる．
【診断・検査】
　原因検索として，性分化疾患の鑑別を要する場合がある．
【治療】
　通常，生後 6 ヵ月～1 歳 6 ヵ月に手術が行われる．
【予後】
　予後は症例によって異なる．

8 停留精巣

【定義・概念】
　精巣は在胎期に，腹腔内から鼠径管を通り，32 週までに陰嚢内に下降する．その途中で下降が停止し，陰嚢内まで下降しないものを停留精巣と呼ぶ．
【病因・病態】
　正期産児が出生時に停留精巣である頻度は約 3％と低いが，発生過程からわかるように，早産児では，精巣下降が終了する前に出生する児が多く，在胎週数が短いほどその頻度は高くなる．なお，精巣の下降にはライディッヒ細胞から分泌される insulin-like 3（INSL3）が重要である．
【臨床症状】
　陰嚢内に精巣を触知しないのが停留精巣だが，全く触知しない場合，移動性である場合など種々の程度がある．

【治療】

生後 3 ヵ月までは 60 〜 70％の例で，自然下降が期待される．一方，生後 10 ヵ月以降に自然に下降することは極めて稀であるため，1 歳前後〜 2 歳での手術が（精巣固定術）が推奨されている．

ただし，移動精巣の場合は，通常手術は行わず経過を観察する．

【予後】

停留している精巣を手術せず放置した場合，性腺機能低下・腫瘍化のリスクが高くなる．精巣を陰嚢内に固定しても，腫瘍発生率は低下しないとの意見が強いが，少なくとも腫瘍化した場合に早期に発見される可能性が高まるため，その意味でも手術は行うべきと考えられている．

9 陰嚢水腫

【定義・概念】

胎児期，精巣が陰嚢内に下降する際に，腹膜の一部も同時に引きずり出され，腹膜鞘状突起・精巣固有鞘膜が形成される．腹水が腹膜鞘状突起内に貯留した場合を精索水腫，精巣固有鞘膜内に貯留した場合を陰嚢水腫と呼ぶ．

【病因・病態】

上記のように，発生途中のイベントであるが，2 歳頃までに 70 〜 90％が自然に消失してしまう．

【臨床症状】

透光性の高い陰嚢部の腫脹を認めるが，痛みはない．

【診断・検査】

透光試験で陰嚢の腫脹が水分の貯留のみによる（腸管などによる腫脹ではない）ことを確認する．

【治療】

鼠径ヘルニア・停留精巣を合併しない限り，自然治癒を待つのが原則．

3 歳以降になっても縮小傾向がない場合には，鼠径ヘルニアに準じた手術が選択されることもある．

【予後】

予後は良好で，陰嚢水腫が存在するために妊孕性が落ちるといったことはない．

10 性分化疾患

発生学の項を参照．

第10章 内分泌代謝

A. 血糖の異常

グルコースは生体にとって最も重要なエネルギー源であり，その異常は成長・発達に重大な影響をもたらす．とりわけ，中枢神経系が発達途上の新生児においては，血糖値の変動をきたす病態の理解が重要である．

1 低血糖症

【定義・概念】

概念的には，血液中のグルコース濃度が著しく低下し，中枢神経系をはじめ体内臓器が機能を遂行できなくなる状態が低血糖症である．一般に血糖値35〜50mg/dL未満を低血糖とすることが多いが，障害を呈する血糖値の閾値は定まっていない．

【病因・病態】

図1の上段に血糖調節機構を，下段に血糖調節機構のリスクとなる因子を示した．

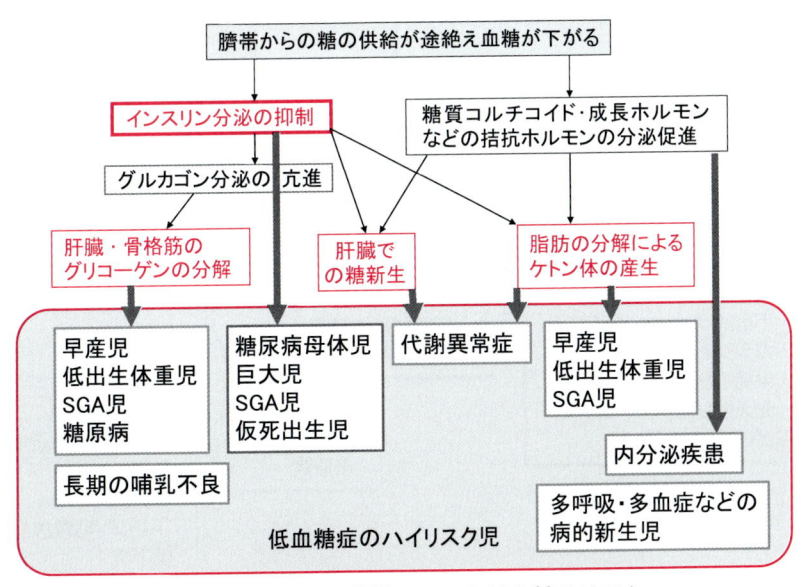

図1 血糖の維持機構からみた低血糖のリスク

すなわち，低血糖傾向にある場合，生体は，①グリコーゲンの分解，②糖新生，③脂質のβ酸化とケトン体産生という3つの方法で，血糖値を上昇させる．このいずれかの機序が上手く作動しない場合に低血糖を生じることになる．

【臨床症状】

1) 中枢神経系の障害：哺乳障害・活動性低下・筋緊張低下・無呼吸・嗜眠傾向・異常な啼泣・易刺激性・痙攣など．
2) 交感神経系症状：皮膚蒼白・多汗・多呼吸・頻脈・チアノーゼなど．
3) その他：代謝性アシドーシスを代償する多呼吸など．

低血糖症の診断の流れ

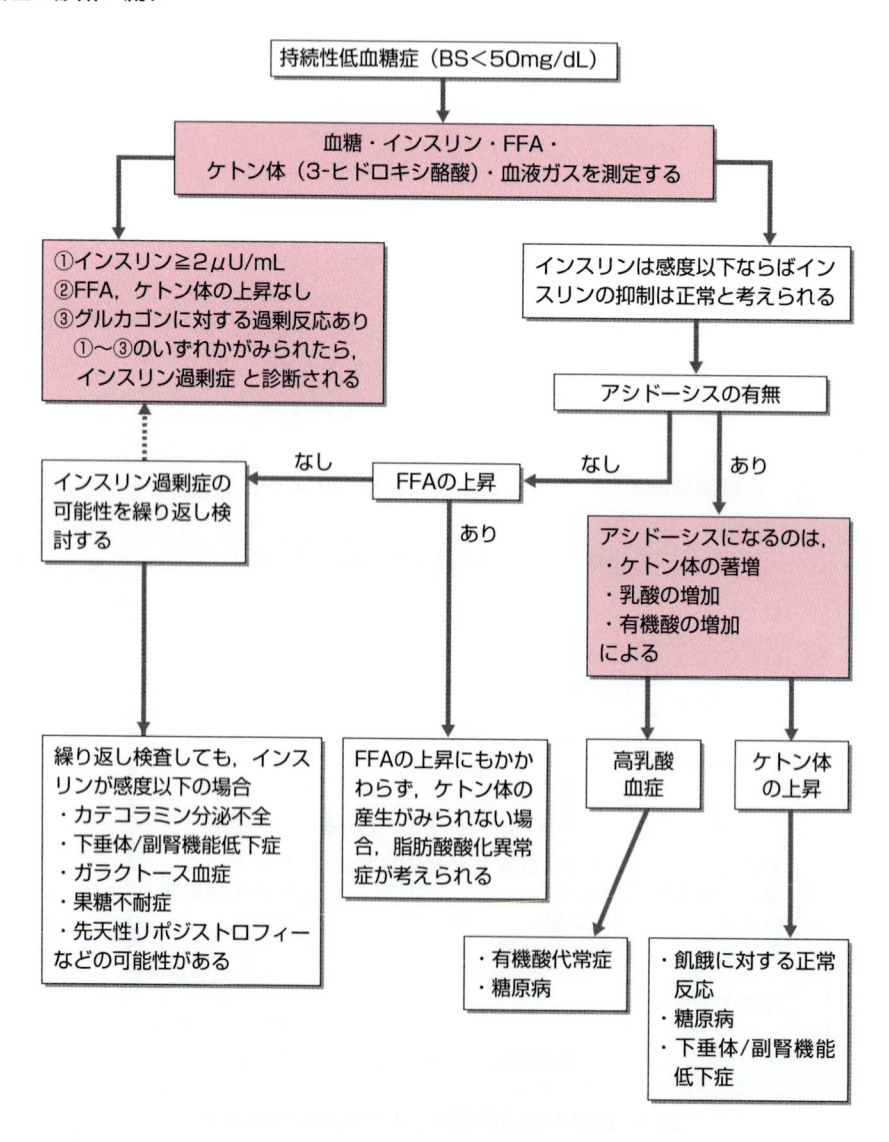

```
                    持続性低血糖症（BS＜50mg/dL）
                                │
              血糖・インスリン・FFA・
              ケトン体（3-ヒドロキシ酪酸）・血液ガスを測定する
                    │                           │
    ①インスリン≧2μU/mL              インスリンは感度以下ならばイン
    ②FFA，ケトン体の上昇なし          スリンの抑制は正常と考えられる
    ③グルカゴンに対する過剰反応あり              │
    ①～③のいずれかがみられたら，        アシドーシスの有無
    インスリン過剰症 と診断される        なし        あり
         ↑                                │
    インスリン過剰症の        なし          アシドーシスになるのは，
    可能性を繰り返し検   ←  FFAの上昇       ・ケトン体の著増
    討する                    │            ・乳酸の増加
                             あり           ・有機酸の増加
                                           による
                                        │           │
   繰り返し検査しても，イン   FFAの上昇にもかか   高乳酸    ケトン体
   スリンが感度以下の場合    わらず，ケトン体の   血症      の上昇
   ・カテコラミン分泌不全    産生がみられない場
   ・下垂体/副腎機能低下症   合，脂肪酸酸化異常
   ・ガラクトース血症        症が考えられる
   ・果糖不耐症
   ・先天性リポジストロフィー              ・有機酸代謝異常症   ・飢餓に対する正常
   などの可能性がある                      ・糖尿病              反応
                                                                ・糖原病
                                                                ・下垂体/副腎機能
                                                                  低下症
```

【診断・検査】

　臨床症状を伴う低血糖症は medical emergency であり，グルコースの投与など迅速な治療介入が必要である．しかし，治療を行う上でも鑑別診断は極めて重要であるため，critical sample（低血糖時の検体）の採取を怠ってはならない．

　critical sample の評価で，最も重要なものは，高インスリン血症による低血糖か否かの判断であり，それが否定された場合は図の流れに沿った鑑別診断が必要になる．

> **MEMO　高インスリン性低血糖症の診断と治療ガイドライン**
>
> （長谷川奉延，他：日児誌 2006; 110: 1472-1474）低血糖時の検体（critical sample）で診断する
> - インスリン≧2〜5mIU/mL,
> - 遊離脂肪酸<1.5mmol/L,
> - βヒドロキシ酪酸<2.0mmol/L
>
> 3つのうちいずれか1つ以上認めた際，高インスリン血性低血糖症と診断可能である．補助診断として，血糖値を正常に保つために必要なグルコース静注量が6〜8mg/kg/分を上回るときには高インスリン血性低血糖症を強く疑う．
>
> 　ただし，生後48時間以内は，正期産児でも，ケトン体産生が乏しく，この基準をそのまま当てはめるとover diagnosisに陥る危険性が高く，注意が必要である（水本　洋，他．生後48時間以内に低血糖を呈した新生児の血中3ヒドロキシ酪酸およびインスリン値の検討．日児誌 2012; 116: 1865-1868）．

【治療】

　低血糖症に対する救急治療の目的は，血糖値を上昇させることであり，緊急性に応じて，哺乳ブドウ糖の点滴静注などを行う．高インスリン性低血糖症と診断された場合には，ジアゾキシドの投与が考慮される．ただし，K_{ATP} チャネルの異常による高インスリン血症の場合，ジアゾキシドに抵抗することが多く，そのような場合にはオクトレオチドが有効であると報告されている．

【予後】

　新生児期に重篤な低血糖症状をきたした児の発達予後は不良である．一方，無症候性低血糖症の児の予後については発達予後良好とする報告と発達遅滞を認めるという報告があり，コンセンサスは得られていない．

以下に，低血糖症をきたす病態について，解説する．

【高インスリン性低血糖症】

　低血糖に陥るとインスリン分泌が抑制され，その結果，グリコーゲンの分解・糖新生・脂質の利用が起こる．つまり通常は，低血糖時には体内に蓄えてあるグリコーゲンを分解したり，アミノ酸を利用してブドウ糖を産生したり，脂質を分解してケトン体を産生するなどして，エネルギーを利用しているのである．

しかし，高インスリン血症（＝インスリン過剰症）では，グリコーゲンの分解は起こらず，その上，糖新生も脂質の利用も抑制された状態が続くため，高インスリン性低血糖症はブドウ糖・アミノ酸・脂質といったすべてのエネルギー源が利用できず，他の原因による低血糖症に比べて，神経学的後遺症を残しやすい．

その上，高インスリン性低血糖症は新生児期の低血糖症の原疾患の中で最も頻度が高く，新生児低血糖症の80％近くが高インスリン血症によるものだとの報告もある．

つまり，高インスリン性低血糖症は，新生児低血糖症の原疾患として最も頻度が高い上に，最も重篤なのである．このため，新生児期の低血糖症の原因を考える際には「高インスリン血症ではないか？」を第一に考えることが重要となる．

【遺伝性高インスリン血症】

インスリン分泌機構（図2）

血中グルコース濃度が上昇した際インスリン分泌機構は以下のようになる．

① GLUT2受容体を介してβ細胞に取り込まれたグルコースはグルコキナーゼ（GK）によってグルコース6リン酸（G6P）へと変換された後に，ミトコンドリア内でTCA回路に入りATPを産生する．
② 細胞内のATPの増加がK_{ATP}チャネルの閉鎖を促す．
③ K_{ATP}チャネルの閉鎖が細胞膜の脱分極を生じさせ，これによって細胞内にカルシウムが流入する．
④ 細胞内カルシウムの増加はインスリンの分泌を促す．

以上のステップが，血糖値が上昇した際に膵β細胞からインスリンが分泌される機序である．なお，短鎖脂肪酸やグルタミン酸などもβ細胞内のATP/ADP比を上昇させる（①によってインスリン分泌を促進する）ため，②以降は同じ機序となる．

高インスリン血症治療薬としてしばしば使用されるジアゾキシドはK_{ATP}チャネルの閉鎖を抑制することによってインスリン分泌を抑制する．一方，ソマトスタチン・アナログはβ

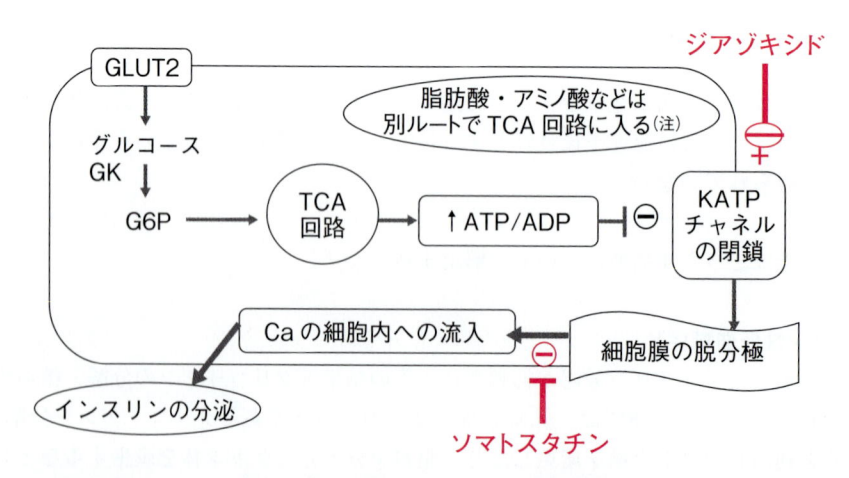

図2 膵β細胞のインスリン分泌機構

細胞への Ca の流入を抑制することによってインスリン分泌を抑制する.

　インスリン分泌を調節する遺伝子の異常によって, 高インスリン血症を呈するものが遺伝性高インスリン血症である. 種々の遺伝子異常が報告されているが, 代表的なものについて解説する.

> **補足；K_ATP チャネル**
> 　ATP 結合蛋白の 1 つであるスルフォニルウレア受容体（SUR1）と, K チャネル構成する Kir6.2 から成り立っており, インスリン分泌の中心的役割を担っている.
> 　SUR1（ABCC8）, Kir6.2（KCNJ11）は共に 11 番染色体（p15.1）に存在する.

【K_ATP チャネル異常症】

K_ATP チャネルの遺伝子異常のために, 高インスリン血症を呈する病態を指す.
本病態は以下の 2 つの点で重要である.
①高インスリン血症の第 1 選択薬であるジアゾキシドは K_ATP チャネルに作用してインスリン分泌を抑制するため, K_ATP チャネルに異常があると効果が出ないことが多い. なお, 本病態においても, ジアゾキシドとは異なる機序で作用するオクトレオチドは有効であることが多い.
② K_ATP チャネル異常症は局所性ジアゾキシド産生腫瘍であることがあり, 腫瘍摘出術によって完治する可能性がある.

【GDH 異常症】

　GDH（glutamate dehydrogenase）の変異によるものは K^+_{ATP} チャネルの異常に次いで頻度が高い. 肝臓での GDH の変異はグルタミン酸からのアンモニアの合成を促進するため, 高アンモニア血症をきたしやすく, 高アンモニア/高インスリン（HA/HI）症候群と呼ばれることが多い. AD だが, 孤発例が多い.
　1) GK 異常症
　　GK は膵 β 細胞において, グルコースをグルコース 6 リン酸に変換する酵素で, GK に機能獲得型異常が起こることで, 高インスリン血症を生じる. 常染色体優性遺伝するが, 2 家系の報告のみと稀な病態である.
　2) SCHAD 異常症
　　SCHAD（短鎖ヒドロキシアシル CoA 脱水素酵素）の異常による高インスリン血症が報告されているが, 詳細は不明. 常染色体劣性遺伝する.

【子宮内発育不全・仮死に伴う一過性遷延性高インスリン血症】

　欧米では, 生後 2 〜 3 日を過ぎても高インスリン血症が持続する場合, 子宮内発育不全あるいは仮死に伴う持続性高インスリン血症の可能性が高く, 子宮内発育不全児では 10 % 程度がこの病態を呈すると考えられている. 本病態における高インスリン血症の機序には遺伝子の異常は関与しておらず, 膵 β 細胞の一過性の機能異常と考えられている.

臨床的には、ジアゾキシド（5〜10mg/kg/日）が奏功する症例が多く、投与開始後、速やかに血糖値の上昇がみられることが多い。ジアゾキシドは通常開始後6ヵ月以内に中止できることが多いが、時に1年以上の長期間の投与を必要とすることもある。

> **MEMO** K_{ATP}チャネル異常と局所性インスリン産生腫瘍（図3）
>
> 局所性インスリン産生腫瘍が発生する機序は以下のように考えられている。
> ①通常の遺伝子は父母由来のアリルのうちどちらもが発現する能力を持っているが、いくつかの遺伝子は片方の親から受け継いだ遺伝子情報のみが発現することが知られており、これを遺伝子刷り込み現象という。SUR1、Kir6.2が存在する11p15.1領域も刷り込み遺伝子の1つで、細胞増殖因子（IGF2）は父親由来のもののみが発現し、細胞増殖抑制因子（p57^{KIP2}やH19）は母親由来のみののみが発現する。
> ②父親由来のSUR1あるいはKir6.2に遺伝子変異がある個体で、体細胞分裂中に母親由来の11p15.1領域の欠失が起きた場合、父親由来の細胞増殖因子（IGF2）が過剰に働くと共に、母親由来の細胞増殖抑制因子（p57^{KIP2}やH19）が欠失することによって、遺伝子変異を有するβ細胞が過剰に増殖する。
> ③すなわち、Focal CHI（＝異所性インスリン産生腫瘍）は父親由来のSUR1あるいはKir6.2に遺伝子変異がある個体において、膵臓で体細胞突然変異が生じた結果、父親由来のアリルのみが発現（母親のアリルが欠失）すること（LOH；loss of heterozygosity）によって、β細胞が過剰に増殖したものと考えられている。

父親由来のK_{ATP}チャネルの遺伝子異常

② 母親由来の11p15.1の遺伝子情報が欠失し、父親由来の変異遺伝子のみが発現する細胞となる。
③ 母親由来の腫瘍抑制遺伝子も失活し、父親由来のIGF2が過剰に働くので、腫瘍化する。

Focal CHI

母親由来の遺伝子情報の欠失

父親由来のK_{ATP}チャネルの遺伝子異常

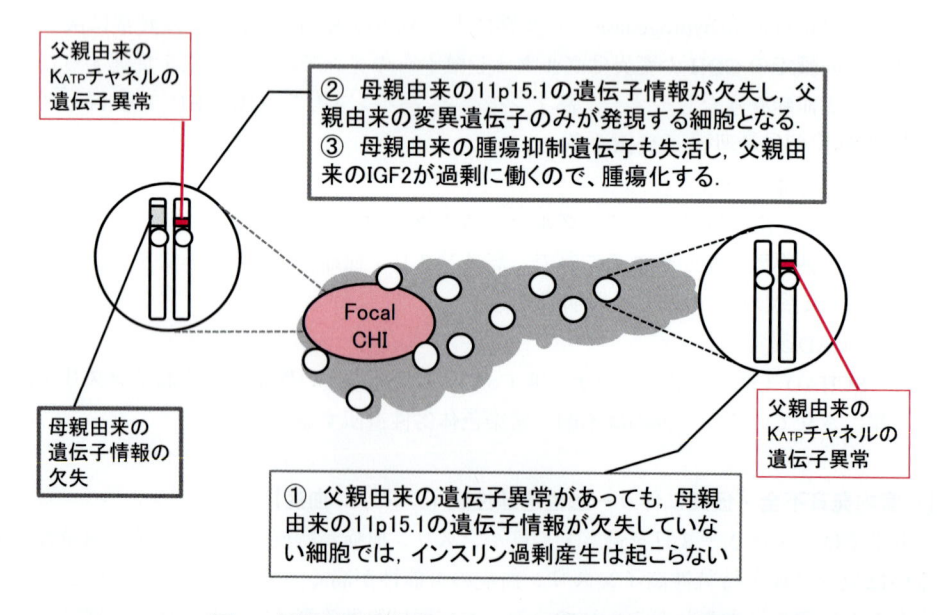

① 父親由来の遺伝子異常があっても、母親由来の11p15.1の遺伝子情報が欠失していない細胞では、インスリン過剰産生は起こらない

図3　局所性先天性高インスリン血症が生じる機序

> **MEMO　一過性高インスリン性低血糖症に対するジアゾキシド投与の注意点**
>
> 　ジアゾキシドは高インスリン性低血糖症に対する第1選択薬であり，K_{ATP}チャネルの遺伝子異常によらない症例では非常に有効性が高い．しかし，乏尿・浮腫・体液貯留といった副作用を呈することが少なくない点に注意が必要である．とりわけ，体液貯留が動脈管開存など循環器系に大きな影響をもたらす極低出生体重児に投与する場合は，慎重な検討が必要である．ジアゾキシドの副作用は容量依存性であり，ハイリスク時に投与する場合には，少量から開始する方が安全である．また，欧米では，ジアゾキシド投与を行う際には，サイアザイド系（あるいはループ）利尿薬の予防投与を行うべきだとの意見もあり，参考にすべきであろう．

【糖尿病母体児】

　母体が糖尿病で，血糖値が高いと，胎盤を介して胎児へと移行するグルコース量が増加し，胎児も高血糖となり，胎児のインスリン分泌が亢進する．妊娠後期の胎児高インスリン血症は，出生後もしばらく持続するため，高インスリン性低血糖症を引き起こすことが問題になる．しかし，糖尿病母体児の問題は，低血糖にとどまらず，胎児に種々の問題を引き起こす．糖尿病合併母体から出生する児の問題点は，以下の2つに分けて解説する．

1）器官形成期の高血糖

　器官形成期である妊娠初期の血糖コントロールが悪いと（HbA1cが6〜7％以上であった場合），児に大きな奇形が発生する確率が高くなる．

　①中枢神経系：無脳症，脳瘤，脊髄髄膜瘤
　②骨格・脊髄：尾部形成不全症，二分脊椎，Caudal regression syndrome
　③心臓：大血管転位，心室中隔欠損症，心房中隔欠損症，単心室など
　④腎臓：無形成，嚢胞腎，重複尿管
　⑤消化器系：左側大腸低形成，鎖肛
　⑥肺低形成

2）妊娠後期の高血糖

　妊娠後期の高血糖は以下に記す合併症が問題となる．

　①巨大児（分娩外傷，肩甲難産），子宮内発育不全
　②低血糖
　③低Ca血症
　④多血症
　⑤高ビリルビン血症
　⑥呼吸障害：呼吸窮迫症候群（RDS）
　⑦肥厚性心筋症

【内分泌疾患（インスリン拮抗ホルモン分泌障害）】

　以下に各種ホルモンの血糖調節機能に及ぼす影響を示した．この表からわかるように，副腎不全では糖新生が障害され，成長ホルモン分泌不全症では脂質の利用が障害される．このため，これらの内分泌疾患でも低血糖症をきたすことになる．

なお，もう1つ重要な点は，先ほど紹介した「高インスリン性低血糖症の診断のガイドライン」では，低血糖時に脂質利用（遊離脂肪酸/ケトン体の上昇）が生じないのは高インスリン血症と診断する決め手となると記載されているが，成長ホルモン分泌不全症でも脂質の利用が障害されており，同様の検査所見を呈することである（p.243 表2参照）．

糖原病，**ガラクトース血症**，**有機酸代謝異常症**，**脂肪酸代謝異常症**については，生化学の項を参照する．

2 新生児糖尿病

新生児糖尿病という用語は neonatal diabetes mellitus（NDM）の日本語訳だが，NDM は生後6ヵ月以内にインスリン療法を要する高血糖症を指す病名であり，決して新生児に限定される疾患ではない．

NDM の発症頻度は30万〜40万出生に1人程度と，極めて稀な病態である．NDM は一過性のもの（transient NDM; TNDM）と永続性のもの（permanent NDM; PNDM）の2つに分けられ，TNDM が50〜60％，PNDM が40〜50％を占めるとされている．

TNDM は生後数週間以内に発症するが，数ヵ月以内に自然寛解する．しかし，これは完治を意味するわけではなく，多くは思春期以降に再発する．また，子宮内発育不全を呈することが多いが，初期のインスリン必要量は PNDM に比べると少ないことが多く，ケトアシドーシスに陥ることは少ない．また，60％以上の症例で，6番染色体のインプリンティング領域（6q24）の異常が病態に関与することが証明されているが，TNDM のすべてがこの遺伝子異常で説明できるわけではなく，K_{ATP} チャネルを構成する ABCC8 遺伝子（SUR1）や稀に KCNJ11 遺伝子（Kir6.2）の異常によって生じることもる．

PNDM の約50％は K_{ATP} チャネルを構成する ABCC8 遺伝子（SUR1）あるいは KCNJ11 遺伝子（Kir6.2）の異常によって生じる．また，K_{ATP} チャネル以外の遺伝子異常をきたすものも報告されている（次頁図参照）．

なお，K_{ATP} チャネルの異常と診断した場合，スルフォニルウレア剤が有効な場合があるため，インスリン療法から内服治療に切り替えができる可能性がある．このため，遺伝子情報は TNDM か PNDM かの診断の補助となるのみでなく，治療方法選択にとって重要な情報となりうる．

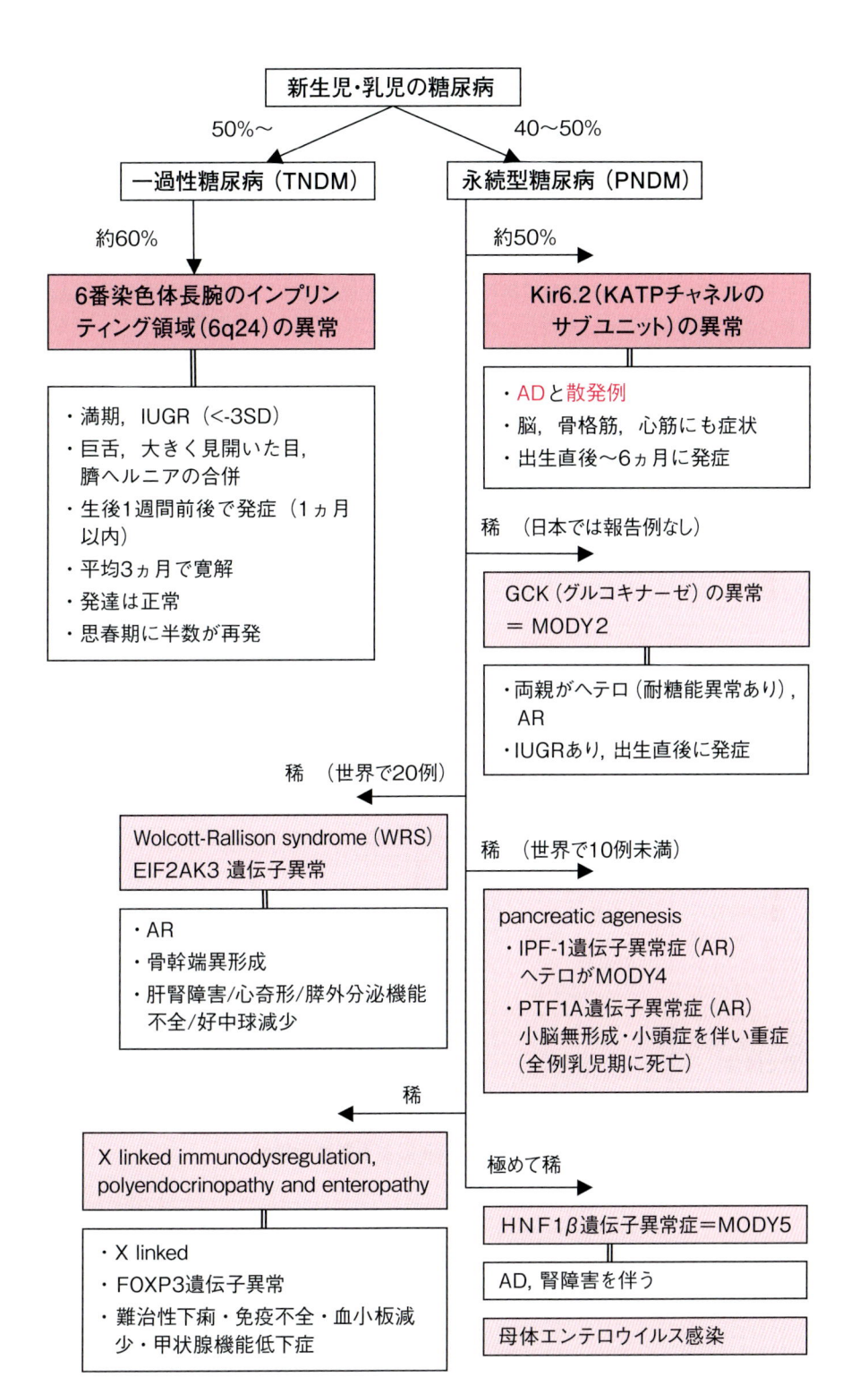

```
                          新生児・乳児の糖尿病
                    50%～    ／＼   40～50%
                           ／    ＼
                一過性糖尿病（TNDM）    永続型糖尿病（PNDM）
```

一過性糖尿病（TNDM） — 約60%

6番染色体長腕のインプリンティング領域（6q24）の異常

- 満期，IUGR（<-3SD）
- 巨舌，大きく見開いた目，臍ヘルニアの合併
- 生後1週間前後で発症（1ヵ月以内）
- 平均3ヵ月で寛解
- 発達は正常
- 思春期に半数が再発

永続型糖尿病（PNDM） — 約50%

Kir6.2（KATPチャネルのサブユニット）の異常

- ADと散発例
- 脳，骨格筋，心筋にも症状
- 出生直後～6ヵ月に発症

稀（日本では報告例なし）

GCK（グルコキナーゼ）の異常 ＝ MODY2

- 両親がヘテロ（耐糖能異常あり），AR
- IUGRあり，出生直後に発症

稀（世界で20例）

Wolcott-Rallison syndrome（WRS） EIF2AK3 遺伝子異常

- AR
- 骨幹端異形成
- 肝腎障害/心奇形/膵外分泌機能不全/好中球減少

稀（世界で10例未満）

pancreatic agenesis
- IPF-1遺伝子異常症（AR）ヘテロがMODY4
- PTF1A遺伝子異常症（AR）小脳無形成・小頭症を伴い重症（全例乳児期に死亡）

稀

X linked immunodysregulation, polyendocrinopathy and enteropathy

- X linked
- FOXP3遺伝子異常
- 難治性下痢・免疫不全・血小板減少・甲状腺機能低下症

極めて稀

HNF1β遺伝子異常症＝MODY5

AD，腎障害を伴う

母体エンテロウイルス感染

MEMO　新生児期の高血糖症

　高血糖症に関する明確な基準値はない．高血糖による障害の直接的なものは，血清浸透圧の上昇によって頭蓋内出血などのリスクが上がること，高血糖による浸透圧利尿によって循環血液量の不足が生じることなどである．このように浸透圧利尿が問題となるほどの高血糖は血糖値が215mg/dLを超えた場合であり，この観点から正常血糖値の上限を215mg/dLとすることが多い．

　新生児糖尿病は極めて稀な疾患であるが，極低出生体重児など耐糖能の未熟な児では高血糖を呈することは稀ではない．しかし，その取扱いについて定まった管理法はない．すなわち，高血糖を放置せず，インスリン療法などを行い，血糖値を厳重に管理することを推奨する意見もあるが，厳重な血糖値の管理が予後を改善したというエビデンスレベルの高い報告はなく，インスリン療法による医原性低血糖が却って予後を悪化させたという報告もある．

　参考までに，2012年に発表された厳密な血糖管理を推奨する論文における新生児高血糖症の管理方法の1例を紹介する．**図4**に示すように，彼らは血糖値が145mg/dLを複数回超える場合にはインスリン療法を導入すべきとしている（Verbruggen SC, et al: Efficacy and safety of a tight glucose control protocol in critically ill term neonates. Neonatology 2012; 101: 232-238）．

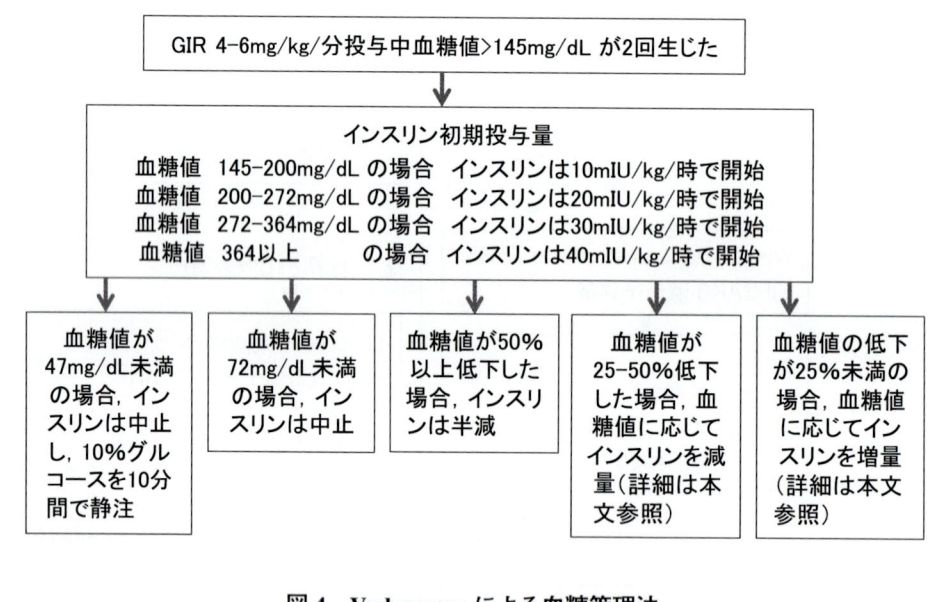

```
┌─────────────────────────────────────┐
│ GIR 4-6mg/kg/分投与中血糖値>145mg/dL が2回生じた │
└─────────────────────────────────────┘
                  ↓
┌─────────────────────────────────────┐
│           インスリン初期投与量              │
│ 血糖値  145-200mg/dL の場合  インスリンは10mIU/kg/時で開始 │
│ 血糖値  200-272mg/dL の場合  インスリンは20mIU/kg/時で開始 │
│ 血糖値  272-364mg/dL の場合  インスリンは30mIU/kg/時で開始 │
│ 血糖値  364以上     の場合  インスリンは40mIU/kg/時で開始 │
└─────────────────────────────────────┘
```

| 血糖値が47mg/dL未満の場合，インスリンは中止し，10%グルコースを10分間で静注 | 血糖値が72mg/dL未満の場合，インスリンは中止 | 血糖値が50%以上低下した場合，インスリンは半減 | 血糖値が25-50%低下した場合，血糖値に応じてインスリンを減量（詳細は本文参照） | 血糖値の低下が25%未満の場合，血糖値に応じてインスリンを増量（詳細は本文参照） |

図4　Verbruggenによる血糖管理法

B. 副腎機能の異常

1 先天性副腎過形成（CAH）

【定義・概念】

　先天性副腎過形成（congenital adrenal hyperplasia; CAH）とは副腎皮質でのステロイドホルモン合成のいずれかのステップに障害があり，ACTH（副腎皮質刺激ホルモン）の過剰産生が生じ，副腎皮質が過形成となった病態のことである．その多くを占める21水酸化酵素欠損症罹患XX児の外陰部に男性化兆候を認めることから，副腎性器症候群と呼ばれることもある．

【病因・病態】

　ステロイド合成過程（図5）のどのステップに異常があるかによって，電解質コルチコイドの喪失症状（＝塩類喪失症状）・性腺機能の異常（＝外性器異常など）を伴うか否かが決まる．それぞれの頻度・重要な症状について表で示す．

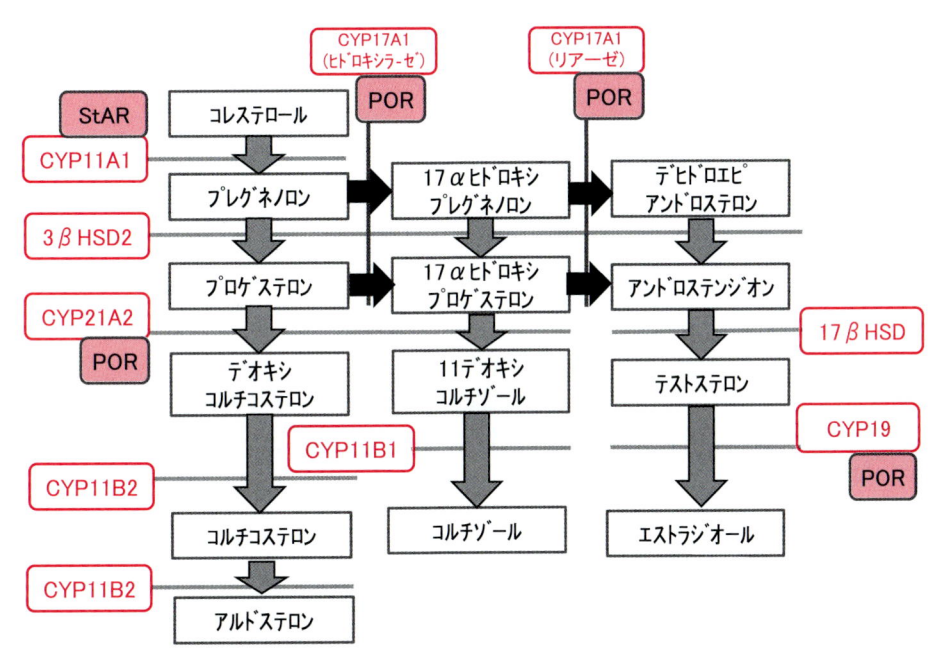

図5　ステロイド合成の代謝マップ． コレステロールからコルチゾールを合成する経路のマップを示す．

病型	頻度	酵素名	責任遺伝子	塩類消失	外性器異常
21水酸化酵素欠損症（図6）	90～95%	21水酸化酵素	CYP21A2	－～＋	女児の男性化
11β水酸化酵素欠損症（図7）	1～2%	11β水酸化酵素	CYP11B1	－ 高血圧	－
17α水酸化酵素欠損症（図8）	2%	17α水酸化酵素	CYP17A1	－ 高血圧	男児の女性化 男女ともに性腺機能不全となる
3βヒドロキシステロイド脱水素酵素欠損症（図9）	2%	3βヒドロキシステロイド脱水素酵素	HSD3B2	－～＋	女児は男性化 男児は女性化
リポイド過形成症	5% ごく稀	StAR コレステロール側鎖切断酵素欠損症	StAR CYP11A1	＋	男児の女性化 男女ともに性腺機能不全となる
POR欠損症（図10）	ごく稀	P450 Oxidoreductase	POR	－～＋	男児の女性化 男女ともに性腺機能不全となる

以下，それぞれの病型について簡単に記す．

1. 21水酸化酵素欠損症

【病態】 CYP21A2異常により，コルチゾール・アルドステロンの合成ができない病態であり，CAHの90～95%を占める．

【臨床症状】 症状の時期・臨床症状から，古典型（塩類喪失型・単純男性化型）・非古典型に分けられる．21水酸化酵素の残存活性が1%存在すれば塩類喪失を防ぐためのアルドステロンの産生には十分であるため，残存活性が1%以上あれば単純男性化型となる．

典型例（古典型・塩類喪失型）では以下の症状がみられる．

＊酵素欠損によるホルモンの欠損症状と過剰産生されるホルモンによる症状
- コルチゾール分泌不全は，ショック・低血糖などの副腎不全をきたす．
- アルドステロン分泌不全は，低ナトリウム・高カリウム血症・代謝性アシドーシスをきたす．
- XX罹患児の男性ホルモン過剰産生は，外性器の男性化（陰核肥大・陰唇融合・共通泌尿生殖洞）をきたす．

＊ACTH過剰による症状
- 外陰部・腋下などの色素沈着をもたらす：非古典型は乳幼児～小児期には症状は見られず，思春期になり女性では多毛などの男性化，月経不順，不妊などを引き起こす．わが国での頻度は不明であるが，新生児マス・スクリーニングで無症状・17OHP高値の症例が非古典型のこともあるとされている．

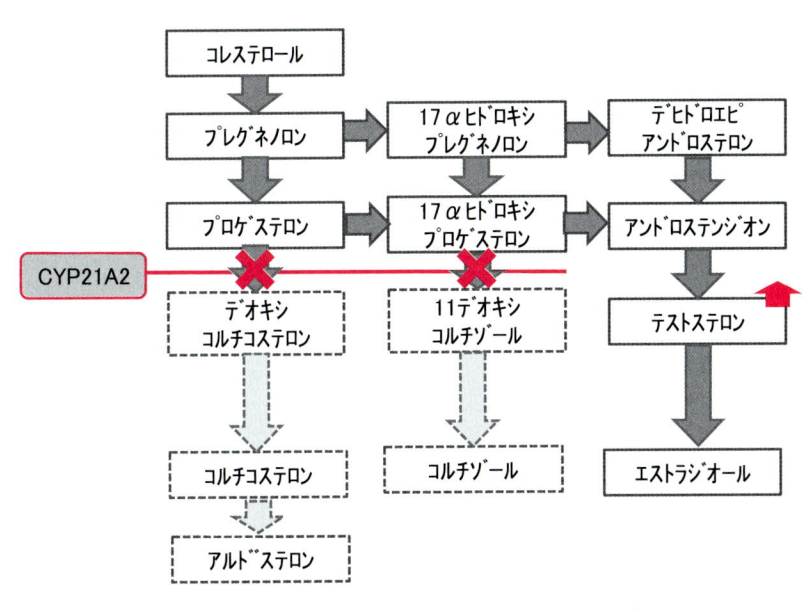

図6　21水酸化酵素欠損症の病態生理

先天性副腎過形成における尿道口の位置

　図7にアンドロゲン過剰暴露女児における腟開口部の位置を示した．アンドロゲン暴露が泌尿器系と生殖器系（尿道孔と腟）が分離する胎生12週以降に起こった場合は，単に陰核肥大が生じるだけだが，それ以前にアンドロゲンに暴露された場合は共通泌尿生殖洞となり，早期に始まるほど残存する尿生殖洞が長く，陰唇癒合が高度となる．

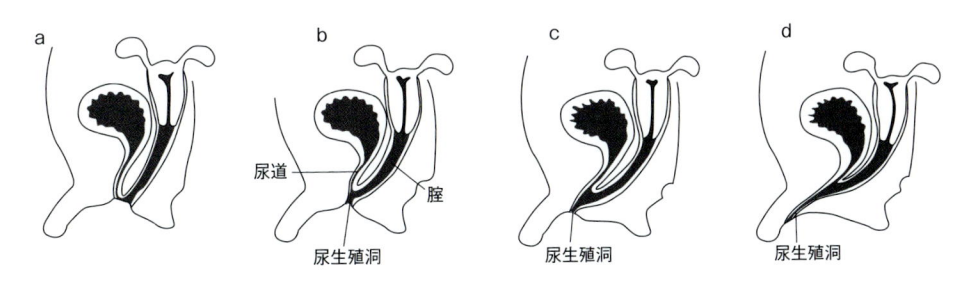

図7　アンドロゲン過剰暴露女児における腟開口部の位置． 大量のアンドロゲン曝露が12週以降に起こった場合は，単なる陰核肥大のみだが，早期に始まるほど残存する尿生殖洞が長く，陰唇癒合が高度となる．

2. 11β水酸化酵素欠損症

【病態】 CYP11B1 と CYP11B2 は P450c11 のアイソザイムで，CYP11B1 はコルチゾール合成の最後のステップを，CYP11B2 はアルドステロン合成の最後のステップを担う．11β水酸化酵素欠損症は CYP11B1 異常症を指す．

【症状】 CYP11B1 異常症では，コルチゾールの産生が障害され ACTH の過剰分泌が起こるため，副腎不全・アンドロゲンの過剰分泌を生じるが，アルドステロンの産生に異常はなく塩類喪失は生じない．逆に，**ミネラルコルチコイド作用を有するデオキシコルチゾールが過剰産生されるため高血圧症を呈する**．

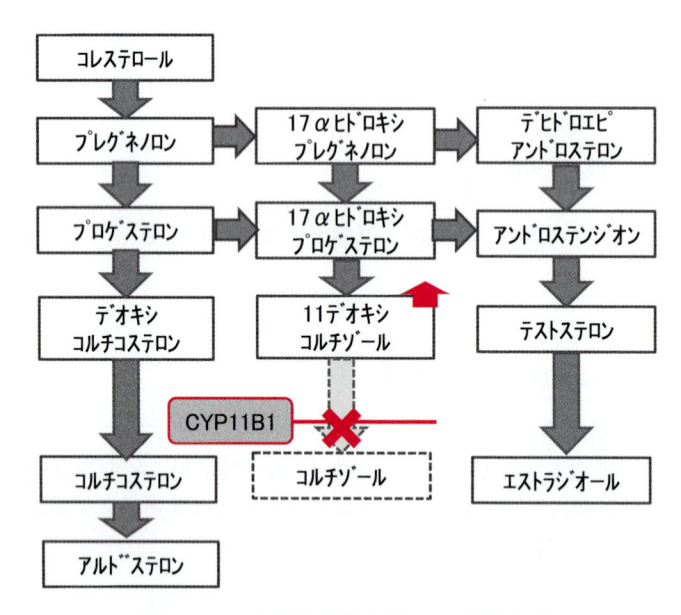

図8　11β水酸化酵素欠損症の病態生理

3. 17α水酸化酵素欠損症

【病態】 P450C17 は 17α水酸化反応（ヒドロキシラーゼ），17，20 位の側鎖切断（リアーゼ）の2つの作用を有する．

【症状】 小児科領域では発症しないことが多いが，これは 17α水酸化反応低下によるコルチゾール産生低下のために ACTH 過剰分泌が起こり，コルチゾール作用を有するコルチコステロンが過剰に産生され，副腎不全が生じにくいためである．**20歳代になってから高血圧で診断されることが多いが**，これは，過剰産生されるデオキシコルチコステロン・コルチコステロンなどのミネラルコルチコイド作用による．多くの症例では，17α水酸化反応低下に加えて，リアーゼ反応も障害されるため性ステロイドホルモンの産生は障害され，**XY 罹患児は女性化兆候を呈し，男女ともに性腺機能不全に陥る**．

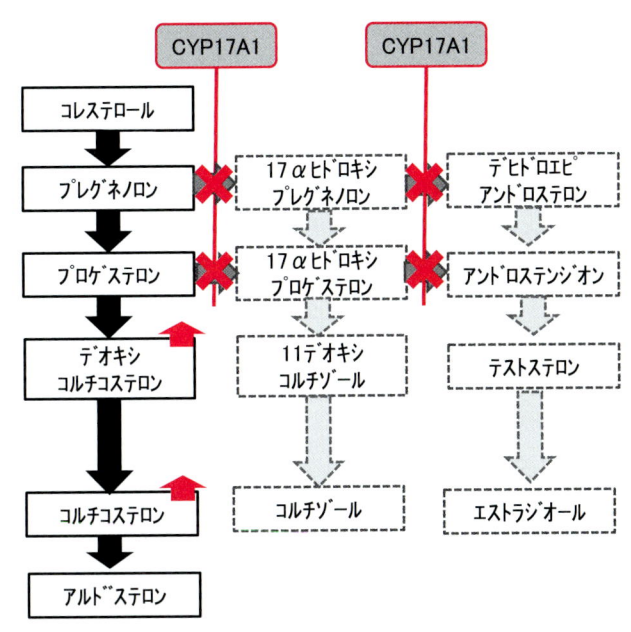

図9 17α水酸化酵素欠損症の病態生理

4. 3βヒドロキシステロイド脱水素酵素欠損症

【病態】3βHSDには2つのアイソザイムI,IIが存在する．3βHSD type Iは胎盤と末梢組織に，type IIは副腎と性腺に存在する．これまで，type Iの遺伝子異常は報告されておらず，type IIの異常のみが報告されている．3βHSD typeII異常症では，プレグネノロン・17OHプレグネノロン・デヒドロエピアンドロステロン（DHEA）が過剰産生され，それ以降のホルモンの合

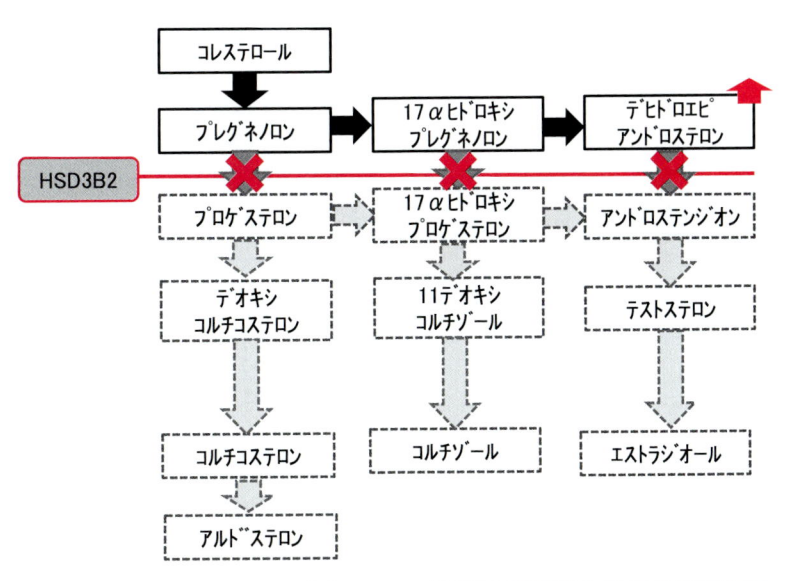

図10 3βヒドロキシステロイド脱水素酵素欠損症の病態生理

成が障害される．多量に産生される17OHプレグネノロンが末梢組織の3βHSDIで17OHプロゲステロンに変換されることがあり，新生児マス・スクリーニングで17OHプロゲステロン高値となることがある．

【症状】完全欠損の場合は，新生児期から副腎不全・塩類喪失症状を示すが，酵素活性が残存している場合，塩類喪失症状は認めない．

多量に産生されるDHEAが末梢組織でテストステロンに変換され，XX罹患児に男性化がみられることがある．一方，XY罹患児の場合，テストステロンの産生障害から外性器は女性化する．

5. 先天性リポイド副腎過形成症

1）StAR異常症

【病態】コレステロールをミトコンドリアに取り込むステップの異常であり，StAR異常症が大多数を占める．グルココルチコイド・ミネラルコルチコイド・性ホルモンなどすべてのステロイドホルモン合成が障害されるため，乳児期早期に副腎不全・塩類喪失をきたし，性腺機能不全をきたす．ACTH異常高値にも関わらずXX罹患児の外性器が完全女性型である場合，XY罹患児の外性器が女性化兆候を示す場合，本疾患の可能性が高い．

2）コレステロール側鎖切断酵素欠損症（P450scc異常症）

【病態】臨床的にはStAR異常症と同じであり，極めて稀である．

6. POR欠損症

【病態】P450オキシドレダクターゼ（POR）は，すべてのミクロゾームP450酵素の補酵素であり，

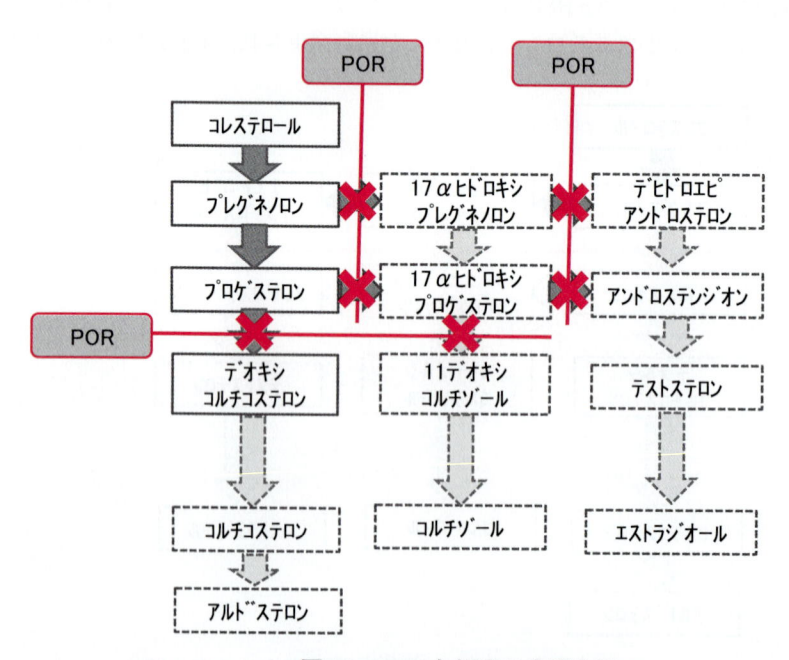

図11 POR欠損症の病態生理

17α水酸化酵素，21水酸化酵素，アロマターゼ（CYP19A）などの活性化に必須である．このため，POR欠損症では，17α水酸化酵素・21水酸化酵素の酵素活性が低下し，両ホルモンの欠損症状がみられる．

【症状】21水酸化酵素欠損症と同様に副腎不全がみられるが，17α水酸化酵素欠損症と同様に**性腺機能不全となり，XYの罹患児は外陰部の女性化がみられる**．骨系統異常を合併する．

2 早産児晩期循環不全症

【定義・概念】
　新生児晩期循環不全は，早産児とりわけ超早産児に多くみられる病態で，急性期を脱した後に発症する血圧低下・尿量減少・浮腫を特徴とする．発症頻度は極低出生体重児で9.3%（超低出生体重児の11.6%，出生体重1000～1500gの児では1.9%）との報告がある．

【病因・病態】
　病態は完全には解明されていないが，未熟性の高い児に多く発症すること，容量負荷・カテコラミンに対して不応性である一方，少量のグルココルチコイド投与が著効を奏する症例が多いため，相対的副腎不全の関与が想定されている．
　晩期循環不全のリスク因子は以下の通りである．
- ナトリウム不足あるいは腎での負のナトリウムバランス
- テオフィリン・利尿剤の使用によるナトリウム排出の促進
- 子宮内感染
- 高頻度振動換気（HFO）による呼吸管理
- 経鼻式陽圧換気（Nasal CPAP）などによる人工呼吸器からの早期離脱
- 超早期母乳あるいは経腸栄養の早期確立
- 糖質コルチコイドの使用自粛傾向
- 甲状腺薬（チラーヂンS®の投与）

以上を説明できる病態生理として，筆者が提唱している病態生理案（**図12**）を載せる．

【臨床症状】
1) 新生児晩期循環不全の臨床症状の特徴
   - 尿量減少・浮腫・低血圧は必発
   - 低ナトリウム血症を呈することが多い
   - 呼吸状態が悪化することが多い（X線でのHazy lungが特徴的とする意見もある）
   - 心機能の悪化はなく，エコーでの臓器血流の悪化が特徴的
2) 新生児晩期循環不全の治療に対する反応性の特徴
   - ナトリウムを十分補充することで発症頻度を減じる可能性があるが，これのみでは防げない症例もある
   - カテコラミンは不応例が多い
   - 少量のステロイド投与が奏功する症例が多い
   - ショックに抗するような大量のステロイドやバソプレシンを必要とする症例もある

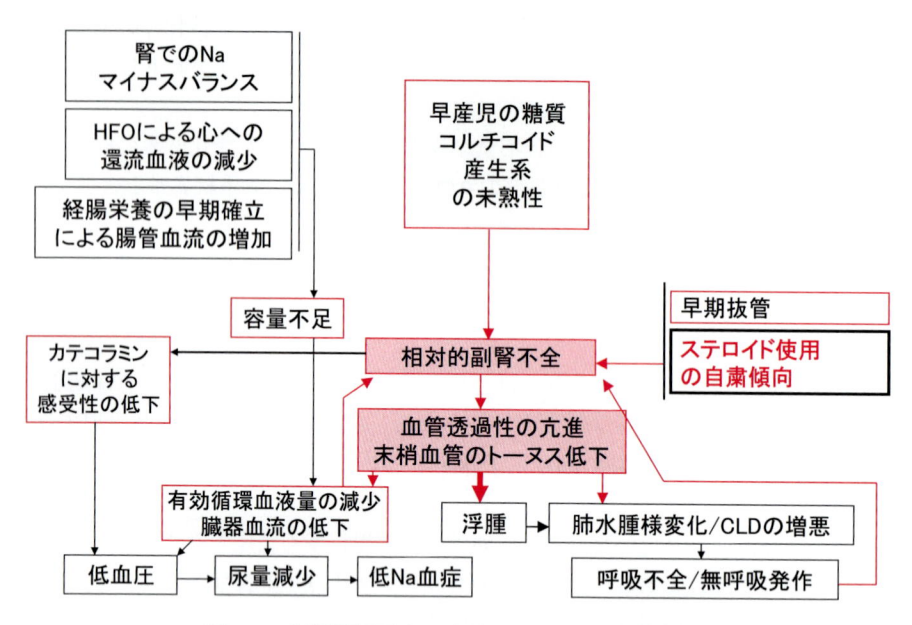

図12 晩期循環不全の病態生理仮説（著者提唱）

【診断・検査】
　新生児晩期循環不全は多くの関心を集める病態でありながら，確定していない．下記に2007年に新生児内分泌研究会が全国調査を行った際の診断基準を載せるが，この基準に従うと，利尿薬の過剰使用や輸液量の過度の制限による容量不足といった病態までが晩期循環不全に含まれてしまうため，修正が必要である（小山典久．新生児晩期循環不全，pp39-47．新生児内分泌ハンドブック，メディカ出版，2008）．

【治療】
　ハイドロコーチゾン 0.5～1.0mg/kg/回×2～3回/日程度の投与が一般的である．症例によっては，より大量のグルココルチコイドを要することもある．

【予後】
　グルココルチコイド投与に対する反応は良いことが多いが，循環不全の結果，脳室周囲白質軟化症など重篤な結果を招いたという報告も多く，注意が必要な病態である．

> **新生児晩期循環不全の診断基準　（新生児内分泌研究会 2007）**
>
> A．出生後数日以上を経過し，
> B．呼吸循環動態が落ち着いた時期が存在した後，
> C．明らかな原因なく，
> D．突然以下のエピソードのいずれか1つ（血圧低下もしくは尿量減少）を認め，
> E．昇圧治療を要した例
>
> エピソードとは，
> 1．血圧の低下：繰り返し測定した血圧（収縮期もしくは平均血圧）がそれまでのおおよそ80％未満に低下
> 2．尿量の減少（以下の3項目のいずれか）
> 　a）8時間の尿量が半量未満に減少
> 　b）8時間の尿量が1mL/kg/h未満に減少
> 　c）4時間排尿が確認できない（ただし尿閉は除外する）
>
> 　なお，明らかな原因とは，失血，敗血症，症候性PDA，IVH，NECなど循環動態に影響を及ぼすと考えられる病態をさす．また本病態は下記の参考所見を合併することが多く，診断の参考とする．
>
> **参考所見**
> 1）胸部X線所見：肺水腫様変化
> 2）Na＜130 mEq/L またはNa値5mEq/L以上の急な低下
> 3）K＞5.5 mEq/L
> 4）15 g/kg/日（または1.5％/日）を超える体重増加

C. 甲状腺機能異常

1　先天性甲状腺機能低下症（クレチン症）

　先天性甲状腺機能低下症の発症率は1人/3000～4000出生であり，新生児マス・スクリーニングで最も頻度の高い疾患である．
　甲状腺ホルモンは視床下部・下垂体・甲状腺系（hypothalamus-pituitary-thyroid axis）によって制御されており，中枢性（視床下部〜下垂体）・原発性（甲状腺）のいずれかの障害で生じる．しかし，95％以上は原発性であり，中枢性の頻度は低い．このため，先天性甲状腺機能低下症の多く（95％以上）は高TSH血症を呈することとなり，通常マス・スクリーニングではTSHを測定している．
　生涯甲状腺機能低下症が持続する「永続性原発性甲状腺機能低下症」の80～90％は甲状腺の形成異常による（異所性：約60％，欠損性：約20％，低形成：約5％）．下記の表に新生児期の

甲状腺機能低下症状を示す．

治療に関して重要なことは，とにかくできる限り早期に甲状腺薬（チラーヂン S®）の投与を開始することである．さもなければ，永続的な発達障害が残る危険性が高い．

新生児期の甲状腺機能低下症状

新生児期の甲状腺機能低下症状
• 遷延性黄疸（3週間以上持続）　　• 巨舌 • 便秘（2日以上排便がない）　　• 嗄声 • 臍ヘルニア　　　　　　　　　　• 手足の冷感 • 体重増加不良　　　　　　　　　• 浮腫 • 皮膚乾燥　　　　　　　　　　　• 小泉門の開大 • 不活発・傾眠傾向

> **MEMO** 中枢性甲状腺機能低下症の診断のポイント
>
> 　中枢性甲状腺機能低下症は TSH が低値であるため，マス・スクリーニングでは診断できないが，中枢性甲状腺機能低下症は多くの場合，他の下垂体ホルモン（ACTH, GH, LH など）も同時に欠損すること，下垂体を含む顔面正中部の構造異常を伴うことが多いことから，これらに注意すれば，診断にたどり着くことが多い（図13）．

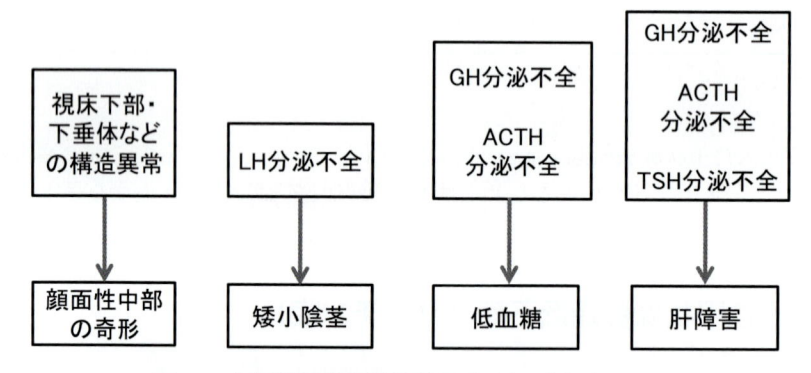

図13　中枢性甲状腺機能低下症に気づくポイント

2　早産児一過性低サイロキシン血症（transient hypothyroxinemia of prematurity; THOP）

早産児では，生後1〜2週間に著しい低FT4血症を呈する症例が多数存在する．しかし，本病態では一般にTSHの上昇はみられず，前述の先天性甲状腺機能低下症とは一線を画す病態と考えられている．本病態に対するチラーヂン S® の投与の是非に関するコンセンサスは得られていない．ただし，これまでチラーヂン S® は新生児においても安全で副作用のない薬剤と考えら

れてきたが，近年，わが国においてチラーヂン S® 投与を契機に循環不全が発症したという症例報告が相次ぎ，わが国においては THOP に対するチラーヂン S® の投与は慎重になるべきとの考えが優勢となっている．

> **MEMO　ヨード過剰と甲状腺機能低下症**
>
> 　ヨードは甲状腺ホルモン産生に必須の栄養素だが，その過剰は甲状腺産生を抑制して甲状腺機能低下症の原因となる．日本は四方を海に囲まれ，海産物の摂取量が多いことなどから，ヨードを過食する危険性が高い．特に妊娠中のヨード過食は胎児の甲状腺機能低下症の原因として重要であり，妊婦の摂る食品についてはヨードについても注意を払う必要がある．
>
> **ヨードを多く含む食品**
>
> | | |
> |---|---|
> | 食品 | 海藻類（昆布・わかめ・海苔　など）
海藻以外の魚介類（まぐろ・かつお・たら・えび・貝類など）
インスタント食品（麺類・味噌汁など　昆布だしを含むもの）
寒天を含んだ菓子（羊羹・ゼリー・ヨーグルトなど）
清涼飲料水（ポカリスエット・十六茶など） |
> | 医薬品 | ポビドンヨードなどの消毒薬
ヨード系造影剤
ミネラリン
アミノレバンなど |

3　遅発性高 TSH 血症

　正期産児の先天性甲状腺機能低下症の多くは，初回のスクリーニング検査で診断される．一方，早産児では，生後数日で行われるスクリーニング検査の際には高 TSH 血症を呈さず，その後，高 TSH 血症を呈するようになる症例が数多く報告されている．このため，早産児の場合，生後数日の初回スクリーニングだけでなく，甲状腺機能を再検することが重要である．

　なお再検の時期については，以前から，生後 1 ヵ月以降あるいは体重がほぼ 2500g に達した頃に再検することが推奨されている．しかし，我々の検討では，たとえ超早産児でも生後 2 週目頃には，TSH の分泌調節はほとんどの症例で整っていると考えられるため，我々は，早産児の甲状腺機能の再スクリーニングは生後 2 週間頃にするのが適切だと考えている．（Niwa F, Kawai M, et al. Hyperthyrotropinemia at two weeks of age indicate thyroid dysfunction and predicts the occurrence of delayed elevation of thyrotropin in very low birth weight infants. Clin Endocrinol 2012; 77: 255-261）

4　Basedow 病母体児

　Basedow 病は甲状腺に対する自己抗体の存在によって，甲状腺機能亢進を呈する病態であり，胎児に大きな影響を及ぼすことが知られている．母体の Basedow 病が児に及ぼす影響をまとめる．

抗甲状腺薬など

甲状腺刺激抗体

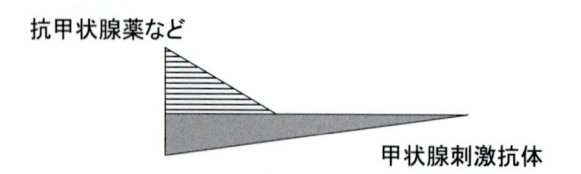

抗甲状腺薬と甲状腺刺激抗体の作用・持続期間を模式的に示すと上図のようになる．
そこで… 両者の作用を合わせると以下のようになる．

甲状腺機能低下症状

甲状腺機能亢進症状

すなわち，出生後まもなくは機能低下症状がみられるが，その後，機能亢進症状が出現してくる．

図14　抗甲状腺薬と抗甲状腺抗体の児への影響

- 甲状腺刺激抗体の胎児への移行：児に甲状腺機能亢進を招く．
- 抗甲状腺薬の胎児への移行：児に甲状腺機能低下を招く．

　この2つの作用の力関係で，児の症状が決まるが，甲状腺薬（チウラジール・メルカゾールなど）の減期は抗体の半減期より短いため，**図14**のように，出生後早期は機能低下症状がみられ，その後，機能亢進症状を呈するようになることが多い．なお，妊娠中の母体の甲状腺機能亢進症のコントロールが著しく悪い場合には，児は胎児期から甲状腺機能亢進症状を呈し，その後，甲状腺機能低下症に陥ることがある．これは，胎児に移行した甲状腺刺激抗体が児のTSH産生を強く抑制することが原因で，このような中枢性甲状腺機能低下症は長期にわたって持続することがあり，注意が必要である．

D. カルシウム代謝の異常

1 低カルシウム血症

　低カルシウム（Ca）血症は，易刺激性・痙攣・振戦・筋緊張亢進・哺乳不良などの臨床症状を生じる重要な病態である．新生児期の低Ca血症は生後72時間以内に生じる早発性と，それ以降に生じる遅発性に分けられる．

1. 早発性低Ca血症

　胎児期，Ca・リン（P）は胎盤を介する能動輸送で，胎児へと送られる．そのため，胎児の血

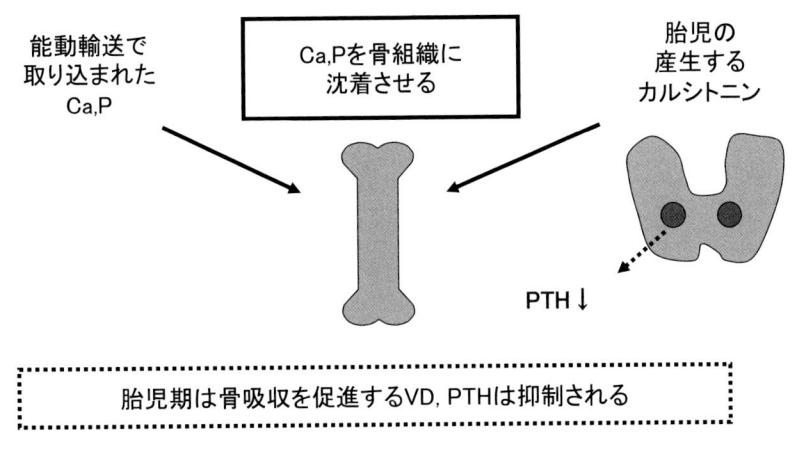

能動輸送で取り込まれたCa,P　　Ca,Pを骨組織に沈着させる　　胎児の産生するカルシトニン

PTH↓

胎児期は骨吸収を促進するVD, PTHは抑制される

図15　胎児期の骨形成

清Ca・Pは高値となり，その結果，カルシトニンの分泌が亢進，Ca・Pの骨への沈着（骨形成）が活性化され，骨吸収を促す副甲状腺ホルモン（PTH）やビタミンDの作用は抑制される（図15）．

　出生とともに胎盤から切り離された児の血清Caは低下していく．この血清Caの低下が刺激となってPTHの分泌が促進され，生後24〜48時間以降，血清Caは上昇に転じる．このような，生理的な低Ca血症から回復できない場合に早発性低Ca血症を生じることになるが，その機序として以下のものが挙げられる．

- PTH分泌不全
- PTHに対する骨・腎尿細管の反応不良
- 高カルシトニン血症
- 高P血症

　このような，機序を促進する病態には，早産児・仮死・糖尿病母体児・低血糖症・代謝性アシドーシス・感染などがある．

2. 遅発性低Ca血症

　かつて，人工乳にはCaに比してPが多く含まれていたため，高P血症・低Ca血症をきたすことが多く，これが遅発性低Ca血症の主要な原因であった．しかし，人工乳の組成が改善され，もはやこのようなことはなくなったが，以下のような要因による低Ca血症は今なお残されている．

- 極低出生体重児：PTH・ビタミンDに対する反応性が未熟なため，高P血症となり，低Ca血症を招きやすい
- 腎不全：腎尿細管のPTH・ビタミンDに対する反応性が乏しく，高P血症となり，低Ca血症を招きやすい
- 利尿薬（ループ利尿薬）の使用による尿中Ca排泄過多

など

2 早産児骨減少症（未熟児くる病）

　胎児期には著しい骨発育が起こるが，これは主として在胎24週以降に起こる．例えば，満期産児が体内に蓄えているCaは約30gだが，在胎24週の児では，その10～15%のCaしか蓄積されていないのである．早産児が子宮外において，健全な骨形成を続けることは難しく，早産児骨減少症を発症することとなる．以下に問題となる病態を記す．

【病因・病態】
＊早産児は骨基質の産生が困難である
- 十分な骨基質の産生のためには，蛋白合成（同化作用）が必要だが，早産児では十分な栄養（アミノ酸を含む）を投与することは困難である．
- 早産児にしばしば投与されるステロイド薬は同化作用を抑制する．

＊早産児は骨へのミネラルの沈着が困難である
- 早産児に胎内同様のミネラル（Ca，P）を投与することは困難である．
- ループ利尿薬・ステロイド薬のように尿中Ca排泄を増やす薬剤が使用される機会が多い．
- 早産児では肝障害・腎障害を呈する児が多く，ビタミンD作用が阻害されやすい．

【診断】
　診断に関して，標準化された方法はない．血清ALP値のカットオフ値についてもコンセンサスは得られていないが，1200IU/L程度を目安に精査することが多い．

【重症度の評価】
　重症度の評価には，DEXAの有用性は疑いがないが，簡易な方法として手関節のX線像を用いることが多い．

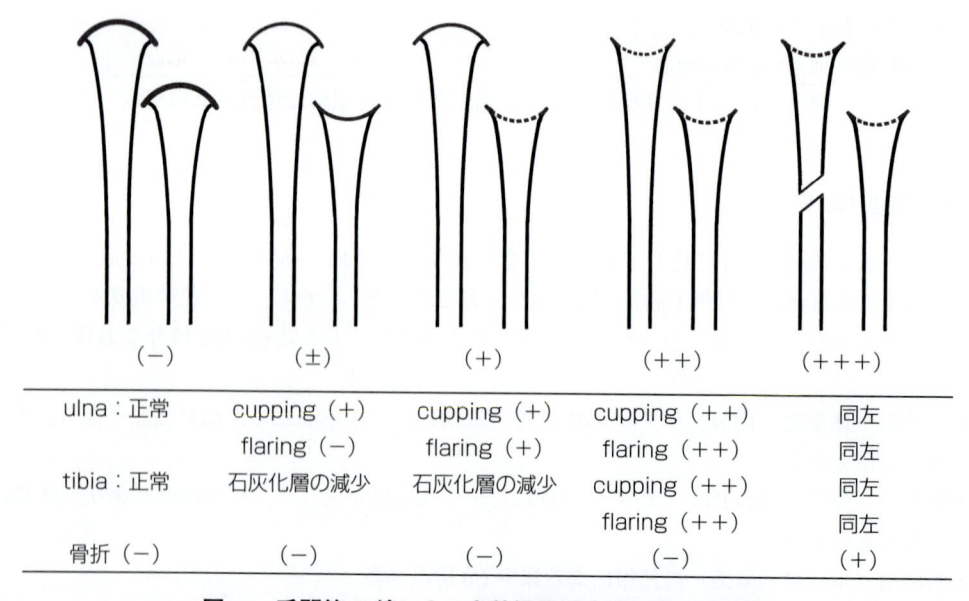

	(−)	(±)	(+)	(++)	(+++)
ulna：正常		cupping (+) flaring (−)	cupping (+) flaring (+)	cupping (++) flaring (++)	同左 同左
tibia：正常		石灰化層の減少	石灰化層の減少	cupping (++) flaring (++)	同左 同左
骨折 (−)	(−)	(−)	(−)	(−)	(+)

図16　手関節X線による未熟児骨減少症の重症度分類
〔Koo WWK, et al, Arch Dis Child 1982; 57: 447-452〕

【治療】

　早産児骨減少症の多くはPの不足によるものであるが，Ca，ビタミンDの不足によることもある．病態を把握し，不足した栄養素を適切に投与することが重要である．

【鑑別診断】

　本病態の原因となる大きな要因は，P不足・Ca不足・ビタミンD不足の3つである．それぞれの病態における尿中Ca，Pの排泄について述べる．

- P不足：Pが不足すると尿中P排泄が著しく減少（％TRPが上昇＞99％）し，診断価値が高い．
- CaあるいはビタミンD不足：CaあるいはビタミンD不足が著しい場合，PTH分泌亢進し，尿中リン排泄が増加（％TRPが低下）する．さほど重症でない場合，％TRPは正常範囲にとどまるが，Ca不足では尿中Ca排泄の低下，ビタミンD不足では（相対的な）尿中Ca排泄の増加がみられる．

　筆者注）早産児における％TRP低値の基準はないが，筆者らの検討では92～93％以下は異常低値と考えてよいと思われる．

　以上の点から見たこれらの病態の鑑別診断の流れを図17に載せる．ただし，これは，腎機能が正常であること，尿中Ca排泄に影響を与える薬剤（ループ利尿薬・ステロイドなど）の使用がないことが前提である．詳しくは，「NICUベッドサイドの診断と治療」（河井昌彦，改訂3版，金芳堂，2012年）を参照されたい．

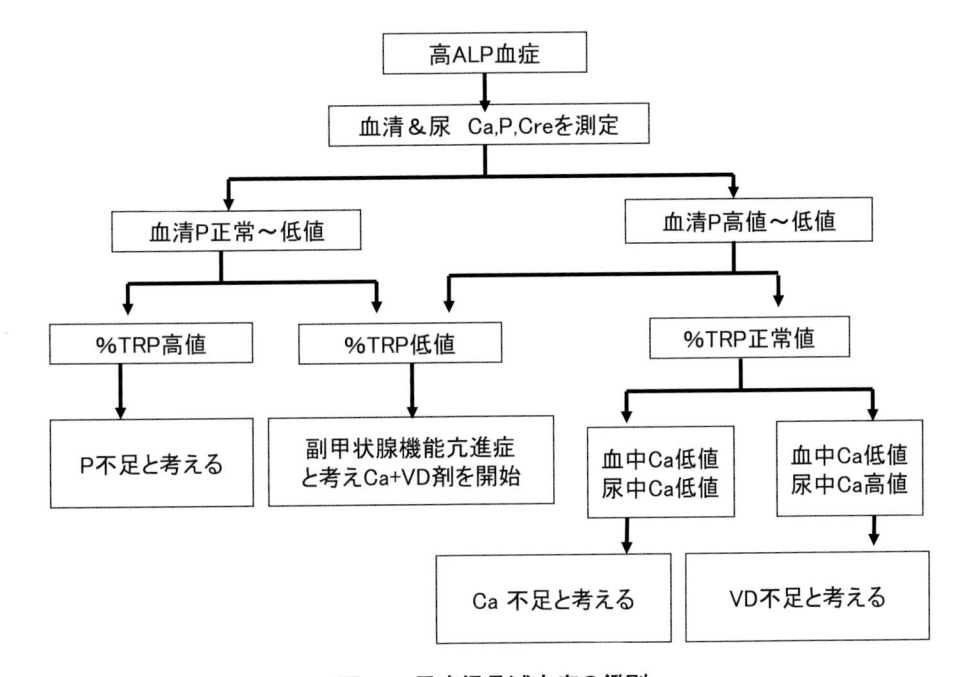

図17　早産児骨減少症の鑑別

3 SGA児の有する内分泌学的問題点

　SGA（small for gestational age）児は，在胎週数に比して出生体重・身長が小さく生まれてくる児である．かつては，子宮内でストレスを受けた結果，肺成熟が促進されるなど，出生時に臓器成熟度が高いこともあり新生児期管理がむしろ容易であるという印象を持たれていたこともあった．しかし，種々の臓器において，さまざまな問題を抱えていることが明らかとなり，その予後はAGA（appropriare for gestational age）児より不良だと考えられるようになってきた．

1. SGA児の予後

　De Jesus LC, et al. Outcome of small for gestational age infants born at < 27 weeks' gestation. J Pediatr 2013; 163: 55-60 によると，SGA児は致死率・出生後の成長障害・長期にわたる人工呼吸管理が必要である．在胎週数27週未満で出生する児の場合，SGAであることは予後不良のリスクを3.91倍上昇させるとのことである．

　Barker仮説あるいはDoHaD（developmental origins of health and disease）の概念が広く行き渡るようになり，SGA児はメタボリック・シンドローム（MS）のリスクが高いことが問題視されている．この事実が，SGA研究の原動力となり，現在では，MS以外の種々の内分泌代謝の異常も関心を集めている．加えて，近年，SGA性低身長症に対する成長ホルモン（GH）療法が保険適応となったこともSGA児に対する小児科医の関心を高めた大きな要因と言える．

2. SGA児の内分泌学的問題点

【新生児期の内分泌学的問題】
- 持続性高インスリン性低血糖症
- 一過性高血糖症
- 一過性高TSH血症

【幼児期〜思春期以降の内分泌学的問題】
- 肥満・II型糖尿病・高血圧・高脂血症（メタボリック・シンドローム）
- SGA性低身長症
- 交感神経系・副腎皮質の亢進
- 甲状腺機能異常
- 思春期早発症
- 多嚢胞性卵巣嚢腫・妊孕性の低下
- 精神疾患など

これらを一元的に説明することはできないが，以下のような機序が想定されている．
　①胎児期の栄養障害が，児のインスリン分泌抑制・インスリン抵抗性の獲得を促す
　②子宮内環境の悪化が児へのストレスとなり，児が副腎皮質ホルモン（グルココルチコイド）に過剰に暴露される

> **MEMO　Barker 仮説**
>
> 　1970 年代に Barker 博士が唱えた「低出生体重児はメタボリック・シンドローム発症のリスクが高い」という説は当初，広くは受け入れられなかった．しかし，この仮説を検証する疫学的検討が世界各地で行われ，多くの研究がその有効性を示した．このため，Barker 博士の考えは「20 世紀最大の学説」と称され，広く認められている．なお，現在では，胎児期の成長・栄養のみならず，新生児期〜乳児期の成長・栄養も将来の健康に大きく関与すると考えられている．このため，developmental origins of health and diseases（DOHaD）という用語が用いられることが多い．
>
> **メタボリック・シンドローム**
>
> 　メタボリック・シンドロームは内臓肥満を基礎に持ち，II 型糖尿病・高血圧・高脂血症のうち，2 つ以上を併せ持つ病態とされている．病態生理などに関して，未だ解明されていない点も多いが，蓄積された肥満組織から分泌されるアディポサイトカイン（内分泌因子）や炎症性メディエーターが，インスリン抵抗性をもたらし，これがメタボリック・シンドロームの病態の基礎となっていると考えられている．

3．胎児発育とその異常（FGR; fetal growth restriction）

　母体から胎児に送られた栄養が胎児の成長因子の分泌を促進し，その働きで同化作用が生じることが胎児の発育をもたらす（なお，出生後の成長に重要な成長ホルモン（GH）は胎児期にはあまり重要ではない．このことは，GH 分泌不全の児は通常 FGR とはならないこと，インスリンや IGFs の分泌不全あるいは受容体の異常があると著しい FGR となることが証明している）．

　すなわち，胎児発育に重要な因子は以下の 3 つである．
　①母体から胎盤を介して胎児に送られる栄養
　②胎児のインスリン・インスリン様成長因子（insulin-like growth factors; IGFs）の分泌
　③インスリン・IGFs による同化作用

　これら 3 つのステップのいずれかが障害された場合，胎児発育は障害され，SGA 児として出生することとなる．すなわち，FGR の成因は以下の 3 つとなる（**図 18**）．
　①胎児の栄養不足
　②胎児のインスリンなどの産生不足
　③胎児におけるインスリンなどの作用不足（同化の障害＝インスリン抵抗性）

　栄養分（グルコース・酸素など）の不足に陥った児の最も重要な適応反応は，脳などの重要臓器への栄養分を確保するために，他の臓器への栄養分の供給を制限することである．脳はインスリンに関係なくグルコースを取り込む臓器であるが，筋肉・脂肪などはインスリン作用でグルコースを取り込む臓器であるため，FGR 児はインスリン分泌を抑制し，インスリン抵抗性を獲得することによって，低栄養環境に適応しているものと考えられる．

　一方，栄養障害以外にも，胎児側の要因で，成長因子産生の障害・成長因子の作用（＝同化作用）の障害も FGR をもたらすと考えられる（**図 19**）．

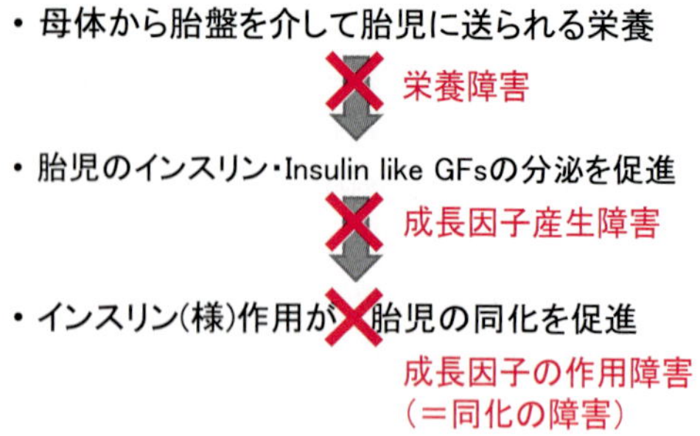

- 母体から胎盤を介して胎児に送られる栄養 ✗ 栄養障害
- 胎児のインスリン・Insulin like GFsの分泌を促進 ✗ 成長因子産生障害
- インスリン(様)作用が ✗ 胎児の同化を促進 成長因子の作用障害（＝同化の障害）

図 18　胎児発育不全の原因

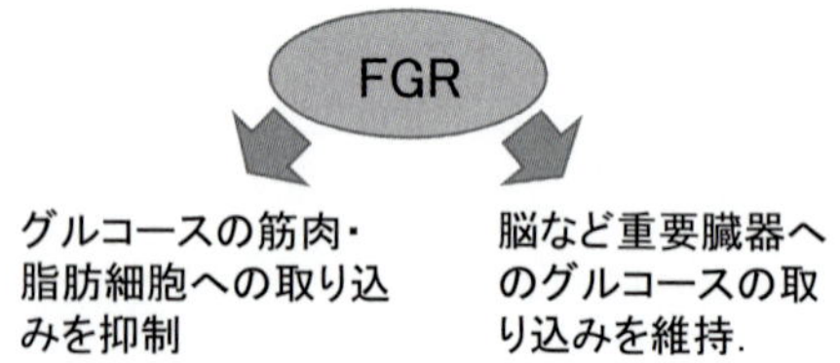

FGR
→ グルコースの筋肉・脂肪細胞への取り込みを抑制
→ 脳など重要臓器へのグルコースの取り込みを維持．

図 19　FGR 児の代謝． 胎児のインスリン分泌は抑制され，胎児はインスリン抵抗性を獲得する．

MEMO　SGA 性低身長に対する GH 療法

　SGA の正期産児は，3 歳までに約 90％が正常範囲の身長にキャッチアップするが，残りの約 10％は成人になっても低身長に終わる．早産児では，そのキャッチアップ率は有意に低く，在胎 32 週未満で出生した児は約 75％しかキャッチアップしない．わが国においても，現在，SGA 性低身長症に対する GH 療法が保険で認められており，その有効性が期待されている．
　SGA 性低身長症に対する GH 療法の保険適応基準を示す（2013.11 現在）．

＊出生時の基準
- 出生身長・体重がともに 10 パーセンタイル未満で，かつ，いずれか一方が在胎週数相当の -2SD 未満である．

＊治療開始時の基準
- 歴年齢 3 歳以上
- 成長率 SDS が 0SD 未満
- 身長 SDS が -2.5SD 未満

4 先天代謝異常症（IEM）

　先天代謝異常症は稀な疾患が多く，個々の疾患に遭遇する可能性は必ずしも高くない．しかし，**図20**に示したように，先天性代謝異常症全体で考えてみるとその発症率は数千人に一人であり，わが国で年間約500人程度は出生していることとなる．すなわち，いずれかの先天代謝異常症の患者に当たる可能性は必ずしも低くはないことになる．

　そこで，先天代謝異常症を診断するポイントについて解説する．まずは，James E Wraith の言葉を紹介する．"It is important to keep inborn errors of metabolism (IEMs) in mind as a possible cause of symptoms in the neonatal period, and to accept that it is worth investigating 10 babies to diagnose one."

　つまり，常に先天代謝異常症ではないか？と疑ってかかることが重要である．

アミノ酸代謝異常症	： 15.1〜20.7/10万出生
有機酸代謝異常症	： 3.7〜12.6/10万出生
尿素サイクル異常症	： 1.9〜4.5/10万出生
炭水化物代謝異常症	： 2.3〜6.8/10万出生
脂肪酸酸化異常症	： 1〜5/10万出生
ミトコンドリア異常症	： 3.2〜20.3/10万出生
ペルオキシソーム病	： 3.5〜7.4/10万出生
ライソソーム蓄積症	： 7.6〜7.4/10万出生
プリン・ピリミジン異常症	： 1/10万出生以下
ポルフィリア	： 約1/10万出生
金属代謝異常症	： 2〜3/10万出生
	40〜80/10万出生

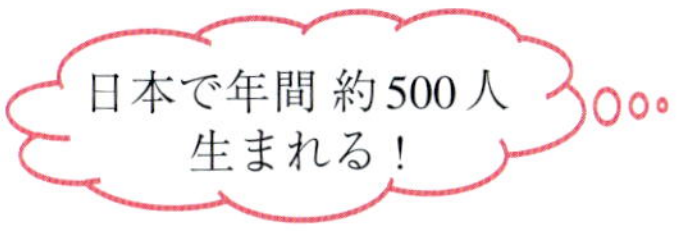

（日本で年間約500人生まれる！）

図20　先天代謝異常症の頻度

1．先天代謝異常症を疑うポイント

1）出生前情報
- 近親結婚
- 新生児死亡の既往
- 非免疫性胎児水腫の反復既往
- 同胞にIEMの家族歴
- 母体のHELLP症候群またはAFLP

2）児の臨床症状
- 出生時に元気だった児の状態が悪化した場合
- 外科的疾患なく，繰り返す嘔吐・哺乳不良

- 持続するしゃっくり
- 無呼吸発作・多呼吸
- 心不全・肝不全などの臓器不全
- 心筋症
- Dysmorphism あるいは多発奇形
- 異臭
- 白内障
- 脳症・昏睡・痙攣

3) 児の検査所見
- 原因不明の代謝性アシドーシス
- ケトーシス
- 原因不明の低血糖症
- 高アンモニア血症
- 好中球減少・血小板減少
- 肝臓・心臓の脂肪変性

2. 先天代謝異常症を疑った場合の診断の進め方

1) 最初に提出すべき検査
- CBC（全検血）
- 血糖値，BUN，電解質，肝機能
- 血液ガス分析（pH，アニオンギャップ）
- 血中アンモニア
- 尿糖，尿中還元物質
- 尿中ケトン
- タンデムマス・マススクリーニング

2) 次に行うべき検査
- 尿中アミノ酸分析・血漿アミノ酸分析
- 尿中有機酸分析
- 血液・髄液中乳酸/ピルビン酸
- 血漿カルニチン・アシルカルニチン分析
- 尿中オロット酸
- 極長鎖脂肪酸分析
- ボイトラー反応

3) 特殊検査
- 血液あるいは皮膚線維芽細胞による酵素分析
- DNA 診断

3. 先天代謝異常症（IEM）の臨床経過

1）胎児期から異常が出現する IEMs

　　胎児期にも当然 IEMs による代謝障害は起こっているが，多くの場合，胎盤が強力な透析器として機能するため，胎児期には症状は見られず，満期に元気に出生する．
　　ただし例外がいくつかある．
- 細胞のエネルギー産生の異常
　　胎児期のエネルギー不足が表現型の異常を引き起こす．
- ライソソーム蓄積症・ペルオキシソーム病（後述）
　　細胞内器官への異常物質の蓄積が胎児期から生じ，細胞機能を障害する．
- 脳代謝の異常が基になる疾患
　　胎児期から脳の構造異常をきたすため，出生直後から症状を呈する．

> **MEMO　Dysmorphism をきたす IEMs**
> - ペロキシゾーム異常症
>   　Zellweger 症候群
>   　Neonatal adrenoleukodystrophy
> - ミトコンドリアエネルギー産生系の異常
>   　Glutaric aciduria type II
>   　Pyruvate dehydrogenase complex（PDC）欠損症
>   　3-hydroxyisobutyryl CoA hydrolase 欠損症
>   　Mevalonic aciduria
>   　Disorders of cholesterol biosynthesis（Smith-Lemli-Opitz 症候群）

2）有機酸代謝異常に典型的な経過

　　満期に元気に出生し，その後しばらくは元気に経過．日齢 1 あるいは数日から嘔吐を繰り返すようになり，代謝性アシドーシス，循環動態の障害，意識障害（昏睡），痙攣を呈する．

3）尿素サイクル異常症に典型的な経過

　　満期に元気に出生し，その後しばらくは元気に経過．日齢 1（生後 24 時間以降）あるいは数日から元気がなく哺乳不良となり，意識障害（昏睡），無呼吸発作，筋緊張低下を呈する．

4）肝障害・黄疸・凝固異常をきたす疾患

- ガラクトース血症・チロシン血症 I 型がその代表である．
- とりわけ，肝障害と白内障を合併する場合はガラクトース血症を強く疑う．
- 尿素サイクル異常症など他の IEMs でも病期が進展すれば肝障害・凝固障害を呈するようになる．
- 遺伝性果糖不耐症も肝障害を呈するが，新生児期には果糖は食べないので発症する時期はもう少し遅い．

5）痙攣をきたす疾患

- 新生児期に痙攣をきたす IEMs は多い．アミノ酸代謝異常症・尿素サイクル異常症・脂質

代謝異常症・有機酸代謝異常症・糖質代謝異常症など.
- しかし，生後 24 時間以内に痙攣が起こるのは，ピリドキシン欠損症・依存症に限られる.

6）心不全・心機能の異常をきたす疾患
- 肥大型心筋症に筋緊張の低下を伴う場合，ミトコンドリア呼吸鎖あるいは 長鎖脂肪酸 β 酸化異常症の可能性が高い.
- congenital disorders of glycosylation では出生後早期から心囊水の貯留がみられることが多い.

7）小頭症など早期から神経変性をきたす疾患
- ペロキシゾーム異常症
- pyruvate dehydrogenase complex（PDC）欠損症
- molybdenum cofactor 欠損症
- isolated sulfite oxidase 欠損症

8）異臭を放つ疾患
- フェニルケトン尿症
- isovaleric acidemia
- glutaric acidemia II
- メープルシロップ尿症など

9）眼科的異常所見を有する疾患
- 白内障：ガラクトース血症・ホモシスチン尿症・Zellweger 症候群・Lowe 症候群
- Ectopia Lentis：ホモシスチン尿症・モリブデン補酵素欠損症・Sulfite oxidase 欠損症
- Cherry Red Spot：Niemann-Pick 病・Gaucher 病・G_{M2}-gangliosidosis・sialidosis II・Farber 病
- 網膜色素変性：ペロキシゾーム異常症に典型的；Zellweger, neonatal adrenoleucodystrophy, long-chain L-3-hydroxyacyl-coenzyme A dehydrogenase deficiency（LCHADD）
- 角膜混濁：ムコ多糖症（MPS），Mucolipidosis，Lowe，ホモシスチン尿症など

4．ライソソーム（lysosome）病

【概念・定義】

ライソソームは真核細胞の細胞質に存在する生体膜に包まれた小器官の1つで，細胞内消化の場である．加水分解酵素を有し，ライソソーム内に取り込まれた生体内の高分子を加水分解する働きを持つ．

ライソソーム酵素が先天的に欠損していると，中間代謝物がライソソーム内に蓄積し，その結果，ライソソームの肥大化・ライソソームを有する組織の肥大化・機能異常を生じる．このような病態をライソソーム病と称する．

【病態】

ライソソームはほぼ全身の細胞に存在するため，ライソソーム病の臓器障害は多臓器に及ぶ．疾患によって，差異があるが，多くの疾患に共通する症状に以下のものがある．

精神運動発達障害，角膜混濁・網膜病変，滲出性中耳炎・難聴，閉塞性呼吸障害，心臓弁膜症，肝脾腫，低身長・関節拘縮・骨変形

【各種疾患】
1) ムコ多糖症
   - ムコ多糖症Ⅰ型：ハーラー（Hurler）症候群・ハーラー/シャイエ（Hurler/Scheie）症候群・シャイエ（Scheie）症候群
   - ムコ多糖症Ⅱ型：ハンター（Hunter）症候群
   - ムコ多糖症Ⅲ，Ⅳ，Ⅵ，Ⅶ型
2) 糖原病
   糖原病Ⅱ型（ポンペ病）
3) スフィンゴリピドーシス
   ゴーシェ病（Gaucher disease）・ファブリー病（Fabry disease）・G_{M1}-ガングリオシドーシス（G_{M1}-gangliosidosis）・G_{M2}-ガングリオシドーシス（G_{M2}-gangliosidosis）・ニーマンピック病（Niemann-Pick disease）・クラッベ病（Krabbe disease）・ファーバー病（Farber disease）
4) シアリドーシス
5) ガラクトシアリドーシス

疾患によって，欠損する酵素が異なり，蓄積する物質・蓄積する臓器が異なるため，症状発現時期・臨床症状は大きく異なる．以下，表に挙げた疾患は，現在酵素補充療法が認められており，とりわけ早期の診断が重要となる．

疾患名	臨床的特徴
ムコ多糖症Ⅰ型（ハーラー・シャイエ症候群）	特異顔貌・骨格異常（関節痛）・肝脾腫・中枢神経障害・角膜混濁などを主症状とする．軽症（シャイエ症候群）～重症（ハーラー症候群）まで多様．
ムコ多糖症Ⅱ型（ハンター症候群）	特異顔貌・骨格異常（関節痛）・肝脾腫・中枢神経障害などを主症状とする．軽症～重症まで多様．わが国のムコ多糖症では最も頻度が高い．
糖原病Ⅱ型（ポンペ病）	筋力低下が主症状．軽症～重症（フロッピー・インファント）まで多様．
ゴーシェ病	貧血・血小板減少・肝脾腫・骨合併症を主症状とする．軽症～重症まで多様．
ファブリー病	伴性劣性遺伝形式[*]をとり，男性の方が重症だが，女性も発症しうる．四肢の疼痛・蛋白尿～腎障害・不整脈～心不全などを主症状とする．

[*) 上記5疾患のうち，ファブリー病のみが伴性劣性遺伝，他は全て常染色体劣性遺伝である．

【診断】
　上記5疾患は酵素補充療法が可能となっており，酵素活性検査や遺伝子解析によって確定診断が可能である．これらを疑った場合は難病情報センター（http://www.nanbyou.or.jp）などで，最新の情報を得ることが望まれる．
　上記の表にも記したように，症状は軽微なものから重症度の高いものまで多様であり，必ずしも，最初から重症所見を呈するとは限らない．一方，酵素補充療法は症状の進行を抑えるも

のの，症状の改善は乏しい場合もあり，症状の軽い間の早期診断が重要であることを肝に銘じておかねばならない．
【治療】
　酵素療法が可能でないが，骨髄移植の有用性が報告されている疾患がいくつかある．

5. ペルオキシソーム（peroxisome）病
【概念・定義】
　ペルオキシソームは真核細胞の細胞質に存在する生体膜に包まれた小器官の一つで，様々な物質の酸化反応を行っている．ペルオキシソーム内で行われる代謝には，長鎖脂肪酸のベータ酸化，コレステロールや胆汁酸の合成，アミノ酸やプリンの代謝などが知られている．
　(1) ペルオキシソームの形成異常，(2) ペルオキシソーム内の酵素欠損症，(3) 隣接遺伝子症候群におけるペルオキシソームの代謝機能の障害による病態をペルオキシソーム病と称する．
【病態】
　ペルオキシソームの形成異常の代表がZellweger症候群であり，ペルオキシソーム内の酵素の機能障害の代表が副腎白質ジストロフィー（adrenoleukodystrophy; ALD）である．
* Zellweger症候群
　新生児期からの発症が問題となるペルオキシソーム病の代表である．
【臨床症状】
　　筋緊張低下：出生直後よりフロッピーインファント
　　顔貌異常：前額突出・大泉門開大・鼻根部扁平・内眼角贅皮・両眼隔離・小顎
　　眼科的異常：白内障・緑内障・角膜混濁・網膜色素変性
　　肝腫大・肝機能障害
　　関節の異常な石灰化
　　けいれん・精神運動発達遅滞
　　MRI：髄鞘化の障害・脳回形成異常・側脳室拡大・脳梁低形成
【診断】血中極長鎖脂肪酸分析が有用である．
【治療】有効な治療法はなく，予後不良．

第11章 その他の新生児の代表的疾患

1 極低出生体重児

　極（1500g未満）・超（1000g未満）低出生体重児の救命率は近年，極めて高くなっているが，発達予後を考えると，決して満足のいく状況ではない．そこで，本稿では，極低出生体重児の合併症について，そのアウトラインを記す．

　以下，発症時期によって，並べてみたが（**図1**），もちろん症例によってオーバーラップや順序の異同は存在する．

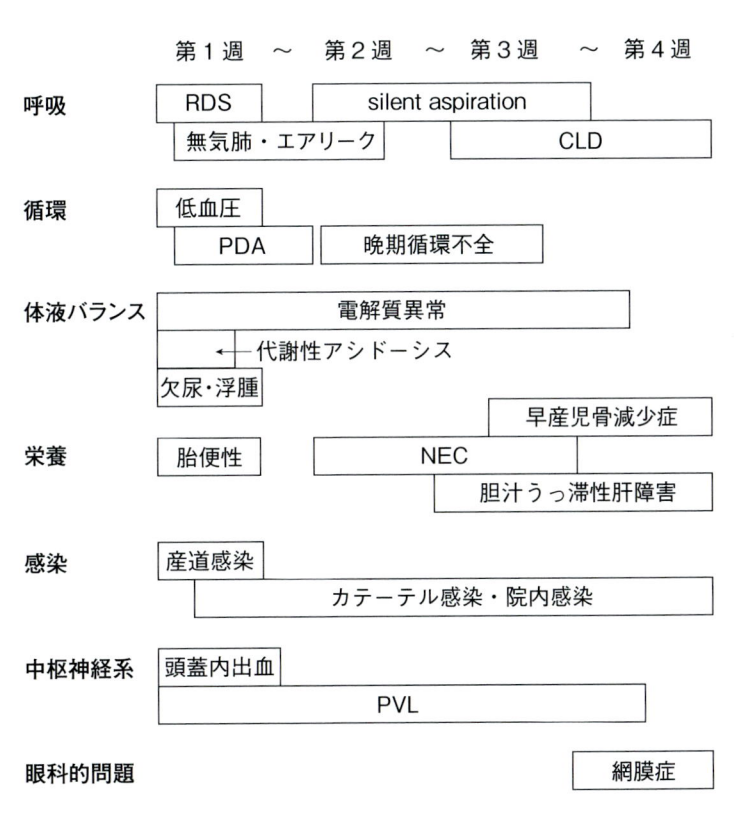

	第1週 〜 第2週 〜 第3週 〜 第4週
呼吸	RDS／silent aspiration／無気肺・エアリーク／CLD
循環	低血圧／PDA／晩期循環不全
体液バランス	電解質異常／代謝性アシドーシス／乏尿・浮腫
栄養	胎便性／NEC／早産児骨減少症／胆汁うっ滞性肝障害
感染	産道感染／カテーテル感染・院内感染
中枢神経系	頭蓋内出血／PVL
眼科的問題	網膜症

図1　極低出生体重児の合併症（河井昌彦編著．NICU厳選！50症例の診断と治療, p214, 2004を一部改変）

V 臨床新生児学

【急性期の問題点】
- 仮死・蘇生（☞第4章「HIE」「NCPR」）
- 呼吸窮迫症候群（RDS）（☞第2章「呼吸」）
- 低血圧症（☞Ⅳ生理学，第1章「循環」）
- 未熟児動脈管開存症（☞第3章「循環器」）
- 栄養の問題
- 胎便栓症候群・壊死性腸炎（☞第8章「消化器」）
- 敗血症（☞第5章「感染・免疫」）

【亜急性期〜慢性期の問題点】
- 晩期循環不全症（☞第10章「内分泌代謝」）
- 新生児慢性肺疾患（CLD）（☞第2章「呼吸」）
- 早産児一過性低サイロキシン血症・遅発性高TSH血症（☞第10章「内分泌代謝」）
- 未熟児網膜症（☞第11章「その他の新生児の代表的疾患」）

ほとんどの病態については，すでに解説しているので，そちらを参照してほしい．ただし，早産児の栄養に関しては，ここで取り上げる．

1. 早産・極低出生体重児に対する栄養

母乳栄養が優れていることは周知の事実であり，特に早産児では，原則，自らの母親からの母乳を第一選択とする．

1）母乳栄養

【母乳が人工乳より優れている点】
①免疫物質：IgA，リゾチーム，ラクトフェリン，マクロファージ，メモリーT細胞など
②抗炎症物質：白血球，サイトカインなど
③成長因子：IGF-1，神経成長因子，上皮成長因子など
④ホルモン：消化管ホルモン，コルチゾール，甲状腺ホルモンなど
⑤吸収されやすさ：亜鉛など
⑥早産児の母乳の特性：早産した母親からの母乳は正期産の母親からの母乳に比べ，蛋白質，電解質，中鎖脂肪酸，多価不飽和脂肪酸が多く，乳糖は少ない．

【母乳と薬剤】
日本の添付文書では「投与中は授乳を避けさせる（ヒト母乳中への移行が報告されている）」と記載されている薬剤が多いが，実際には母乳禁忌となる薬剤，注意すべき薬剤は極めて少数である．このため，授乳婦が服薬している薬剤に対して過度に慎重になりすぎて，母乳栄養の機会を逸することがないよう，個々の薬剤に対する情報の確認が必要である．

【参考　絶対的な禁忌薬】
①抗癌剤（代謝拮抗剤）
②麻薬など乱用物質
③シンチ検査や治療に使用する放射性同位元素

2）経静脈栄養

かつては，出生後間もない早産児は，ブドウ糖輸液のみで栄養し，生後数日以降経過して，呼

吸循環が安定してからミルクを開始するといった管理が広く行われていた．しかし，近年，生後早期からアミノ酸などの栄養を積極的に入れることが児の発達発育に良い影響を及ぼすこと，生後早期からアミノ酸などの栄養を投与することが合併症の頻度を増やさないことが明らかになり，生後早期から積極的な栄養を行う（aggressive nutrition）という概念が急速に広まっている．

極低出生体重児の早期経静脈栄養の診療ガイドライン（2009年度版）に記載されている推奨文をいくつか紹介する．

【アミノ酸】
①生後早期の窒素バランスを正にするには1g/kg/日以上の経静脈アミノ酸投与が必要である〈推奨度B〉
②アミノ酸を投与した場合，短期的な身体発育予後は改善する〈推奨度B〉．しかし，投与量の違いによる効果は不明である〈推奨度C1〉
③生後早期のアミノ酸投与はNICU入院中の有害事象を増加させずに施行できる〈推奨度B〉

> **アミノ酸**
> 生後早期からのアミノ酸（1g/kg/日以上）の投与は，安全であり，少なくとも短期的な身体予後の改善に有効である．
> なお，生後早期から2～3g/kg/日の投与でも安全だという報告も多数ある．

【脂質】
①脂肪製剤は0.5～1.0g/kg/日から開始する〈推奨度C1〉
②脂肪製剤投与の上限は3.0g/kg/日程度とする〈推奨度C1〉
③脂肪製剤は間欠投与を避け，持続投与を行う〈推奨度B〉
④生後早期（生後5日以内）の脂肪製剤投与は，晩期投与と比較して合併症を増加させない〈推奨度A〉

> **脂質**
> 脂肪乳剤の投与は生後5日以内には開始すべきであり，0.5～1.0g/kg/日から開始して，最大3.0g/kg/日程度まで増量できる．

【糖質】
①アミノ酸の早期投与により高血糖を予防する効果が期待される〈推奨度C1〉
②初期投与量は6.6mg/kg/分程度を上限とする〈推奨度C1〉
③糖摂取の上限は10～13mg/kg/分とする〈推奨度C1〉

> **糖質**
> 糖質の初期投与量は6.6mg/kg/分程度を上限とし，適宜血糖値を診ながら増減することになるが，著しい低血糖症以外では，糖摂取の上限は10～13mg/kg/分とする．

2. 早産児に対するステロイド療法（グルココルチコイド投与）の功罪

　早産児に対するデキサメタゾン投与が脳性麻痺などの重篤な神経学的異常・発達障害を招くと報告されたことから，早産児に対するステロイド投与は極力避けるべきであるという概念が広まった．しかし，ステロイドはやはり有効な治療薬であることもまた事実である．そこで，早産児に対するステロイド療法（グルココルチコイド投与）の功罪について考える．

1）何故，早産児にステロイド療法が必要か？

　かつて，超早産児においてもHPA axisは，生後早期に確立すると報告されていた．この説が正しければ，早産児にステロイド投与が必要な状況が多く存在することは説明ができない．しかし，我々の検討で，在胎30週未満の早産児の生後2週におけるCRH負荷試験に対する反応性は修正満期に比して，有意に劣っていることが明らかとなった（Niwa F, et al. Limited response to CRH stimulation tests at two weeks of age in preterm infants born at less than 30 weeks of gestational age. Clin Endocrinol 2013; 78: 724-729）．このことから，早産児の急性期〜亜急性期のHPA axisは未熟であり，相対的副腎不全を発症しやすく，ステロイド療法を要する機会が多いと考えられる．

2）早産児でステロイド療法が必要とされる病態（疾患）

　急性期のカテコラミン不応性低血圧症・早産児晩期循環不全症・新生児慢性肺疾患などはステロイド依存性合併症と考えられる．加えて，敗血症性ショック罹患時に相対的副腎不全に陥ることは成人でも広く受け入れられた概念であり，新生児も同様であろう．

3）ステロイド療法による脳性麻痺・発達障害のリスク

　現在，エビデンスレベルの高い報告は以下の通りである．

- Halliday HL, et al. Early (<8 days) postnatal corticosteroids for preventing chronic lung disease in preterm infants. Cochrane Database Syst Rev CD001146.

　　早期新生児期のステロイド投与は有意に呼吸器離脱を促進するが，高血糖・高血圧・成長障害などの合併症の頻度を有意に上昇させる．

　　早期新生児期のデキサメタゾン投与は有意に脳性麻痺の頻度を増加させるが，ハイドロコーチゾンに関しては脳性麻痺を有意に増加させるという結果は得られていない．

- Halliday HL, et al. Late (>7 days) postnatal corticosteroids for chronic lung disease in preterm infants. Cochrane Database Syst Rev CD001145.

　　生後1週以降のステロイド投与の呼吸の改善に対する有効性を認めるが，高血糖・高血圧・消化管出血・未熟児網膜症合併症のリスクを増大させる．

　　長期の発達予後に関して，今回のメタアナリシスではステロイド投与が明らかに神経学的予後を悪化させるという結果は得られなかった．

　　すなわち，生後早期のデキサメタゾンが脳性麻痺の発症を増加させることのみが確かなエビデンスであり，晩期のデキサメタゾン投与・時期を問わずハイドロコーチゾンの投与に関しては，リスクがないとは決して言えないものの，エビデンスレベルの高い報告はないのが現状である．

4) ステロイド療法を行わない場合のリスク

近年，以下のような報告がある．
- 新生児晩期循環不全によって脳室周囲白質軟化症する例がある
- デキサメタゾン使用率の低下が慢性肺疾患の重症例を増やしている（Yoder BA, et al. Pediatrics 2009; 124; 673-679）

脳室周囲白質軟化症・慢性肺疾患は早産児の予後不良に直結するもっとも重要な合併症であることを考えると，ステロイド療法を実施しないことが，かえって予後を悪化させている可能性についても目を向ける必要がある．

5) 現在考えられる Best Practice は？（著者の私見）
① 早期新生児期にステロイド療法が必要と考えられる場合には，ハイドロコーチゾンを第1選択とする．
② 生後1週以降（生後8日以降）にステロイド療法が必要と考えられる場合にも，ハイドロコーチゾンを第1選択とする方が安全と考えられるが，ハイドロコーチゾンでは呼吸機能が改善しないような重度の慢性肺疾患に対しては，躊躇せずにデキサメタゾン投与を行うべきである．

2 〔眼科〕未熟児網膜症

【定義・概念】

早産児の未熟な網膜血管の発生過程で出現する血管増殖性変化で，重症例では網膜剥離・失明に至る疾患．

【病因・病態】

高濃度の酸素はこれから延びていこうとする網膜の血管を収縮させ，高濃度酸素が持続すると血管の先端部が閉塞する．

胎児は，子宮の中から外に出ると，さらされる酸素の濃度は2～3倍になる．このため，発達途中だった網膜の血管は収縮してしまう．その上，早産児の多くは早期に高濃度の酸素が投与される機会が多く，さらに血管が収縮し，閉塞を起こしてしまう．高濃度の酸素が投与されている間は，血管が閉塞しても酸素は十分行き渡り，血管ができていない部分の網膜も酸素は足りているが，酸素の投与がなくなると，血管のない部分の網膜は酸欠状態になってしまう．これを解消するために，血管を伸ばして酸素を供給しなければならないが，延びるべき血管が閉塞してしまっているために，未熟で異常な血管が新生することとなる．この新生血管は非常にもろく破れやすいため，出血しやすい．また線維性の組織を伴って伸びてゆくため，これが収縮して網膜剥離を起こすこともある．

【臨床症状】

重症例では，網膜剥離・失明に至ることがある．

【診断・検査】

以下のようなハイリスク児に対しては早期に診断し，必要例には早期に治療を開始する目的で，眼底検査を行う．

（1）在胎 35 週未満あるいは出生時体重 1500g 未満の児．
（2）高濃度酸素投与，人工換気療法，外科手術などの既往のある児．

厚生省新臨床経過分類と国際分類

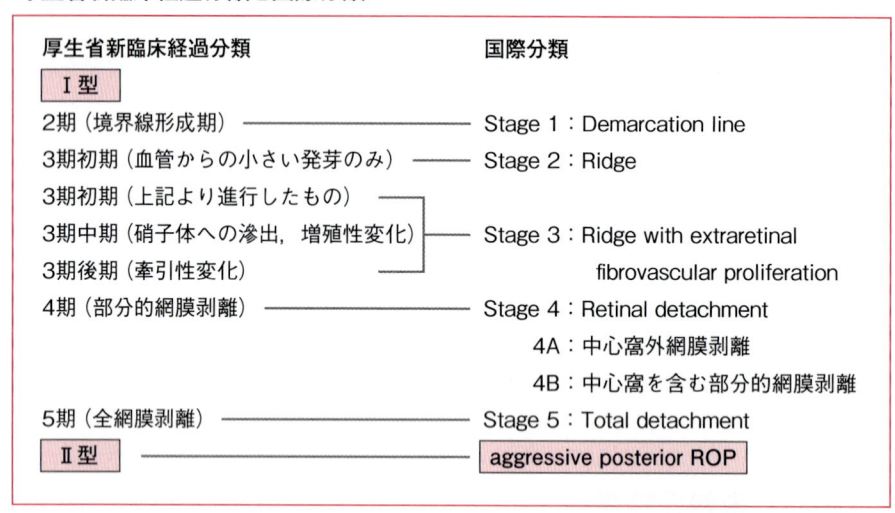

厚生省新臨床経過分類	国際分類
I型	
2期（境界線形成期）	Stage 1：Demarcation line
3期初期（血管からの小さい発芽のみ）	Stage 2：Ridge
3期初期（上記より進行したもの）	
3期中期（硝子体への滲出，増殖性変化）	Stage 3：Ridge with extraretinal fibrovascular proliferation
3期後期（牽引性変化）	
4期（部分的網膜剥離）	Stage 4：Retinal detachment
	4A：中心窩外網膜剥離
	4B：中心窩を含む部分的網膜剥離
5期（全網膜剥離）	Stage 5：Total detachment
II型	aggressive posterior ROP

注 1）厚生省新分類では 2 期，国際分類では Stage 1 から ROP 発症と定義する．
注 2）国際分類では病変の位置を 3 つの zone で（視神経乳頭を中心とし，最も内側から I・II・III），病変の範囲を時計の時刻で記載する．
注 3）国際分類では後極部の静脈の怒張と動脈の蛇行が著明な場合に plus disease と記載し，拡張蛇行がわずかに認められる場合に pre-plus disease と記載する．
注 4）国際分類では zone I または II に Stage 3 の範囲が連続 5 時間（150°）または合計 8 時間（240°）で，plus disease を伴う状態を threshold ROP と表現する．
注 5）網膜凝固治療の適応：
・厚生省新臨床経過分類では 3 期中期，国際分類では type 1 ROP のいずれか，もしくは type 2 ROP が threshold ROP に進行した場合に治療適応となる．

［type 1 ROP］
 1）zone I, any stage of ROP with plus disease
 2）zone I, stage 3 ROP without plus disease
 3）zone II, stage 2 or 3 ROP with plus disease

［type 2 ROP］
 1）zone I, stage1or2ROP without plus disease
 2）zone II, stage3ROP without plus disease

【治療】
　これまで広く，レーザー治療などが行われてきた．近年，未熟児網膜症の進展に VEGF が関与していることが明らかにされ，抗 VEGF 薬の治験が進められている．

【予後】
　重症例では，視力予後はなお不良である．

> **MEMO　酸素飽和度の目標値と未熟児網膜症の関係**
>
> 酸素投与は未熟児網膜症のリスクを増大させる因子の最も重要なものの1つである．このため，早産児に対する酸素療法の適正化は重要な問題である．SUPPORT Study Group of the Eunice Kennedy Shriver NICHD Neonatal Research Network. Target ranges of oxygen saturation in extremely preterm infants. N Eng J Med 2010; 362: 1959-1969 も早産児の酸素飽和度の目標値の最適化を目指したスタディである．結果を**図2**に載せるが，簡単にまとめると，酸素飽和度の目標値を90%未満に設定すると網膜症は軽減するが，死亡率が増えるとのことだ．この論文に従うと，酸素飽和度の目標値は91～95%に設定するのが良いということになる．
>
> | 予後 | 酸素飽和度の目標値を85～89%に設定した群 (n=654) | 酸素飽和度の目標値を91～95%に設定した群 (n=662) | 相対危険度 (95%CI) |
> |---|---|---|---|
> | 重度の未熟児網膜症あるいは退院前死亡 | 28.3% | 32.1% | 0.90 (0.76-1.06) |
> | 重度の未熟児網膜症 | 8.6% | 17.9% | 0.52 (0.37-0.73) |
> | 退院前死亡 | 19.9% | 16.2% | 1.27 (1.01-1.60) |
> | 36週未満の死亡 | 17.4% | 14.2% | 1.27 (0.99-1.63) |
>
> **図2　酸素飽和度の目標値と予後**

3　難聴

【定義・概念】

新生児期に発症する聴力障害を先天性難聴と称するが，先天性難聴のうち，感染・周産期異常など非遺伝因子によるものが約40～50%，遺伝性因子によるものが約50～60%と推定されている．

【病因・病態】

新生児期に聴力障害をきたす要因（リスク因子）を示す．

遺伝性	ミトコンドリア遺伝子異常症（1555A／G 変異，A3243G 変異など） Alport 症候群，Waardenburg 症候群など
非遺伝性	低出生体重児 重症黄疸 仮死 感染症（サイトメガロウイルス，風疹，梅毒など） 薬剤性（利尿薬，抗菌薬，抗腫瘍薬など） など

【臨床症状】
　聴力障害が重度である場合，言語の獲得が障害されるため臨床症状が出現する前にスクリーニングすることが重要と考えられている．

【診断・検査】
　AABR（自動聴性脳幹反応）・OAE（耳音響放射）を利用したスクリーニングがわが国でも普及しつつある．

【治療】
　重症例に対しては，早期からの補聴器使用や，人工内耳手術が行われる．

【予後】
　スクリーニングによって，早期発見・早期治療が広まることが期待される．

4 四肢短縮症

【四肢短縮症を有する胎児のコンサルトを受けた場合の対応】
　致死性か否かは，肺の形成の程度によるため，まずその評価をする．致死型の場合，次子のためにも，診断を確定し，遺伝形式を判定することが重要である．生存可能な場合，易骨折性を認めるか否かが管理する上で重要である．加えて疾患特有の合併症があり，長期的なフォローのためにも早期の診断確定が重要である．

【四肢短縮症の鑑別のポイント】
1) 骨化の障害の有無？
　頭蓋冠の所見が分かりやすい．なお，骨化が障害されている場合，多発骨折を認めることがある．

　＊骨化の障害をきたす疾患
　　achondrogenesis (type I)　軟骨無発生症（I 型）（遺伝形式；AR）致死性
　　osteogenesis imperfecta congenital　骨形成不全症（AD または AR）
　　hypophosphatasemia　低フォスファターゼ症（AR）致死性
　＊骨化の障害をきたさない疾患
　　achondrogenesis (type II)　軟骨無発生症（II 型）（AR）致死性
　　thanatophoric dysplasia　致死性骨異形成症（AD）致死性
　　achodroplasia　軟骨無形成症（AD）

出生時より四肢短縮を認める児の診断の流れ

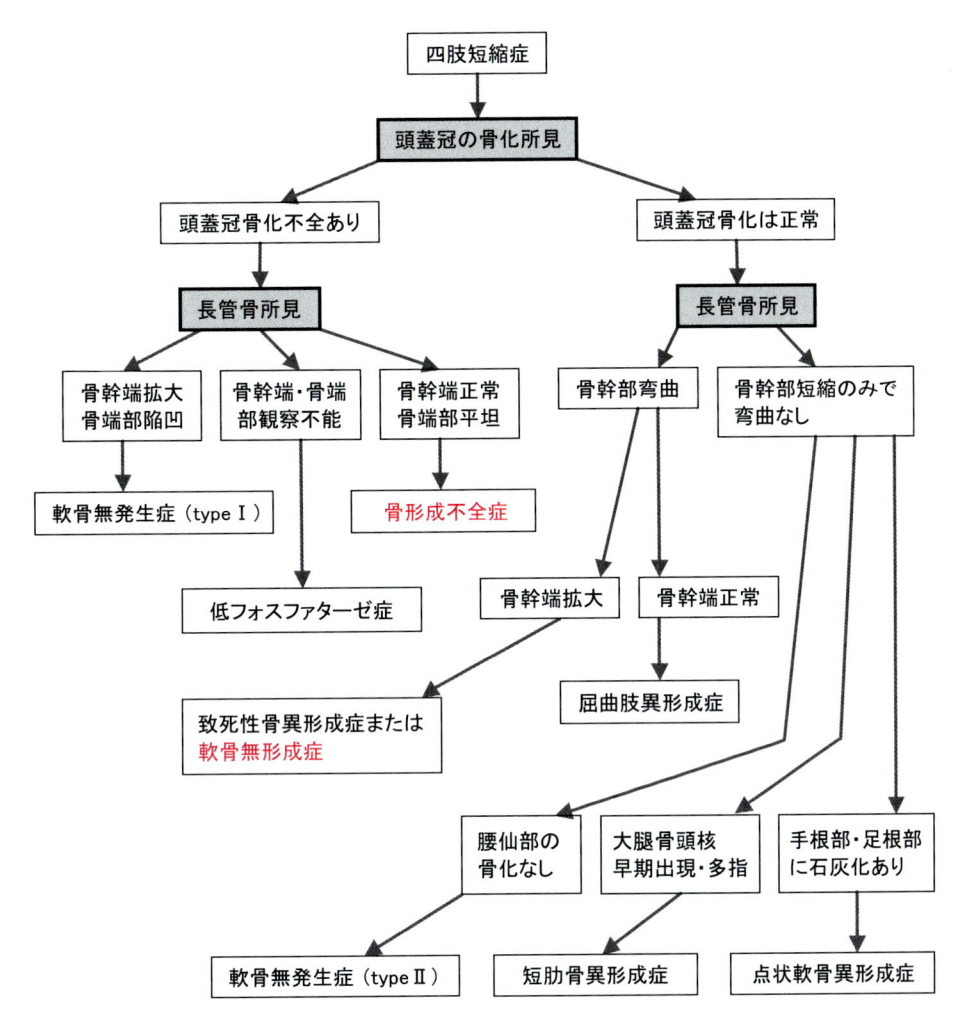

```
                          四肢短縮症
                             ↓
                      頭蓋冠の骨化所見
                       ↙         ↘
            頭蓋冠骨化不全あり      頭蓋冠骨化は正常
                  ↓                    ↓
               長管骨所見            長管骨所見
           ↙      ↓      ↘         ↙      ↘
    骨幹端拡大  骨幹端・骨端  骨幹端正常  骨幹部弯曲  骨幹部短縮のみで
    骨端部陥凹  部観察不能   骨端部平坦            弯曲なし
        ↓         ↓          ↓         ↓
   軟骨無発生症              骨形成不全症
   (typeⅠ)
              ↓                    ↙      ↘
         低フォスファターゼ症    骨幹端拡大  骨幹端正常
              ↓                         ↓
         致死性骨異形成症または       屈曲肢異形成症
         軟骨無形成症

                          腰仙部の    大腿骨頭核     手根部・足根部
                          骨化なし    早期出現・多指  に石灰化あり
                             ↓           ↓             ↓
                       軟骨無発生症   短肋骨異形成症   点状軟骨異形成症
                       (typeⅡ)
```

（杉浦・鶴田：整形外科 30:768 (1979) を参考に作成）

（注）上記疾患のうち，骨形成不全症，軟骨無形成症以外は，若干の例外を除き致死的．

campomelic dysplasia　屈曲肢異形成症　（AR）　致死性
　　short rib dysplasia　短肋骨異形成症　（AR）　致死性
　　chondrodysplasoia punctata　点状軟骨異形成症　（AR）　致死性
2）長管骨の性状は？
　　とりわけ骨幹部の弯曲の有無・骨幹端部の離解の有無・骨端部の形状に注意する．
　　（注）上記疾患のうち，osteogenesis imperfecta congenital（骨形成不全症），achodroplasia（軟骨無形成症）以外は，若干の例外を除き致死的．

【四肢短縮症のうち，生存可能な疾患の代表】
1）軟骨無形成症（achondroplasia）
　【病因】
　　第4染色体短腕上のFGFR3の点変異による．常染色体優性遺伝形式をとり，両親とも軟骨無形成症でホモの児が生じた場合は致死的．ヘテロは一般に生命予後は良い．ほとんどの症例は突然変異によって生じる．
　【臨床症状】
　　四肢短縮型低身長・大頭・前額部突出・腹部膨隆・外反肘・短く太い手指・O脚など．
　【診断・検査】　X線所見
　1）太く短い管状骨：軟骨内骨化が阻害され長軸方向への成長は抑制されるが，膜内骨化は保たれ短軸方向の成長は正常であるため，管状骨は太く短くなる．
　2）骨幹端のcupping：軟骨内骨化の障害は，成長板中央部で最も著明なため，骨幹端の盃状変形（metaphyseal cupping）が生じることとなる．
　3）脊椎上下径の短縮：乳幼児では扁平椎（脊椎上下径の短縮）がみられるが，年長児でみられるinterpediculate narrowing（椎弓根間距離の尾側での狭小化）は目立たない．
　4）骨盤の変形：腸骨稜の方形化・大坐骨切痕の短縮・大腿骨近位部の骨透亮像（cupping）
2）骨形成不全症（osteogenesis imperfecta）（Am J Med Genet 2002；112:304-313）
　【病因】
　　骨基質の主成分であるⅠ型コラーゲン（COL1A1，COL1A2）の変異による．

Type		骨変形	青色強膜	象牙質形成不全
Ⅰ	A	±	+	−
	B	±	+	+
Ⅱ*		++	+/−	?
Ⅲ		++	+/−	+
Ⅳ	A	±	−	−
	B	±	−	+

図3　骨形成不全症【Sillenceの分類】

【臨床症状】
　四肢短縮型低身長・多発骨折・青色強膜・難聴を主徴とし，脊椎の後側弯・長管骨の彎曲変形・歯の象牙質の形成異常などがみられるが，変異の種類によって，4つのサブタイプに分かれ，それぞれ遺伝形式・予後が異なる（図3）．
　Ⅰ型：一般に軽症で，通常新生児期には問題にならず，1歳以降に易骨折性を示す．
　Ⅱ型：最重症型で，致死型．
　Ⅲ型：先天性と遅発性の両者があり，先天性の場合，新生児期より易骨折性が強い．
　　骨形成不全症のうち，このタイプにのみ劣性遺伝するものがある(他はすべて優性遺伝)．
　Ⅳ型：軽症〜中等症のタイプで，通常，新生児期には問題とならない．

【検査・診断】　X線所見
　全身骨の骨粗鬆症所見（骨化の障害）・骨折・骨折による彎曲変形・膜状頭蓋など．

日本語索引

■ あ ■

アクアポリン 2	202
圧支持換気	271
圧受容器反射	180
圧容積曲線	184
圧・容積曲線呼吸器モニター	187
アニオン・ギャップ	196
アミノ基転移反応	137
アミノ酸	133, 403
アミノ酸代謝異常症	142
アミロース	115
アミロペクチン	116
アラジール症候群	343
アリル特異的オリゴヌクレオチド	68
アルギナーゼ欠損症	151
アルギニノコハク酸尿症	151
アルドステロン	207
アルドラーゼ B 欠損症	130
アルポート症候群	92
アレイ CGH	67
アロマターゼ	238
アンドロゲン受容体異常症	237
アンドロゲン不応症	237
アンモニア	209
アンモニア代謝	139

■ い ■

胃食道逆流	245
イソ吉草酸血症	150
一過性遷延性高インスリン血症	371
一酸化窒素（NO）吸入療法	294
遺伝子刷り込み現象	94
遺伝性フルクトース不耐症	130
遺伝的異質性	90
遺伝的距離	65
胃の回転	44
陰核肥大	257
陰茎	256

陰唇癒合	257
インスリン分泌機構	370
咽頭弓	36, 38
咽頭溝	39
咽頭嚢	39
陰嚢水腫	256, 366

■ う ■

ウィルソン病	91
ウォルフ管	48, 51
ウレアプラズマ	317

■ え ■

エア・リーク	280
永久腎	49
永久皮質	55
栄養所要量	113
栄養膜	13
易感染性	313
エクソーム解析	68
壊死性腸炎	356
エピジェネティクス	99
エラスタンス	178
エリスロポエチン	312
遠位尿細管	206
遠位尿細管性アシドーシス	223

■ お ■

黄疸	337
嘔吐	263
桶の理論	134
オルニチントランスカルバミラーゼ（OTC）欠損症	92, 151

■ か ■

解糖系	108
開排テスト	258
外細胞塊	13
外胚葉	14, 17, 21
カイロミクロン	161
化学受容器	180

核黄疸	340
拡散障害	190
家系図	86
下垂体	30
下垂体前葉	229
片親性ダイソミー	94
褐色細胞	243
カテコラミン・サージ	242
ガラクトース	115
ガラクトース 1 リン酸（P）ウリジルトランスフェラーゼ	128
ガラクトキナーゼ	128
ガラクトシアリドーシス	399
カルニチン	159, 164
カルニチントランスポーター異常症	167
カルバミルリン酸合成酵素（CPS）欠損症	151
肝型糖原病	124
換気血流不均衡	191
間歇的強制換気	269
ガンシクロビル	323
完全優性	87
肝内血管腫	126
陥没呼吸	260
顔面形成	40
間葉細胞	29

■ き ■

器官形成期	17
奇形	103
奇形腫	6
偽性低アルドステロン血症	226
気道抵抗	186, 189
機能獲得型変異	87
吸気同調式人工換気	270
球状赤血球症	329
急性腎不全	360
共優性	87
局所性インスリン産生腫瘍	372
極低出生体重児	401

虚血再灌流障害	250	原始卵胞	7	左心低形成症候群	288
筋・関節受容器	194	減数分裂	62	左方偏移	193
近位尿細管	205, 210	限性優性遺伝	88	サラセミア	329
近位尿細管性アシドーシス	222	顕微授精	11	サリドマイド	29
筋型糖原病	124	■ こ ■		酸塩基平衡	195
筋緊張性ジストロフィー	96			酸化的脱アミノ反応	137
近親性	86	高 K 血症	217	三層性胚盤	15
■ く ■		高 Na 血症	216	産瘤	259
		高アルギニン血症	151	■ し ■	
駆出率	177	高インスリン性低血糖症	120, 369		
グラーフ卵胞	7	口蓋裂	41, 255	ジアゾキシド	373
クラミジア	317	高ガラクトース血症	126	四肢短縮症	408
グリコーゲン	116	高血糖症	376	脂質	403
グリコーゲンシンターゼ	122	甲状腺	40, 233	脂質代謝	110
グリコーゲンホスホリラーゼ	123	甲状腺機能亢進症	235	持続的強制換気	267
グルカントランスフェラーゼ	123	甲状腺機能低下症	235	シトリン欠損症	91, 343
グルコース	115	後腎	49	シトルリン血症 I 型	151
グルコース 6 ホスファターゼ	123	口唇口蓋裂	101	脂肪細胞	118
グルコース 6 リン酸脱水素酵素欠損症	329	口唇裂	255	脂肪酸 β 酸化	157, 163
		後腸	47	習慣流産	71
グルコースアラニン回路	119	高度分染法	67	集合管	207
グルコキナーゼ	123	高頻度振動換気	272	収縮期末エラスタンス	177
グルココルチコイド	121, 404	後負荷	175	従性優性遺伝	88
グルタミン酸脱水素酵素欠損症	88	後部尿道弁	364	十二指腸閉鎖症	349
		抗利尿ホルモン	181, 202	絨毛	25
グルタミン酸デヒドロゲナーゼ	138	呼吸窮迫症候群	186, 264	絨毛採取	73
		呼吸窮迫症状	260	受精	4, 11
グルタミン代謝	137	呼吸性アシドーシス	197	受精齢	3
グルタル酸血症 1 型	151	呼吸性アルカローシス	197	出血性疾患	331
クレチン症	385	骨形成不全症	410	出血性肺浮腫	279
■ け ■		コルチゾール・サーチ	241	出生前診断	72
		コレステロール側鎖切断酵素欠損症	382	消化吸収	246
経鼻的持続陽圧呼吸法	266			小泉門	255
血球貪食性リンパ組織球症	314	コレステロール代謝	160	小腸閉鎖症	350
月経齢	3	コンプライアンス	184, 188	静脈管	36
血漿浸透圧	202	■ さ ■		静脈管閉鎖	173
血友病	93, 332			食道閉鎖症	42, 348
ケト原性アミノ酸	135	サーファクタント	186	ショ糖	115
ケトン体	159	鰓弓	36	腎盂尿管移行部狭窄症	362
ゲノム	59	臍帯ヘルニア	47	真菌	318
ゲノムインプリンティング	94	サイトメガロウイルス	322	呻吟	261
嫌気性代謝	108	サイトメガロウイルス肝炎	343	神経管	17
原始窩	15	鎖肛	351	神経管欠損	101
原始生殖細胞	6	サザン・ハイブリダイゼーション	68	神経管閉鎖不全	18, 72
原始線条	15			神経坂	17
原始腸管	19	左心系閉鎖型心疾患	287	心雑音	262

心室圧容積関係	177	セルロース	116	胎盤	25, 228
心室中隔欠損症	35, 102	染色体異常症	76	胎盤循環	36
新生児一過性多呼吸	275	染色体分析	66	胎便吸引症候群	277
新生児痙攣	304	前腎	48	胎便性腹膜炎	351
新生児遷延性肺高血圧症	292	全身性エリテマトーデス	333	胎便栓症候群	355
新生児蘇生法	302	全身性カルニチン欠損症	167	ダイレクト・シーケンス法	68
新生児糖尿病	374	先天異常	12	多因子遺伝疾患	100
新生児発作	304	先天性 CMV 感染	102	ダウン症候群	72, 77
新生児慢性肺疾患	282	先天性横隔膜ヘルニア	353	多血症	330
新生児メレナ	333	先天性甲状腺機能低下症	385	多呼吸	260
心臓ループ	33	先天性股関節脱臼	258	脱分枝酵素	123
心内膜床	35	先天性心疾患	102	脱ヨード酵素	229
心内膜筒	33	先天性赤芽球癆	330	脱落膜	25
腎尿細管	204	先天性難聴	102	多糖類	115
心拍数	174	先天性副腎過形成	377	多嚢胞性異形成腎	361
心房性ナトリウム利尿ペプチド	181	先天性リポイド副腎過形成症	382	多発性嚢胞腎	362
心房中隔欠損症	102	先天代謝異常症	395	単純脂質	155
唇裂	41	前負荷	174	男性致死	90
■ す ■				タンデムマス法	150, 165
		■ そ ■		胆道閉鎖症	343
水腎症	363	早産児一過性低サイロキシン血症（早産児一過性甲状腺機能低下症）	235, 386	単糖類	114
髄膜炎	315			蛋白質・アミノ酸代謝	109
スターリングの式	183	早産児骨減少症	390	■ ち ■	
ステロイド合成	232	双胎間輸血症候群	295	チアノーゼ	254
ステロイド療法	404	総肺静脈還流異常症	288	遅発性高 TSH 血症	387
スフィンゴリピドーシス	399	蒼白	254	着床	4
■ せ ■		■ た ■		着床前診断	11, 74
性決定遺伝子	236	体液組成	201	中鎖アシル CoA 脱水素酵素欠損症	166
精子形成	8	体外受精	11	中鎖脂肪酸	159
脆弱 X 症候群	97	体細胞分裂	61	中腎	48
性腺	50	体細胞モザイク	80	中腎管	51
性腺機能不全	82	胎児	5	中枢性化学受容器	194
性腺形成異常症	240	胎児期	22	中腸	45
性腺モザイク	89	胎児後頸部透亮像	72	中腸軸捻転	45
精巣決定因子	82	胎児ヘモグロビン	192	中胚葉	15, 18, 21
精巣性女性化症候群	238	代謝性アシドーシス	197	腸回転異常	45, 354
精巣導帯	53	代謝性アルカローシス	197	長鎖脂肪酸	159
成長ホルモン	23, 230	胎生皮質	55	直接型高ビリルビン血症	342
性分化	236	体節	29	チロシン血症 I 型	343
脊索	16	大泉門	254	■ つ・て ■	
脊索突起	16	大腸菌	316		
脊髄	32	大動脈	34	椎板	29
舌	39	大動脈縮窄症	288	低 Ca 血症	388
舌盲孔	39	大動脈離断症	288	低 K 血症	219

低 Na 血症	210	乳糖	115	麦芽糖	115
低血圧	181	尿アニオン・ギャップ	224	白内障	129
低血糖症	367	尿細管性アシドーシス	224	ハプロ不全	87
低酸素性虚血性脳症	247, 298	尿細管性アシドーシス 1 型	223	パルボウイルス B19	325
低体温療法	304	尿細管性アシドーシス 2 型	222	晩期循環不全症	383
低張性低 Na 血症	211	尿生殖洞	49	播種性血管内凝固症候群	333
停留精巣	365	尿生殖ヒダ	52	ハンチントン病	96
デオキシリボース	115	尿素回路	137, 140	反復流産	71
デオキシリボ核酸	59	尿素サイクル異常症	151	■ ひ ■	
テストステロン	53	尿道下裂	52, 365		
デンプン	115	妊娠関連血漿蛋白 A	72	比較ゲノムハイブリダイゼーション法	68
■ と ■		妊娠初期スクリーニング	73	ビタミン K 欠乏症	333
		妊娠中期スクリーニング	73	非チアノーゼ PDA 依存型心疾患	287
頭蓋咽頭腫	31				
頭蓋癆	255	■ ぬ・ね ■		必須アミノ酸	134
同期式間歇的強制換気	270	ヌーナン症候群	88	ヒト絨毛ゴナドトロピン	72
頭血腫	259	ヌクレオチド	59	ヒトハプロイドゲノム	65
糖原性アミノ酸	135	熱産生	243	ヒドロキシメチルグルタル酸血症	150
糖原病	122	■ の ■			
糖質	114, 403			表現型の分離比	87
糖質コルチコイド	233	脳室周囲白質軟化症	248, 311	表面張力	185
糖質代謝	107	脳室内出血	249, 309	ビリルビン脳症	340
同種免疫性血小板減少症	332	脳性塩類喪失症	215	ヒルシュスプルング病	47, 352
糖新生系	112	脳性ナトリウム利尿ペプチド	181	ピルビン酸キナーゼ欠損症	329
糖尿病, 1 型	120	■ は ■		貧血	328
動脈幹	34			■ ふ ■	
動脈管依存性心疾患	256	肺炎	315		
動脈管開存症	102, 290	胚芽	42	不安定反復配列	96
動脈管閉鎖	173	胚外中胚葉	13	風疹	321
トキソプラズマ	320	肺過膨張	188	フェニルケトン尿症	146
特発性血小板減少性紫斑病	332	配偶子	64	不完全優性	87
トリグリセリド	156	敗血症	315	複合カルボキシラーゼ欠損症	151
トロンボモジュリン	335	胚結節	13	複合脂質	155
■ な ■		肺血流減少型心疾患	287	副腎	55
		肺血流増加型心疾患	286	副腎発生	231
内細胞塊	13	胚子	5	副腎皮質ジストロフィー	93
内胚葉	14, 19, 21	肺出血	279	複製分離	97
軟骨内骨化	29	肺伸展受容器	194	腹部膨満	263
軟骨無形成症	29, 88, 410	排泄腔	47	腹壁破裂	47
難聴	407	肺動脈	34	浮腫	183
■ に ■		肺内シャント	191	不妊症	72
		胚盤胞	4, 13	不飽和脂肪酸	160
二重らせん構造	60	肺胞気動脈血酸素分圧較差	189	フルクトース	115, 130
二糖類	115	肺胞虚脱	187	フルクトース 1,6 ジホスファターゼ欠損症	132
乳酸	182	肺胞低換気	190		
乳酸回路	119	排卵	4		

プロテインC	335	マイクロペニス	257	優性遺伝	87
プロピオン酸血症	150	膜内骨化	29	優性ネガティブ効果	87
プロラクチン	230	末梢性化学受容器	194	誘導脂質	155
分時換気量	268	マルファン症候群	88	遊離脂肪酸	156
分枝酵素	122

■み■

分枝鎖アミノ酸	136
噴門部機能	245

■へ■

		未熟児くる病	390	羊水	27
		未熟児貧血	330	羊水穿刺	73
		未熟児網膜症	405	ヨード過剰	387
平均気道内圧	268	ミダゾラム	308

■ら■

ヘテロプラスミー	97	ミトコンドリア異常症	97
ヘモグロビンF（HbF）	192	ミトコンドリアエネルギー産	
ヘモグロビンO_2解離曲線	192	生系の異常	397

				ライソソーム病	398
				ラトケ嚢	30
ペルオキシソーム病	400	ミトコンドリア脳筋症	98	ラトケ嚢胞	31
ヘルペス感染	314	未分化性腺	50	ラプラスの法則	185
ペロキシゾーム異常症	397	ミュラー管	51	卵円孔閉鎖	173
		ミュラー管抑制ホルモン	51	卵黄茎	19, 46

■ほ■

				卵黄嚢	13, 27
		■む■		卵割	12
ポアズイユの法則	186			卵子形成	6
芳香族アミノ酸	136	無呼吸発作	273	卵精巣性性分化疾患	54, 240
膀胱尿管逆流症	363	ムコ多糖症	132, 399	卵巣周期	10
胞状奇胎	95

■め・も■

帽状腱膜下出血	259			■り・れ■	
飽和脂肪酸	160	メープルシロップ尿症	148		
母系遺伝	97	メタボリック・シンドローム	393	リボース	115
母子手帳	345	メチルクロトニルグリシン尿症		流産	71
補助調節換気	270		150	レニン・アンジオテンシン・	
ホスホグルコムターゼ	123	メチルマロン酸血症	150	アルドステロン系	180
ボトルネック効果	98	メッケル憩室	27, 46

■わ■

母乳性黄疸	341	メトヘモグロビン	192
ホモシスチン尿症	147	メンデル遺伝	85	矮小陰茎	257
ホモプラスミー	97	門脈体循環シャント	126

■ま■

■ゆ■

マイクロバブルテスト	265	有機酸代謝異常症	142

欧文索引

%TRP	391
11βHSD2	228
11β水酸化酵素欠損症	380
13トリソミー	80
17α水酸化酵素欠損症	380
17βHSD	228
18トリソミー	79
21q21q転座	79
21水酸化酵素欠損症（CYP21A2異常症）	240, 378
21トリソミー	76
22q11.2欠失症候群	80
3βHSD	230
3βヒドロキシステロイド脱水素酵素欠損症	381
46,XX性分化疾患	53, 239
46,XX男子	240
46,XY性分化疾患	53
5p-症候群	80
5αリダクターゼ（5α reductase）	53, 237
5αリダクターゼ（5α還元酵素）欠損症	237

■ A ■

α-1,4結合	115
α-1,6結合	116
α1-アンチトリプシン欠損症	343
αグリコシド結合	115
A-aDO$_2$	189
abduction test	258
ABO不適合	338, 341
achondroplasia	88, 410
ADH (antidiuretic hormone)	202
adrenoleukodystrophy (ALD)	93
aEEG (amplified electroencephalogram)	307
air leak	280
Alport syndrome	92
amniotic fluid	27
Andersen病	125

Angelman症候群	94
anogenital ratio	257
ANP	181, 207
anti-müllerian hormone (AMH)	51
AQP2	202
ASO	68
assist control (AC)	270
assisted reproductive technology (ART)	11
AT	335
atrial natriuretic peptide	181
AVP (arginine vasopressin)	202

■ B ■

β-1,4結合	116
βグリコシド結合	116
Barker仮説	393
baroreceptor reflex	180
Barr小体	81
Bartter症候群	226
Basedow病母体児	387
Beckwith-Wiedemann症候群 (BWS)	24
Bell	358
BiPAP	267
BNP	181
Bomsel分類	265
brain natriuretic peptide	181

■ C ■

CAH	377
CDH	353
cell-free DNA	75
cerebral salt wasting syndrome (CSWS)	215
chronic lung disease of the newborn (CLD)	282
CMV (cytomegalovirus)	322
COHb	339
comparative genomic hybridization (CGH)	68

continuous mandatory ventilation (CMV)	267
Cori病	125
craniotabes	255
CRP	318

■ D ■

deiodinase	228
DHEA	231
Diamond-Blackfan貧血	330
DIC	333
DIC診断基準	334
differential cyanosis	262
direct sequence	68
DNA	59
dominant negative effect	87
ductal stock	287
dysmorphism	397

■ E・F ■

epigenetics	99
F1,6DPae欠損症	132
Fanconi貧血	329
Fischer比	137
FISH (fluorescence in situ hybridization)法	67

■ G ■

G6PD欠損症	329
GALE	128
GALK	128
GALT	128
GBS感染症	316
GDH (glutamate dehydrogenase)	88, 138
GDH異常症	371
Gittelman症候群	226
GLUT4	116
Gross分類	42, 348
G分染法	66

■ H ■

haploinsufficiency	87
HbF	192
HDL	161
hemophagocytic lymphohistiocytosis (HLH)	314
hemorrhagic pulmonary edema	279
Henle 係蹄	206
high frequency oscillation (HFO)	272
high resolution banding	67
high-flow nasal cannulae	267
Hirschsprung disease	47, 352
HIV-1	323
HMG 血症	150
HTLV-1	324
human chorionic gonadotropin (hCG)	72
Huntington disease	96
hypospadias	52
hypoxic ischemic encephalopathy (HIE)	247, 298

■ I ■

IDL	161
IGF-1	23
IGF-2	23
in vitro fertilization (IVF)	11
inflection point	187
insulin-like 3 (INSL3)	53
intermittent mandatory ventilation (IMV)	269
intracytoplasmic sperm injection (ICSI)	11
intraventricular hemorrhage (IVH)	249, 309
ITP	332

■ K ■

K_{ATP} チャネル	371
Klinefelter 症候群	82, 240

■ L ■

Laplace's law	185
LDL	161
lysosome	398

■ M ■

MAP	268
MCAD 欠損症	166
McArdle 病	125
Meckel diverticulum	27, 46
meconium aspiration syndrome (MAS)	277
MRSA	317
multicystic dysplastic kidney (MCDK)	361

■ N ■

NAIT	332
nasal continuous positive airway pressure (nasal CPAP)	266
Na 量増加型低 Na 血症	214
Na 量不変型低 Na 血症	214
NEC	356
neonatal cardiopulmonary resuscitation (NCPR)	302
neonatal seizure	304
neural tube defect	101
new BPD	283
Not doing well	258
nuchal translucency	72

■ O ■

OCTN2 異常症	168
old BPD	283
osteogenesis imperfecta	410

■ P ■

P450scc 異常症	382
patient triggered ventilation (PTV)	270
periventricular leukomalacia (PVL)	311
peroxisome	400
persistent pulmonary hypertension of the newborn (PPHN)	292
PK 欠損症	329
polycystic kidney	362
Pompe 病	125
POR 欠損症	382
Potter シークエンス	104

Prader-Willi 症候群	94
pregnancy-associated plasma protein A (PAPP-A)	72
preimplantation genetic diagnosis (PGD)	74
pressure support ventilation (PSV)	271
primordial germ cell (PGC)	6
pseudohypoaldosteronism (PHA)	226
pulmonary hemorrhage	279

■ Q・R ■

Quintero	296
reimplantation genetic diagnosis (PGD)	11
renin-angiotensin-aldosterone system (RAA)	180
replicative segregation	97
respiratory distress syndrome (RDS)	186, 264
Rett 症候群	89
Rh 不適合	339
Robertson 転座	77
Robin シークエンス	103
RS ウイルス	326
RTA1 型	223
RTA2 型	222

■ S ■

Sarnat	299
SGA	392
Silverman's retraction score	254
Silver-Russell 症候群 (SRS)	24
SKY FISH 法	67
SLE	333
southern hybridization	68
spectral karyotyping FISH	67
SRY	82
Starling equation	183
synchronized intermittent mandatory ventilation (SIMV)	270

■ T ■

TCA 回路	108
testicular ferminization syndrome	238

transient hypothyroxinemia of prematurity (THOP)	235, 386	uniparental disomy (UPD)	94	■ X ■	
transient tachypnea of the newborn (TTN)	275	■ V ■		XIST	81
TSH サージ	233	VARTER 連合	104	X 染色体微細欠失症候群	83
Turner 症候群	82	ventilatory index (VI)	269	X 染色体不活化センター	81
twin to twin transfusion syndrome (TTTS)	295	VLDL	161	X 連鎖性優性	87
		von Gierke 病	124	■ Z ■	
■ U ■		■ W ■		Zellweger 症候群	400
UDP ガラクトース 4 エピメラーゼ	128	Wilson disease	91		
		Wolffian duct	48		

新生児医学

2015 年 7 月 1 日　第 1 版第 1 刷 ©

著　者　河井昌彦　KAWAI, Masahiko
発行者　宇山閑文
発行所　株式会社　金芳堂
　　　　〒606-8425 京都市左京区鹿ヶ谷西寺ノ前町 34 番地
　　　　振替　01030-1-15605
　　　　電話　075-751-1111（代）
　　　　http://www.kinpodo-pub.co.jp/
組　版　株式会社　グラディア
印　刷　株式会社　サンエムカラー
製　本　株式会社　兼文堂

落丁・乱丁本は直接小社へお送りください．お取替え致します．

Printed in Japan
ISBN978-4-7653-1640-8

JCOPY ＜(社)出版者著作権管理機構　委託出版物＞
本書の無断複写は著作権法上での例外を除き禁じられています．複写される場合は，そのつど事前に，(社)出版者著作権管理機構（電話 03-3513-6969, FAX 03-3513-6979, e-mail: info@jcopy.or.jp）の許諾を得てください．

●本書のコピー，スキャン，デジタル化等の無断複製は著作権法上での例外を除き禁じられています．本書を代行業者等の第三者に依頼してスキャンやデジタル化することは，たとえ個人や家庭内の利用でも著作権法違反です．